Der Assistenzarzt

DER ASSISTENZARZT

Ein Leitfaden für Klinik und Praxis

Herausgegeben von

WOLFGANG HIRSCH

1961

JOHANN AMBROSIUS BARTH MÜNCHEN

Die Autoren

Prof. Dr. med. habil. Wolfgang Hirsch
Facharzt für Innere Krankheiten, Facharzt für Röntgenologie und Radiologie
Chefarzt der Inneren Abteilung der Städtischen Krankenhäuser Traunstein

Doz. Dr. med. habil. Hoimar von Ditfurth
Facharzt für Psychiatrie und Neurologie
Leiter des pharmako-psychiatrischen Forschungslaboratoriums der Firma
C. F. Boehringer und Söhne GmbH., Mannheim-Waldhof

Prof. Dr. med. Erwin Domanig
Priv.-Doz. für Chirurgie
Primararzt der I. chirurgischen Abteilung am St.-Johann-Spital Salzburg

Gerhard Krügel
Pfarrer in Großdalzig, Tellschütz und Wiederau

Anton Maier
Landgerichtsrat, Traunstein

Prof. Dr. med. habil. Wilfried Möbius
Facharzt für Gynäkologie und Geburtshilfe
Facharzt für Röntgenologie und Radiologie
Ärztlicher Direktor der Frauenklinik der Friedrich-Schiller-Universität Jena

Dr. med. Heinz Uhlig
Facharzt für Kinderkrankheiten
Chefarzt der Kinderabteilung des Evang. Krankenhauses Duisburg-Hamborn

Prof. Dr. med. habil. Georg Wildführ
Facharzt für Bakteriologie und Serologie
Facharzt für Hygiene und Epidemiologie
Direktor des Universitäts-Institutes für Medizinische Mikrobiologie
und Epidemiologie, Leipzig
Direktor des Bezirks-Hygiene-Institutes Leipzig

ISBN-13: 978-3-642-86113-0   e-ISBN-13: 978-3-642-86112-3
DOI: 10.1007/978-3-642-86112-3

Alle Rechte, insbesondere das der Übersetzung, vorbehalten
Fotomechanische Wiedergabe nur mit ausdrücklicher Genehmigung des Verlags
© 1961 by Johann Ambrosius Barth, München.
Softcover reprint of the hardcover 1st edition 1961

Vorwort

Ist es wirklich angeraten, dem jungen ärztlichen Kollegen, der nach bestandenem Staatsexamen erleichtert seine Lehrbücher abgelegt hat, wieder ein „neues" Buch zu empfehlen? Auch wir sehnten uns nach den Jahren des Lernens und der guten Ratschläge zuerst einmal nach Abstand. Das erworbene Wissen sollte sich in der Praxis erproben! Am Bett unseres ersten Schwerstkranken aber wurden wir uns unserer Unzulänglichkeit bewußt. Wir hatten fleißig gelernt und vieles über Krankheiten gehört, aber der kranke Mensch in der Einmaligkeit seiner Situation und in seiner Not war uns fremd geblieben.

Aus eigenem Erleben in den ersten Assistenzjahren und um den jungen Kollegen zu helfen, sich in der Fülle der Praxis zurechtzufinden, entstand dieses Buch. Es ist keine Fundgrube des Wissens, sondern ein Vademecum für die ersten Jahre praktischer Arbeit auf den Krankenstationen. Es soll die vielen „Nebensächlichkeiten", die oft so wichtig sind und die dem älteren Kollegen in Fleisch und Blut übergegangen sind, berücksichtigen. Es soll die Lücke zwischen Staatsexamen und eigener Erfahrung schließen helfen und den angehenden Arzt auf die Schwere und den Segen des Pflegeberufes hinweisen. Sinn des Buches ist es, dem Assistenzarzt einen Ratgeber an die Hand zu geben, mit dem er den rechten Weg suchen kann.

Um nicht fehlzugehen, haben wir jahrelang Assistenzärzte, Medizinalpraktikanten und Staatsexaminanten gefragt, welche Schwierigkeiten in der Praxis aus ihrer Sicht wohl die größten seien. Diese Antworten haben wir mit den Fehlern verbunden, die wir bei aufmerksamer Beobachtung junger Kollegen feststellten. So wuchs dieses Buch anders, als die bekannten Lehrbücher. Es mußte, unter Verzicht auf theoretische Erörterungen, nach Abstraktion manches reizvollen Gedankens immer wieder nur die Zielsetzung gesehen werden.

Die bewußt kurz gefaßten Ausführungen mögen dazu beitragen, das eigene Studium zu fördern. Nur dann wird der Assistenzarzt allmählich seiner verantwortungsvollen Arbeit am Krankenbett immer mehr gerecht werden können.

Aus der Sicht des jeweiligen Fachgebietes haben sich die Autoren bemüht, praktische Hinweise zusammenzutragen, die Wegbereiter sein sollen. So konnte die Beantwortung vieler Fragen nur „pars pro toto" geschehen. Man möge dies nicht mißverstehen!
Sehr vielen Helfern haben wir für die Fertigstellung des Buches zu danken. Der besondere Dank des Herausgebers gilt allen Mitarbeitern für ihre mühevolle und verständnisvolle Mitarbeit und für die vielen gegenseitigen Anregungen. Mitarbeiter und Herausgeber hoffen, daß der „Assistenzarzt" dem jungen Kollegen den rechten Weg zu echtem Arzttum weisen möge!

„Ob wir an einem Ende oder an einem Anfang stehen? Wer kann es wissen! Es ist wohl schon sehr viel, wenn in unserem Bemühen von beiden etwas enthalten ist, im Ende schon der Ansatz zu einem neuen Anfang." *(R. Siebeck)*

Der Herausgeber

INHALT

Vorwort 5

Was wird vom Assistenzarzt erwartet? *Wolfgang Hirsch* 11

Arzt und Recht. *Anton Maier* 15
    Die öffentliche Aufgabe des Arztes S. 15 — Arzt und bürgerliches Recht S. 16 — Arzt und Strafrecht S. 21

Arzt und Berufsgeheimnis. *Wolfgang Hirsch* 24

Der Arzt und sein Schreibtisch. *Wolfgang Hirsch* 29
    Bestimmungen über das Verschreiben von Betäubungsmitteln S. 32 — Impfungen S. 35 — Berufskrankheiten und meldepflichtige Erkrankungen S. 36

Der ältere Kollege. *Wolfgang Hirsch* 40

Der Arzt und die Krankenschwester. *Wolfgang Hirsch* 42

Assistenzarzt in der Inneren Abteilung. *Wolfgang Hirsch* 49
    Diagnostik und dringliche Therapie bei akuten Erkrankungen 78
    Diagnostik und dringliche Therapie bei Bewußtseinsverlust 129
    Die „Sofortdiagnose" S. 129 — Tiefe Bewußtlosigkeit S. 134 — Bewußtseinstrübung S. 152
    Diät 158
    Diätkostformen S. 158 — Diätvorschrift zur Vorbereitung für die Grundumsatzbestimmung S. 167 — Kalorienwerte und Kochsalzgehalt der gebräuchlichen Nahrungsmittel S. 170

Assistenzarzt in der chirurgischen Abteilung. *Erwin Domanig* 175
    Dienst in der chirurgischen Station 182
    Dienst im Operationssaal 197
    Dienst in der Poliklinik 209
    Allgemeine Hinweise zu Diagnostik und dringlicher Therapie 218

8 Inhalt

Assistenzarzt in der Frauenabteilung. *Wilfried Möbius* 227
    Gynäkologische Abteilung 231
    Die gynäkologische Untersuchung 239
    Die Regelblutung und ihre Störungen 254
    Ausfluß 258
    Genitaltumoren 259
    Ovarialtumoren 260
    Geburtshilfliche Abteilung 262
    Die geburtshilfliche Untersuchung 264
    Wehenmittel 273
    Vorbereitung und Indikation zum operativen Handeln in der Geburtshilfe 276
    Der Rh-Faktor in der Geburtshilfe 283
    Infektionskrankheiten in der Geburtshilfe 284
    Richtlinien zur Behandlung der Eklampsie 285
    Nachgeburtsperiode 286
    Wochenbett 288

Assistenzarzt in der Infektionsabteilung. *Georg Wildführ* 291
    Bau und Einrichtung der Infektionsstation 293
    Desinfektionsmaßnahmen 295
    Schutzimpfungen 302
    Ätiologische Diagnostik der Infektionskrankheiten 305
    Therapeutische und prophylaktische Hinweise 314
    Gesetzliche Bestimmungen 318

Assistenzarzt in anderen klinischen Abteilungen 333
    Assistenzarzt in der psychiatrischen und neurologischen Abteilung. *Hoimar von Ditfurth* 335
    Assistenzarzt in der Kinderabteilung. *Heinz Uhlig* 353

Assistenzarzt in der Röntgenabteilung. *Wolfgang Hirsch* 367

Arzt und Laboratorium. *Wolfgang Hirsch* 397
    Harnuntersuchung 400
    Blutuntersuchung 410
    Liquoruntersuchung 420
    Stuhluntersuchung 421
    Sputumuntersuchung 423
    Mindestmengen für chemische Analysen 425
    Normalwerte einiger wichtiger Funktionsprüfungen 428

Der Arzt und die entscheidende Stunde seines Kranken. *Gerhard Krügel* . . . 435
    Ausklang 445
    Register 447

„Für einen jungen Arzt, der erst vor kurzem sein Studium beendet hat, ist es keine leichte Aufgabe, mit einem Mal die fast selbständige Leitung einer großen Krankenabteilung übernehmen zu müssen. Ich könnte kaum ein anderes Beispiel nennen, wo einem in seinem Beruf noch wenig erfahrenen Anfänger eine so schwierige, verantwortungsvolle und zugleich mit soviel Machtmitteln verbundene Stellung übertragen wird, wie dem neu eintretenden Assistenzarzt, dessen Oberarzt nicht in der Lage oder wenigstens nicht daran gewöhnt ist, die Tätigkeit aller seiner Assistenten genau zu überwachen. Nicht nur über seine Kranken, sondern auch über eine ganze Anzahl von Schwestern und Angestellten übt der Assistenzarzt eine fast absolute Herrschaft aus. Ich habe es oft beobachtet, daß junge Assistenten ihre anfängliche Unsicherheit und Unerfahrenheit unter dem Deckmantel besonderer Strenge gegenüber den Kranken und dem Personal zu verbergen suchen. Dies ist stets ein Zeichen mangelhafter Selbstbeurteilung, die da glaubt, daß mit dem neuen Amt auch der neue Verstand gekommen sei, und dient in der Regel auch keineswegs dem beabsichtigten Zweck."

Adolf Strümpell

WAS WIRD VOM ASSISTENZARZT ERWARTET?

Allgemeinbildung, die Fähigkeit, das gesellschaftliche Leben und die Kultur kritisch zu erfassen, Verständnis der inneren und äußeren Abhängigkeiten, in denen unser Patient und wir selber stehen und Beziehung zueinander haben, beste Kenntnis der Ergebnisse der Naturwissenschaften und der Forschung, ein Wissen um die „kleinen" Nebensächlichkeiten des Alltags, ein sicheres Gefühl für die Ertüchtigung, für die Gesundheit, für die Vorsorge und Nachsorge der Kranken — das sind nur wenige solcher Gedanken, Fragmente eines letztlich nicht Festlegbaren. Das Aufzählen von Eigenschaften bleibt ein Leeres und vermittelt nicht das erhoffte Bild des Arztes. Malleinwand, Pinsel, Ölfarben — und wären sie noch so gut — ergeben kein Bild. Alle Eigenschaften, die sich ungeduldig in dem wachsenden Arzt zusammenfügen, bestimmen erst allmählich seine Persönlichkeit. Oft sind das Bindematerial Not, Sorge und Entbehrung. Auch Erfahrung kann trügen, das weiß der Kluge.
Jeder, der den ärztlichen Beruf erwählt in der Hoffnung auf ein behagliches Leben und in Gewinnabsichten, wird bald, oft schon in den ersten Assistenzarztjahren, bitter enttäuscht werden. Später reinigt sich, angefangen von den Tagen der intensiven Arbeit in der medizinischen Praxis, die Quelle, die die Dinge des Lebens und des Todes zugleich bewegt und spendet um so reichlicher Freude und Begeisterung.
Des Arztes Arbeit beginnt und endet täglich aufs neue bei seinen Patienten, und diese bedürfen seiner.
Voraussetzung für eine erfolgreiche Therapie ist ein guter Kontakt zwischen Arzt und Patient. Über diesen komplizierten Vorgang, der von vielen wägbaren und unwägbaren Faktoren abhängt, ist viel Tinte geflossen.
Um den kranken Menschen in seinen inneren Eigenarten und seinen äußeren Umständen verstehen zu können, bedarf es der frühzeitigen Schulung einer exakten Menschenbeobachtung. Der Prägestempel „Ich bin Patient" wird gerade in den Tagen der Krankheit stark von den sozialen Bedingungen gefärbt, unter denen wir glücklich oder verzweifelt leben. Dies sollten wir wissen und bedenken.
Vielleicht blättern wir Ärzte einmal in unserem eigenen Tagebuch und lesen über die Zeit unserer Krankheit nach. Zwischen den selbstgeschriebenen Zeilen stehen die Worte *Pagets:* „Du kannst kein vollkommener Arzt sein, ehe Du nicht Patient gewesen...", oder die *Diepgens:* „Wenn man krank ist, dann

springt der Dekor ab, und die Seele wird bloß. Dann werden die komplizierten Kulturmenschen primitiv wie ein Naturkind, die größten Gelehrten vertrauen blind auf die abergläubischsten Mittel, die Aristokratin klammert sich in der Angst der Geburtswehen genau so selbstverständlich an den Arzt wie das kreißende Weib des Indianers an den Medizinmann."

Welche inneren Wünsche, welche Forderungen bedrängen uns plötzlich, wenn wir auf einige Quadratmeter Bett verbannt sind, und mit wieviel Hoffnung greifen wir neben der Pille und dem Pulver vor allem nach Trost und Beruhigung.

Es ist ratsam zu hören, mit welchen Worten der bedeutende Leiter des Kantonspitals in St. Gallen, *Sonderegger*, das *Wesen* des *Arzttums* kennzeichnet:

„Wer in naturwissenschaftlicher Erkenntnis, an Geist und Charakter ein Mustermensch wäre, der wäre der Arzt, wie er sein soll. Es gibt auf Erden nichts Größeres und Schöneres als der Mensch. Er ist die schwerste und erhabenste Aufgabe des Denkens und Handelns, sein Werden und Sterben, sein Leben und Leiden, alles ist in höchstem Grade merkwürdig und rührend. Helle Augen und feine Ohren mußt du aber mitbringen, ein großes Beobachtungstalent und Geduld und wieder Geduld zum endlosen Lernen, einen klaren kritischen Kopf und eisernen Willen, der in der Not erstarkt, und doch ein warmes, bewegliches Herz, das jedes Weh begreift und mitfühlt, religiösen Halt und sittlichen Ernst, der die Sinnlichkeiten, das Geld und die Ehre beherrscht, nebenbei auch ein anständiges Äußeres, Schliff im Umgang und Geschick in den Fingern, Gesundheit des Leibes und der Seele. Das alles mußt du haben, wenn du nicht ein unglücklicher und schlechter Arzt sein willst. Du mußt die Kamellast des Vielwissers schleppen und die Frische des Poeten bewahren, du mußt alle Künste der Scharlatanerie aufwiegen und dabei ein ehrlicher Mann bleiben. Die Medizin muß — darauf läuft alles hinaus — deine Religion und deine Politik, dein Glück und dein Unglück sein."

Seien wir ehrlich! Es war eine aufregende Stunde, als wir nach bestandenem Staatsexamen zum ersten Mal allein in der Verantwortung um unsere Patienten am Krankenbett standen. Semesterlang hatten wir gearbeitet, gelernt und die verschiedenen Krankheiten studiert, aber der *kranke Mensch* war uns *fremd* geblieben!

Welche wesentliche Hilfe vermittelt dem heranwachsenden Arzt der Krankenpflegedienst, wenn er von der Pike auf gelernt wird? Machen wir die Augen auf: Was hat die gewissenhafte Schwester dem jungen Arzt alles voraus! Wie schwer ist der Krankenpflegedienst und wieviel Hingabe und Entsagen verlangt er! Das Verhältnis des Assistenzarztes zu den Personen seines Wirkungskreises formt sich durch ein Verrichtenlernen der einfachsten Arbeiten auf der Krankenstation. Mit fröhlichem Mut hat der Jüngste in der Nachfolge der Asklepiosjünger die zugewiesene Arbeit zu erlernen und zu leisten, welcher Art sie auch sei. *Goethe* sagte zu *Eckermann*: „Ich habe mein Wirken und Leisten immer nur symbolisch gesehen und es ist mir im Grunde ziemlich gleichgültig gewesen, ob ich Töpfe machte oder Schüsseln;

alles Vergängliche ist nur ein Gleichnis." So ist auch unser ärztliches Leben und Arbeiten *nur* ein Gleichnis, und sein wahrer Wert liegt letztlich nicht in dem, was es nach außen hin bewirkt, sondern in dem Geiste, in dem es wirkt.

Erforderlich für den Pflegedienst sind eine freundliche und verträgliche Gesinnung, viel Geduld und ein bescheidenes Wesen, ferner der feste Wille, mit den anderen wirkliche Gemeinschaft zu halten. —

Wie Kernphysik, Mathematik oder Chemie, so ist auch die Medizin ein Studium ungelöster Aufgaben. Für die Alltagsfragen ärztlicher Hilfeleistung in der Poliklinik oder am Krankenbett werden die gleiche Unbeirrbarkeit, Exaktheit und derselbe Scharfsinn verlangt wie für die Lösung abstrakter Aufgaben. Daraus lernt der Doktor ein Leben lang sehr viel, gleich, ob er noch Assistenzarzt oder schon Universitätsprofessor ist. Die Erfahrungen seines eigenen Lebens werden vergrößert, er wird beschenkt durch das Zusammensein mit vielen Menschen verschiedenster Lebenssphären und durch Fürsorge für diese.

So sollte schon früh dem Arzt an jedem Krankenbett und bei jedem Patienten das Einmalige der Situation klarwerden, in welcher sich sein Patient als kranker Mensch befindet. Ist es nicht etwas Herrliches, soviel von seinem Beruf zu erhoffen?

Besser als unsere Feder es vermag, hat *B. G. Gruber* das Wesentliche über den Dienst am kranken Menschen aufgeschrieben. Wir lesen dort:

„Und es ist billig, von demjenigen zu erwarten, der einmal Kranke behandeln will, daß er ganz und gar im Bilde sei, wie man — auch unter erschwerten Umständen — hilflose Menschen anfaßt, aufhebt, trägt und fährt, wie man sie füttert und labt, wie man sie reinigt, wäscht, badet, behaglich lagert und vor Schäden eines starren Liegens bewahrt. Jeder Handgriff, je nachdem man ihn ausführt, kann mit Vorteilen oder Nachteilen verbunden sein. Das Einlegen des Thermometers, die Durchführung des Einlaufes, die Aufgabe des Wickelns, Einpackens, Abreibens, begleitet auch von freundlichem, harmlosem Zuspruch, auf den so viele leidende Menschen harren — all dieses dürfen sie nicht als Nebensächlichkeiten unterschätzen."

Heute im Zeitalter der Kobaltbombe, Phonokardiographie, Elektromikroskopie, Herzchirurgie, der täglich neuen Impulse und Entdeckungen der Kernphysik wäre nichts falscher, als die einseitige Überschätzung einer *nur* apparativen Medizin. Gerade in unseren Tagen gilt es, erneut die eigentliche ärztliche Kunst, vor allem die gute Beobachtung, zu pflegen und diese nicht in mechanischer Routinearbeit ersticken zu lassen. Neben dem fleißigen Studium der naturwissenschaftlichen Grundlagen der medizinischen Diagnostik und Therapie haben wir uns *gleichermaßen* um die zwischenmenschlichen Beziehungen zu mühen. Wenn auch vor dem alleinigen Gebrauch des Rezeptes: „Ein Gramm Kenntnis der menschlichen Seele kann dem Arzt nützlicher sein, als ein Kilogramm mehr theoretisches Wissen ohne jenes",

zu warnen ist, so gehören doch etliche Tropfen dieser alten Weisheit mit in das Medizinglas, welches wir modernen Ärzte unseren Kranken reichen; oder anders gesagt: neben der exakt naturwissenschaftlich-pathologisch-physiologischen Betrachtung am Krankenbett sollte man sich des koischen Erfahrungsgutes erinnern und die Gesamtheit von *Leib und Seele* nicht vergessen.
Auf der Fahne der modernen Medizin stehen die Worte „*Knidos und Kos*".

ARZT UND RECHT

Wenn manchenorts die Ansicht vertreten wird, der Arzt als Diener der *Gesundheit* und der Richter als Pfleger des *Rechts* hätten verschiedene Zielsetzungen, so mag dies nach der Art ihrer Tätigkeit zutreffen; in ihrem Endzweck aber gleichen sie sich. Wenn der Arzt, in der Sorge für den physischen und psychischen Organismus des einzelnen, die Gesunderhaltung der Elemente für das Bestehen der menschlichen Gesellschaft verbürgt, so ist es Aufgabe des Rechts und seiner Diener, die für das Bestehen und Wirken des Einzelindividuums unabdingbare Gesundheit des Gemeinwesens, nämlich die Ordnung und Sicherheit in der Gesellschaft, zum Schutz von Person und Sache zu erhalten. So, scheint uns, ist zunächst nur das *Objekt* dieser notwendigerweise mit hoher Verantwortung versehenen Aufgabe verschieden, *Zweck* und *Endziel* sind nicht konträr. Sie entspringen aus der Achtung vor der Würde des Menschen. Die dieser Aufgabe Dienenden schöpfen ihre Kraft aus dem Gebot der *Liebe zum Nächsten* und zu der in Not befindlichen Kreatur, Richter wie *Arzt!*
Weil sich nun der Arzt diesem Dienst an der menschlichen Gesellschaft verschrieben hat und sich hierzu mit der Einzelzelle dieses Organismus, dem Menschen in seiner körperlichen und seelischen Wesenhaftigkeit, beschäftigt, muß er an oder in das *Kraftfeld* der diese Gesellschaft miterhaltenden Ordnungsmacht, nämlich des *Rechts,* geraten. Dieser Umstand rechtfertigt es, auf bescheidenem Raum einige für die Orientierung des jungen Arztes wesentliche Punkte zu der Frage *Arzt und Recht* anzudeuten und zwar:
1. Welche Voraussetzungen fordert der Gesetzgeber, um zur Ausübung des Berufes legitimiert zu sein?
2. Die zivilrechtlichen Beziehungen zwischen Arzt und Patient und die wesentlichen Folgerungen hieraus.
3. Das Ge- und Verbot des Strafrechts an den Arzt.

Die öffentliche Aufgabe des Arztes

Die Tätigkeit des Arztes ist nicht nur eine private. Nach dem geschilderten Zweck erfüllt er eine *öffentliche* Aufgabe. Hieraus erwächst das verständliche Interesse der öffentlichen Hand, aber auch ihre Pflicht, dafür zu sorgen, daß nicht jeder, sondern nur der nach Charakter und Vorbildung Geeignete diesen Beruf ausübt. Es kann hier nicht Aufgabe sein, die fachlichen Voraussetzungen im einzelnen zu schildern; Studium und praktische Vorbildung sind bekannt. In einer Reihe gesetzlicher Bestimmungen (Reichsärzteordnung vom 13. 12. 1935, in Bayern das Ärztegesetz vom 25. 5. 1946) sind Regelungen für die Ausübung der ärztlichen Tätigkeit enthalten. Dort wird ausdrücklich hervorgehoben, daß der Arzt, berufen zum Dienst an der Gesundheit des einzelnen und damit des gesamten Volkes, *kein Gewerbe* ausübt. Es ergibt sich andererseits der Anspruch des Staates und aller, die ihn tragen, auf eine gewissenhafte Erfüllung dieser Pflichten, die nur fruchtbar sein kann, wenn der Arzt sich auch durch sein sonstiges Verhalten eine dieser Aufgabe entsprechende menschliche Achtung sichert. Es bestehen gesetzliche Regelungen für die *Berufsvertretung* und *Standesgerichtbarkeit,* für die *Niederlassung* und die Festlegung der ärztlichen *Honorare;* es bestehen Bestimmungen über das Verhältnis des Arztes zu den *Sozialversicherungsträgern* (Orts- und Landkrankenkassen, Berufsgenossenschaften usw.); diese sind teilweise in der Reichsversicherungsordnung enthalten. In diesem Zusammenhang verdient das Urteil des Bundesverfassungsgerichts vom 23. 3. 1960 (Neue Juristische Wochenschrift — NJW — 1960, Heft 16, S. 715) Erwähnung, wo über die Frage der Zulassung zur kassenärztlichen Praxis und das Verhältnis des Arztes zur Krankenkasse eingehende Ausführungen enthalten sind.

Es würde den Rahmen dieser Abhandlung sprengen, sich noch weiter in Einzelheiten zu verlieren. Dem jungen Arzt stehen in reichlichem Maße Auskunftsmöglichkeiten bei der *Ärztekammer* zur Verfügung; aus dem gleichen Grund wird davon Abstand genommen, die Organisation der Kassenärztlichen Vereinigung näher zu erörtern, auch hier vermag der junge Arzt bei den Organen der Standesvertretung (Ärztlicher Bezirksverein) ausreichende Informationen zu erhalten.

Arzt und bürgerliches Recht

Der geschilderte öffentlich-rechtliche Charakter der Stellung des Arztes schließt nicht aus, daß er in der Regel im Rahmen eines dem *zivilen* (bürgerlichen) *Recht* angehörigen, ausdrücklich oder stillschweigend mit dem Patienten oder dessen gesetzlichem Vertreter geschlossenen *Vertrages* tätig wird (Dienstvertrag, evtl. Werkvertrag, geregelt in §§ 611 ff. Bürgerliches Gesetzbuch — BGB). Freilich — dies muß hier vorangestellt werden — kann das Gesetz das Verhältnis zwischen Arzt und Kranken weder zufriedenstellend noch erschöpfend umreißen. Es ist sehr wohl ein Unterschied, ob Inhalt einer vertraglichen Vereinbarung, um es drastisch auszudrücken, die Reparatur eines leblosen Gegenstandes ist, oder ob die Behandlung und Heilung körperlicher oder seelischer Gebrechen eines Mitmenschen in Frage stehen.

Hier wird dem Arzt eine Verantwortung aufgebürdet, die mit dem Begriff „vertragliche Beziehungen" nicht in allen Fällen mehr erfaßt werden kann. Das Wesen des Menschen, seine aus Körper und Geist verflochtene Natur, stellt Aufgaben und verlangt da und dort Entscheidungen, die nur noch aus dem Gewissen und einer sorgsamen Abwägung der in Frage stehenden Güter gefunden werden können. Dem Arzt kann und darf deshalb sein Beruf nicht nur eine kommerzielle Erwerbsquelle sein, seine Aufgabe erstreckt sich in einen ethischen Pflichtenkreis. Er kann sich, von dieser Warte gesehen, nicht begnügen, nur das dem Vertrag noch Genügende zu tun, er muß darüber hinaus das *Ethos seines Berufes* erfüllen.

Die vertraglichen Beziehungen zum Patienten sind vielgestaltig; nach dem Zweck dieser Darstellung ist es nicht möglich, erschöpfend zu sein, nur Wesentliches kann aufgezeigt werden. Zur Orientierung über Einzelheiten verweisen wir schon hier auf den Kommentar der Reichsgerichtsräte und Bundesrichter, 11. Auflage, II. Bd., 1. Teil, Vorbem. 52 ff. vor § 611 BGB.

Es kommt häufig vor, daß die ärztliche Tätigkeit mit einem *körperlichen* Eingriff verbunden ist, der nicht ohne Gefahr für den Kranken ist und dessen Folgen nicht immer voraussehbar sind (Operationen, Punktionen, Injektionen, Bestrahlungen und dergl.). In diesen Fällen muß sich der Arzt der *Einwilligung* des Kranken versichern. Soweit es sich um Minderjährige (unter 21 Jahren) oder sonst in der Geschäftsfähigkeit beschränkte Personen, z. B. Geisteskranke, handelt, bedarf es der Zustimmung des gesetzlichen Vertreters; bei Kindern sind dies in der Regel die Eltern, sonst ein vom Amtsgericht bestellter Pfleger oder Vormund, der als Legitimation eine sog. Bestallung vorweisen kann. Die Einwilligung kann ausdrücklich, sie kann aber auch stillschweigend erfolgen; letzteres ist dann der Fall, wenn aus den Umständen und dem Verhalten des Patienten oder seines Vertreters geschlossen werden darf, daß mit der Tätigkeit des Arztes Einverständnis besteht.

Zustimmung setzt folgerichtig eine ausreichende *Kenntnis* der beabsichtigten Maßnahmen und des möglichen Erfolges voraus, soweit nach ärztlicher Kunst und Erfahrung Prognosen möglich sind. Der Patient muß übersehen können, worin er einwilligt, Eltern und gesetzliche Vertreter müssen wissen, welchem Risiko sie Kinder oder Pflegebefohlene aussetzen, wenn sie sich oder für andere des in Art. 2 Grundgesetz (GG) verankerten Rechtes auf körperliche Unversehrtheit und der Freiheit der Entscheidung hierüber begeben und diese Rechte zeitweilig in die Hand des Arztes legen. Das Verhältnis des Arztes zum Patienten hat demnach eine *Aufklärungspflicht* zum Inhalt.

Der Ratschlag des Hippokrates, dem Kranken das meiste zu verbergen und ihm nichts von dem zu sagen, was kommen wird und ihn bedroht, kann nicht mehr gelten. Dieser Rat ist mit der heutigen Auffassung über den ärztlichen

Beruf, insbesondere mit dem aus der Menschenwürde fließenden Recht auf Selbstbestimmung nicht mehr zu vereinbaren. Über Art und Umfang der Aufklärungspflicht gehen freilich die Meinungen — auch zwischen Ärzten und Juristen — oft auseinander; es ist hier nicht der Ort, in diese Kontroversen einzutreten; für den Interessierten wird auf den in der Monatsschrift für Deutsches Recht (MDR), 14. Jahrg. 1960, Heft 9, S. 722 erschienenen Aufsatz von *Schwalm* und die dort angeführte Literatur verwiesen. Um den Rahmen nur einigermaßen abzustecken, sei gesagt, daß der Arzt in der Regel nicht verpflichtet sein kann, dem Patienten sozusagen ein wissenschaftliches Kolleg über Art und Folgen seiner Maßnahmen zu halten und dabei *alle* Zweifel und Risiken zu unterbreiten; die Aufklärung hat — dies kann vielleicht als Faustregel gelten — grundsätzlich

> den Umständen nach angemessen zu sein. Sie soll in großen Zügen erfolgen und sich nach der Persönlichkeit des Kranken und seinem Bildungsgrad richten.

So kommt es auch im sog. Strahlenurteil des Bundesgerichtshofs — BGH — (vgl. Sammlung der Entscheidungen in Zivilsachen Bd. 29, S. 181 — BGHZ 29, 181 —) zum Ausdruck; ergänzend wird noch hingewiesen auf das Urteil des BGH v. 9. 12. 1958 (2. Elektroschockurteil) in der erwähnten Sammlung, Bd. 29, S. 46. Dem Arzt muß — weil der Mensch Objekt seiner Behandlung ist — schon hier und vor Beginn des Eingriffs eine oft schwierige und nur vom Einzelfall her zu lösende Entscheidung aufgebürdet werden, die unter Umständen zu Gewissenskonflikten führen kann. Jede Kasuistik müßte unvollständig bleiben, nur allgemeine richtunggebende Hinweise vermögen in etwa die Grenzen abzustecken, ohne von der Verantwortlichkeit und Einfühlungspflicht je nach Lage des Einzelfalles befreien zu können.
Es gibt *Ausnahmen*, wo es einer Einwilligung *nicht* bedarf.
Dies ist dann der Fall, wenn der Gesetzgeber aus einem das Einzelinteresse überwiegenden öffentlichen Zweck die Ermächtigung zur Behandlung gibt und den Kranken — zumeist sogar unter Androhung von Zwangsmitteln oder strafrechtlicher Ahndung — dieser unterwirft. Solche Regelungen finden sich z. B. im Gesetz zur Bekämpfung der Geschlechtskrankheiten vom 23. 7. 1953 (Bundesgesetzblatt — BGBl — Teil I S. 700). Auch bei „Gefahr im Verzug", also wenn aus besonderen Gründen die Abgabe oder Einholung einer Zustimmungserklärung nicht möglich ist, z. B. bei bewußtlosen, in Lebensgefahr schwebenden Kranken oder Verletzten, darf es an der ausdrücklichen Einwilligung mangeln. Voraussetzung ist aber, daß der Arzt nach Sachlage davon ausgehen kann, daß der Betroffene, in vernünftiger Abwägung der Dinge, seine Einwilligung nicht versagen würde, wenn die Möglichkeit bestünde, ihn nach angemessener Aufklärung zu befragen. Es handelt sich hier um jene Fälle, wo nicht *vertragliche* Vereinbarungen Aus-

gangspunkt der Tätigkeit des Arztes sind; hier wird er im Rahmen der ebenfalls im BGB geregelten sog. *Geschäftsführung ohne Auftrag* tätig. Im Zeitalter schneller Verkehrsmittel und der Gefahren, die eine fortgeschrittene Technisierung auch des Alltags mit sich bringt, wird es dem praktischen wie auch dem im Krankenhaus tätigen Arzt nicht selten begegnen, daß Unfallverletzte ohne Bewußtsein eingeliefert werden, oder daß er zur ersten Hilfeleistung an die Unfallstelle gerufen wird. Dadurch, daß zu befragende Angehörige nicht bekannt oder wegen der Dringlichkeit eines ärztlichen Eingriffes schon zeitlich nicht mehr erreichbar sind, soll das Leben des Kranken nicht in Gefahr kommen!

Es muß jedoch daran festgehalten werden, daß der Arzt ohne Einwilligung des Patienten *grundsätzlich* nicht tätig werden darf. Die Achtung vor diesem Selbstbestimmungsrecht des Kranken kann u. U. zu schweren Gewissenskonflikten des Arztes führen, wenn die Weigerung der Zustimmung beispielsweise zur Verkürzung des Lebens oder zu schweren gesundheitlichen Schäden führt. Der Arzt will aber helfen und heilen, dies ist seine Berufung Dennoch hat er die Entscheidung des Patienten zu respektieren. Es können eben oft triftige, dem Außenstehenden nicht bekannte Gründe für eine solche Haltung vorliegen (Vergl. Eberhard Schmidt, Der Arzt im Strafrecht 1939, S. 37 und BGHZ Bd. 29, S. 54).

Ergänzend wird noch verwiesen auf *Möhring*: „Zur zivilrechtlichen Problematik des ärztlichen Heileingriffes" in der Monatsschrift „Der Internist", Jahrgang 1, Heft 8, Beilage: Mitteilungen des Berufsverbandes Deutscher Internisten, S. 29. Dort finden sich aufschlußreiche Erläuterungen an Hand von Beispielen und Fällen aus der Rechtsprechung.

Das Verhältnis zwischen Arzt und Patient kann, wenn eine *schuldhafte Verletzung der Pflichten* bei der Heilbehandlung festgestellt wird, zu Haftungen für entstandenen und noch entstehenden Schaden führen. Es handelt sich in erster Linie um Haftungen für gesundheitliche Beeinträchtigung und Beeinträchtigung der Erwerbsfähigkeit.

Grundlage solcher Haftungen können sein:

1. Der zwischen Arzt und Patient bestehende *Vertrag*. Das Verschulden wird in der Regel auf Fahrlässigkeit zurückgeführt werden, die nach § 276 BGB zu vertreten ist. Sie liegt vor, wenn diejenige Sorgfalt, die dem Arzt nach den Umständen und nach seinen Kenntnissen zugemutet werden muß, außer acht gelassen wird; das Gesetz spricht hier von der im Verkehr erforderlichen Sorgfalt.
2. Bei *Geschäftsführung ohne Auftrag* kann die Haftung auf Vorsatz und *grobe* Fahrlässigkeit (leichtfertiges Handeln) beschränkt sein, wenn der Arzt zur Abwendung einer dem Patienten drohenden dringenden Gefahr handeln mußte.
3. Die Haftung aus *unerlaubter Handlung* (sog. deliktische Haftung, §§ 823 ff. BGB) ist dann gegeben, wenn ganz allgemein ein schuldhafter und widerrechtlicher Eingriff in den Rechtskreis eines anderen erfolgt, ohne daß eine vertragliche Be-

ziehung zu bestehen braucht. Ein solcher Fall könnte z. B. bei einer Operation ohne Zustimmung des Kranken vorliegen. Wesentlich ist, daß hier auch der sog. immaterielle Schaden geltend gemacht werden kann; in der Praxis handelt es sich um das sog. Schmerzensgeld. Diese deliktische Haftung kann neben der Vertragshaftung bestehen.

Da gegen den Arzt, wenn ein „ärztlicher Kunstfehler" nachgewiesen wird, u. U. hohe Ansprüche geltend gemacht werden, ist es zweckmäßig, sich durch den Abschluß einer Haftpflichtversicherung zu schützen; in einem Schadensfall tritt dann die Versicherungsgesellschaft ein, es sei denn, daß die Deckung ausgeschlossen ist; dies wäre z. B. bei vorsätzlicher Schadenszufügung der Fall. Maßgeblich für diese Fragen sind die sog. Allgemeinen Versicherungsbedingungen, die in der Regel Inhalt des Versicherungsvertrages werden.

Nur gestreift werden soll noch die Frage der Haftung des Arztes *für seine Hilfspersonen* (Arzthelferin, Krankenschwester, Masseur usw.).

Hier kommt es darauf an, ob das Hilfspersonal in einem Angestelltenverhältnis zu ihm steht; in diesem Fall haftet er für deren schuldhaftes Handeln (z. B. für Schäden aus fehlerhafter Injektion durch eine Hilfsschwester). Liegt ein Vertragsverhältnis zum Patienten vor, so ergibt sich die Haftung aus § 278 BGB, man spricht hier von der Haftung für den sog. *Erfüllungsgehilfen*. Werden Ansprüche aus unerlaubter Handlung (s. oben Abschn. II 2 c) geltend gemacht, so muß der Arzt für seinen *Verrichtungsgehilfen* nach § 831 BGB eintreten. Diese Unterscheidung ist von erheblicher Bedeutung. Bei der Vertragshaftung besteht *keine* Möglichkeit, sich zu entlasten, z. B. damit, daß bei der Auswahl der Hilfsperson oder bei der Beaufsichtigung die nötige Sorgfalt angewandt wurde.

Der Arzt hat hier ein Verschulden der Hilfsperson „in gleichem Umfang zu vertreten, wie eigenes Verschulden".

Bei der Haftung aus unerlaubter Handlung dagegen steht ihm die Möglichkeit eines *Entlastungsbeweises* offen. Dieser kann darin bestehen, daß er darlegt, er habe
1. bei der Auswahl der Hilfsperson,
2. bei ihrer Überwachung und Beaufsichtigung
die im Verkehr erforderliche Sorgfalt walten lassen.

Ist der Arzt jedoch selbst Angestellter in einer Krankenanstalt, so hat er für das Hilfspersonal *nicht* einzutreten, hier trifft die Haftung zunächst den Arbeitgeber und Träger der Anstalt (z. B. Stadtgemeinde, Landkreis), der aber evtl. Regreßansprüche geltend machen kann.

Bei Aufnahme eines Patienten in ein Krankenhaus tritt dieses in ein Vertragsverhältnis zum Kranken. Inhalt ist in der Regel die ärztliche Versorgung, Versorgung mit Heilmitteln, die Beherbergung und Verpflegung. Ebenso kommt durch die Einweisung und Aufnahme eines Kassenpatienten mit dem

Krankenhaus ein Vertragsverhältnis zugunsten des Kranken auf sachgemäße Heilbehandlung zustande (sog. Vertrag zugunsten eines Dritten nach § 328 BGB); das gleiche gilt bei Zuweisung eines der öffentlichen Fürsorge bedürftigen Patienten durch die Träger der Fürsorge.
Das Verhältnis des Arztes zu seinem Dienstherrn zu erörtern, wenn er in einem Angestelltenverhältnis oder als beamteter Arzt tätig ist, ist hier nicht beabsichtigt. In Frage stehen die Gebiete des Arbeitsrechts und des Beamtenrechts. Es ist für den jungen Arzt ohne weiteres möglich, sich hierüber bei den Arbeitsgerichten, bzw. bei den Dienststellen der Regierung die erforderlichen Auskünfte zu erholen. Es ist auch nicht beabsichtigt, über die ärztliche Altersversorgung zu sprechen; hierzu stehen dem jungen Arzt Auskünfte der Standesvertretung zur Verfügung.

Arzt und Strafrecht

Daß die ärztliche Tätigkeit auch in den Bereich *strafrechtlicher* Probleme reicht, ist nichts Überraschendes. Operation, Injektion und Bestrahlung sind objektiv Eingriffe in die körperliche Integrität des Menschen; die Narkose setzt den Patienten zeitweilig außerstande, über sich selbst zu bestimmen, er ist seiner Freiheit vorübergehend beraubt und sein Wille ausgeschaltet. Freiheit und körperliche Unversehrtheit sind jedoch Güter, die in strafrechtlichen Normen geschützt sind und es auch sein müssen.
Für den Arzt muß somit eine *Rechtfertigung* bestehen, daß er in diesen Rechtskreis eindringen darf, ohne strafrechtlichen Folgen ausgesetzt zu sein.
1. Seit langem herrscht im Schrifttum Streit darüber, ob der ärztliche Eingriff grundsätzlich als Körperverletzung (§§ 223 Strafgesetzbuch — StGB —) angesprochen werden muß; es wird verschiedentlich in Abrede gestellt, daß dieser Tatbestand vorliege. Für den Interessierten wird auf *Kohlrausch-Lange*, Strafgesetzbuch, Berlin 1959, S. 497 ff. verwiesen. Dort ist auch die einschlägige Literatur angeführt. Maßgeblich ist jedoch der Standpunkt der Obergerichte, also des früheren Reichsgerichts (RG) und jetzt des Bundesgerichtshofes (BGH). Das RG hat in zahlreichen Entscheidungen an der Auffassung festgehalten, daß der ärztliche Eingriff eine Körperverletzung darstellt und nur dann *straflos* ist, wenn ein Rechtfertigungsgrund vorliegt. Dieser Meinung hat sich der BGH angeschlossen (Sammlung der Entscheidungen in Strafsachen Bd. 11 S. 112 — BGHStr. 11, 112 —). Als Rechtfertigungsgrund wird von den beiden Instanzen die schon in dieser Abhandlung erwähnte *Einwilligung* des Kranken anerkannt. Die Rechtswidrigkeit der Handlung entfällt, wenn diese Zustimmung gegeben wurde. Hinzu kommt noch, daß kein Verstoß gegen die guten Sitten vorliegen darf, wie es ausdrücklich jetzt in § 226 a StGB geregelt ist.

Der Begriff „gute Sitten" ist vom RG im Zusammenhang mit § 826 BGB vielfach definiert worden; ein Verstoß gegen sie liegt dann vor, wenn das Tun gegen das Anstandsgefühl aller billig und gerecht Denkenden verstößt. Selbstverständlich beseitigt die Einwilligung des Patienten die Strafbarkeit des Eingriffs nicht, wenn ein gesetzliches Verbot verletzt wird, z. B. bei Abtreibungen. Es ist ebenso selbstverständlich, daß die Zustimmung die Strafbarkeit nicht beseitigen kann, wenn der Arzt bei seiner Tätigkeit die ihm obliegende und zumutbare Sorgfalt außer acht läßt und dabei körperliche Schäden verursacht oder gar durch diese Fahrlässigkeit den Tod eines Menschen herbeiführt.

2. Ein weiteres Problem, das an den Arzt herantreten kann, ist die Frage der Unterbrechung der Schwangerschaft (die sog. Indikation). Nach *Kohlrausch-Lange* a. a. O. S. 486 sind vier Arten von Indikationen zu unterscheiden:

a) die medizinische, wenn die Schwangerschaft eine Gefahr für Leib und Leben der Mutter bringen würde,

b) die eugenische, wenn die Geburt eines lebensuntüchtigen Kindes bevorstünde,

c) die soziale, wenn die Unterhaltslage des zu erwartenden Kindes oder die anderer Unterhaltsberechtigter erheblich gefährdet wäre,

d) die ethische, wenn die Schwangere ohne oder gegen ihren Willen (Notzucht!) empfangen hätte.

Die Fälle b) bis d) sind ausnahmslos unzulässig, sie können sich nicht auf allgemein anerkannte Rechtsgrundsätze stützen. Eine Änderung könnte nur eine gesetzliche Regelung herbeiführen. Anders verhält es sich bei der *medizinischen Indikation*. Hier entwickelte das RG (vergl. Sammlung der Entscheidungen in Strafsachen Bd. 61, S. 242, Bd. 62, S. 137 — RGStr. 61, 242 u. 62, 137 —) den Begriff des *übergesetzlichen* Notstandes. Danach ist die Unterbrechung der Schwangerschaft nur dann erlaubt, wenn sie das *einzige* Mittel ist, um die werdende Mutter aus einer *gegenwärtigen* Todesgefahr oder *schweren* Gesundheitsschädigung zu befreien (vergl. *Eberhard Schmidt*, Zeitschrift für die gesamt Strafrechtswissenschaft 1949, S. 350). Diese Güter- und Pflichtenabwägung bürdet dem Arzt eine sehr hohe Verantwortung auf. Die Regelung durch das Gesetz vom 14. 7. 1933 i. d. Fassung vom 26. 6. 1935 und die dazu ergangene Ausf. VO vom 18. 7. 1935 (das sog. Gesetz zur Verhütung erbkranken Nachwuchses) ist in Bayern durch Ges. vom 20. 11. 1945 aufgehoben, in Hessen ist das Gesetz vorläufig nicht anzuwenden (VO v. 16. 5. 1946), in Württemberg-Baden gilt nur noch § 14 (Ges. v. 24. 7. 1946). Danach muß bei einer medizinischen Indikation eine Gutachterstelle den Eingriff für erforderlich erklären. Soweit also eine gesetzliche Regelung nicht getrof-

fen ist, muß wieder auf die vom RG entwickelten Grundsätze über den übergesetzlichen Notstand zurückgegriffen werden (vgl. *Schwarz*, Strafgesetzbuch, Anm. 4 A zu § 218).
Im Entwurf eines Strafgesetzbuches 1960 (E 1960) ist im Vierten Titel § 157 die Regelung des sog. übergesetzlichen Notstandes vorgesehen, desgleichen in § 160 eine Regelung der sog. ethischen Indikation. Es ist dort in §§ 161, 162 auch eine Sonderregelung über die ärztliche Heilbehandlung eingebaut. Jedoch ist dieser Entwurf noch nicht Gesetz und seine Bestimmungen können daher noch nicht angewendet werden.
3. Daß ein Arzt dem Kranken die begehrte Hilfe nicht verweigern darf, ist selbstverständlich. Schon die ihm übertragene öffentliche Aufgabe und sein Berufsethos halten ihn dazu an. § 330 c StGB, der die *unterlassene Hilfeleistung* zum Gegenstand hat, bedeutet für ihn keine Sondervorschrift. Bei Unglücksfällen, gemeiner Gefahr und Not hat er tätig zu sein wie jeder Staatsbürger. Nur kann natürlich seine Sachkunde die Pflicht zur Hilfeleistung um so eher begründen. Dies gilt vor allem bei Unglücksfällen, wenn z. B. ein Arzt als Verkehrsteilnehmer hinzukommt und bei ähnlichen Fällen.
4. Zur strafrechtlichen Seite der *ärztlichen Schweigepflicht* verweisen wir zunächst auf den Aufsatz von *H. Göppinger* in: Neue Juristische Wochenschrift 1958 S. 241. Die gesetzliche Regelung findet sich in § 300 StGB: Es ist verboten, unbefugt ein fremdes Geheimnis zu offenbaren. Hier kann auf die Ausführungen im Beitrag „Arzt und Berufsgeheimnis" hingewiesen werden; weitere Literaturhinweise sind dort angeführt. Ergänzend wird noch vermerkt, daß die Angehörigen eines Verstorbenen von der Schweigepflicht nicht entbinden können. Das auf § 53 Abs. I Ziff. 3 Strafprozeßordnung (StPO) beruhende Zeugnisverweigerungsrecht des Arztes hat nach § 97 StPO ein Verbot der Beschlagnahme der Aufzeichnungen und sonstigen mit der Behandlung des Patienten zusammenhängenden Gegenstände zur Folge, wenn sie sich in seinem (des Arztes) Gewahrsam oder in dem Gewahrsam einer Krankenanstalt befinden. Dieses Verbot besteht aber nicht, wenn der Arzt selbst in dem Verdacht der Teilnahme an einer strafbaren Handlung, der Begünstigung oder Hehlerei steht, wenn sich also gegen ihn selbst ein Ermittlungsverfahren richten kann.
Wie schon eingangs erwähnt, können diese Ausführungen nur Hinweise sein. Sie beanspruchen keine Vollständigkeit. Abschließend sei noch vermerkt, daß die Verschreibung von Arzneimitteln, in denen Betäubungsmittel enthalten sind, in der VO über das Verschreiben solcher Arzneien und ihrer Abgabe in Apotheken festgelegt ist (vergl. *Erbs*, Strafrechtliche Nebengesetze, Nr. 0165 a). Verstöße dagegen sind mit Strafe bedroht. In Zweifelsfällen Rückfrage beim staatlichen Gesundheitsamt!

ARZT UND BERUFSGEHEIMNIS

Eine Krankenschwester, die seit Jahren auf einer Tuberkulosestation Dienst tut, ist zu einer Kaffeegesellschaft eingeladen. Mit Bedauern wird im Laufe des Gespräches erwähnt, daß heute ein Freund des Hauses, ein bekannter Zahnarzt, nicht mit anwesend sein kann. Wegen einer plötzlichen Blutung, es handele sich wohl um eine Magenblutung, sei er in das Krankenhaus eingewiesen worden und dürfe auf längere Zeit hin keine Besuche empfangen. Fahrlässig äußert sich die Schwester zu der Vermutungsdiagnose und sagt, daß sich der Zahnarzt auf ihrer Station befinde. Sie sei gern bereit, von allen Anwesenden beste Grüße zu bestellen. Zu bedenken ist, daß es mehreren Personen der Kaffeerunde nicht unbekannt ist, auf welcher Spezialstation die Schwester arbeitet ...
Ein leichtfertiger Arzt versucht seinen ängstlichen Patienten dadurch Trost zu geben, indem er prahlerisch erzählt, daß Herr X. die gleiche Krankheit, zudem noch in einem viel schwereren Stadium, gut überstanden habe. Der Kranke möge daraus ersehen, daß sein eigener Zustand nicht beängstigend ist ...
Zwei Medizinstudenten, die von dem Erlebnis ihres ersten Famulaturtages sehr beeindruckt sind, erzählen leichtfertig ihre Beobachtung auf der Nachhausefahrt in der übervollen Straßenbahn ...
Eine Krankengeschichte wird von einer jungen Schwester vorübergehend auf einem Tisch abgelegt, an dem der Publikumsverkehr vorübergeht ...
Diese Beispiele wären leicht um ein Vielfaches zu erweitern. Sie sind, wie *P. Müller* sagt: „immer die Preisgabe eines Geheimnisses, die Preisgabe der persönlichen Angelegenheit eines Menschen, die dieser in seiner Not einem anderen Menschen, seinem Arzt, anvertraut hat, damit er ihm dadurch helfe". Sie sind ein Mangel an Achtung vor der Würde des Menschen und an der Liebe zum Menschen.
Das, was man nicht zu verraten pflegt, gilt als Geheimnis! Deshalb sollte es auch ohne gefügte Rechtsordnung selbstverständliche Pflicht sein, daß der Arzt über die Dinge schweigt, die er von seinen Patienten weiß und die ihm anvertraut werden. Die strenge Wahrung des Berufsgeheimnisses gehört seit alters zu den vornehmsten ärztlichen Aufgaben. Alles, was der Arzt von oder über seinen Patienten in Erfahrung bringt, muß in ihm verschlossen bleiben. Wie schwer es ist, die Grenzen dieser selbstverständlichen Forderung nicht zu verwischen, erleben wir täglich. Es sei nur an die verschiedenen Formen der Auskunfterteilung (Telefon, Angehörige des Kranken, Krankenversicherung, Rechnungsformulare) erinnert! Auch das Kind, der Entmündigte oder der Geistesgestörte sind in jeder Weise geheimnisgeschützt. Selbst bei Verstorbenen sind diese Rechte nicht erloschen.
„Das Recht des Kranken auf Wahrung der Unverletzlichkeit seiner Person",

stellt *Demant* fest, „begründet die Schweigepflicht des Arztes, an der auch der Staat mit seinen Gesetzen und Machtansprüchen eine Grenze findet. Hier hat der Arzt das unvergängliche Gebot der Menschlichkeit gegen die veränderlichen und unzulänglichen Gesetze des Staates zu vertreten."
Neben der Person des Kranken ist der unmittelbar mit der Betreuung in Verbindung stehende Personenkreis (Ehefrau u. a.) geheimnisgeschützt, der damit auch ein eigenes Geheimhaltungsrecht und schließlich ein eigenes Lösungsrecht erhält.
Außer dem Arzt (Zahnarzt, Apotheker, Medizinalbeamter u. a.) gehört noch der große Kreis des medizinischen Personals (Schwester, Pfleger, Hebamme, med.-techn. Assistentin, Krankengymnastin, Masseur, mithelfende Arztehefrau, Verwaltungspersonal, Studenten, Praktikanten u. v. a.) zu den geheimnisverpflichteten Personen.
„Berufsgeheimnis des Arztes sind alle Tatsachen", sagt *Wendte*, „die einem unbestimmten Personenkreis unbekannt sind und deren Geheimhaltung der Patient ausdrücklich oder durch schlüssige Handlungen verlangt oder deren Bewahrung er den Umständen nach erwarten durfte oder mußte. Es sind alle Kenntnisse und Feststellungen, die ein Arzt bei einer Behandlung unmittelbar oder mittelbar trifft."
Dazu gehören das anamnestische Zwiegespräch, die praktischen und klinischen Untersuchungsergebnisse (Röntgenbefunde, EKG, Laborbefunde u. a.), Krankengeschichten, Arztbriefe, Sektionsbefunde, Rezepte, Gutachten, aber auch, um weitere Beispiele zu nennen, Kenntnisse, die der Kranke seinem Arzt unbewußt geäußert hat (Narkose, Hypnose, Narkoanalyse usw.).
Viel Unklarheit herrscht bis heute über die Frage, wann und unter welchen Umständen sich der Arzt von seinem Berufsgeheimnis entbunden fühlen darf, d. h., wann eine solche Offenbarung erlaubt (geboten oder befohlen) sein kann. *Wendte* hat die aus der standesärztlichen Pflicht resultierende Rechtslage klar dargestellt. Er führt aus:

Erlaubt ist die Offenbarung dem Arzt:
1. Wenn der Patient ihn von der Schweigepflicht entbindet. Soweit Kinder, Geisteskranke oder handlungsunfähige Kranke in Frage kommen, ist der gesetzliche oder bestellte Vertreter oder ein Angehöriger als „Geschäftsführer ohne Auftrag" für die Erlaubnis der Offenbarung zuständig. Eine schwierige, hier nur zu erwähnende Frage ist die Wahrheitspflicht eines Arztes gegen einen schonungsbedürftigen Kranken.
2. Wenn das wohlverstandene Interesse des Kranken es erfordert, darf der Arzt den pflegenden Familienangehörigen — n i c h t den Hausangestellten —, Pflegebeauftragten, hinzuziehenden Ärzten die an sich geheimzuhaltenden Umstände im Rahmen des Notwendigen offenbaren. Das gleiche gilt bei Einweisungen in ein Krankenhaus usw.
3. Wenn der Arzt nach dem Wesen seines Auftrages offenbaren soll. So ergibt sich aus der Aufgabe der Sozialversicherung, daß der Versicherungsträger ein gestei-

gertes Interesse an der Offenbarung hat. Wenn der Arzt einen Sozialversicherten auf Grund des zwischen Arzt und dem Versicherungsträger geschlossenen Vertrages behandelt oder untersucht (§§ 396 und 1543 RVO), besteht an sich noch keine Offenbarungspflicht. Der Versicherte gibt aber, wenn er keinen Widerspruch erhebt, damit zu erkennen, daß er die Offenbarung billigt.
Privatversicherungen haben auch an sich kein Recht auf Offenbarung, lassen es sich aber stets bei Eingehen der Versicherung schriftlich einräumen; die Genehmigung kann aber jederzeit, auch durch schlüssige Handlungen, widerrufen werden!
4. Wenn der Arzt das Geheimnis einem Amtsarzt, der selbst schweigepflichtig ist, in Ausübung seiner beruflichen Tätigkeit offenbart (RMdI Verordg. v. 30. X. 1941).

Geboten ist die Offenbarung in folgenden Fällen:
1. Ein vom Gericht als Sachverständiger in Strafsachen bestellter Arzt (§ 81 StPO) ist „Gehilfe" des Gerichtes und nicht Vertrauter des Beschuldigten. Er hat daher auch die sachlichen Ermittlungen dem Gericht zu offenbaren. Ein standesbewußter Arzt wird in Zweifelsfällen bei der ersten Untersuchung darauf hinweisen.
2. *Notwehr* und *Notstand* können dem Arzt eine Offenbarung gebieten. Notwehr ist diejenige Verteidigung, die erforderlich ist, einen gegenwärtigen, rechtswidrigen Angriff eines Menschen von sich oder einem anderen abzuwehren; Notstand ist ein Zustand unmittelbarer Gefahr, aus dem es keine andere Rettung gibt als die Verletzung eines fremden Rechtsgutes, hier des Geheimnisbruches. Beispiel: ein Geisteskranker gefährdet durch Tätlichkeit unmittelbar Dritte.
3. *Pflichtenkollision* gebietet die Offenbarung. Sie war bisher normiert in dem 1953 aufgehobenen § 13 RAEO. Diese Berechtigung besteht als allgemeiner, anerkannter Rechtsgedanke fort. (Im französischen Recht ist sie nicht anerkannt: »le secret médical il est absolut — ou il n'est pas«!)
Wenn zwei Rechte miteinander kollidieren, *kann* das eine Recht gegenüber dem anderen so überwiegen, daß man die höhere Pflicht als die wichtigere auf Kosten der minderen erfüllen muß („Güterabwägung").
So wird ein „Lebensrecht" immer wichtiger sein als Eigentum, ein Verbot als ein Gebot. Wenn dann das Reden praktisch das einzige Mittel für eine Gefahrenverhütung ist, dann darf der Arzt reden, ja es kann einer sittlichen Pflicht entsprechen, daß er reden muß! Eine falsche Beurteilung der Wertigkeit ist, da sie den Vorsatz ausschließt, straffrei. Beispiel: Ein Arzt darf einem unwissenden Ehegatten die Geschlechtskrankheit seines Ehepartners zur Verhütung einer Ansteckung, n i c h t aber zur Verschaffung eines Scheidungsrechtes, mitteilen.
4. *Berechtigung des Zweckes.* Ist bei der Verfolgung seines eigenen, nach seiner Ansicht begründeten Rechtes oder zur Verteidigung gegen einen ungerechtfertigten Anspruch — z. B. beim Einklagen eines Honorar-Anspruches oder zur Abwehr eines unbegründeten Schadenersatzanspruches —, die Offenbarung für den Arzt erforderlich, da er sich sonst rechtlos stellen würde, so darf er im Rahmen des Erforderlichen offenbaren.

B e f o h l e n *ist die Offenbarung*, wenn der Gesetzgeber in einer Güterabwägung das Recht des einzelnen dem Anspruch der Gemeinschaft unterordnet. Dieser „Befehl" kann nur durch Gesetz, nicht durch eine besondere Verwaltungsanordnung oder Gerichtsbeschluß o h n e eine gesetzliche Grundlage gegeben werden.
Für den Arzt wichtig sind namentlich diese Bestimmungen:
1. Alle Offenbarungs-Pflichten aus seuchen-polizeilichen Gesichtspunkten, insbesondere die Meldepflicht an die Gesundheitsbehörden pp.
   a) Nach dem Reichsseuchen-Gesetz v. 30. Juni 1900 bzw. nach dem 1961 verabschiedeten Seuchengesetz der Bundesrepublik Deutschland.

b) Nach den zahlreichen Gesetzen zur Bekämpfung übertragbarer Krankheiten, insb. dem Gesetz über die Bekämpfung der Geschlechtskrankheiten v. 23. VII. 1953, dem Reichs-Impfgesetz vom 8. 4. 1874 usw. (Eine vollständige Aufzählung der Bestimmungen findet sich in: „Der Arzt des öffentlichen Gesundheitsdienstes" Teil III, IV u. V.)

2. Die Offenbarungspflicht zur *Verhütung von Kapitalverbrechen.*
Das sind: *Der Verrat in staatsrechtlicher Beziehung,* Verbrechen gegen das Leben, die Freiheit, Kindesentführung und gemeingefährliche Verbrechen, wenn das noch nicht ausgeführte Verbrechen noch verhindert werden kann. — §§ 138, 139 StGB. Hier muß sofortige Anzeige an die nächste Behörde erfolgen.

Auch wer leichtfertig eine Verhütungsanzeige gegen Dritte unterläßt oder wer, wenn seine nächsten Angehörigen ein derartiges Verbrechen planen, sich nicht ernsthaft durch Einwirkung um die Verhütung bemüht, macht sich strafbar. Jedoch muß Mord- und Totschlagsvorhaben in jedem Fall angezeigt werden; wendet aber der Arzt diese Delikte ab, so wird er straffrei.

Über zwingende Vorschriften der §§ 138, 139 StGB hinaus *kann* der Arzt aus dem Gesichtspunkt der „Pflichtenkollision" nach eigenem Ermessen eine Anzeige erstatten, wenn er das Vorliegen einer höheren sittlichen Pflicht als die Geheimniswahrung zugunsten eines Rechtsbrechers bejaht. Beispiel: Ein Arzt zeigt einen von ihm behandelten bei der Tat verletzten Täter eines schweren Verbrechens an. Die Abwägung liegt allein beim Arzt, eine behördliche Anweisung ist für ihn unbeachtlich.

Die Schweigepflicht gegenüber dem Gericht birgt viele Probleme in sich, die sich hier nicht darstellen lassen. Bestimmend dabei ist die Tatsache, in welcher Stellung sich der betreffende Arzt (Zeuge, Sachverständiger, Angeklagter) vor den Schranken des Gerichts befindet. Im Straf- oder Zivilprozeß steht ihm das unverzichtbare Recht einer Aussageverweigerung solcher Berufsgeheimnisse zu. Nach Entbindung der Schweigepflicht muß er unter allen Umständen und ohne Rücksicht, der Wahrheit entsprechend, aussagen.

Noch ein Hinweis:
Schriftliche Aufzeichnungen, Briefe, Mitteilungen, Röntgenfilme o. ä., die die Person des Kranken mittelbar und unmittelbar in seinem Krankheitsgeschehen betreffen, dürfen nicht beschlagnahmt werden. Alle diese Dinge bleiben im Besitz bzw. in Verwahrung des Arztes oder der Krankenanstalt. Steht der Arzt selbst im Verdacht, in ein Delikt einbezogen zu sein, entfallen die erwähnten Rechte.

Es war nicht unsere Absicht, in diesem Abschnitt alle Fragen aufzuzeigen, die sich aus bestimmten Situationen ergeben können. Der Arzt ist in höchstem Maße in seinem Gewissen gebunden. Der junge Assistenzarzt muß auch wissen, daß über Dinge, die nicht im Sinne des Gesetzes unter den Begriff „Berufsgeheimnis" fallen, Stillschweigen zu wahren ist. Die Ärztegemeinschaften alter Kulturvölker forderten in geheiligtem Eid die Einhaltung der Schweigepflicht. Dem Erzählerdrang, der Freude, sich auszusprechen, oder

der Lust, von dem Neuen, das der Arzt täglich erlebt, zu berichten, sei ein deutliches Halt entgegengestellt! Eine verspätete Einsicht des „si tacuisses, philosophus mansisses" vermag die verfahrene Situation oft nicht mehr zu retten.

Um dem Assistenzarzt in diesem schwierigen Gebiet eine Hilfe zu geben, sei einige Spezialliteratur angeführt, die — neben den entsprechenden Gesetzestexten und deren Kommentaren — weiterhilft:

Demant, E., „Unvergängliches Arzttum", Münch. med. Wschr. Nr. 43 (1956), S. 1475.
Ebermayer, L., „Der Arzt im Recht".
Göbbels, H., „Ärztliche Schweigepflicht", Dtsch. med. Wschr. 1954, S. 1581; derselbe: „Ärztliche Schweigepflicht", Dtsch. med. Wschr. 1953, S. 1575.
Müller, P., „Vom Berufsethos des Arztes", Münch. med. Wschr. Nr. 26 v. 25. 6. 54, S. 753—756.
Neuffer, R., „Leitsätze über die Schweigepflicht", Ärztl. Mttlg. 1953, H. 4 S. 110.
Niedermeyer, A., „Ärztliche Ethik", Bd. II, „Deontologie", Wien 1954.
Ponsold, A., „Lehrbuch der Gerichtlichen Medizin", Stuttgart 1950.
Wendte, H. H., „Das ärztliche Berufsgeheimnis", BAYER, Therap. Berichte S. 113—118.
Wollenweber-Hünerbein, „Der Arzt des öffentlichen Gesundheitsdienstes", Stuttgart 1950.

DER ARZT UND SEIN SCHREIBTISCH

Der Arzt ist heute trotz Sekretärin und Diktiergerät oft kaum noch imstande, die tägliche Zettelflut zu erledigen, die sich auf seinem Schreibtisch anhäuft. Viel wertvolle Zeit geht verloren, um die Briefe, Bescheinigungen, Anfragen, Meldungen, Arbeitsbefreiungsscheine oder Karteikarten zu beantworten und auszufüllen. Natürlich kann man vieles und durchaus auch Berechtigtes einwenden, warum oder wozu das eine und das andere unabdingbar ist. Wir stimmen dem zu. Jeder Arzt weiß aber nur zu gut, daß auch am Schreibtisch wichtige Arbeit zu leisten ist. Die Rezepturen und Krankengeschichten wurden seit jeher am Schreibpult ausgefertigt. Das punctum saliens soll aber sein: Erspart dem Doktor jede nicht unbedingt notwendige Schreiberei und die oft zeitraubende starre Beantwortung von unnötigen Melde- und Fragebögen!
Das *Anlegen* und *Führen einer Krankengeschichte* hat mit größter Sorgfalt zu geschehen. Es ist nicht sinnvoll, diese Arbeit dem jüngsten Kollegen zu übertragen. Abgeschriebene Puls- und Temperaturkurven sind bedeutungslos. Häufige Notizen während der Visite vermeiden die peinliche Überschrift „mehr Dichtung als Wahrheit" bei den eigenen Eintragungen unter der Rubrik „Verlauf" im Krankenblatt. Semper aliquid haeret. Auch für den Schreibtisch des Assistenzarztes, vor allem für die Krankengeschichte gilt es, das *ärztliche Berufsgeheimnis* zu wahren, welches in den gesetzlichen Bestimmungen festgelegt ist. Dazu gehört nicht nur die vollständige Bremsung des eigenen Mitteilungsbedürfnisses, sondern auch das verschlossene, der Öffentlichkeit nicht zugängliche Krankenblatt.
Auf dem „Kopf" des *Krankenblattes* werden meist die Personalien, seltener auch noch die Epikrise des Patienten eingetragen.
Ob man nach dem Geburtsdatum oder nach dem Lebensalter fragt, ist gleichgültig, am besten: es wird beides eingeschrieben. Das genaue Geburtsdatum benötigt der Kostenträger (Krankenkasse) zur Identifikation des betreffenden Kranken. Das eingetragene Lebensalter erspart ein notwendiges Ausrechnen und erlaubt einen schnellen groben Vergleich des kalendarischen zu dem physiologischen Alter.
Wesentlich ist, daß der Kranke nach dem einweisenden und nach dem behandelnden Arzt gefragt wird. Beide Namen werden, falls nicht ein Kollege allein zuständig ist, aufgeschrieben, damit nach Behandlungsabschluß bei der stationären Entlassung der Arztbrief an die richtige Adresse geht.

Der Arzt und sein Schreibtisch

Bei berufstätigen Männern ist die Frage nach dem Beruf und Stand leichter zu beantworten als bei Frauen. Wieviel Ärger und Zeit kostet z. B. in Fragen nach einer Schädigung durch frühere Berufsausübung die Aussage „Rentner". Wie unsinnig sind die Angaben „Ehefrau", „Haustochter", „Student", „Kaufmann" oder „Direktor" ohne nähere Erläuterung. Wieviel Nutzen dagegen bringt z. B. die Notiz „Landwirtsehefrau" (Bang, Wurmkrankheiten). Bei Rentnern sollte immer in Klammer die frühere Tätigkeit angegeben werden. Ebenso ist auf Berufswechsel zu achten! Die Anschrift (Telefonnummer) des Kranken oder seiner nächsten Angehörigen sind ebenfalls auf das Kopfblatt zu schreiben.

Auf der zweiten Seite beginnt man mit der Eintragung der *Anamnese* und des *Status praesens*. Dann folgen die *vorläufige Diagnose*, der *Verlauf* und die *Epikrise*; bei Verstorbenen ggf. der *Sektionsbefund*. Der Arztbrief kann, wenn alle Voraussetzungen gut genutzt werden, „als Duplikat geschrieben" die Epikrise ersetzen.

Das gut geführte Krankenblatt soll das Krankheitsbild in seiner nie dagewesenen und nie wiederkehrenden Einmaligkeit widerspiegeln. Wenn man sich als älterer Arzt die Mühe macht, die Verlaufsgeschichten anhand der Eintragungen in den Krankenblättern kritisch sich zu vergegenwärtigen, dann muß bedauerlicherweise oft mit Recht festgestellt werden: „sie sind weder Fisch noch Fleisch".

Nachdem der Patient die stationäre Behandlung verlassen hat, ist sobald als möglich — nicht erst Tage später — die Epikrise dieses entlassenen Kranken zu schreiben.

Der *Arztbrief* an den weiterbetreuenden Kollegen sollte nach exaktem Durchdenken der Diagnose,
    des Krankheitsbildes,
    der eingeleiteten therapeutischen Maßnahmen,
    des Verlaufes der Erkrankung und eines möglichen Behandlungsvorschlages
angefertigt werden, niemals spontan als kritiklose Aneinanderreihung klinischer Daten oder Laborbefunde, von denen nicht einmal die entsprechenden Normalwerte bekannt sind. So persönlich wie die Behandlung des Patienten zu erfolgen hat, so individuell ist auch der Arztbrief abzufassen. Nebenstehendes Schema soll daher nicht als Vorbild oder Anweisung, sondern nur als Hinweis dienen.

Schließlich sei noch an zwei Notwendigkeiten erinnert, die der Doktor am Schreibtisch zu beachten hat:
1. Das Abschließen von Rezeptformularen und Stempeln aller Art. Die Einhaltung dieses dringenden Gebotes kann dem Arzt auf Station viel Ärger oder Übleres ersparen.

Schema eines Arztbriefes

Personalien	Sehr geehrter Herr Kollege! Verbindlichen Dank für die Überweisung Ihrer Patientin A. O., geb. .... wohnhaft .... , die sich von .... bis .... bei uns in stationärer Behandlung befand. Es handelte sich um eine
Diagnose	*akute Cholezystitis.*
Anamnese	Die Patientin klagte über plötzlich auftretende heftige, rechtsseitige Oberbauchschmerzen, die zur Schultergegend hin ausstrahlten. Weiterhin bestanden Übelkeit, Brechreiz und leichtes Fieber.
Aufnahme- befund	Bei der Aufnahme erhoben wir folgende Befunde: Körpertemperatur 37,8, Puls 90', Druckschmerz im rechten Oberbauch, der auf die kleinapfelgroße, prallelastische Gallenblase beschränkt war. Weiterhin bestand ein Subikterus der Skleren. Blutsenkung nach Westergren 19/32. Bilirubin 1,15 mg indirekt, Eisenspiegel 120 gamma %, Cadmium ⌀, Thymol ⌀, Takata ⌀, Weltmannband 8 Röhrchen. Im Blutbild, abgesehen von einer geringen Leukozytose, kein pathologischer Befund. Differentialblutbild o. B. Im Urin: Urobilinogen +, im übrigen chemisch und mikroskopisch keine krankhaften Veränderungen nachweisbar. Im Duodenalsaft fanden sich Enterokokken sowie Leukozyten.
Behandlung	Wir behandelten physikalisch mit örtlichen Wärmeapplikationen (Kataplasmen, später Fangopackungen). Zur Anregung des Gallenflusses gaben wir Cholagoga und Choleretica, weiterhin wurde zur Bekämpfung der Entzündungserreger ein Chemotherapeutikum appliziert. Außerdem bekam die Patientin morgens angewärmten Karlsbader Mühlbrunnen zu trinken. Wegen begleitender Dyskinesien wurden Antispasmotika und Sedativa gegeben. Vitaminreiche Gallenschonkost erhielt die Patientin auch nach Abklingen der akuten Erscheinungen. Acht Tage vor der Entlassung war weder ein Druckschmerz noch ein tastbarer Tumor im rechten Oberbauch nachweisbar. Der Sklerenikterus hatte sich deutlich zurückgebildet, die blutchemischen Werte und der Urinbefund waren auch nach Belastung ohne Befund. Puls und Temperatur waren normal.
Entlassungs- befund	Die drei Tage vor der Krankenhaus-Entlassung durchgeführte Cholezystographie ergab ein positives Cholezystogramm ohne Gallensteinnachweis. Thorax-Durchleuchtung und Ruhe-EKG im Normbereich. Wir entlassen die Patientin in beschwerdefreiem Zustand und empfehlen weiterhin die Einhaltung einer Schondiät sowie acht Tage Schonzeit. <div align="center">Mit kollegialer Hochachtung! .... (Unterschrift)</div>

2. Ein Anschriften- und Telefonverzeichnis aller auf Station Arbeitenden (Ärzte, Schwestern, Hilfspersonal, Sekretärin) muß vorhanden sein.

Der Schreibtisch des Assistenzarztes soll zweckmäßig eingerichtet, trotz vieler Zettel und Scheine aufgeräumt und verschließbar sein. Er ist eine Visitenkarte des Stationsarztes.

Bestimmungen über das Verschreiben von Betäubungsmitteln

Die Verordnung von Stoffen, die zu einer Sucht führen können, unterliegt besonders einschneidenden Beschränkungen. Betäubungsmittel dürfen vom Arzt nur dann verschrieben werden, wenn ihre Anwendung ärztlich begründet ist.

Unter die Betäubungsmittelverordnung fallen folgende Arzneimittel:
Acedicon (Azethyl-dimethyldihydrothebain),
Aktedron, Benzedrin, Elastonon,
Dicodid (Dihydrokodeinon),
Dilaudid (Dihydromorphinon),
Dolantin,
Eukodal (Dihydroxykodeinon),
Genomorphin (Morphin-Aminoxyd),
Heroin (Diazetylmorphin),
Kokain,
Morphin,
Narcophin,
Opium (Laudanum, Meconium, Thebaicum),
Pervitin, Isophen (Phenylmethylaminopropan),
Laudanon,
Pantopon
sowie ihre Salze und Zubereitungen.

Nicht verschrieben werden dürfen:
Ekonin, Kokablätter und Morphinester (mit Ausnahme von Heroin-Diazethylmorphin). Nicht als Betäubungsmittel gelten die Opiumpräparate Dionin, Codein, Peronin und Paracodin, das Spasmolytikum Papaverin, das Apomorphin und alle synthetischen Lokalanästhetika.

Allgemeine Vorschriften über Betäubungsmittelrezepte
Rezepte mit Betäubungsmitteln müssen mit Tinte oder Tintenstift geschrieben sein und enthalten:
1. Name, Berufsbezeichnung und Anschrift des verordnenden Arztes (Stempel und Druck erlaubt),
2. Tag der Ausstellung,
3. die Verordnung, die nur *ein* Betäubungsmittel enthalten darf,
4. ausführliche Gebrauchsanweisung, aus der die Einzelgabe und die Häufigkeit der Anwendung ersichtlich ist. Bei Kokainverordnungen ohne Atropinzusatz muß die Angabe des Verwendungszweckes (Augentropfen, Augensalbe) vermerkt sein,
5. Name und Wohnung des Patienten,

6. bei Rezepten für den Praxisbedarf statt 4. und 5. den Vermerk „für den Praxisbedarf",
7. bei eingetragenen Verschreibungen den eigenhändigen Vermerk „eingetragene Verschreibung",
8. die eigenhändige, ungekürzte Unterschrift des verordnenden Arztes (Faksimilistempel nicht erlaubt!).

Übersicht über die Höchstabgabemengen der wichtigsten Betäubungsmittel:

Dilaudid	0,03	Pantopon	0,4
Heroin	0,03	Laudanon	0,4
Kokain	0,1	Narcophin	0,4
Pervitin, Isophen	0,1	Opium concentratum	0,4
Acedicon	0,2	Extractum Opii	1,0
Dicodid	0,2	Dolantin	1,0
Elastonon	0,2	Opium	2,0
Eukodal	0,2	Tinct. Opii simpl. et crocata	20,0
Morphin	0,2	Tinct. Opii benzoica	400,0

Diese Höchstmengen gelten auch bei Verordnungen für den Praxisbedarf. Nur bei Morphin, Opium und Opiumzubereitungen ist eine Überschreitung der angegebenen Höchstabgabemengen erlaubt, wenn das Rezept den Vermerk „eingetragene Verschreibung" trägt. Diese Rezepte müssen in das vom Arzt zu führende Morphinbuch eingetragen werden. Die Belieferung von Rezepten mit diesem Vermerk ist nach dem 5. Tage nicht mehr erlaubt.

Sonderbestimmungen

1. Opiate
Die Verschreibung und Abgabe in Substanzen ist unzulässig. Der Gehalt darf nicht höher sein als:
a) 15% Morphin oder Heroin in jeder Arzneiform,
b) 15% (in Tabletten 30%) bei den übrigen Betäubungsmitteln, mit Ausnahme von Opium, Opium pulv., Extr. Opii und Opiumtinkturen, die von diesen Begrenzungen nicht betroffen werden.

2. Kokain
Kokain darf nicht in Substanz verordnet werden, sondern nur in Lösung, als Salbe oder als Augentabletten. Alle Verschreibungen mit Kokain sind in das Kokainbuch einzutragen.
Zur Anwendung durch den Kranken darf der Arzt höchstens eine 2%ige Kokainsalbe oder eine 2%ige Kokainlösung verschreiben; Höchstmenge pro Tag 0,1 g Kokain. — In Form einer Lösung, die nicht mehr als 1% Kokain und nicht weniger als 0,1% Atropinsulfat enthält, kann dieses Alkaloid ohne Beschränkung des Anwendungsgebietes verordnet werden. Höchstmenge beachten!

34 Der Arzt und sein Schreibtisch

Für den Praxisbedarf ist die Verordnung von Lösungen bis zu 20% gestattet, Augensalbe bis zu 2%, Augenkompretten mit 0,003 g Kokain. Die Gesamtmenge der Verordnung darf 1 g Kokain nicht überschreiten.

Verschreibung von Codein, Dionin, Paracodin usw.

Seit 1. Oktober 1960 muß Verschreibungen über Arzneien, die Codein, Dionin (Äthylmorphin), Paracodin (Dihydrocodein) oder Benzylmorphin enthalten, eine *Gebrauchsanweisung* beigegeben werden, aus der die Einzelgabe und die Häufigkeit der Medikation ersichtlich ist (z. B. 2 x tägl. 1 Tabl.; 3 x tägl. 1 Ampulle; abends 1 Zäpfchen; 3 x tägl. 10 Tropfen).

Hier sind nun die wichtigsten Spezialitäten aufgeführt, die Codein, Dionin, Paracodin oder Benzylmorphin enthalten, ohne daß diese Bestandteile aus der Bezeichnung des Mittels hervorgehen.

Andralgin
Aneucod
Antibex forte
Antineuroopt
Bronchitect c. Dihydrocodein
Capsulae Heinen (rot)
Codeo-Standartin „Krewel"
Code-Petrin-Tabletten
Codyl-Sirup
Compretten Analgeticum „MBK"
Contraneural (Tabl., Supp. f. Erw., Kind., Säugl.)
Expektysat cum Dihydro-Codein Bürger
Fanaletten „Dr. Thiemann"
Fensun-Kindersuppositorien
Gelonida antineuralgica (Tabl., Supp., Kindersupp.)
Hicoseen-Hommel-Sirup
Ipesandrin (Saft, Dragees, Tropfen)
Makatusin forte Hustentropfen
Miophen
Morphedrin
Necophen

Nedolon „Merck"
Neuramag
Novotussin mit Dihydro-Codein
Phenacodin
Phenalgetin
Polyneural
Ponopasin (Tabl., Supp., auch f. Kind.)
Praecimed (Tabl., Supp. f. Erw., Kind., Säugl.)
Priatan-Hustensaft mit Dihydro-Codein
Priatan-Hustentropfen
Remedin Tabulettae antineuralgicae
Sirubrom *Stada*
Sirup Heinen
Spasmoforte-Rectiole
Thomasco
Toximer-Tabletten
Treupel (Tabl., Supp. f. Erw., Kind., Säugl.)
Tussedat-Pastillen
Tussedat-Tropfen forte
Tylagutta c. Dihydrocodeino
Tylasir c. Dihydrocodeino

Präparate, aus deren Bezeichnung ein Zusatz von Codein oder Dionin schon hervorgeht, oder die Paracodin enthalten, z. B. „Ephetonin-Hustensaft mit Dionin", „Guakalin c. Kodein", „Paracodin-Tabletten, -Sirup, -Tropfen", sind nicht aufgeführt.

Impfungen

Dem Assistenzarzt fällt es oft nicht leicht, die Vielzahl der *Schutzimpfungen* oder ihre Wiederholungen so sinnvoll einzuordnen, daß mitunter gefährliche Überschneidungen vermieden werden. Als gute Hilfe für die Praxis hat sich der von K. *Kundratitz* zusammengestellte Impfkalender erwiesen. Da nach den Beobachtungen der letzten Jahre sich bereits im 2. Lebenshalbjahr die Poliomyelitiserkrankungen mehrten, wurde der Termin für diese Impfung in den frühen Zeitabschnitt eingesetzt. Die Scharlachimpfung ist im Impfkalen-

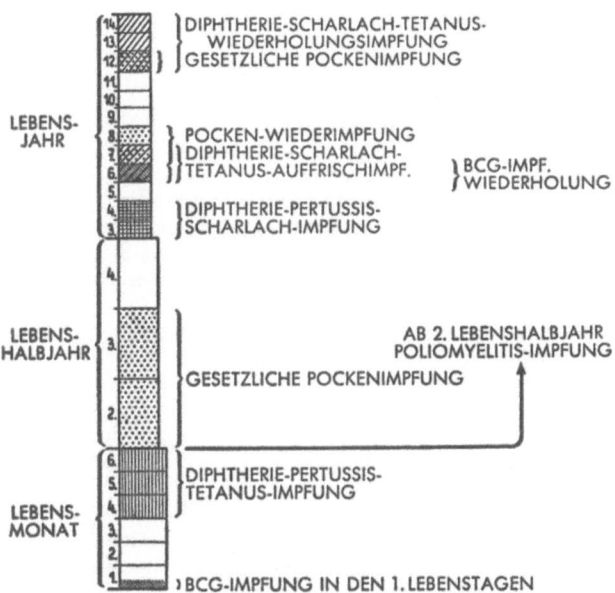

Abb. 1. Impfkalender nach Kundratitz

der unter der „Dreifachimpfung" zu suchen. Da bei der Tetanusschutzimpfung die Immunität im allgemeinen bis zu 5 Jahren oder auch länger andauert, kann bei der Wiederimpfung im 3. oder 4. Lebensjahr mit ihr die Schutzimpfung gegen Scharlach kombiniert werden. Bei den späteren Wiederimpfungen kann die Scharlachimpfung an die Stelle der Impfung gegen Keuchhusten treten. Die Bedeutung der Pertussis nimmt bekanntlich mit zunehmendem Lebensalter ab. Über die Scharlachimpfung ist man geteilter Meinung, da einerseits der Scharlach leichter als früher verläuft, zum anderen aber die Scharlacherkrankung zahlenmäßig noch große Bedeutung hat.

Berufskrankheiten und meldepflichtige Erkrankungen

1. Liste der Berufskrankheiten

Erkrankungen durch Blei oder seine Verbindungen.
Erkrankungen durch Cadmium oder seine Verbindungen.
Erkrankungen durch Phosphor oder seine Verbindungen.
Erkrankungen durch Quecksilber oder seine Verbindungen.
Erkrankungen durch Arsen oder seine Verbindungen.
Erkrankungen durch Mangan oder seine Verbindungen.
Erkrankungen durch Beryllium oder seine Verbindungen.
Erkrankungen durch Benzol oder seine Homologen.
Erkrankungen durch Nitro- und Aminoverbindungen des Benzols, seiner Homologen und deren Abkömmlinge.
Erkrankungen durch Methanol.
Erkrankungen durch Halogen-Kohlenwasserstoffe.
Erkrankungen durch Salpetersäureester.
Erkrankungen durch Schwefelkohlenstoff.
Erkrankungen durch Schwefelwasserstoff.
Erkrankungen durch Kohlenoxyd.
Erkrankungen der Zähne durch Säuren.
Erkrankungen durch Röntgenstrahlen und radioaktive Stoffe.
Erkrankungen an Hautkrebs oder zur Krebsbildung neigenden Hautveränderungen durch Ruß, Paraffin, Teer, Anthrazen, Pech und ähnliche Stoffe.
Erkrankungen an Krebs oder anderen Neubildungen sowie Schleimhautveränderungen der Harnwege durch aromatische Amine.
Berufliche Hauterkrankungen, die zum Wechsel des Berufes oder zur Aufgabe der Erwerbstätigkeit zwingen.
Erkrankungen durch Erschütterungen bei Arbeit mit Preßluftwerkzeugen und gleichartig wirkenden Werkzeugen und Maschinen sowie durch Arbeit an Anklopfmaschinen.
Ermüdungsbrüche der Knochen.
Erkrankungen durch Arbeit in Druckluft.
Erkrankungen der Schleimbeutel (Bursitis) der Gelenke infolge ständigen Druckes oder ständiger Erschütterung der entsprechenden Körperteile.
Chronische Erkrankungen der Sehnenscheiden, der Sehnen- und Muskelansätze sowie der Bandscheiben und der Menisken, Drucklähmung der Nerven.
Erkrankungen der Knochen, Gelenke und Bänder durch Fluorverbindungen (Fluorose).
Staublungenerkrankungen (Silikose oder Silikatose) mit objektiv feststellbarer Leistungsminderung von Atmung oder Kreislauf oder in Verbindung mit aktiver Lungentuberkulose.
Asbeststaublungenerkrankungen (Asbestose) mit objektiv feststellbarer Leistungsminderung von Atmung oder Kreislauf oder in Verbindung mit Lungenkrebs.
Erkrankungen an Lungenkrebs.
Erkrankungen der tieferen Luftwege und der Lunge durch Thomasschlackenmehl.
Erkrankungen der tieferen Luftwege und der Lunge durch Aluminium und seine Verbindungen.
Schneeberger Lungenkrankheit.
Durch Lärm verursachte Taubheit oder an Taubheit grenzende Schwerhörigkeit (Otitis interna).

Grauer Star.
Hornhautschädigung des Auges durch Benzochinon.
Augenzittern der Bergleute.
Wurmkrankheit der Bergleute, verursacht durch Ankylostomum duodenale oder Anguillulla intestinalis.
Infektionskrankheiten.
Infektiöse Gelbsucht (Leptospirose), Bangsche Krankheit (Brucellose), Milzbrand, Rotz und andere von Tieren auf Menschen übertragbare Krankheiten.

2. *Unfallbogen*

3. *Fragebogen: Erstbefund bei Kopftraumen bzw. Bewußtseinsstörungen*

4. *Liste der übertragbaren Krankheiten*

Aussatz (Lepra).
Brucellose (Bangsche Krankheit u. a.).
Cholera (asiatica).
Coxsackieinfektion.
Diphtherie.
Fleckfieber (Typhus exanthematicus) und andere Rickettsiosen.
Gelbfieber.
Gehirnentzündung, übertragbare (Encephalitis epidemica).
Genickstarre, übertragbare (Meningitis epidemica).
Horn- und Bindehautentzündung der Augen, übertragbare (Kerato-conjunctivitis epidemica).
Keuchhusten (Pertussis).
Kindbettfieber: nach standesamtlich meldepflichtiger Geburt, nach Fehlgeburt.
Kinderlähmung, epidemische (Poliomyelitis epidemica).
Körnerkrankheit (Trachom).
Lebensmittelvergiftung durch Salmonellen.
Leberentzündung, übertragbare (Hepatitis epidemica).
Leptospirose (Canicolafieber, Feldfieber, Weilsche Krankheit (Icterus infektiosus) u. a.
Listerellose.
Malaria (Wechselfieber).
Masern (Morbilli).
Maul- und Klauenseuche (Aphthenseuche).
Milzbrand (Anthrax).
Mumps (Parotitis epidemica).
Papageienkrankheit (Psittakosis).
Paratyphusinfektion.
Pest
Pilzerkrankung der Haut (Favus, Mikrosporie, Trichophytie).
Pocken (Variola).
Rotz (Malleus).
Rückfallfieber (Febris recurrens).
Ruhr (Amöben- und bazilläre Ruhr).
Scharlach (Scarlatina).
Tollwut (Lyssa).
Toxoplasmose.
Tularämie.
Unterleibstyphus (Typhus abdominalis).

38 Der Arzt und sein Schreibtisch

Virusgrippe.
Den übertragbaren Krankheiten werden gleichgestellt:
Botulismus (Allantiasis).
Gasbrand (Gasödem).
Krätze (Scabies).
Tetanus (Wundstarrkrampf).
Trichinose.
Wurmbefall (Helminthiasis).
Verlausung.
Der Staat kann in Durchführungsbestimmungen die Vorschriften dieser Verordnung auf andere übertragbare Krankheiten ausdehnen.

5. Anzeigepflicht für folgende Krankheiten

Dem Gesundheitsamt der Stadt oder des Kreises sind anzuzeigen:

a) jede Erkrankung, jeder Verdacht einer Erkrankung und jeder Sterbefall an
   Aussatz (Lepra).
   Botulismus (Allantiosis).
   Cholera (asiatica).
   Fleckfieber (Typhus exanthematicus) und andere Rickettsiosen.
   Gelbfieber.
   Kindbettfieber: nach standesamtlich meldepflichtiger Geburt, nach Fehlgeburt.
   Kinderlähmung, epidemische (Poliomyelitis epidemica).
   Lebensmittelvergiftung durch Erreger der Salmonellagruppe.
   Papageienkrankheit (Psittakosis).
   Paratyphusinfektion.
   Pest.
   Pocken (Variola).
   Rotz (Malleus).
   Ruhr (Amöben- und bazilläre Ruhr).
   Tollwut (Lyssa), (auch Biß- und Kratzverletzungen durch tollwütige oder tollwutverdächtige Tiere).
   Trichinose.
   Unterleibstyphus (Typhus abdominalis).

b) jede Erkrankung und jeder Sterbefall an
   Brucellose.
   Coxsackieinfektion.
   Diphtherie.
   Gehirnentzündung, übertragbare (Encephalitis epidemica).
   Genickstarre, übertragbare (Meningitis epidemica).
   Horn- und Bindehautentzündung der Augen, übertragbare (Kerato-conjunctivitis epidemica).
   Leberentzündung, übertragbare (Hepatitis epidemica).
   Leptospirose (Canicolfieber, Feldfieber, Weilsche Krankheit (Icterus infectiosus) u. a.
   Listerellose.
   Körnerkrankheit (Trachom).
   Malaria (Wechselfieber).
   Milzbrand (Anthrax).
   Pilzerkrankungen der Haut (Favus, Mikrosporie, Trichophytie).
   Rückfallfieber (Febris recurrens).

Scharlach (Scarlatina).
Tetanus.
Toxoplasmose.
Tularämie.
Virusgrippe (virologisch oder pathologisch-anatomisch oder klinisch und serologisch festgestellt).
c) jede Person, die, ohne krank zu sein, Krankheitserreger der
Ruhr oder
Salmonellagruppe ausscheidet (Dauerausscheider).
6. *Tuberkulose-Meldungen*
7. *Meldung der Geschlechtskrankheiten*
A. a) Syphilis connata.
   b) Frühsyphilis.
   c) Spätsyphilis.
B. a) Gonokokkeninfektion, unbehandelt.
   b) Gonokokkeninfektion, Recidive.
C.   Ulcus molle, weicher Schanker.
D.   Lymphopathia venera.
8. *Einweisungspflichtige Erkrankungen*
a) Die Einweisung in stationäre Behandlung und Isolierung hat bei Personen zu erfolgen, die an folgenden Krankheiten erkrankt sind oder bei denen Verdacht auf eine solche Erkrankung besteht:
   Aussatz (Lepra).
   Cholera (asiatica).
   Fleckfieber (Typhus exanthematicus) und andere Rickettsiosen.
   Gelbfieber.
   Kinderlähmung, epidemische (Poliomyelitis epidemica).
   Papageienkrankheit (Psittakosis) und alle anderen Ornithosen.
   Paratyphus A und B (Schottmüller).
   Pest.
   Pocken (Variola).
   Rotz (Malleus).
   Rückfallfieber (Febris recurrens).
   Ruhr (Amöben-).
   Tollwut (Lyssa).
   Unterleibstyphus (Typhus abdominalis).
b) Ferner sind Personen, die an folgenden Krankheiten erkrankt sind, in stationäre Behandlung zu überweisen und zu isolieren:
   Diphtherie.
   Gehirnentzündung, übertragbare (Encephalitis epidemica), und alle anderen durch ein Virus verursachten Entzündungen des Gehirns und der Hirnhäute.
   Genickstarre, übertragbare (Meningitis epidemica).
   Lebensmittelvergiftung durch Salmonellen.
   Leberentzündung, übertragbare (Hepatitis epidemica).
   Milzbrand (Anthrax).
   Paratyphusinfektion außer A und B (Schottmüller).
   Ruhr (bazilläre).
   Scharlach (Scarlatina).
9. *Totenschein, Bestattungsschein, Leichenüberführungsschein*

DER ÄLTERE KOLLEGE

Neben dem Patienten und der Krankenschwester ist aus der Umgebung des Assistenzarztes der ältere und erfahrenere Kollege, meist wird es der Oberarzt oder Chefarzt sein, von ausschlaggebender Bedeutung für die weitere Entwicklung und Ausbildung. Als feste Grundlage dient dem Assistenzarzt neben dem Studium der Medizingeschichte vor allem das tägliche Beispiel des klinischen Lehrers. Beim Betreten eines Krankenhauses oder beim Gang durch die Korridore der Stationen kann man mitunter hinter den Imponderabilien die Persönlichkeit des ärztlichen Leiters erkennen. Gegenseitiges Vertrauen, Ehrlichkeit und der Wille, eine ideale Arbeitsgemeinschaft zu verwirklichen, sind Voraussetzungen für ein gutes Verhältnis zwischen dem älteren Kollegen und dem Assistenzarzt. Der ältere Arzt muß aber auch für die beruflichen und privaten Nöte seiner jungen Mitarbeiter ein offenes Ohr und ein hilfsbereites Herz haben. Spannungen unter Ärzten, die sich letztlich immer zum Nachteil der Kranken auswirken, lassen sich stets durch eine Aussprache unter vier Augen beseitigen. Der ältere Kollege wird aus eigener Erfahrung raten, anleiten und unterstützen, so daß gemeinsam schwierige Situationen gemeistert werden können. Es ist falsch, anzunehmen, daß mit einem Sack voll angelernten Hochschulwissens gegen die Erfahrung des älteren Kollegen die Gipfel zu stürmen sind. Der Weg in das Chefarztzimmer verlangt unter bestimmten Voraussetzungen oft persönlichen Mut. Entscheidend ist, daß der Assistenzarzt sich bewußt bleibt: mein Chef urteilt gerecht; der Bereich zwischen Sympathie und Antipathie entfällt im Dienstbetrieb.
Wie weit eine persönliche Verbindung außerhalb der Arbeit im Krankenhaus wünschenswert ist, bleibt dahingestellt. Der Chefarzt soll die Begegnung mit seinen Mitarbeitern suchen und nutzen, auch wenn scheinbar keine Zeit vorhanden ist und die Alltagsmaschine auf Hochtouren läuft. Eine zu enge Verbindung über den Dienstbetrieb hinaus kann aber leicht zu einem Sprengstoff werden, der die gemeinsame Arbeit gefährdet. Deshalb sei hier nicht philisterhaft, sondern mit gutem Grund der warnende Zeigefinger erhoben! Vor allem dürfen Alltagsgewohnheiten und das häufige Beisammensein sich nicht in einem unbeherrschten Umgangston niederschlagen oder gar das notwendige Maß an Vertrauen und gegenseitiger Achtung beeinträchtigen. So bleiben natürliche Frische, ungekünstelte Fröhlichkeit, gegenseitige Achtung, sachliches Verhalten und Takt für eine erfolgreiche Zusammenarbeit wichtige Voraussetzungen.

Klinisches Denken, wissenschaftlicher Forschungsdrang und menschliche Güte vereinen sich seit jeher in den Großen der Ärzte. Der ärztliche Vorgesetzte beweist in seiner Arbeit, daß die Verantwortung unserer Aufgabe nicht teilbar ist — junge Assistenten mögen dies manchmal mit einer gewissen Resignation bemerken — und daß er selber der erste Pfleger und Diener seiner Kranken ist.
„Alterius non sit, qui suus esse potest."

Wer das Glück hatte, an einem großen Krankenhaus echtes Arzttum in der Persönlichkeit eines bedeutenden Klinikers kennenzulernen, wird immer dankbar dafür sein. Besondere und über die alltäglichen Grenzen hinauswirkende Leistungen sind stets an eine menschlich und charakterlich überragende Persönlichkeit gebunden. Nur auf solcher Basis kann das ärztliche Werk, ein wissenschaftliches Werk, entstehen, weiterwirken und sich durchsetzen.

„Ich freue mich, wenn meine Assistenten Vertrauen zu mir haben, wenn sie auch mit ihren persönlichen Anliegen und Sorgen zu mir kommen. Selbstverständlich nehme ich Anteil nicht nur an ihrer Ausbildung als Ärzte, sondern — soweit sie dies wünschen — auch an ihren persönlichen Verhältnissen. Immer werde ich für sie eintreten, wenn es die Sachlage erfordert. Stets werde ich versuchen, sie in ihren Bestrebungen und Absichten zu unterstützen, sie zu fördern und ihnen mit Rat und Tat zur Seite zu stehen.
Ich bin der Überzeugung, daß die persönliche Anteilnahme die Arbeitsfreudigkeit bei unserem steten Zusammensein hebt. Fehlt allerdings einem Assistenzarzt *das Taktgefühl, das eine scharfe Grenze zwischen Vertrauen und unwürdiger Vertraulichkeit zu ziehen weiß (R. Stintzing)*, so ist die angedeutete gedeihliche Zusammenarbeit unmöglich" (C. Seyfarth).

DER ARZT UND DIE KRANKENSCHWESTER

Aus dem Personenkreis der Mitarbeiter des Assistenzarztes haben die Krankenschwestern, als rein zahlenmäßig größter Teil, die wesentlichste Bedeutung. Über das Verhältnis des Arztes zu seiner Helferin haben andere als wir mit besseren Federn viel Lesenswertes geschrieben. Wir wissen, daß die Entwicklung der modernen Medizin und ihr heutiger Stand nicht nur durch die harte, zähe und unermüdliche Arbeit der Forscher und Wissenschaftler vorangetrieben werden konnte, sondern daß das gesamte medizinische Hilfspersonal, vor allem die *Krankenschwester*, in ihrem mutigen und treuen Einsatz diesen Fortschritt und dieses Ziel erreichen half.
Voraussetzung für die erfolgreiche Arbeit der Schwester ist eine gute Kenntnis der Regeln der Funktion des gesunden und kranken Organismus, der Möglichkeiten und Wege zur Wiedererlangung der Gesundheit (Therapie und Rehabilitation) und der Gesundheitsvorsorge (Prophylaxe). Nach dem Staatsexamen gilt es, gleichermaßen für Arzt und Schwester, weiterzustudieren und neues Wissen zu erwerben. Die tägliche gemeinsame Arbeit im poliklinischen Einsatz, auf der Krankenstation oder im Operationssaal birgt eine große Zahl von Ansatzmöglichkeiten dazu. Drang nach Wissen und besseren manuellen Fähigkeiten muß sich mit einer guten Arbeitsmoral vereinigen. Helfende Zusammenarbeit des medizinischen Hilfspersonals untereinander und mit dem Arzt, verbunden mit der Leistung des Einzelnen, bilden die nötigen Voraussetzungen für einen wirkungsvollen Einsatz und helfen das „Gesicht der Krankenstation" prägen. Der Assistenzarzt hat es zu seiner Sache zu machen, daß dieses Zusammenwirken innerhalb der kleinsten „medizinischen Einheit" sich täglich vertieft und daß die Reflexionen solcher Arbeit sich auf die Kranken übertragen. Patienten haben für Spannungen unter dem Pflegepersonal eine gute Nase. Ist das Verhältnis Arzt zu Schwester gestört, dann wird sich dies immer zum Nachteil der Patienten auswirken. Die Grenzen innerhalb einer schönen helfenden Arbeitsgemeinschaft zu finden, ist für alle Beteiligten notwendig; sie zu wahren ist manchmal nicht leicht!
Welche weiteren *Voraussetzungen* sind für den *Schwesternberuf* nötig und was erwartet man von der rechten Helferin des Arztes?
Liebe, Begeisterung und der Wille, kranken Mitmenschen in ihrer Not zu helfen, reichen nicht aus. Umgekehrt wird niemand ohne diese wesentlichen Eigenschaften erfolgreiche Arbeit im Gesundheitswesen leisten können.

Hilfsbereitschaft? — Dieses Wort geht etwas auf Krücken. Leider können Bereitschaft und helfende Tat weit auseinanderliegen. Das Gute wollen und das Gute vollbringen ist manchmal durch eine tiefe Kluft getrennt. Mit Worten allein kann man keinem Menschen helfen, vor allem keinem Kranken. Geholfen wird nur dann, wenn es gelingt, dem Mitmenschen aus seiner Not, seiner Einsamkeit, seiner Verlorenheit und seiner Krankheit herauszuhelfen. Ein gutes Stück Opfer des eigenen Ich gehörte schon immer dazu, daran wird sich auch in Zukunft nichts ändern. Von „Mitleid" wird viel gesprochen. Die Meinungen darüber sind nicht nur unterschiedlich, sondern mitunter gegensätzlich. Mitleid und Hilfsbereitschaft sind keine Wesensmerkmale des Arztes, sie gehören zur natürlichen Ausstattung des Menschen schlechthin (*Leibbrand*). Mitleid ist keine rührselige Stimmungslage. Mitleiden kann die höchste Kraft eines bereiten Herzens sein. Echtes Mitleiden ist Wille und Tat, es entbindet schöpferische Kraft, es ist ein mittragendes Positivum.

Gleicherweise soll die Schwester mitten im Leben stehen, sie soll aufgeschlossen, froh und zuversichtlich, vor allem aber wahrhaft und ehrlich ihren Kranken zur Seite stehen und das Herz auf dem rechten Fleck haben. Oft bestimmt sie entscheidend das Klima der Krankenstation.

Schon während der Famulaturtage hat der Student genügend Gelegenheit, die Schwester in ihrem Aufgabenbereich kennenzulernen. Der praktische Dienst am Krankenbett während der vorlesungsfreien Zeit vermittelt ihm das Verstehen für die Aufgabe und Verantwortung der Helferin des Arztes, deren langjähriger Erfahrung er bei guter Aufmerksamkeit vieles Wertvolle ablernen kann. Das gilt auch für die erste ärztliche Tätigkeit. „Es hat sich schon mancher junge und ältere Arzt", sagt *P. Diepgen*, „vor der Krankenschwester oder vor den Angehörigen des Patienten, die es besser verstanden als er, blamiert, weil er nicht wußte, wie man eine Bettpfanne unterschiebt oder einen Brustwickel macht."

Die *Leitung* einer *Krankenstation* wird oft schon sehr früh einem jungen Arzt in die Hände gegeben. Chefarzt und Oberarzt üben meist nur Kontrollfunktionen aus. Sie gleichen dem Rettungsring bei Notfällen. Je verantwortungsbewußter und gewissenhafter der Assistenzarzt seine Aufgabe erfüllt, je hilfsbereiter er sich zu den Personen seines Wirkungskreises verhält, um so besser und erfolgreicher wird seine Arbeit am Krankenbett und um so größer das Vertrauen, gerade das seiner Schwestern, sein. Überzeugen kann nur das *eigene Vorbild!*

Die *Verordnungen* während oder nach der klinischen Visite werden vom Arzt der Stationsschwester angegeben. Es sind dabei nicht nur die Medikamente zu nennen, sondern es wird auch u. a. die Kostform (Diät) besprochen, die in bestimmten Fällen das wichtigste Arzneimittel sein kann. Bei allen Angaben über Medikamente hat der Arzt auf größte Genauigkeit zu achten. Es genügt nicht die Bitte: „Bereiten Sie eine Spritze Strophanthin zur Injektion vor."

Sehr lohnend ist es für den Doktor, sich in gewissen Zeitabständen den *Medizinschrank* seiner Station zeigen zu lassen. Die Unterschrift im Morphiumbuch oder Apothekenbuch allein tut es nicht. Auch hier ist „Vertrauen gut und Kontrolle besser". Im übrigen entdeckt man bei einer Schrankbesichtigung mancherlei, dessen man sich längst nicht mehr erinnerte. Wie oft wird bei Aufklärungsvorträgen vor medizinischen Laien gegen abgestandene Tropfen und gegen abgelagerte Pillen im Nachttischkasten gewettert! Man lerne frühzeitig in den eigenen Spiegel zu schauen! Je erfahrener ein Arzt ist, um so umschriebener wird die Zahl der Medikamente sein, die er individuell dosiert, kombiniert oder variiert, um Optimales zu erreichen. Dazu ist eine gute Kenntnis der Wirkungseigenschaften der pharmazeutischen Grundsubstanzen nötig. Nur selten ist „Viel" immer gut, und eine gesunde Kritik an den Unmengen der Angebote von Fertigwaren der pharmazeutischen Industrie erhöht das „non nocere". Erfahrene Ärzte sind zunächst allen neuen Präparaten gegenüber äußerst zurückhaltend und vermögen mit wenigen Medikamenten erfolgreich zu behandeln. Die sogenannten Reichsformeln weisen den richtigen Weg.

Bei neuaufgenommenen Patienten oder im Verlaufe der Krankheit werden *Blutentnahmen* aus der Vene nötig sein, die stets der Arzt vorzunehmen hat. Die Schwester richtet das Blutentnahmebesteck, die erforderlichen Gefäße her und ist dem Arzt während des Eingriffes behilflich. Jeder kleinste Eingriff, auch die Blutentnahme, ist erlaubnispflichtig!

Auf vielen Krankenstationen hat es sich bewährt, für die *dringliche Diagnostik* eine „Laborecke" einzurichten. Es ist immer von Vorteil, eine erfahrene Schwester für den Labortisch zu interessieren, die dann in der Lage ist, Urin chemisch auf Eiweiß, Zucker, Urobilinogen und Bilirubin zu untersuchen, eine quantitative Zuckerbestimmung (evtl. Blutzucker) durchzuführen oder die Benzidinprobe vorzunehmen. Das Harnsediment sollte der Stationsarzt stets selbst beurteilen. Die Vorbereitung zu einem Blutbild gehört zu den weiteren Aufgaben der Schwester.

Die Technizismen zur fraktionierten Magenaushebung, Duodenalsonde, Sputumuntersuchung, Kehlkopfabstrich, Katheterismus oder, um ein anderes Beispiel zu nennen, die Vorbereitung zur Bestimmung des Grundumsatzes müssen vom Arzt, von der Stationsoberschwester und vom Pfleger bestens beherrscht werden.

In jedem Verbandzimmer der Station befindet sich ein *Spritzentisch*. Das exakte Einlegen, Aufbewahren und Entnehmen steriler Instrumente und Spritzen bedarf der besonderen Achtsamkeit des Stationsarztes. Es kann nur

nützen, wenn sich der Arzt, unerwartet für die Schwester, einmal die Zeit nimmt, zuzusehen, *wie* die Spritzen zur Injektion vorbereitet werden. Solcher Zeitaufwand lohnt immer. Über die Technik der subkutanen und intramuskulären Injektion sollte von Zeit zu Zeit ein Wort verloren werden. Man irrt, wenn man glaubt: „bis jetzt ist alles gut gegangen".
Wichtige Hinweise auf Station muß der Arzt oft wiederholen. Im „Faust" steht zu lesen: „Du mußt es dreimal sagen"; die Praxis lehrt: Selbst das genügt oft nicht!
Auf dem Schreibtisch der Stationsschwester werden die *Befundzettel* aus dem klinischen Laboratorium abgelegt, um in die Krankheitsverlaufskurve eingetragen zu werden. Bei manchen wichtigen Funktionsprüfungen oder bei bestimmten hämatologisch-serologischen Bestimmungen hat es sich bewährt, die entsprechenden Normwerte in Klammer dazuzuschreiben. Den krankhaft veränderten Wert kann man mit roter Tinte eintragen.

Die gute Führung der *Krankheitsverlaufskurve* (Puls- und Temperaturkurve) ist von besonderer Bedeutung. Alle Eintragungen haben mit Sorgfalt zu geschehen. Die Diagnose sollte nie auf der Krankheitsverlaufskurve stehen.
Die *Pulskurve* (schwache Linie) wird mit roter Farbe gezeichnet und die Kurve der *Körpertemperatur* (starke Linie) in der Regel durch blaue Farbe angegeben. Die Höhe der Körpertemperatur nach axillarer Messung wird durch einen Punkt (.), die gefundenen Werte nach rektaler Messung mit einem kleinen Kreis (○) markiert. Den zentralen Puls kann man durch einen grünen Punkt (Pulsdefizit) eintragen.
Eine gestrichelte Linie bedeutet *Schüttelfrost* und ein roter Strich am unteren Rand der Kurve soll die Dauer der *Menstruation* angeben.
Für die Kennzeichnung des *Stuhlganges* haben sich folgende Eintragungen bewährt:

I = normaler Stuhl
III = häufiger Stuhl, kein Durchfall
/ = breiiger Stuhl
— = wäßriger Stuhl (Durchfall)

Die Höhe der *Blutsenkungsgeschwindigkeit* nach Westergren kann durch „rote Säulen" und darunter geschriebene Zahlen übersichtlich dargestellt werden.
Durch ein „E" wird das *Erbrechen* gekennzeichnet. Ein „D" bedeutet *Darmrohr* und ein „EL" zeigt einen vorgenommenen *Einlauf* an. Ein nach oben gerichteter Pfeil ↑ entspricht einem *Aufstehgebot*.

Auf *chirurgischen Abteilungen* wird vom Operationstage ab gesondert mit arabischen Zahlen gezählt. Der Operationstag selbst zählt nicht mit. Die erfolgte Operation kann durch Eintragung folgenden Zeichens ↓ angegeben werden. Die Krankheitsverlaufskurven auf chirurgischen Abteilungen sind in ihrer Spaltenaufteilung meist enger als die für Kranke einer inneren Station. Deshalb hat sich auf der chirurgischen Verlaufskurve die Kennzeichnung der einzelnen *Krankheitswoche* bewährt. Nach je einer Woche wird ein roter Strich senkrecht durch die Kurve gezogen und die abgelaufene Woche mit römischen Ziffern gezählt. Die Zahlen sind groß und deutlich einzutragen, damit sie gut lesbar sind.

Die Einteilungen für die verschiedenen Eintragungen auf der Krankheitsverlaufskurve sind in den einzelnen Krankenanstalten unterschiedlich. Für Diabetiker werden ausführliche Stoffwechseltabellen mit genauen Eintragungen neben der Krankheitsverlaufskurve geführt.

Weiterhin sind noch einige Worte zur Beschriftung sogenannter „Kopftafeln", die heute teilweise immer noch über den Krankenbetten hängen, zu sagen. Wünschenswert sind solche Tafeln keinesfalls, da eine gutgeführte Krankheitsverlaufskurve den Arzt viel besser zu unterrichten vermag. Für Krankenabteilungen, in denen Kopftafeln noch üblich sind, können folgende Hinweise gegeben werden: Die Diagnose, auch die verschlüsselte Diagnose, gehört *niemals* auf die Kopftafel. Wieviel unerwünschte Beunruhigung ist aus mancher falsch verstandenen Diagnose für einen sensiblen Kranken schon erwachsen! Name und Vorname des Patienten sollen in der Mitte der Tafel stehen. Links oben schreibt man den Aufnahmetag und rechts oben das Lebensalter auf. Die linke untere Ecke kann für die Eintragung des Tages, an dem die Krankheit begann, benutzt werden. Dies kann bei Unfällen (U. = Unfall, BU = Betriebsunfall, StU = Straßenunfall) von Vorteil sein. Die rechte untere Ecke der Kopftafel ist für die Bezeichnung des Kostenträgers vorgesehen.

Die zweckmäßige Einrichtung eines *Visitekorbes* gehört zu dem Amt der Stationsschwester. Die Erfahrung lehrt, daß es für den Stationsarzt ratsam ist, den Inhalt des Visitekorbes genau zu kennen, um im Bedarfsfall den benötigten Fettstift oder die Taschenlampe mit intakter Batteriefüllung zu finden oder gebrauchen zu können. Wie oft werden selbstverständliche Gegenstände bei einer Nachprüfung des Visitekorbes vermißt!
Er enthält:
1 Stethoskop,
1 Reflexhammer,
1 Pulsuhr,
1 Fieberthermometer,
1 intakte Taschenlampe,
1 Glasspatel,
mehrere Holzspatel,
mehrere Sicherheitsnadeln,
1 Zentimetermaß,
1 Fettstift,
1 Notizblock mit Bleistift.
(1 Otoskop mit Taschenlampe.)

Gebrauchte Spatel sollten niemals, auch nicht gesondert, in den Korb zurückgelegt werden; auch das mitunter außen am Visitekorb angebrachte Glasgefäß mit Desinfektionslösung hat sich in der Praxis nicht bewährt. Der benutzte Spatel bleibt in einer Schmutzschale im Krankenzimmer und wird nach der Visite sobald wie möglich entfernt.

Für notwendige *Hausbesuche* richtet sich der Arzt eine Bereitschaftstasche ein. Eine solche Arzttasche, die sehr strapazierfähig sein muß, kann aus genarbtem Rind- oder Schweinsleder bestehen. Günstig sind ein aufklappbares Taschenvorderteil, zwei verschließbare Vortaschen mit umlaufenden Verschlußriemen. Die Taschenfüllung wird der Arzt seinen Bedürfnissen entsprechend vornehmen.

Beispiel für den Inhalt einer Arzttasche

1. Instrumente

1 Schlauchstethoskop,
1 Blutdruckmesser,
1 Reflexspiegel,
1 Skalpell 40 mm geballt,
1 Skalpell 40 mm spitz,
1 anat. Pinzette,
1 chirurg. Pinzette,
1 Nadelhalter,
1 Knopfsonde,
1 Satz Ohrentrichter,
1 Augenpipette,
1 Fieberthermometer,
1 Myrtenblattsonde,
1 Hohlssonde,
1 Ohrsonde,
2 Straußkanülen,
1 chirurg. Schere,
1 Klammerpinzette,
1 Splitterpinzette,
1 Injektionsspritze 2 ml,
1 Injektionsspritze 10 ml,
1 Salbenspatel aus Metall,
1 Fingernagelreiniger, zugleich Feile.

2. Nähnadeln und Klammern

10 Nähnadeln GA 5,
10 Nähnadeln E 3,
10 Nähnadeln G 14,
10 Nähnadeln G 15,
10 Nähnadeln Pb 2,
25 Drahtwundklammern.

3. Verbandmaterial, Pflaster usw.

1 Dreiecktuch (Armtragetuch),
10 Mullbinden 6 cm,
10 Mullbinden 8 cm,
2 x 25 g Verbandswatte,
2 Verbandspäckchen 6 cm,
2 Verbandspäckchen 8 cm,
5 m Verbandmull,
5 m Leukoplast, Hansaplast-Schnellverband 6 cm breit,
1 Spule Leukoplast (5 m x 2½ cm),
1 Spule Leukoplast (5 m x 1¼ cm),
1 Gummistaubinde,
2 Stoffingerlinge,
2 Lederfingerlinge.

4. Leere Behälter für Ampullen, Tabletten, Salben o. a.
(Füllung wird vom Arzt bestimmt!)

1 Brechschale,
3 Ampullenkartons für 1 ml Ampullen,
2 Ampullenkartons für 2 ml Ampullen,
1 Ampullenkarton für 5 ml Ampullen,
4 Glasdosen, evtl. 1 Stück davon zur Ablage gebrauchter Nadeln,
1 Etui zur Aufnahme von Tabletten.

5. Verschiedenes

  1 x 100 g Desinfektionslösung, z. B. Optal, Jodtinktur,
  1 Stück Seife im Behälter,
  1 kleines Handtuch,
  1 Handwaschbürste,
  1 Dose Puder,
  1 Kramerschiene,
10 Gummifinger,
  2 Paar Gummihandschuhe,
  1 Etui für Notizblock und Fach für Rezepte,
  1 Bandmaß,
  1 kleine Taschenlampe.

Die Hinweise für die Einrichtung des Visitekorbes und der Arzttasche wollen, ebenso wie die anderen Ratschläge für die Führung einer Krankenstation, nichts Vollgültiges und keinesfalls Vollständiges sein. Jeder Arzt und jede Schwester werden, den Bedürfnissen ihrer Krankenstation entsprechend, bei der Visite verfahren und danach ihr „Handwerkszeug" richten.

Griffbereit, um unnötige Wege zu ersparen, am besten in der Verbandsecke des Stationszimmers, haben ferner Blutdruckapparat, Gummihandschuhe, Gummifingerlinge, Borsalbe, Zellstoff und eine Schmutzschale zu liegen. Seife, Nagelbürste, Nagelreiniger und Handtuch müssen so vorbereitet sein, daß der Arzt sich jederzeit die Hände waschen kann. Für bestimmte Situationen auf Station hat dem Arzt ein Waschbecken mit Desinfektionslösung und ein zweites Handtuch zur Verfügung zu stehen.

Es ist wohl selbstverständlich, daß während der ärztlichen Visite, und dies gilt nicht nur für Saalstationen, äußerste Ruhe zu herrschen hat. Alle Störungen, mit Ausnahme bei dringenden Telefongesprächen, sollten während der Visite vermieden werden, damit der Stationsarzt ohne Zeitverlust und Ärger — das ist gleichbedeutend mit mehr Zeit und mehr Geduld für seine Patienten — den täglichen Rundgang durch die Krankenzimmer vornehmen kann. Nicht nur die Stationsschwester, sondern auch der Arzt hat die Aufgabe, die tägliche Visite gut vorzubereiten.

Das Thema „Arzt und Schwester" in ihrer gemeinsamen Arbeit auf der Krankenstation konnte nur unvollständig besprochen werden. Wenn jedoch diese wenigen Sätze zum weiteren Durchdenken Anlaß geben, ist viel erreicht.

ASSISTENZARZT IN DER INNEREN ABTEILUNG

Ein Wort zuvor

Immer wieder ist die Innere Medizin mit einem breit fundierten Gebirgsmassiv verglichen worden, aus dem heraus sich die einzelnen Spezialfächer als zusätzliche, interessante Bergspitzen erheben. Wesentlich bei diesem Vergleich ist, daß zuerst das gemeinsame Fundament da sein muß und daß dieses immer der Träger bleibt.

Gerade in den Tagen eines Auseinanderstrebens interner Forschungszweige gilt es erneut, ordnend zusammenzufassen. Das Ganze ist mehr als die Summe aller Einzelteile, es birgt die Kenntnis um die Zusammengehörigkeit. Auch die Heilung eines kranken Menschen ist, bei Außerachtlassung der zeitlichen Abläufe, nur ein Teil des Ganzen. Das sollten wir wissen! Das Leben ist aus ungezählten Mosaiksteinen zusammengefügt, die erst dann zu Teilen des Lebens selbst werden, wenn der Logos ihnen übergeordnet bleibt, selbst wenn *Fachaufsplitterungen* unvermeidlich, ja *erforderlich* sind; denn der Kranke verlangt mit Recht, immer in seiner Gesamtheit ärztlich erfaßt zu werden. „Die Innere Medizin ist der Mutterboden", sagt *Diepgen*, „von dem sich die übrigen Spezialfächer — abgesehen von der Chirurgie und Geburtshilfe... — im Laufe der Geschichte zur Eigenexistenz erhoben haben, und auf dem sie sich alle wiederfinden, wo es um sie gut bestellt ist, und wo sie nicht der Einseitigkeit eines engen Spezialismus verfallen".

Jeder Arzt weiß heute, daß die Zeiten vorüber sind, in denen ein Einzelner ein so großes Fachgebiet, wie es die Innere Medizin geworden ist, souverän beherrschen kann. Spezialausbildung und Team-working sind nötig, sinnvoll aber nur nach Erarbeitung und bei Beherrschung einer „all-round-Medizin". Das ärztliche Abschlußzeugnis ist dazu Vorbedingung, nicht Ziel.

Wir sind keine Anwälte einer „Vollständigkeitspsychose" und wissen, daß die Vorstellung, „alles bringen zu müssen", falsch ist. Aber es geht um das zentrale Verständnis, um den Menschen, der sich in seiner körperlichen und seelischen Not seinem Arzt anvertraut hat, also um eine Gesamtheit, eine Integration bunter Einzelheiten. Der Nur-Mononosologe wird die für seine schöpferischen Impulse notwendigen Verbindungen nicht sehen, zwangsläufig also nicht mehr folgerichtig denken und urteilen können. Die Erziehung des Assistenzarztes auf der inneren Krankenstation „ist mehr als ein Training, ist im Grunde eine Erziehung zur Menschlichkeit über die Brücke der Wissenschaftlichkeit, der unvoreingenommenen Beobachtung und des menschlichen Kontaktes" *(R. Schoen)*. Daß zur Erfüllung dieser schwierigen Aufgabe mehr als Begabung, guter Wille, Einfühlung und Lerneifer gehören, lehrt der ärztliche Alltag.

Nach Versetzung auf die innere Abteilung steht der junge Arzt wahrhaft zwischen den Schranken. Welchen Weg muß er suchen und gehen, um nicht zu stranden, sondern um die Erfahrung früherer Ärztegenerationen kritisch gebrauchen und seine eigene Prägung als Werdender vertiefen zu können?
So reizvoll eine solche Analyse wäre, so unvollständig bliebe das Resultat. Die Erfahrung lehrt, daß eine Anweisung für das rechte Arbeiten auf der inneren Abteilung nicht vermittelt werden kann. Wenn wir trotzdem Hinweise geben, dann sollen diese wenigen Beispiele die Vielseitigkeit ärztlichen Denkens und Handelns und deren Zusammenhänge erkennen lassen.

Erster Stationsrundgang

Es empfiehlt sich, als erstes eine eingehende Besichtigung der Stationsräume, der Nebengelasse und deren Einrichtung vorzunehmen. Die Übernahme einer Krankenstation erschöpft sich leider meist nur in einer einmaligen Vorstellung der stationären Patienten (auf der Krankheitsverlaufskurve ist ja die Diagnose notiert!) und der Übergabe der Krankenzimmer. Wie wenige kennen die eigene Werkstatt!
Die Funktion einer Krankenstation muß immer in enger Beziehung zu ihrer räumlichen Gestaltung stehen. Freundliche, farbig geschickt abgestimmte, zweckmäßig eingerichtete und angeordnete Krankenzimmer, die den Patienten, Ärzten und dem Pflegepersonal ermüdende Wege ersparen, sind erstrebenswert. Der frische Blumenstrauß auf der Station und die Pflege des Krankenhausgartens gehören hierzu. Viele Gedanken können auf diesem Gebiet noch verwirklicht werden.
Wenn der junge Arzt die Führung einer Krankenstation übernommen hat, dann erwägt er bereits beim ersten Gang durch die Krankenzimmer das Für und Wider der jeweiligen Ausstattung. Er weiß aber, daß es für die Krankenzimmereinrichtung keine Norm und keine unabdingbaren Vorschriften gibt.
Die erste Frage, die sich ihm aufdrängt, ist die nach dem günstigsten Platz für das Krankenbett. Es ist immer ungeschickt und erschwert in akuten, lebensbedrohlichen Situationen das therapeutische Handeln von Arzt und Schwester, wenn das Bett mit der Längsseite an der Wand steht. Man erinnere sich nur an das Umbetten von Schwerkranken mit den vielen kleinen Schwierigkeiten oder an die ärztliche Hilfeleistung bei einem Bewußtlosen. Das mögliche Herausfallen Bewußtloser, Bewußtseinsgetrübter oder Schwerstkranker läßt sich durch Anbringen von Sicherungen (Bettbretter) besser verhüten als durch das mit seiner Längsseite an die Wand gestellte Bett.

Zur Einrichtung des Krankenzimmers gehören Waschbecken und Mundspülanlage. Für Zimmer mit einer Belegzahl von 6 und mehr Patienten hat sich dagegen eine außerhalb des Krankenzimmers vorgesehene Wascheinrichtung (Waschräume mit Duschen) bewährt. Schmale, eingebaute Schränke sollen der Aufnahme von persönlichen Dingen, insbesondere von Winter- oder Bademänteln, dienen.
Eine Sitzecke mit einem kleinen Tisch und bequemen Sesseln, die mit abwaschbarem Stoff überzogen sind, werden gerade in den ersten Tagen der Rekonvaleszenz oder während der Verordnung „belebter Bettruhe" und „trainierter Schonung" dem Patienten willkommen sein.
Neben dem Bett des Patienten steht gewöhnlich ein Nachttisch mit Glasplatte. Obwohl es menschlich ist, daß der Patient in den Tagen absoluter Bettruhe viele Kleinigkeiten in seiner unmittelbaren Reichweite haben will, sollte der Nachttisch nie zum „Abladeplatz" gemacht werden. Der Assistenzarzt hat, wenn er mit Geschick und Überzeugung seine Kranken auf die „Gefahren der vielen Notwendigkeiten auf und unter dem Nachttisch" hinweist, nicht zuletzt auch eine ärztliche Aufgabe zu erfüllen. Die Gründe dafür sind den ärztlichen Lesern hinreichend bekannt. Ein freundliches, aber bestimmtes Wort des Assistenzarztes hilft hier oft mehr als tagelanges Bemühen und viel gutes Zureden der Stationsschwester.
Ob Radio oder Telefonanschluß in einem Krankenzimmer sein sollen, wird unterschiedlich beurteilt. Es ist hier nicht der Platz, darüber zu diskutieren; der wirklich Schwerkranke wird aber immer solche „lieb gewordenen" Stimulantien von sich weisen und auf Schallkulissen verzichten (Ausnahme: z. B. psychotherapeutische Abteilung, gesteuerte Musiktherapie).
Sehr wesentlich dagegen ist eine gut funktionierende Alarmanlage an jedem Krankenbett, die das Pflegepersonal von dem Notruf des Kranken unterrichtet.
Ein wichtiger Faktor ist die gute Entlüftung des Krankenraumes. Frische Luft hat noch niemandem geschadet, Bettlägerige jedoch sind vor Zugluft zu schützen. Jede Krankenschwester weiß, daß es am besten ist, wenn für eine kurze Zeit die Fenster ganz geöffnet werden, nachdem die Kranken gut zugedeckt sind. So strömt schnell viel frische Luft ein und die Durchlüftung des Raumes ist ausreichend.
Während der Heizperiode ist darauf zu achten, daß die Zimmertemperatur nicht mehr als 18°—20° Celsius beträgt. Die trockene Luft, die durch Dampfheizungskörper hervorgerufen wird, ist mit Hilfe von Wasserbehältern zu verbessern.
Welche Bedeutung die Ruhe auf der Krankenstation hat, vermag der am besten zu ermessen, der nach einem längeren Aufenthalt in einsamer Gegend zurück auf eine Krankenstation kommt, sei er Arzt, Schwester oder

Patient. Trotz vieler, schön geschriebener und gut gemeinter Hinweise kommt die Betriebsamkeit meist nur wenig dem wünschenswerten Ziel entgegen, und dies trotz Doppeltüren, schalldämpfenden Beschlägen und Gummipuffern.
Jeder weiß vom täglichen Kontakt mit den Kranken, daß das Rauchverbot nur in seltenen Ausnahmefällen wirklich eingehalten wird. Häufig werden die Waschanlagen oder Toiletten von den Rauchern benutzt, um „an den verbotenen Früchten zu nagen". Ein offenes Wort des Assistenzarztes, verbunden mit dem freundlichen Hinweis, daß die gewünschte Zigarette zu einer bestimmten Zeit im Aufenthaltsraum geraucht werden kann, stärkt das Vertrauen auf beiden Seiten. Trotzdem bleibt diese Frage im Krankenhaus ein heikles Thema.
Bei seinem Rundgang inspiziert der Arzt auch die Nebenräume der Station, die Stationsküche, das Untersuchungszimmer mit Labor, die Waschanlagen und Toilettenräume.

Das Krankenbett

Überblickt man nochmals die gesamte Krankenstation, dann kehren die Gedanken zwangsläufig zu dem Krankenbett zurück. Das Bett steht tatsächlich im Mittelpunkt der ärztlichen und pflegerischen Arbeit, es ist die conditio sine qua non; wie soll man überhaupt stationär behandeln, wenn das Krankenbett fehlt?
Das Bett unseres Kranken besitzt eine Schlüsselstellung. Der Assistenzarzt hat das Medikament Bettruhe sorgsam zu dosieren!
Welche Anforderungen stellen wir an das Krankenbett?
Der Hygieniker wird antworten: Das Bett soll, ohne übermäßige Beschränkung der Hautatmung, das Wärmegleichgewicht erhalten und bestimmte Kreislaufregulationen während der Bettruhe unterstützen. Federbetten verweichlichen die Haut. Sie sollten nur schwächlichen oder blutarmen Patienten gestattet oder bei strenger Kälte verwendet werden. Zweckmäßiger sind gute Wolldecken, die mit einem lockeren, baumwollenen Stoff überzogen sind und mit denen man sich leicht der Außentemperatur anpassen kann durch Wechsel der Anzahl. Der Teil des Bettes, auf dem der Körper aufliegt, soll elastisch sein, um Druck zu vermeiden; Unterbetten sind nicht zu empfehlen. Als Kopfkeil diene ein nicht sehr hohes, mit Roßhaar oder Wollwatte gefülltes Kopfkissen, über welches ein baumwollenes oder leinenes Tuch gebreitet wird. Das Kopfende des Bettes muß so stehen, daß der im Bett liegende Patient nicht unmittelbar vom Licht getroffen wird. Bettbespannungen und Wandvorhänge sollten eigentlich der Vergangenheit angehören.
Der Assistenzarzt und die Stationsschwester werden dem Kranken während

der Tage absoluter Bettruhe kleine Hilfsgeräte bereitstellen. Erinnert wird an Sand- und Spreukissen verschiedener Füllung und Größe, Bettkästen, Fußrollen, Knierollen u. ä. Nicht vergessen werden sollte auch eine Bettleine, damit der Schwerkranke sich leichter aufrichten kann. Bei Polyarthritiskranken und solchen mit chronischen Leiden ist mit der Knierolle sehr vorsichtig zu verfahren (Kontrakturgefahr)!
Das Bett unseres Patienten muß daher so gebaut sein, daß die biologischen und pathophysiologische Überlegungen zur Gesundung des Kranken im Vordergrund stehen, und nicht die materiellen Überlegungen. Es muß den Anforderungen der Hygiene entsprechen, ärztliche und pflegerische Maßnahmen müssen an ihm bequem ausführbar sein. Der Patient muß auch bei längerer absoluter Bettruhe weitgehend vor den Schädigungen des Bettes bewahrt bleiben.
„Das Bett soll nicht weich, nicht bequem, es muß gut sein!" Erwähnt werden muß das Krankenbett auch im Zusammenhang mit dem Hospitalismus. Auf medizinischen Kongressen beschäftigt man sich sehr intensiv mit der Frage, inwieweit das Krankenbett Alleinschuldiger an den Superinfektionen primär sauberer Operationswunden ist und mit der Bedeutung der Staphylokokkeninfektion innerhalb des Krankenhauses überhaupt. Heß konnte nachweisen, daß in vielen Betten der Kliniken hämolytische Staphylokokken vorhanden waren. Beklopft man ein frischüberzogenes Krankenhausbett kräftig, dann finden sich solche durchgewanderten Staphylokokken auf dem frischen Leinenbettuch. Mit Hilfe eingehender bakteriologischer Untersuchung konnte festgestellt werden, daß diese Keime zu einem sehr hohen Prozentsatz nicht von dem Kranken stammten, der zum Zeitpunkt der Untersuchung das betreffende Klinikbett belegt hatte, sondern von irgendeinem seiner Vorgänger.

Bettruhe

Es ist nicht unsere Absicht, die Gefahren und den Nutzen der Bettruhe ausführlich zu beschreiben. Einige Gesichtspunkte jedoch, die im Zusammenhang mit dem Abbruch des gewohnten täglichen Körpertrainings stehen, sollen am Beispiel des Kreislaufkranken besprochen werden. Wenn diese fragmentarischen Hinweise den Assistenzarzt während der Visite anregen, bei der Verordnung „Bettruhe" nachdenklicher zu werden, so ist der Zweck unserer Darstellung erreicht.
Gegenüber dem chronisch Kranken, der schon länger in einem „Schongang läuft" und längere Zeit im Bett liegen mußte, ist für den aus scheinbar voller Gesundheit heraus unvermittelt krank gewordenen Patienten die Gefahr des Liegens über lange Zeit eine bedeutend größere. Es handelt sich auch

um Gefahren unterschiedlicher Art. So gilt beim chronischen Rheumatiker unsere Sorge in erster Linie der Vermeidung von Versteifungen, Kontrakturen, Frakturen oder Dekubitalgeschwüren. Vergleichen wir die Vorsorge für diesen Kranken mit den einzuleitenden Maßnahmen für einen Kranken mit Myokardinfarkt, dann sind die Unterschiede hinsichtlich der Gefährdung durch die Bettruhe offenkundig.
Bei Herzinsuffizienzen sahen *Williams* und *Rainey* unter den sogenannten Drei-Tage-Kranken (diese Bezeichnung entspricht der Dauer der angeratenen Bettruhe) keine größere Mortalität, aber glücklichere Patienten als unter den Drei-Wochen-Kranken. Der Infarktkranke dagegen hat eine Bettruhe von 6 Wochen einzuhalten *(Schleicher)*. Ähnliche Anordnungen haben für Patienten Gültigkeit, die an Endokarditis, Myokarditis, Perikarditis oder Sepsis lenta erkrankt sind. Erst wenn sich die Entzündungszeichen deutlich zurückgebildet haben und wenn die Symptome der Inaktivität dominieren, sollte der Stationsarzt auch das „Medikament Bettruhe" reduzieren.
Welche Gefahren drohen vor allem dem Kranken, der unmittelbar aus körperlicher Tätigkeit heraus — vergleichbar dem plötzlichen Trainingsabbruch eines Sportlers — *absolute Bettruhe* verordnet bekommt?
Größte Bedeutung hat in solchen Situationen die rechte Sorge um Herz und Kreislauf. Wieviel Unsinn wird täglich mit der Verordnung einer Strophanthinspritze gemacht, und wie blamabel ist es, wenn der Arzt auch noch annimmt, dadurch seinem Patienten etwas Gutes angetan zu haben. Eine Minute Nachdenken würde auch hier dem Assistenzarzt nicht schaden!
Man stelle sich vor, daß das Herz eines Schwerarbeiters plötzlich unter völlig ungewohnten Übungsbedingungen (bei absoluter Bettruhe) schlagen muß. Im Gegensatz zum gewohnten Alltagsrhythmus kommen jetzt nur noch spärliche Leistungsimpulse aus der Peripherie an das arbeitende Herz heran. Die Atmung wird flacher, die Zwerchfellbewegung eingeschränkt und die Leberblutdepots werden weniger stark ausgepreßt, der venöse Rückstrom ist stark gedrosselt. Das gesunde Herz wird sich diesen veränderten Verhältnissen besser anpassen als das latent geschädigte Herz- und Kreislaufsystem. Jedem Kliniker ist es darum bekannt, daß bei manchen Patienten erst während der Bettruhe, z. T. infolge verminderter Kompensationsreserven, Insuffizienzerscheinungen auftreten, die vorher stumm geblieben waren. Das gewohnte und aus mancherlei Gründen so wichtige „täglich einmal Durchschwitzen", besonders im Hinblick auf den Kreislauf, wurde durch die ärztliche Anordnung aufgehoben.
Mangel an Bewegung, Umstellung der Kost, die bei bestimmten Diäten leider oft einseitig und schematisiert verabreicht wird, oder verminderte Zwerchfellbewegung veranlassen die bettlägerigen Patienten zu Klagen über Obstipation, Völlegefühl, Meteorismus und Appetitlosigkeit. Die Abführpille bleibt immer nur Adjuvans. Sinnvollere Hilfen sind Massage, Bettübungen, Krankengymnastik oder Heilatmung.

Die Bremsung der Stoffwechselvorgänge begünstigt ferner Gewichtszunahme und Neigung zu Fettansatz. In den meisten Fällen wäre es besser, wenn

Heilatmung bei Kreislauferkrankungen (nach *Hochrein*)

Atemübung	Indikation	Zweck der Atemübung
Vertiefte Atmung evtl. unterstützt durch zentral angreifende Mittel (Cardiazol, Lobelin usw., Sauerstoffatmung)	Herzinsuffizienz	Erleichterung der Herzarbeit durch stärkeren Einsatz der Atemmuskulatur, Besserung der Sauerstoffsättigung
Vertiefung der Atmung durch Kohlensäure (Carbogengas)	Neurozirkulatorische Dystonie, inaktive Herzfehler mit Reservekraft, Thromboseprophylaxe	Beschleunigung der Zirkulation, Anregung der Herztätigkeit (Herztraining)
Bauchatmung (evtl. mit Sandsack)	Abdominell bedingte Zirkulationsstörungen (Stenokardie, Beklemmung, innere Unruhe, Kopfschmerzen, Schwindel usw.)	Zwerchfellgymnastik, Förderung der Zirkulation im Pfortaderkreislauf
Inspiratorische Stenose	Pulmonale Dystonie, Pulmonaler Hochdruck, Pulmonalsklerose, Lungenemphysem, chronische Bronchitis, Cor pulmonale, Rechtsinsuffizienz	Heilstauung der Lunge, Widerstandsverminderung im Lungenkreislauf
Exspiratorische Stenose	Vorsicht bei mäßiger Lungenstauung	Entleerung des Lungenkreislaufes, Anregung des linken Herzens
Kombinierte Bauchatmung mit Müllerschem Versuch und exspiratorischer Stenose	Neurozirkulatorische Dystonie mit und ohne arteriellem Hochdruck	Gymnastik des Lungen- und Pfortaderkreislaufes, Lösung von Verkrampfungen durch Vasomotorentraining im gesamten Kreislauf

während des stationären Aufenthaltes keine Zunahme des Körpergewichts eintreten würde! Bei alten Menschen ist es ratsam, von vornherein die Bettruhe so weit wie möglich zu reduzieren. Ältere Kranke werden die Aufsteherlaubnis immer dankbar entgegennehmen. Frühzeitig sind Vorbeugungsmaßnahmen einzuleiten, die vielerlei Schädigungen, vor allem aber die hypostatische Pneumonie der alten Patienten und die gefürchtete Thrombose vermeiden lassen. Die allein durch Bettruhe ausgelöste Thrombose und die Thrombosegefahr sind ein Komplex vieler noch ungeklärter Fragen; natürlich spielen das lange gleichmäßige Auflegen der Beine, die Bewegungsarmut und die damit verbundenen Zirkulationsstörungen die Hauptrolle, außerdem Infekte und Faktoren, die mit der Blutgerinnung zusammenhängen. Erwähnt werden müssen die häufige Harnverhaltung, die auf Männerstationen gesehen wird, die gestörte Hautfunktion, Wärmeregulation, Hautatmung und nicht zuletzt die veränderte psychische Haltung des Kranken. Aussagen über Gefährdungsmomente während absoluter Bettruhe ließen sich leicht um ein Vielfaches vermehren. Möge aus dem geläufigen Reflex „krank — nun erst einmal in das Bett!" ein sinnvoller Heilfaktor werden!

In letzter Zeit haben sich viele Kliniker erneut mit den Gefahren absoluter Bettruhe beschäftigt und festgestellt: „So beinhaltet sie Vermeidung eines zirkulatorischen Entlastungssyndroms durch Umlagern, Kopfhochlagerung oder Beinhochlagerung im Wechsel, Bettzügel und so weiter, durch unforciertes, aber bewußtes Atmen, Ansetzen von Blutegeln als unschädlichste Thromboseprophylaxe u. a. mehr. In gleicher Richtung antithrombotisch und als Pneumonieprophylaxe wirkt die Heilatmung mit Carbogengas oder im Sauerstoffzelt. Viel zu wenig ausgenützt wird in der Therapie die Anregung der Atmung durch Duftstoffe. Häufige Einreibungen mit kampferartigen Salben, die gleichzeitig hyperämisierend wirken, stellen nicht nur eine wirkungsvolle Segmenttherapie dar, sondern vermögen durch kräftigeres Durchatmen auch die Sauerstoffausnützung zu erhöhen. Eine schonende Regelung der Verdauung... und eine Erleichterung der Entgasung... sind ebenso notwendig wie die Sorge für ein geregeltes Wasserlassen, intensive Hautpflege mit Anregung der Hautdurchblutung, sorgfältige Diät, die im Stadium strenger Bettruhe am besten aus Saftfasten und speziellen Diättagen zu bestehen hat. Eine sorgfältige psychische Betreuung rundet schließlich das therapeutische Regime ab.

Vor allem von letzterer wird ein besonderes Einfühlungsvermögen und feines Fingerspitzengefühl verlangt. So muß man sich vergegenwärtigen, daß einerseits das Zurückziehen auf sich und in sich selbst und die Abschirmung von Außenweltseinflüssen eine Primitivreaktion der Selbstheilung ist, die keineswegs gestört werden sollte. Man muß sich weiterhin vor Augen halten, daß eine lebhafte Unterhaltung eine stärkere Belastung ist als ein ruhiger, kurzer Spaziergang. Mit einer „strengen Bettruhe" sollten daher die vielfach mehr Schaden anrichtenden Krankenbesuche zweckdienlicherweise zunächst untersagt werden. Die moderne Klinik verfügt demgegenüber durch Farbanstriche, Lichtwirkungen u. ä. über eine gar nicht zum Bewußtsein kommende latente Reizatmosphäre, welche dem teilnahmslosen Dahindösen, der Apathie und Indolenz wertvoll entgegenwirken.
Ein für die Rekonvaleszenz und Rehabilitation an deutschen Kliniken noch gar nicht ausgewertetes Gebiet ist auch der Bereich pflegender *Kosmetik*. Während in nor-

dischen Ländern schon hauptamtlich Kosmetikerinnen in modernen Kliniken tätig sind, die teils durch den Erfolg ihrer Maßnahmen, sehr viel mehr aber durch die Tatsache der Bemühung um eine gewisse Gepflegtheit geradezu ungeahnte Gesundheitsimpulse erzeugen, wird einerseits aus Sparsamkeit, andererseits aus gewissen veralteten Anschauungen bei uns von derartigen Möglichkeiten heute noch kein Gebrauch gemacht." (Zitiert nach *Hochrein*.)

Dosierung und Indikation der Bettruhe bei Kreislauferkrankungen (nach *Hochrein*)

Absolute Bettruhe	*Belebte Bettruhe*	*„Trainierende Schonung"*	*Abschließende Rehabilitation*
(Strenges Aufstehverbot; Waschen und Stuhlgang im Liegen)	(Kurzdauerndes Aufstehen mit gewickelten Beinen)	(Aufstehen begrenzt auf 9 bis 13, 15 bis 19 Uhr)	(Liegezeit 12 Stunden, davon mindestens 2 Stunden Mittagsruhe)
Erleichtert durch: Lagewechsel, Kopf- bzw. Beinhochlagerung, Anregung der Atmung, Hautpflege, Kosmetik	Atemübungen, vors. Arm- und Beinmassage, Arm- und Fußbäder	Atemgymnastik (Atempfeife oder Sandsack), Spaziergänge mit Bewegungsstütze, leichte Heilgymnastik	Fortgesetztes Training durch Wandern, Terrainkuren, Bewegungsspiele, Gymnastik, Sport
Indiziert bei: akuten Kreislaufkatastrophen: Myokardinfarkt Apoplexie Lungenembolie u. dgl.	Bei: Kreislauf-Katastrophen, welche klinisch außerhalb der Gefährdungszone sind (z. B. Infarkt etwa ab 5. Krankheitswoche)	Bei: Nach Abschluß der Reparationsphase von Kreislaufkatastrophen, z. B. Infarkt nach Abschluß der 6. Krankheitswoche	Bei: Allen postklinischen Herz-Kreislauferkrankungen
Infektiösen Herzschäden mit hoher infekt. Aktivität	Infektiösen Herzschäden mit deutlichem Rückgang der Aktivität (Normalisierung von Senkung, Blutbild usw.)	postinfektiösen Zuständen	Allen infektiös-toxischen Schädigungen nach völlig negativem Ausfall der Aktivitätsdiagnostik
Schwerer Dekompensation usw.	Beginnender Rekompensation	Erreichter Rekompensation	Stabiler Rekompensation
			Im Zustand der Kreislaufgefährdung

Wie aus dieser Übersicht am Beispiel des Kreislaufkranken ersichtlich ist, unterscheidet man neben dem *strengen Aufstehverbot* unterschiedliche Formen *belebter Bettruhe*. Wichtig für die Trainingsaufnahme ist das längere, über mehrere Stunden sich erstreckende *Aufstehgebot*. Wieviel wertvolle Zeit geht verloren, wenn der Patient während seiner Liegezeit auf Station nicht gleich auf den Wiederbeginn seiner Arbeit auch psychisch angehalten wird! Das *Rehabilitationsprogramm* sollte stets und sobald als möglich schon am Krankenbett beginnen. Das vielzitierte Wort von Howard Rusk „Vom Bett zur Arbeitsstätte" verdient größte Beachtung!

Der Assistenzarzt hat zu überwachen, daß eine nutzbringende Rehabilitation seines Kranken frühzeitig begonnen werden kann. Neben der Kostenfrage, die leider immer wieder in den Vordergrund geschoben wird, ist das Rehabilitationsprogramm vor allem eine Frage des guten Willens von Arzt, Pflegepersonal und der Krankenhausverwaltung. Viele Ansatzmöglichkeiten finden sich auf jeder Krankenstation und lassen sich mit wenigen Mitteln gut ausbauen.

Was ist neben der *dosierten Bettruhe*, die dem körperlichen Entlastungssyndrom frühzeitig und nachhaltig begegnen soll, noch wichtig, um unsere Kranken einer baldigen Gesundung zuzuführen? Natürlich stehen während der Behandlungstage auf Station Medikament und Diät im Vordergrund. Um aber die Wiederherstellung und die wertvolle Arbeitskraft des Patienten (auch bei „Heilungen mit Defekt") zu verbessern, sind dem Arzt viele Möglichkeiten gegeben. Diese beginnen in den ersten Tagen der Bettruhe und hören auf bei der Wiedereingliederung des Patienten in den Arbeitsprozeß.

Es sind zu erinnern an:
1. Gesteuertes Kreislauftraining,
    a) Überwindung eines Trainingsmangels durch allgemeine Abhärtungsmaßnahmen, Bäder und passive Übungsbehandlung,
    b) aktivierte Übungsbehandlung, Gymnastik, Sport und Spiel in Übungsgruppen mit unterschiedlichen Belastungsstufen, Schwimmen,
    c) Arbeitstherapie, zeitlich begrenzt, unter Einschaltung ausreichender Erholungszeiten, psychische Entwicklung des Leistungswillens (*Oetzmann, Knake* und *Ulrich*)
2. Kuraufenthalt, Prophylaxe, Nachsorge,
3. Gute seelische Führung zur Stärkung des eigenen Willens.

Es wurde versucht, darauf hinzuweisen, daß vom Bett unseres Patienten auf der inneren Krankenstation zahlreiche Gedanken nach vielen Richtungen hin ausstrahlen. Auch hier, wie immer in den Naturwissenschaften, steht hinter den objektiven Tatsachen und Methoden der denkende Geist des Menschen.

„Damit tritt das Nötige und Subjektive in die noch so objektive Arbeit am Krankenbett" *(Diepgen)*. Die Quellen des Einzelwissens über unsere Kranken fließen immer wieder zurück zur Sorge um den Menschen, der sich uns anvertraut.

Das gemeinsame Gespräch

Die gute *Anamnese* als wichtigste Grundlage der Diagnose ist ein ärztliches Kunstwerk, ihre Voraussetzung ist die Liebe und ihr Werkzeug die Sorgfalt. „Ein wenig Menschenliebe ist besser als tausend Arzneien", sagt Dostojewski. Diese kann nur dann gedeihen, wenn das *Einfühlen* in die *körperliche, geistige und seelische Welt* des Kranken mit *Takt, Geduld* und *Güte* erfolgt.

Die Form des Eigenberichtes unseres Kranken über seine Krankheit liegt in dem Vertrauen beider Gesprächspartner zueinander begründet. Deshalb gefährdet die Gegenwart *dritter Personen*, von wenigen Ausnahmen abgesehen (Kleinkinder, Bewußtlose), immer das Resultat solcher Aussprachen.

Wenn der hilfesuchende Kranke mit groben Worten verhört wird, wenn der hastige, „nervöse" Arzt seine Ungeduld durch Spielen mit dem Bleistift oder durch Malen geometrischer Figuren auf einem Zettel zu verstehen gibt oder wenn gleichzeitig 5 Kranke „befragt und untersucht" werden, dann wird ein solches Vorgehen nicht nur den Kranken mit Recht verärgern, sondern auch dem Arzt wird die *Tiefenschau in die Seele* seines Patienten nicht gelingen können. Der Wahrheit wird man so nicht auf den Grund kommen. Nur durch ein *Sichhineinversenken* in den Anderen kann es gelingen, dem Kern der Persönlichkeit des kranken Menschen näherzukommen.

Das Wesen der Anamneseerhebung läßt sich nicht beschreiben. Für die Scheidung des Wahren vom Falschen gilt das Wort: „in medio tutissimus ibis". Nur über die Einfühlung in das stete Wechselspiel zwischen Körper und Seele ist es möglich, zu einer festen Verbindung mit dem Patienten zu kommen. Dieser Kontakt ist das „A" der Diagnose und das „O" der erfolgreichen Therapie.

Wie soll nun die Zwiesprache geführt werden, die so ausschlaggebend ist, daß die moderne Medizin ihr bis zu 70% Bedeutung innerhalb der Gesamtdiagnostik zuschreibt?

Um es vorweg zu nehmen: Ein fertiges Rezept zu geben, ist unmöglich und hieße, die Anamnese des Wesentlichen berauben. Die Aussprache hat frei, mit offenem Visier und gutem Willen zu erfolgen. Der Arzt soll sich mit Aufmerksamkeit, Geduld und Ausdauer den oft schon daheim zurechtgelegten Vortrag seines Kranken anhören. So gewinnt er ein Bild über die Persönlichkeit seines Patienten und über die Art dieses „Einzelfalles". Wie schwer die Forderung: „Anhören" für den gehetzten Arzt unserer Tage zu erfüllen ist, wissen wir alle nur zu gut. Wer vermag überhaupt noch richtig zuzuhören? Für den nicht dekompensierten Herzkranken z. B. ist aber das Erzählen des eigenen Krankheitsberichtes manchmal wertvoller, als eine eilfertig verschriebene Flasche Digitalistropfen. Nochmals sei es gesagt: Zu den Tugenden des Arztes gehört, bei der Erhebung der Vorgeschichte Geduld zu haben, „die Spontaneität des anamnestischen Sichausströmenlassens abzuwarten" (Hellpach).

Schwer ist es, den rechten Zeitpunkt zu finden, wann mit Fragen zu beginnen und Vergessenes zu wecken ist. Der spontane Bericht des Patienten ist von vielen verschiedenen Faktoren abhängig. Neigung zu Dissimulation und Freude zu Konfabulation wechseln miteinander. Oft hat man den Eindruck: Je stärker und je wortreicher die Klagen des Kranken sind, desto weniger fehlt ihm. Dennoch sei an dieser Stelle ein großes Achtungszeichen gesetzt! Verliert sich der Spontanbericht im Unwesentlichen — wie oft erfährt man die Leiden von Nachbarn und Großeltern, aber nicht den wahren Grund der eigenen ärztlichen Konsultation —, oder ist der Patient mit seinen Worten am Ende, dann *kann* „methodisch" gefragt werden. Die Fragebogenanamnese wird, der psychologischen Vorteile der freien Unterhaltung wegen, soweit wie möglich im anamnestischen Gespräch zurückgestellt.

Der Patient berichtet über seine eigenen Wahrnehmungen, die er als krankhaft empfindet, in seiner *laienhaften Symptomatologie*. Er zählt Krankheitszeichen auf, die er nach seiner Erinnerung beschreibt, nach Lokalität, Intensität und Dauer. Jeder Mensch vollzieht je nach Anlage die Wahrnehmung des eigenen Körpers und seine Leibesempfindungen intensiver oder weniger deutlich, und die Krankheitszeichen gehören zweifellos in besonderem Maße zu diesen körperlichen Empfindungen. Wir wissen, daß bei gesunder Psyche schon unser Gedächtnis mit großer Schwankungsbreite arbeitet. Diese Fehler verstärken sich, wenn es sich um Erinnerungen an Krankheiten handelt (Grund). Das Gedächtnis ist kein Ganzes, sondern es setzt sich aus vielen Einzelgedächtnissen zusammen. So unterscheidet *Klages* ein Erlebnis-, Gefühls-, Stimmungs-, Anschauungs- und Wahrnehmungsgedächtnis. Je mehr man diese Gedächtnisbegriffe aufgliedert, um so mehr muß man betonen, daß sie sich ergänzen (Grund) und in einem „integrierenden Zusammenhang" stehen. Die Krankheitszeichen werden immer verfärbt sein und auch die Erinnerung an die Tage der Krankheit fälscht und trügt. In der Methodik der ärztlichen Zwiesprache während der Anamnese liegt es nicht, sich mit diesen nicht im Bewußtsein vorhandenen und auch nicht ohne weiteres ins Bewußtsein zu rufenden Erinnerungen zu befassen (Siems).

Die ärztliche Aufgabe ist darin begründet, mittels Abstraktion alles Objektivierbaren von den Fehlerquellen dieser höchst subjektiven Schilderung die differentialdiagnostischen Erwägungen mit aller Reserve vorzubereiten und mögliche Fehler auszuschließen. Fehler der Urteilsbildung infolge mangelhaften konstruktiven Denkens, Rechthaberei, Eigenliebe und Eitelkeit, unlogischer Schlüsse oder anderer Charaktereigenschaften des Arztes, z. B. Schwarzseherei, notorischer Optimismus (*Hegglin*), sollten durch guten Willen und eigene Kritik überwindbar sein. Der Assistenzarzt möge sich bereits in den Lehrjahren befleißigen, danach zu handeln!

Das ruhige Anhören des Spontanberichtes vermittelt viele wertvolle diagnostische Hinweise. Wir haben bereits gesagt, daß sich dieser Rat leicht geben läßt, wenn man weiß, wie oft der Arzt aus der Überfüllung seines Tages die eigene Notfallsreserve schon mobilisiert hat! Aber wieviele praktische Ärzte, die tagaus, tagein und oft noch in der Nacht Treppe um Treppe erstiegen haben oder viele Kilometer auf schlechten Straßen zurücklegen mußten, um den Dienst an ihren Kranken zu tun, leben es immer wieder vor, daß wir jungen Ärzte erst recht Zeit für die körperlichen und seelischen Nöte unserer Kranken finden sollten.

Die *Vorgeschichte* gliedert sich in die *symptomatologische* und die *ätiologische* Anamnese.

Wichtig sind, neben der allgemeinen Schilderung,
  die Erhebung der persönlichen Anamnese,
  die Angaben über Beruf,
  Lebensgewohnheiten,
  körperliche Leiden,
  Wetterfühligkeit,
  Auftreten anderer Krankheiten,
  soziale Lage,
  Umwelt, und schließlich ein Bericht über
  die Familiengeschichte
  (endogene, erbliche Momente).

Schon während des Zwiegespräches muß der Arzt auf besondere konstitutionelle Merkmale und auf das psychische Verhalten seines Gesprächspartners achten. Nicht nur die Beleuchtung der persönlichen Sphäre und biographische Fragen, sondern auch nicht so unmittelbar auf der Hand liegende Probleme, wie etwa die *Traumwelt* des Kranken, gehören zu dem Erkundigungsbereich einer guten Anamnese. *Bürger* lehrte, daß die Traumwelt kein Reservat des Psychoanalytikers ist, sondern ein Bezirk, welchen jeder gute Arzt „mit leisen, zarten Sohlen" betreten lernen sollte. Die Frage nach dem Schlaf bietet für die Beurteilung der Krankheit weitere Anhaltspunkte. Es ist bekannt, daß in manchen Fällen, schon lange, bevor die Herzstrom-

kurve und das Phonogramm ein beginnendes Leiden anzeigen, der Herzkranke mit koronarem Durchblutungsmangel angibt, nicht mehr auf der „linken Seite" schlafen zu können.
Das Studium und die Kenntnis der *Lebensbedingungen* des Kranken vermag mitunter schlagartig schwierige diagnostische Erwägungen zu erhellen.

„Das Kinderzimmer einer geplagten Mutter, der unterirdische Schacht des Bergwerkes mit seinen tausend Schädlichkeiten, der Heizraum des Riesenschiffes, aber auch frühere Beschäftigungen sind von großer Wichtigkeit. Die Arbeit in den chemischen Betrieben, die mit einer großen Latenz noch nach Jahren zu einem Krebsleiden führen kann, ist zu beachten. Auch das Überstehen früherer Erkrankungen und ihre Behandlungsart ist von großer Bedeutung. Man denke an die Serumbehandlung der Diphtherie, man denke an Erkrankungen, die erfahrungsgemäß nur einmal durchgemacht werden, wenn auch nicht ausnahmslos, wie Masern, Scharlach, Pocken" (Bürger).

Eine Sonderstellung bei der Befragung nehmen *chronische Erkrankungen* ein. Hier kann die gute Anamnese manchmal fast schon zur Diagnose werden. Durch zusätzliche Erkältungsinfekte werden sich in der Regel chronische Leiden verschlimmern. Wie oft haben wir sehen müssen, daß sich ein zusätzlicher Infekt als Agent provocateur ausgewirkt hat. Für einen chronisch geschädigten Organismus bedeutet ein Zusatzinfekt immer Alarmsymptom und größte Gefahr.
Ist die Gegenwartssituation genügend besprochen und protokolliert, erkundigt sich der Arzt nach der *Vergangenheit* seines Kranken. *Kinderkrankheiten,* das häufige Fehlen beim Schulbesuch, Kriegsteilnahme, Verwundungen, Operationen oder die „heikle" Frage nach *Geschlechtskrankheiten* runden die Anamnese ab.
Mißtrauen oder falsche Scham bei Kranken aller Stände kann zum Vertuschen bei der Frage nach Geschlechtskrankheiten führen. Gegenseitiges Vertrauen und Takt des Arztes helfen besser als die Erkundigung nach einem Körperausschlag, nach Adnexitis, Harnröhrenstriktur, Unfruchtbarkeit oder die Suche nach Wismutresten auf der Röntgenaufnahme des Beckens. Trotzdem sollte die Bestimmung der Wassermannschen Reaktion und der Nebenreaktionen, vor allem in unklaren Situationen, nicht vergessen werden.
Überhaupt ist es fahrlässig, unklare Fragen der Anamnese *nur* zu verbuchen. Baldige Klärung ist zu erstreben!
Neben der Besprechung über berufliche Belastung usw. muß mit großer Einfühlung ein anderes seelisches Moment offen besprochen werden, welches über die Brücke vegetativer Störungen zur Entgleisung, d. h., zu schweren körperlichen Veränderungen führen kann. Es ist die *Frage nach der Ehe.* Wieviel Klagen (Lustlosigkeit, Depression, Mattigkeit) und Beschwerden (Stenokardien, Magengeschwüre) aus einer gespaltenen Ehe erwachsen kön-

nen, soll durch ein Beispiel angedeutet werden, auf welches *Hochrein* und *Schleicher* hinweisen:

„... Der Mann, der ganz in seinem Beruf aufgeht, kann seine Frau in ihrer Lebenshaltung verwöhnen, er hat aber keine Zeit und kein Ohr für die kleinen Nöte, die jede Frau mit ihrem Gatten besprechen möchte. Was nützt einer Frau ein goldener Käfig, in dem sie vereinsamt wartet, bis der geliebte Mann abgehetzt und verdrießlich nach Hause kommt. Die Zeiten der verbindenden Sorge um die Erziehung der Kinder sind vorüber ... Arbeiten im Haushalt werden, ohne liebe Worte der Zusammengehörigkeit und Anerkennung, als eine Entwürdigung empfunden. Da der Mann die Energie für eine gemeinsame, beglückende Freizeitgestaltung nicht aufbringt und die Frau die Forderung, die der Moloch Beruf stellt, nicht versteht, kommt es zu einer Entfremdung der beiden Ehegatten. Der Mann kann die Unzufriedenheit seiner Frau, der er scheinbar alles bietet, nicht verstehen. Er findet Verständnis bei Frauen seines Arbeitskreises, einer Kollegin, einer Sekretärin usw., die ihn wegen seiner Leistungen bewundern, mit denen er sich in Berufsfragen, die ihn allein interessieren, bestens unterhalten kann. Frauen, die an dem Berufsleben ihres Mannes keinen Anteil haben, sind überrascht, nach 20—30 Jahren glücklicher Ehe plötzlich vor schwersten Krisen zu stehen. Der Mann kämpft neben dem Berufskampf den Kampf um einen Menschen, von dem er sich einen neuen Lebensinhalt verspricht, gegen die Moral unserer Gesellschaft und gegen Verpflichtungen gegenüber der langjährigen Lebensgefährtin. Empfindsame und verantwortungsbewußte Naturen leiden unter diesem Zwiespalt der Gefühle oft noch mehr als unter den beruflichen Belastungen."

Die Anamnese soll folgende Punkte erfassen:
I. *Eigenanamnese*
 1. *Jetzige Beschwerden:*
  Beginn und Verlauf der Beschwerden — vermutliche Ursache — Art der Funktionsstörungen — bisherige Behandlung.
 2. *Personalien des Kranken:*
  Datum — Name und Vorname (Geburtsname) — Alter — Ehestand — Beruf — Wohnort.
 3. *Frühere Krankheiten:*
  Kinderkrankheiten — Verletzungen oder Operationen — Geschlechtskrankheiten — Frage nach anderen Krankheiten — Frage nach: Atmung, Husten, Auswurf, Herzklopfen, Appetit, Verdauung, Hautfarbenveränderung, Temperatur, Schweiße, Schlaf, Schwindel, Schmerzen, Durst, Wasserlassen, Menstruation, Partus, Abortus.
 4. *Lebensweise:*
  Beschäftigung — Ernährung — Genußmittel (Alkohol, Nikotin) — Körper-Geist-Gemütsleben.
 5. *Persönliches:*
  Körperliche und geistige Entwicklung — Ehe — Geschlechtsleben.
II. *Familienanamnese*

Vieles mehr als das Beschriebene hat die Zwiesprache Arzt und Patient zu offenbaren und zu bergen. Es ist letztlich ein *Beichtgespräch*, wobei das unterschiedliche Alter bedeutungslos sein sollte.

Der Kliniker *Grund* hat in seinem Buch „Die Anamnese" das Wesentliche über die Bedeutung und Methode der Krankenbefragung mit treffenden Worten gesagt: „Die Krankenbefragung ist für den Arzt das gegebene Mittel, um in ungezwungener Aussprache von Mensch zu Mensch in Erfahrung zu bringen, woran der „Patient" leidet oder glaubt krank zu sein. Eine solche Aussprache wird immer Grundlage und zugleich wesentlicher Teil ärztlicher Heilkunst sein. Ohne umfassende ärztliche Kenntnisse kann die Krankenbefragung niemals korrekte Ergebnisse zeitigen. Aber auch diese Kenntnisse sind nicht allein ausschlaggebend. Das ärztliche Wissen ist zwar notwendig, um an den Kern der Dinge heranzukommen. Nur eine klare und logische Denkweise seitens des fragenden Arztes kann die unendlich mannigfaltigen Erscheinungen individuellen Krankseins fruchtbringend und klärend im Gespräch mit den Kranken erörtern. Vom Arzt wird aber außerdem die Gabe erwartet, daß er das, was der Kranke ihm berichtet, nicht nur logisch verarbeitet, sondern daß er seine Kranken auch ‚versteht'. Zu diesem Verstehen gehört nicht nur ein vernunftmäßiges Erkennen, sondern auch und vor allem ein Erfühlen und Nachempfinden."

Der Weg zur Diagnose

Der Arzt möge verzeihen, wenn Selbstverständlichkeiten gesagt werden, an die während der *Befunderhebung* zu denken ist. Unachtsamkeiten in der Untersuchungstechnik, leider oft Folgen böser Vorbilder, verderben nicht nur gute Sitten, sondern führen über kurz oder lang zum endgültigen Schiffbruch.
Mit Nüchternheit ist die erste Frage an den Assistenzarzt zu stellen: „Was hast Du bei der Erhebung des Allgemeinbefundes zu tun und zu beachten?" Wie anderenorts gilt es auch hier, bestimmte Spielregeln einzuhalten, die mit der Einordnung der Wertigkeit des durch *Inspektion, Palpation, Perkussion* und *Auskultation* Festgestellten beginnen. Die exakte allgemeine Befunderhebung — der *Status praesens* — erfordert gute Kenntnisse der physiologischen und pathophysiologischen Vorgänge und Zusammenhänge, ein systematisches, *nicht* starres Vorgehen während der Untersuchung, kritische, zurückhaltende Auswertung der erhobenen Anfangsbefunde und die gleichzeitige seelische Führung des Kranken.

Schon beim ersten Betreten des Krankenzimmers wird dem geschulten Blick des Arztes ein Eindruck von seinem Patienten vermittelt, der für den Untersuchungsgang wegweisend sein kann. Dieser Eindruck besteht aus bestimmbaren und nicht festgelegten Faktoren. Zu den bestimmbaren gehören u. a. das Gesicht und der Gesichtsausdruck, die Hautfarbe, die eingenommene Körperlage, die Sprache und die seelische Stimmung.

Der erste Händedruck, den der Arzt mit seinem Patienten bei der Begrüßung wechselt und der den Kontakt beider Partner einleitet, vermag diagnostische Hinweise zu geben. „Der kräftige Händedruck, mit dem der Gesunde unseren Handschlag erwidert, wird ganz anders empfunden, als die kraftlose Geste der Handreichung eines Schwerkranken" *(Bürger)* oder das affektierte Handgeben eines Psychopathen. Natürlich muß sich der Kontakt zwischen Patient und Arzt im Laufe der weiteren Betreuung und im anamnestischen „Beichtgespräch" fortentwickeln, bis er zu der unentbehrlichen Grundlage aller therapeutischen Bemühungen geworden ist.

Nachdem man vor Untersuchungsbeginn für gute Beleuchtung gesorgt hat und gelegentlich anwesende besorgte Ehefrauen, Mütter oder laut lamentierende Kinder und Angehörige aus dem Krankenzimmer hinausgebeten hat, beginnt die Untersuchung. Nur bei Schwerstkranken oder bewußtlosen Patienten sollte man den besonnensten Angehörigen zusammen mit der Krankenschwester als *Hilfe* und *Zeuge* der erforderlichen Manipulationen im Zimmer lassen.

Ohne Hast setzt sich der Arzt an das Bett seines Patienten, er wird dessen Hand ergreifen, den Puls fühlen und das Gesicht beobachten. Das oft verpönte „ans Bett setzen" ist nur für den Doktor erlaubt und für ihn vorteilhaft. Es trägt zur eigenen inneren Sammlung bei, gestattet ein Überdenken des systematischen Vorgehens während der Krankenuntersuchung und vermittelt dem erregten Patienten das Gefühl der Ruhe und Entspannung. Nicht immer ist es für den Arzt leicht, mitten aus dem übervollen Alltag oder aus tiefem Schlaf heraus an der Seite eines Bewußtlosen oder Schwerstkranken Dienst zu tun und als Voraussetzung dafür solche innere und äußere Ruhe zu finden. Der Patient darf aber mit vollem Recht erwarten, daß sein Arzt während der Untersuchung nur für ihn Zeit hat und daß dessen ganze ärztliche Fürsorge nur seiner Krankheit gilt.

Unter Vermeidung jeglicher Eile und Unruhe wird nach Erheben der Anamnese die körperliche Untersuchung vorgenommen. Man beobachtet die Haut und die Schleimhäute, das Gesicht und den Gesichtsausdruck, untersucht die Mundhöhle, inspiziert Hals, Thorax, Abdomen und Extremitäten. Daran schließt sich die Palpation, Perkussion und Auskultation der einzelnen Körperabschnitte an. Zweckmäßig ist es in bestimmten Fällen, den Patienten aufstehen und eine kurze Strecke laufen zu lassen. Manche neurologischen oder organischen Veränderungen sind dabei leichter zu diagnostizieren, z. B. eine Tabes mit ihren ausfahrenden, ataktischen Bewegungen, eine Peronäuslähmung mit dem eigentümlichen Steppergang oder die Residuen einer Poliomyelitis. Indessen ist die Differentialdiagnose bei Erkrankungen des Zentralnervensystems oft schwierig. Der flüchtige Untersucher begnügt sich bei der Rubrik ZNS mit der Bemerkung „grobneurologisch intakt", womit der Patellarreflex gemeint ist! Nun, keiner wird vom praktischen oder internistischen Arzt vollständige Kenntnis und Ausübung der subtilen neurologischen Untersuchungsmethoden verlangen. Aber ein wenig sollte man sich schon mühen. Nicht nur die Prüfung der physiologischen und pathologischen Reflexe, der sogenannten Pyramidenzeichen, gehört in den allgemeinen Untersuchungsgang, sondern auch die der Sensibilität, des Raumgefühls und des Gleichgewichtes (*Hirsch, Rust*).

Die schriftliche Fixierung des Untersuchungsbefundes kann man in der Form des folgenden Schemas darstellen:

Untersuchungsschema zur Befunderhebung bei inneren Erkrankungen

Name .... geb. am .... Beruf ....

Anschrift .... Tel.-Nr. ....

Allgemeiner Befund:
Körpergröße, Körpergewicht, Körperwuchsform, Körperbau, Knochensystem, Muskulatur, Fettpolster.
Allgemein- und Ernährungszustand, Lage, Haltung, Gang.
Haut, Schleimhaut, Behaarung, Nagelveränderungen, Lymphknoten, Schwellungen, Varizen, Narben.
Psychisches Verhalten, Intelligenz, Bewußtsein, Sprache, Gedächtnis, Schwindel, bei Frauen Regelanamnese, Partus, Abortus.
Körpertemperatur.

Spezieller Befund:
    Kopf: Form, Beweglichkeit, Hautfarbe und Hautturgor, Haar.
  Gesicht: Gesichtsausdruck und Muskulatur, Aussehen, Farbe, Ödeme, Schwellungen, Faltenzug, vgl. beide Gesichtshälften auch in Bezug auf die Beweglichkeit!
    Augen: Lidspalte und Lider, Brauen, Bulbi (vorstehende Bewegung, Reaktion auf Licht und Konvergenz), Pupillen (weit, rund, asymmetrisch, Lichtreaktion), Konjunktiven, Skleren, Augenbindehaut, Sehvermögen, Farbsinn.
    Ohren: Äußere Form, Aussehen (Rötung, Tophi), äußerer Gehörgang, Tonfall, Druck auf die Ohrmuschel und den Warzenfortsatz, Hörprobe.
    Nase: Äußere Form, Aussehen, Septumdeviation, Hautfarbe (Teleangiektasien), Sekret, Geruchsvermögen.
    Mund: Geruch ex ore.
  Lippen: Farbe, Verletzungen, Trockenheit, Belag, Rhagaden, Herpes.
  Zunge: Zittern, Deviationen, Feuchtigkeit, Farbe, Belag, Papillen, Verletzungen, Unterzungenvenen, kleine Blutungen.
  Zähne: Zahl, Mißbildungen, Ersatz, Zahnfleisch.
Mundhöhle: Farbe, Stenonsche Gänge, Mandeln (Defekte, Narben, Geschwüre, Schwellungen, Auflagerungen), Bau des Gaumens (beachte angeborene Gaumenspalte, umschriebene Defekte bei Lues), Zäpfchen, Schluckvermögen, Geschmack.

Hals: Umfang, Narben, Schwellungen, Beweglichkeit, Lymphknoten, Speicheldrüsen (Unterkieferwinkel!), Struma, Trachea, Kehlkopf und Stimme (Husten), Speiseröhre, Hindernis beim Schluckakt, Venen (pos. Venenpuls), Karotiden.

Schultergürtel: Deformierungen, Schwellungen, Schlüsselbeine, Schulterblätter, Beweglichkeit, Atrophie.

Brustkorb: Haut, Mammae, Form und Beweglichkeit, Brustumfang bei Ein- und Ausatmung, Mißbildungen, Muskulatur, Verletzungen, Kompressionsschmerz, Armbeweglichkeit (seitengleich, Atemtypus, Atemfrequenz), obere und untere Schlüsselbeingruben.

Wirbelsäule: Beweglichkeit, Anomalien, Haltung (gerade oder gekrümmt), Lordose, Kyphose, Skoliose, Schmerzhaftigkeit bei Beklopfen.

Lungen: Spitzenfelder, Grenzen, Stand, Verschieblichkeit, Pulsation, weitere auskultatorische und perkutorische Zeichen (Stimmfremitus, Bronchophonie, Vesikuläratmen, Geräusche, Schall, Dämpfungen).

Herz: Grenzen (absolut, relativ), Spitzenstoß, epigastrische Pulsationen, Herzbuckel, Pulsationen an anderen Stellen, Herztöne (Geräusche), Aktion, Blutdruck, Puls.

Blutgefäße: Körperarterien, Körpervenen, Venenkollaps, Arterienschlängelung (Gänsegurgelarterien). Rigidität, Füllung und Pulsation der Gefäße.

Abdomen: Umfang, Spannung, Farbe, Venen, Warzen, Striae, Hauteffloreszenzen, andere Zeichen der Inspektion, Perkussion, Palpation, Auskultation. Leber, Milz, Nierenlager, Bruchpforten, Analöffnung, Hämorrhoiden, Fissuren, Prostata, Blasenfunktion, rektale Untersuchung.
Geschlechtsorgane, sekundäre Geschlechtsmerkmale: männlich: Penis (Narben), Scrotum, Hoden, Inguinaldrüsen; weiblich: Damm, Vagina, wenn notwendig, gynäkologische Untersuchung.

Extremitäten: Haltung und Lage der Glieder, Knochen, Gelenke, Muskulatur, Haut, O- und X-Beine, Platt-, Knick- und Spreizfuß, Narben von Beingeschwüren, trophische Veränderungen der Haut und Nägel. Deformitäten, Schwellungen, Beweglichkeit, Lymphknoten, Behaarung, Temperatur.

Beckengürtel: Bau, Funktion, Form.

Zentralnervensystem: Allgemeiner psychischer Befund, Reflexe (Hautreflexe, Sehnenreflexe (unterscheide normale, pathologische Reflexe!). Bewegungs- und Empfindungsvermögen.

Die allgemeine Untersuchung wird abgeschlossen durch folgende weitere Maßnahmen:

Untersuchung des Urins,

Untersuchung des Sputum,

Untersuchung des Mageninhaltes oder des Erbrochenen,

Untersuchung des Stuhls und

Untersuchung des Blutes.

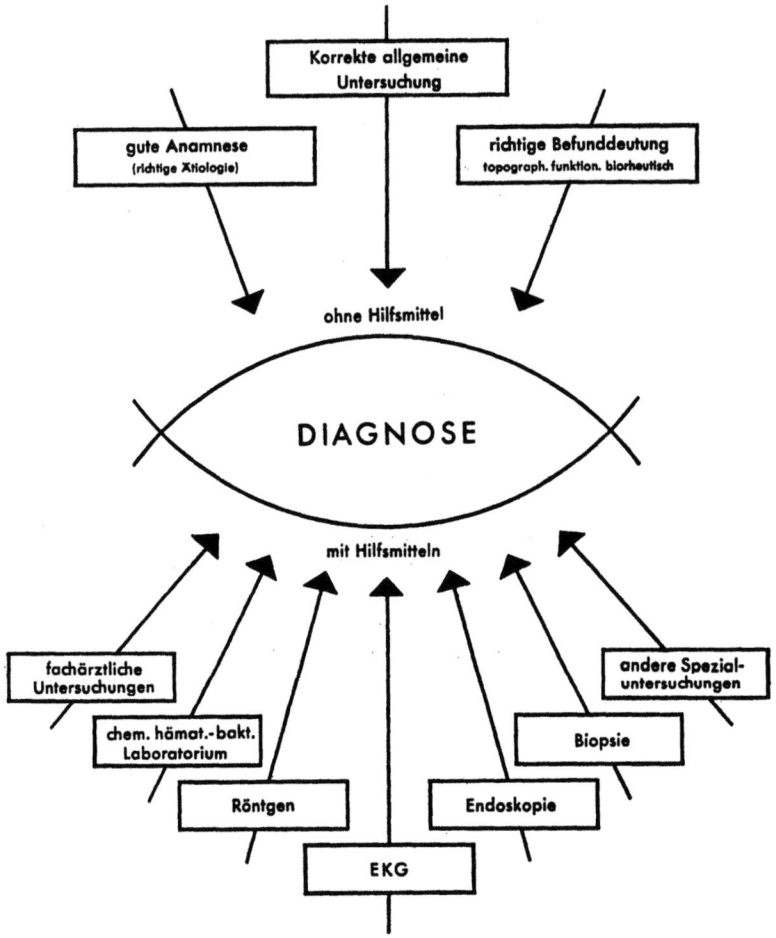

Abb. 2. Faktoren, welche zur richtigen Diagnose führen

Man sagt, es sei im Leben von Bedeutung, die Spreu vom Weizen zu scheiden. Oft ist dies leichter gesagt als getan. Welcher Aufwand an technischen Hilfsmitteln gehört dazu, um in einem Kraftwagenwerk das Material zu überwachen und ungeeignete Rohstoffe auszumerzen, wieviel Zentren im Kampf gegen Fälschungen verschiedener Art sind und werden errichtet, — sie alle dienen der *Scheidung des Echten vom Falschen.* In diesem Kreis be-

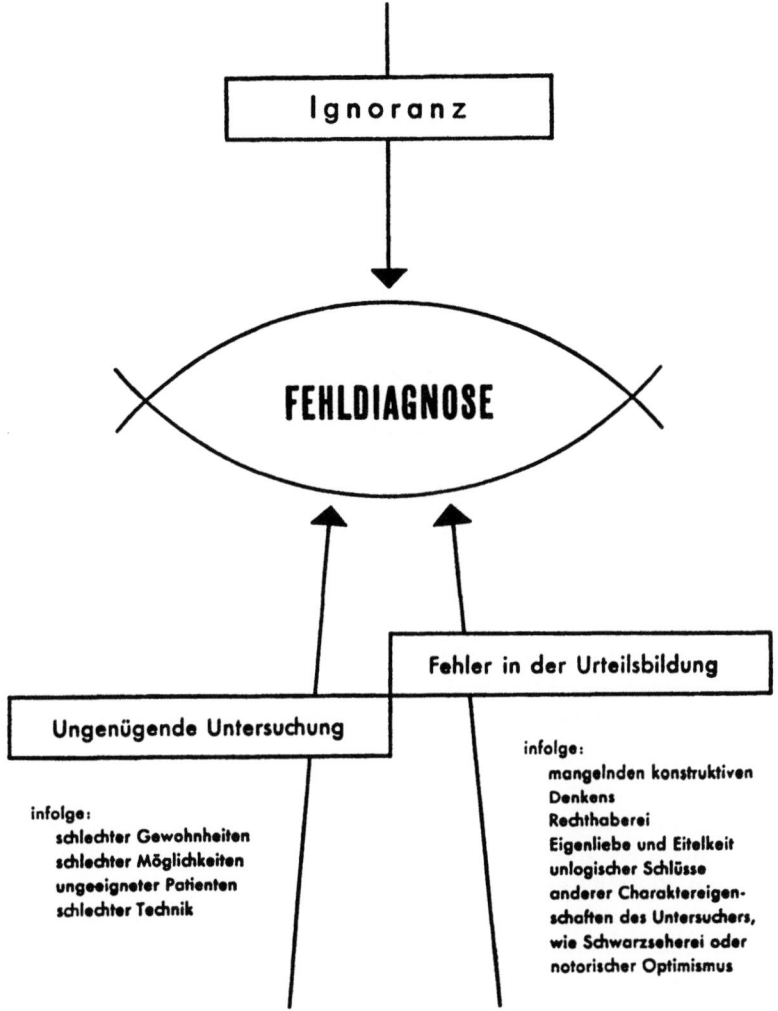

Abb. 3. Faktoren, welche häufig zu Fehldiagnosen führen

wegt sich auch der Arzt bei seiner täglichen Arbeit. Auch die Imitation einer Erkrankung ist nicht nur Trug schlechthin, sondern eine Funktionsstörung, die einer Therapie bedarf. Sie muß eben nur anders behandelt werden als die wahre Krankheit, der sie bei unaufmerksamer Befunderhebung zu gleichen scheint. Darin liegt das Reizvolle, aber viel mehr noch die große Verantwortung der ärztlichen Arbeit.

Innere Abteilung

Anamnese und allgemeiner klinischer Untersuchungsbefund ergeben die vorläufige Diagnose.
Die vorläufige Diagnose wird in der Praxis oft der Ausgangspunkt durchgreifender therapeutischer Maßnahmen sein. Auf der Universität wird gelehrt: *„Vor die Therapie hat Gott die Diagnose gesetzt (Naegeli).* Dies hat volle Gültigkeit und eine genaue Diagnose muß das Ziel schon der ersten Bemühungen um unsere Patienten sein. In der allgemeinärztlichen Praxis (Poliklinik, Sprechstunde) ist die Erfüllung solcher Zielsetzung aber *nicht* immer sofort möglich. Daraus ergeben sich ernste Konsequenzen, die den Assistenzarzt im Krankenhaus nicht berühren, mit denen sich aber der Doktor in poliklinischen Sprechstunden bereits frühzeitig auseinanderzusetzen hat. Ob die Lehre einer „Typendiagnostik" neben dem bisherigen Ausbildungsgang an den medizinischen Hochschulen Platz findet und ob ohne Degradierung und Verflachung des ärztlichen Unterrichtes zum Nutzen der uns anvertrauten Kranken ein solcher Weg zu wählen ist, bleibt in aller Offenheit zu erörtern. Kein Zweifel, der Anstoß einer *Lehre von der Allgemein-Praxis* ist heute gegeben! Er kam aus der richtigen Ecke, nämlich aus der Praxis selbst. Wir sind sicher, daß darüber in Zukunft viel Interessantes und Wegweisendes zu hören sein wird. Diesen harten Vorwurf, der Studienplan dressiere den Studenten bereits zum Spezialisten, mußte die Universitäts-Medizin entgegennehmen. Es ist an der Zeit, daß sich die Hochschule, im Rahmen des Notwendigen, nun der allgemeinen all-round-Diagnostik intensiver annimmt, als es in den letzten Jahren geschah.

Die *endgültige Diagnose* als Ergebnis von Abstraktionen und Seelenschau ist die Krone der klinischen Beobachtung. Sie ist nie Selbstzweck, sondern „dienende Magd der Heilkunst" *(Bürger).* So wie die Determination des Krankheitsbildes mit den tragenden Pfeilern „Organismus des Kranken" und „Erreger" ein Vielfältiges ist, so ist auch die Erkennung der Krankheit und die Einordnung des Feststellbaren in unsere pathologischen Vorstellungen nur ein Teil der komplexen Krankenbeurteilung. Die verbindenden Beziehungen des Patienten in seiner Ich- und zu seiner Umwelt und das daraus resultierende Wechselspiel unterschiedlicher Faktoren, gehören auch und erst recht zur Beurteilung unserer Kranken. Nur auf vielen Wegen wird man das „Rom" der Diagnose erreichen! Der Einzelweg endet fast stets in der „Sackgasse", das sollten die Flausenmacher und Anhiebsdiagnostiker wissen, die sich selbst einen Dunst vorzaubern wollen.

Natürlich gibt es viele Krankheiten, die prima vista richtig zu diagnostizieren sind, wer wüßte das nicht! Der „praktischen Diagnostik ohne klinische Hilfsmittel" ist ein Buch gewidmet*, um, wie andere vorher, alles das referierend

---
* W. Hirsch, K. Rust: Praktische Diagnostik ohne klinische Hilfsmittel. 2. Aufl. München 1961.

in Erinnerung zu bringen, was manchmal schon vergessen schien. Die Diagnostik des jüngeren praktischen Arztes im Vorfeld großer Krankenhäuser bedarf gerade heute eines „Schlüssels zu weiteren glücklichen oder unglücklichen Handlungen in Differentialdiagnostik und Therapie" (*Herrlinger*).
Frühere Methoden sind heute durch die *funktionelle* Diagnostik des chemischen, bakteriologischen, hämatologischen, Stoffwechsel- oder Isotopen-Laboratoriums verdrängt. Alle Ergebnisse solcher Fachinstitute wird der kluge Arzt kritisch werten und berücksichtigen, daß die gute Diagnose das Ergebnis seiner geistigen Mühen um die körperliche, geistige und seelische Welt seines Kranken und dessen Umwelt ist. *Bürger* hat in seinen „Klinischen Fehldiagnosen" auf die Gefahren einer additiven Befundzetteldiagnostik aufmerksam gemacht und an weit über 200 Beispielen belegt, daß die endgültige Diagnose nur richtig sein kann, wenn sie als ärztlicher und persönlicher Akt gewonnen ist, in dem alle wahrgenommenen Veränderungen, vorsichtig abgestimmt, in einen Zusammenhang gebracht wurden. „Dazu braucht es noch jenes Können", sagt *Schüpbach*, „das man Kunst nennt, das nicht gelehrt und nicht gelernt werden kann, jedenfalls nicht aus Büchern gelernt werden kann. Wegen dieses Könnens sind Ärzte aller Zeiten gute Diagnostiker gewesen, und wer diese Kunst nicht erringt, dem werden alle Hilfsmittel wenig nützen".

Ein neuer Patient kommt auf Station

Wenn der Assistenzarzt gelernt hat, auch vom Blickwinkel der Schwester aus bestimmte Situationen seiner Krankenstation zu sehen, dann wird es ihm später immer leicht sein, die Fäden — nicht nur der Kontrolle, sondern vielmehr des Verstehens und der Hilfe — zusammenzuhalten. Dies sei zur Begründung erwähnt, weshalb an dieser Stelle die Schwester einmal selbst zu Worte kommen soll. Wenn nun das Thema *Stationsaufnahme* behandelt wird, so sind wir uns bewußt, daß die Neuaufnahme eines Patienten in jedem Krankenhaus in anderer Form erfolgt. Unsere Ausführungen gelten nur als Beispiel und Ratschlag.
Als Examensarbeit eines Schwesternkurses wurde das Thema „Der Patient kommt auf Station" gewählt. Der Assistenzarzt möge aus dem Bericht einer Schülerin erkennen und lernen, was er selbst an dieser für seinen Kranken so entscheidenden Stelle zu beachten hat und was zu verbessern ist.

Ein neuer Patient kommt auf Station!
Was bedeutet dies für die auf der Krankenstation Arbeitenden? Die Stationsschwester und die anderen Schwestern und Helfer müssen nach einem bestimmten Plan handeln, um wichtiges nicht zu vergessen.

Innere Abteilung

Auf Station sind gestern zwei Betten frei geworden. Der Zugang eines neuen Kranken ist angemeldet, also heißt es zu überlegen, zu welchem Patienten der ankommende im Hinblick auf seine Einweisungsdiagnose, sein Alter und seinen Beruf paßt.
Das bereits gut gesäuberte Bett wird mit Kissen und Decken frisch bezogen. Auf die Nachttischplatte und den Bettisch werden zwei kleine Decken gelegt. Auch ein Blumenstrauß bedeutet für die meisten Kranken eine Freude und verstärkt das Gefühl des Geborgenseins. Bei Kranken, die Blumen nicht lieben, nimmt man sie stillschweigend wieder weg und stellt sie vielleicht einem Mitkranken hin in der Hoffnung, daß auch der andere noch lernt, Freude daran zu haben. Dann richtet man den Waschtisch (Waschbecken, Seifen- und Zahnbürstenbehälter, Zahnputzglas) und, falls die Möglichkeit besteht, stellt man in den Waschtischschrank Schmutzschale mit Zellstoff, Schieber, Uringlas, Puder und Franzbranntwein. Der Kleiderschrank wird mit neuem Schrankpapier ausgelegt. Die Stationsschwester überprüft, bevor der Patient eintrifft, das vorbereitete Krankenzimmer noch einmal genau. Es ist zu hoffen, daß sich der neue Patient wohlfühlen wird und daß er als gesunder Mensch sein Krankenzimmer wieder verlassen kann.
Wenig später wird durch die Krankenhausanmeldung oder durch die „Pforte" mitgeteilt, daß der Patient zur Station unterwegs ist. Nachdem der Stationsarzt informiert wurde, geht ihm die Schwester entgegen und sagt ihm, nachdem sie sich vorgestellt hat, einige freundliche, verbindliche Worte. Solche helfenden Worte vermögen oft Wunder zu tun und verdrängen mitunter eine Scheu, die vorliegen kann, wenn der Patient zum ersten Male in ein Krankenhaus kommt. Empfindet der Patient, daß alle Hilfeleistungen gern getan werden, dann wird auch der Kontakt und damit die rechte Basis für die Therapie sehr bald hergestellt sein.
Auch dem Begleiter oder der Ehefrau sagt man ein freundliches Wort, denn oftmals sind sie es, die noch aufgeregter sind als der Patient selbst. Sehen diese, mit welcher Sorgfalt ihre Schützlinge aufgenommen werden, dann wird es ihnen sicherlich auch „leichter um das Herz" werden.
Man führt den Patienten in das Zimmer, macht ihn mit den anderen Kranken bekannt und hilft, wenn es nötig ist, ihm beim Ausziehen. Körpergewicht und Körpergröße werden festgestellt und dann lagert man den Kranken in seinem Bett so, wie es für ihn in seiner Krankheit am besten erscheint. Eine Wärmflasche wird von vielen Kranken, die durch den Transport abgekühlt sind, als wohltuend empfunden werden.
In der Zwischenzeit hat der Begleiter die Formalitäten in der Krankenhausanmeldung erledigt und die Schwester hat Gelegenheit, bei der Abgabe der Anmeldeformulare noch einige Worte mit dem Begleiter zu wechseln. Oft läßt sich dabei schnell klären, ob der eingewiesene Kranke schon einmal in einem anderen Krankenhaus gelegen hat oder ob Befunde vorliegen, die besorgt werden können, damit der Stationsarzt diese bei seiner Ankunft einsehen kann. Man gibt dem Begleiter die Besuchszeiten bekannt und erlaubt ihm noch eine kurze Verabschiedung von seinem Angehörigen.
Die Schwester begibt sich darauf zu dem neuaufgenommenen Patienten, hilft ihm beim Auspacken der Wäsche und richtet den Nachttisch mit den unbedingt notwendigen persönlichen Dingen so ein, daß alles Nötige jederzeit erreichbar ist. Dann werden Körpertemperatur, Puls und Atemzahl festgestellt. Ein Reinigungsbad ist zurückzustellen, bis der Stationsarzt dieses erlaubt hat. Sollte der Patient starken Durst haben, dann muß man ihn vertrösten, bis die ärztlichen Anordnungen gegeben worden sind. Oft haben Kranke vor dem Eintreffen im Krankenhaus zu Hause erst

Stationsaufnahme 75

noch einmal ausgiebig gegessen, so daß nicht unbedingt schon vor der ärztlichen Visite irgendwelche Nahrungsmittel gereicht werden sollten. Ist der Patient morgens nüchtern in die Krankenanstalt gekommen, dann verständigt man die Laborantin und bittet um die Anfertigung eines Blutbildes. Der Arzt wird nach Erhebung des Aufnahmebefundes die nötigen weiteren hämatologischen und serologischen Untersuchungen anordnen.
Am Schreibtisch der Stationsschwester wird eine neue Krankheitsverlaufskurve mit den Personalien des aufgenommenen Patienten angelegt.
Mittlerweile ist der Stationsarzt eingetroffen, der gemeinsam mit der Schwester den „Neuzugang" begrüßt und den Aufnahmestatus erhebt. Meist fühlt sich nach diesen wenigen Ereignissen der „Neue" schon als Glied der Station.
Schwieriger ist die Vorbereitung für einen Kranken, bei dem Verdacht auf eine *Infektionskrankheit* besteht. Alles, was zur Vermeidung und zur Verhinderung der Ausbreitung von Infektionskrankheiten dient, ist zu beachten. (Siehe Hinweise im speziellen Teil!) Vor der Krankenzimmertür soll eine Schüssel mit Desinfektionslösung stehen, eine Abstellmöglichkeit für Geschirr befindet sich innerhalb des Krankenzimmers, damit dieses an Ort und Stelle gespült werden kann. Aus dem Zimmer (Einzelzimmer!) des Patienten dürfen keine Gegenstände herausgetragen werden, ohne vorher desinfiziert zu werden. Die Türklinke muß innen und außen mit Mull umwickelt sein, welcher vorher mit Desinfektionslösung getränkt wurde. Vor der Krankenzimmertür liegt ein großer, feuchter Scheuerlappen, der ebenfalls wie der Türklinkenmull behandelt wird. Weiterhin stehen außerhalb des Krankenzimmers eine weitere Waschschüssel bzw. Waschbecken bereit, dazu Seife, Nagelbürste und zwei Handtücher für Arzt und Schwester. Vor der Türe hängen zusätzlich Kittel für Arzt und Pflegepersonal. Die Reinigung des Zimmers sollte nach Möglichkeit von einer Schwester überwacht werden, damit das Hilfspersonal die unbedingt vorgeschriebenen Regeln beachtet. Nicht zu vergessen ist der eigene Nachtstuhl des Infektionskranken. Wesentlich ist, daß möglichst bald eine Verlegung auf eine Infektionsstation erfolgt. Die anschließende Desinfektion des Krankenzimmers hat nach strengsten Richtlinien zu erfolgen.
Weitere Besonderheiten sind auch bei der *Aufnahme kranker Kinder* zu beachten. Wichtig ist, daß die Stationsschwester und das Pflegepersonal, welches auf Kinderstationen arbeitet, selbst kinderlieb sind und einige pädagogische Erfahrung und Fähigkeiten haben, das kranke Kind oder das schwierige Kind verstehen zu können. Der Arzt hat es dann meist leichter. Hier gilt der Grundsatz der Liebe zum kranken Menschen ganz besonders.

Es soll nochmals wiederholt werden: Jeder Zugang ist dem *Stationsarzt*, seinem Vertreter oder dem diensttuenden Arzt *sofort zu melden*.
Die erfahrene Stationsschwester wird feststellen, ob von dem neu aufgenommenen Kranken frühere Befunde (altes Krankenblatt, poliklinische Karteikarte, Röntgenfilme o. a.) vorliegen. Diese Unterlagen werden umgehend zum Vergleich, zur besseren und schnelleren Diagnostik, angefordert.
Bei Bewußtlosen und bei kranken Kindern hat der Assistenzarzt, nicht — wie es leider oft geschieht — die Stationsschwester, von den Angehörigen des Kranken die Anamnese zu erheben.
Bevor der Patient sich in das Bett begibt, werden *Körpergröße* und *Körpergewicht* bestimmt.

Der Kranke verbleibt dann, bis weitere Anordnungen des Arztes erfolgen, im Bett. Die *Bettruhe* wird auch in solchen Fällen eingehalten, in denen diese zunächst wegen der vorliegenden Erkrankung nicht absolut notwendig erscheint.

Rektale *Temperaturmessung* (jeder Patient hat sein eigenes Thermometer) und *Pulskontrolle* sollten bis zur Ankunft des Arztes vorgenommen werden. Hochfiebernde Patienten bedürfen einer besonders guten Aufsicht und erhöhter Wachsamkeit sowohl von seiten des Arztes als auch der Schwester, damit sie nicht im Zustand einer fieberhaften Psychose Unheil anstellen. Liegt der neu aufgenommene hochfiebernde Kranke in einem Einzelzimmer, dann sollte eine Aufsichtsperson bei ihm belassen werden.

Das *Reinigungsvollbad* bedarf stets der ärztlichen Verordnung. Im übrigen schadet es nichst, wenn der erstuntersuchende Arzt den Patienten „ungereinigt vor die diagnostizierende Nase" bekommt. Man erinnere sich bestimmter Fälle von Bewußtseinsverlust, in denen eine gut geschulte Nase vorerst einen Laborbefund zu ersetzen vermag. So erwähnt *Baur*, daß ein geübter Geruchsinn den Acetongeruch eines diabetischen Komas schon erkennt, „bevor im Harn genügend Aceton ausgeschieden wird, um die Legalsche Probe positiv ausfallen zu lassen". Die für die klinische Diagnostik anwendbaren Geruchsempfindungen beim Menschen können durch den Körperschweiß, durch die Atmungsluft, durch das Erbrochene, durch den Stuhl, die Darmgase und durch den Harn hervorgerufen werden, wobei dem Schweiß eine große Bedeutung zukommt.

Ist aus klinischen Erwägungen ein Vollbad nicht angeraten, dann soll eine gründliche *Körperwaschung* vorgenommen werden. Dabei bedürfen Brustwarzen, Achselhöhlen, Nabel, Damm und Leistengegend, Gesäßfalten, Hände und Füße besonderer Berücksichtigung und Sorgfalt.

Bei jedem neu aufgenommenen Patienten wird am nächsten Morgen der *Nachturin* zur chemischen und mikroskopischen Untersuchung in das Laboratorium gebracht. Ausnahme: akute Baucherkrankung, dann *sofort* Urin untersuchen und Blutbild anfertigen lassen.

Alle intravenösen *Blutentnahmen* soll der *Arzt* selbst vornehmen, wobei auch heute noch mit Nachdruck auf die Vornahme der Bestimmung der Wassermannschen Reaktion hinzuweisen ist.

Nach der ärztlichen Untersuchung bespricht der Stationsarzt die nötigen *Sofortmaßnahmen* mit der Schwester. Zu beachten sind dabei folgende Fragen:
1. Ist Bettruhe erforderlich?
2. Welche zusätzlichen diagnostischen Maßnahmen sind anzusetzen?
3. Welche Kostform kann der Patient zu sich nehmen?
4. Welche Medikamente sind nötig?

Wenn überängstliche Patienten „aus therapeutischen Gründen" die klinischen Befunde und die Medikamente vorerst nicht erfahren sollen, dann sind alle diesbezüglichen Gespräche zwischen Arzt und Stationsschwester außerhalb des Krankenzimmers zu führen. Ratsam aber ist es, belanglose Verordnungen am Krankenbett aufschreiben zu lassen. Private Unterhaltungen zwischen Stationsarzt und Schwester haben in Gegenwart der Kranken zu unterbleiben!

Das Anlegen einer zweiten Verlaufskurve (Doppelkurve) kann mitunter sehr sinnvoll sein. Dieser Vorschlag gilt auch für den Arzt oder das Pflegepersonal, wenn sie selbst Patienten sind.

Zusammenfassend ist zu sagen:

Der neu aufgenommene Patient muß das Gefühl des *Umsorgtwerdens* und der *Geborgenheit* haben. Das ist oberstes Ziel!

DIAGNOSTIK UND DRINGLICHE THERAPIE BEI AKUTEN ERKRANKUNGEN
(alphabetisch geordnet)

Adam-Stokesscher Anfall
Leitsymptome:
Bewußtlosigkeitsanfälle
epileptiforme Anfälle (Secessus urinae et alvi)
tonisch-klonische Krämpfe
anfangs Pulslosigkeit — später Bradykardie
Zyanose bis zu Beginn der Kammerautomatie

Zur Diagnose:
Anfallsweiser totaler Block der Herzreizleitung (z. B. Myokarditis, Infarkt, Wechsel zwischen partiellem und komplettem a.v. Block, partieller Systolenausfall *[Mobitz]*, Karotis-Sinus-Syndrom) mit Kammerautomatie.

Dringliche Therapie:
Herzmassage, Euphyllin, Deriphyllin, Coffein-Adrenalinkörper. *Keine Glykoside (!)*. Bei Kammerflimmern: Papaverin 0,1 i.v., kleine Dosen Azetylcholin 0,05 oder Chinidin (0,1 g langsam i.v., Vorsicht!), ACTH und Cortison.

Agranulozytose
Leitsymptome:
Blässe, nicht obligat!
*Nekrosen*bildungen (Mund, Rachen)
Blutbild: Schwund der Leukozyten — hämorrh. Diathese
hohes Fieber (u. U. Schüttelfrost)
Milztumor   Kollaps

Zur Diagnose:
Leukozytopenie (Granulopenie), relative Lympho- und Monozytose, leichte Eosinophilie möglich, normale Thrombozytenwerte. Wichtig ist der plötzliche Beginn mit Allgemeinsymptomen (Fieber, Kopfschmerzen, Übelkeit)! Ikterus selten.

Dringliche Therapie:
Antibiotika, Bluttransfusionen, NNR-Hormone.

Alkalose
Leitsymptome:
Tachykardie   Hyperästhesie
Leibschmerzen   Tetanie — Dyspnoe

Zur Diagnose:
Beachte neben den subjektiven Symptomen Ätiologie und Anamnese!
Starkes Erbrechen kann zu stärkerem Absinken der Chlorionen als der Natriumionen im Plasma führen. Bei hypochlorämischer Alkalose: Anstieg der Alkalireserve, Harn = alkalisch, Hypochlorurie, Tetaniesyndrom, Übererregbarkeit.
Denke an: erhöhte Insulinempfindlichkeit!

Dringliche Therapie:
Ammoniumchlorid 3 mal täglich 2 g, oder Gelamon, Salzsäure, Phosphorsäurelimonade.

Allergie-Schock (Anaphylaktischer Schock, Serumkrankheit)
Zur Diagnose:
Allergen dringt zum erstenmal in Organismus ein — es kommt zur Bildung spez. Antikörper in zwei Formen:
a) frei im Blut kreisend = zirkulierender Antikörper,
b) an Gewebe gebunden = zellständiger Antikörper.
Antikörperbildung dauert 7 bis 10 Tage. Sind 7 bis 10 Tage nach einer Seruminjektion noch Proteine dieses Serums im Organismus vorhanden, so kommt es zur Antigen-Antikörper-Reaktion = *Serumkrankheit!*
Gleiches Allergen dringt erneut in Organismus ein — es kommt zur Reaktion zwischen Allergen und spezifischen Antikörpern. Während zwischen zirkulierendem Antikörper und Allergen es zur Bindung und Neutralisation kommt, entstehen beim Zusammentreffen vom zellständigen Antikörper und Allergen freies Histamin und histaminähnlich wirkende Substanzen. Die dadurch hervorgerufenen klinischen Erscheinungen nennt man *anaphylaktischer Schock.*

Dringliche Therapie:
Neben Allgemeinmaßnahmen und Kreislaufstützung ist vor allem eine Therapie mit Antihistaminkörpern nötig. Weiterhin: Kalzium i.v.
Flache Lagerung des Patienten, Kopf seitlich — 0,3—0,7 mg Suprarenin s. k., notfalls Tropfinfusion mit 5%iger Glukoselösung (von 500 ml Infusionsflüssigkeit 5 mg Arterenol und 40 mg Methylprednisolon zusetzen). Achtung Kreislaufkollaps!

Anämien
Zur Diagnose und dringlichen Therapie:

Art der Anämie	Klinische Behandlung	Art der Anämie	Klinische Behandlung
Anämien durch Blutverlust		Anämien durch Hämolyse	
akuter Verlust durch massive Hämorrhagien	Blutstillung, Schockbehandlung, Transfusion, Eisenmedikation.	akute hämolytische Anämie (toxisch oder infektiös)	Beseitigung des ursächlichen Agens, wenn möglich Antitoxine, Antibiotika, falls indiziert, vorsichtige Transfusion, NNR-Hormone.
chronischer Blutverlust durch ständige Blutungen	Behandlung der zugrunde liegenden Erkrankung. Suche nach möglicher Malignität, wenn nötig, Transfusion, vermehrte Zufuhr von Eisen, Eiweiß und Vitaminen.	Erythroblastosis foetalis	Blutgruppenbestimmung der Eltern (Coombs-Test). Bei Bedarf Austauschtransfusion.

Innere Abteilung

Art der Anämie	Klinische Behandlung	Art der Anämie	Klinische Behandlung
Anämien auf Grund fehlgebildeter Erythrozyten		Panmyelopathie	Chron. Leukämie Bestrahlung, NNR-Hormone, Chemotherapie, Transfusionen zur Aufrechterhaltung des peripheren Blutbildes.
Sichelzell-Anämie	Keine spezifische Behandlung, palliative Transfusionen.	Aplastische Anämie	Keine spezifische Therapie, Transfusionen von Erythrozytenkonzentrat, Kobalt, NNR-Hormone und Splenektomie sind gelegentlich wirksam.
Thalassämie	Keine spezifische Behandlung, palliative Transfusionen.		
Sphärozytose (konstitutioneller, hämolytischer Ikterus)	Splenektomie.		
Anämien durch Störung der Blutbildung		Perniziöse Anämie	Vitamin B 12 parenteral oder oral mit Intrinsicfactor, Leberpräparate, standardisiert nach ihrem B-12-Gehalt. Suche nach etwaigen malignen Magentumoren.
Eisenmangel-Anämie	Eisenkarbonat, -sulfat oder -glukonat, vitamin- und eiweißreiche Kost.		

Aneurysma der Arteria carotis interna

Leitsymptome:
akut einsetzender, heftiger Kopfschmerz
Nackensteife
apoplektiformes Bild mit meningitischen Zeichen
Netzhautblutungen
plötzliche (gleichseitige) Augenmuskellähmung
Trigeminusausfälle

Dringliche Therapie:
Chirurgische Sofortmaßnahmen (Unterbindung des Gefäßes).

Angina
Leitsymptome:

Schluckbeschwerden	Kopf- und Gliederschmerzen
Fieber	Tonsillenbeläge
allgemeines Krankheitsgefühl	Halslymphknotenschwellungen

Dringliche Therapie:
Jede Angina sollte als ernste Krankheit angesehen werden! Denke an rheumatische Komplikationen, Herz, Nieren — tonsillogene Sepsis! Bettruhe, Kamillentee zum Gurgeln und Trinken, Halswickel, Aspirin, Salicylsäure. Vorsicht mit oralen Antibioticis! Urinkontrolle.

Angina pectoris
bei Koronarsklerose

Leitsymptome:
anfallsweiser Schmerz von meist kurzer Dauer
Schmerz: krampfartig, drückend, beklemmend
Ausstrahlung des Schmerzes: nach links in die Schulter, Gesicht, linker Arm bis in die Finger
Angstgefühl? — Atemnot?

Dringliche Therapie:
Nitroglyzerin (3 x 1 Tbl. 0,02!)
Ruhe
manchmal löst sich aber auch der Schmerz nach schnellem Weitergehen von selbst (Second-Wind-Phänomen)

Anurie
Leitsymptome:
reflektorisch nach Nierensteinkoliken
Beachte Ätiologie!

Zur Diagnose:
Länger dauernde Anurie bei Glomerulonephritis, Rindeninfarkten, nach Transfusionen, nach Sulfonamidüberdosierung (selten!), Blutkoagula, Tumoren, spinale Erkrankungen (Myelitis, Kompression), Ischuria paradoxa, Schock, Gefäßspasmen, Embolien, Thrombosen in großen Gefäßen u. a.

Dringliche Therapie:
Beachte Anamnese!
z. B. bei akuter Glomerulonephritis: Wärme
Kurzwellen
Abführmittel
warmer, rektaler Einlauf (30 ccm 20%ige Glukose, 150 ccm Kochsalzlösung oder 500 ccm 10%ige Glukose in Kochsalzlösung) und Wasserstoß. Novocainblockade zwischen D_{11} und L_2, Euphyllin i.v.

82 Innere Abteilung

bei Anurie mit Schock:	Therapie zielt auf Normalisierung des Plasmaproteins, Blutvolumens und Blutdrucks
bei mechanischer Anurie:	chirurgische Behandlung Ureterenkatetherismus
bei Sulfonamidblock: (intrarenale Auskristallisation)	große Mengen physiologischer Kochsalzlösung, Ureterenkatetherismus mit Spülungen, evtl. Zugabe von 1,3%igen Bikarbonat
bei Crush-Syndrom:	evtl. Dekapsulation

Appendizitis
Leitsymptome:
Schmerzen in der Magengegend
starke Schmerzen im Unterbauch rechts
Défense musculaire
Übelkeit mit Erbrechen
belegte Zunge
axillar-rektale Temperaturdifferenz
Tiefendruckschmerz (Bauchdecke, rektal)
Entlastungsschmerz
Pulsbeschleunigung
Leukozytose mit Linksverschiebung
Überempfindlichkeit der regionären Hautpartien

Denke an gedeckte Perforation!
Achte auf Perforationssymptome!
Verdächtig sind: Schmerz mit Kollaps, Pulssteigerung!

Zur Diagnose:
Lehrbuchsymptome sind oft nicht deutlich!
Prüfe: Mac Burney, Blumberg, Rovsing, Payrschen Psoasschmerz! Untersuche immer die rechte Niere und die rechte Lunge mit.

Dringliche Therapie:
Frühoperation beugt Perforation vor.
Bei konservativem „Abwarten" häufige Kontrolluntersuchung nötig! Exspektative Therapie in den ersten 24 Stunden: Patient liegt in Rückenlage im Bett, Einlauf, feuchter Wickel, alle 6 Stunden wechseln, seitlich einen Thermophor. Nichts essen, *nur* Tee mit Zucker, Zitrone, Kognak, keine Milch. Laufende Puls- und axillar-rektale Temperaturkontrolle. Achte auf Stuhl und Windabgang!

Asthma bronchiale
Leitsymptome:
a) Anfall mit hochgradiger exspiratorischer Dyspnoe (Orthopnoe)
   Zyanose
   Giemen, Pfeifen, Brummen

Akute Erkrankungen

häufig nächtliches Auftreten
wenig zähes, glasiges Sputum
b) anfallsfreies Intervall
symptomenarm
geringe exspiratorische Dyspnoe

Zur Diagnose:
Allergische Vorkrankheiten, Bronchitis, „grippale Infekte", achte auf:
Emphysem, pulmonalen Hypertonus und Cor pulmonale.

Dringliche Therapie:
Beseitige den Bronchialkrampf! Adrenalin-Körper, z. B. Suprarenin, Ephedrin, Aludrin oder Kombinationspräparate, z. B. Asthmolysin. Weiter Analeptica (Coffein) und Sedativa. Evtl. Atropin-Belladonnapräparate. Herzstütze! Strophanthin, Prednisolon (anfangs 50 mg, später 25 mg, z. B. Solu-Decortin-H), ACTH, Antihistaminika, Theophyllin. Denke auch an das asthmafreie Intervall (Desensibilisierung).

Asthma cardiale

Leitsymptome:
nachts auftretend
Atemnot
bräunlich-schaumiges Sputum
Herzgrenzen links verbreitert
hebender Spitzenstoß
kein Volumen pulmonum auctum

Zur Diagnose:
Kommt vor: bei Insuffizienz des linken Ventrikels, Hypertonie, Vitium, akuter und chronischer Nephritis, Lungenödem!

Dringliche Therapie:
Großer Aderlaß zur Erleichterung des Lungenkreislaufes, Stroph. ¼ mg i. v., zur Beruhigung der kreislaufregulierenden Zentren 0,01—0,02 Morphium. Besser zuerst Hypnotika der Barbitursäurereihe versuchen! Ferner hypertone Traubenzuckerlösung zur Prophylaxe des Lungenödems.

Atelektase

Leitsymptome:
entsprechend der Ausdehnung der Atelektase
Dyspnoe
Hustenreiz
Pleuraschmerzen
seltener: Hämoptysen und Fieber

Zur Diagnose:
Beachte Anamnese. Röntgenbefund! Denke differentialdiagnostisch immer an Lungenkarzinom!

Dringliche Therapie:
Behandle stets das Grundleiden! Erst dann symptomatisch!

Azetonämisches Erbrechen

Leitsymptome:
starkes Erbrechen
Azetonurie (Kinder!)
Obstgeruch
deutliche Austrocknung (Erbrechen!)
viel Durst

Zur Diagnose:
Denke an Möglichkeit eines hypochlorämischen Komas als Folge des Kochsalzverlustes. Schließe diabetisches Koma und Appendizitis aus!

Dringliche Therapie:
10%ige Glukose per os, per rectum, intravenös. Leichte Sedativa. Vorsicht mit Hypnotika! Nach Wiederherstellung noch einige Tage Kohlehydratzufuhr. Megaphen-Injektion zusammen mit Traubenzuckerlösung.

Azidose

Leitsymptome:
Erbrechen
Anamnese beachten!
siehe Koma, Seite 137 ff.!

Zur Diagnose:
Bei Alkaliverlust (z. B. Dünndarmfistel, schwere Diarrhoe, achylisches Erbrechen). Vermehrte Säureproduktion (z. B. Diabetes, ketonämisches Erbrechen bei Kindern). Säureretention bei Nephritis, Säureintoxikation, Vergiftungen oder bei chronischen Erkrankungen (z. B. renale Rachitis), ferner bei Lähmung des Atemzentrums (Prim. Lungenkrankheit, Stauung).

Dringliche Therapie:
100—500 ccm 1,3%ige (= isotonische) Natriumbikarbonatlösung als Dauertropf. Denke an Zersetzungsgefahr beim Sterilisieren! (Zweckmäßig ist 13 g Natriumbikarbonat in 630 ccm Aq. dest. zu lösen und mit kochendem Wasser auf 1000,0 auffüllen.) Weiterhin alkalireiche, laktovegatible Kost.

Blutstillung, akute

Dringliche Therapie:
Arterielle Blutungen zentral von der Verletzungsstelle fest komprimieren.
Venöse Blutungen lokal komprimieren oder distal abbinden.
Chirurgische Wundversorgung baldigst erstreben!
Weiter: Druckverband, Tamponade, Hämostyptika, periphere Kreislaufmittel, Kalzium, hypertone Kochsalzlösung i. v., Hämophobin, Vitamin K, Blutgruppe bestimmen lassen! Evtl. Transfusion.

Bronchialkarzinom
Leitsymptome:
typischer, meist nächtlicher Reizhusten
geringe Blutbeimengungen im Sputum
„fieberhafter" Initialinfekt
Brustschmerzen (pleurale Reaktion), Kompressions-Schmerz
Atelektase (infraclav. Schenkelschall, Bennhold)
poststenotische Bronchiektasie
allgemeines Krankheitsgefühl, Appetitlosigkeit
Abmagerung

Zur Diagnose:
Verpaßte Frühdiagnose ist Fehldiagnose!
Zusammenarbeit zwischen praktischem Arzt, Internisten, Röntgenologen, Otologen und Chirurgen in kürzester Zeit ist notwendig, um zur Frühdiagnostik zu kommen!

Dringliche Therapie:
frühzeitige Operation!

Spezielle Merksätze für die Erfassung des Lungen- und Bronchialkarzinoms:
1. Oberstes Ziel ist die Erfassung im operablen Stadium.
2. Bei unklaren Erkrankungen im krebsfähigen Alter solange an Bronchialkarzinom denken, bis das Gegenteil sicher erwiesen ist.
3. Bagatellsymptome, wie Grippebronchitis, Reizhusten usw. nicht unterbewerten, besonders bei Therapieresistenz.
4. Durch vorausgegangene Infekte, kleine Traumen usw. darf man sich nicht in falsche Richtung lenken lassen.
5. Die üblichen Lehrbuchsymptome, wie Himbeergeleesputum, Hämoptoe usw. sind selten und ausgesprochene Spätsymptome.
6. Bei Plexus- und Interkostalneuralgie sowie hartnäckigen Brust-, Schulter- und Rückenschmerzen besteht Verdacht auf Pancoasttumor.
7. Schnell nachlaufende, besonders hämorrhagische Exsudate sowie unklare Empyeme und Abszesse sind verdächtig auf Bronchialkarzinom.
8. Lungentuberkulose schließt ein Bronchialkarzinom nicht aus. Alle frischen Prozesse mit Hilusbeteiligung, insbesondere bei Männern, die scheinbar tuberkulöser Natur sind, aber ohne oder mit nur einmaligem Bazillennachweis einhergehen, sind als tumorverdächtig anzusehen und müssen bronchographiert werden. Insbesondere sind bei diesen Fällen akute Atelektasen für Bronchialkarzinom pathognomonisch. Solitäre Lungenherde sind, auch wenn sie nur gering an Größe zunehmen und ihr Charakter als Tumor nicht sicher von aktiven Tuberkulomen zu unterscheiden ist, durch Resektion zu entfernen.
9. Fieber spricht nicht gegen Bronchialkarzinom.
10. Patienten mit Signalsymptomen in der stummen Phase dürfen nicht aus der Kontrolle entlassen werden.
11. Bei frühzeitigem Verdacht sofortige Spezialuntersuchung in Klinik erstreben und einweisen. Insbesondere ist bei allen atypischen, nicht restlos sich zurückbildenden oder rezidivierenden Bronchopneumonien, Pneumonien, Pleuropneumonien, Lungenabszessen oder bei Lungengangrän durch Bronchographie nach Bronchialtumor zu fahnden.

86 Innere Abteilung

12. Enge Zusammenarbeit zwischen Röntgenologen, Otologen und erstbehandelndem Arzt, um die Frühdiagnostik zu beschleunigen und zu sichern, um damit die Verschleppungszeiten zu verkürzen. Auf diese Weise sind die Verdachtsfälle ohne Verlaufsbeobachtung sofort zu klären und der Frühoperation zuzuführen.

Bronchostenose

Leitsymptome:
plötzliche Atemnot
starker Reizhusten
Zyanose
Erbrechen
lokalisierter Schmerz

Dringliche Therapie:
Behandle die Ursache! Erst dann symptomatisch! Fremdkörperextraktion, evtl. Tracheotomie, Absaugen von entzündlichen Sekreten nach Einführen des Bronchoskops, evtl. Intubation, Facharzt!
Im übrigen: Sedativa, Kreislaufstütze, Analeptika, evtl. Kalzium i. v.

Bronchotetanie

Leitsymptome:
plötzlich auftretende Dyspnoe (Anfall)
schweres Erstickungsgefühl
Zyanose

Zur Diagnose:
Dauerspasmus der glatten Muskulatur, kann zu Apnoe führen! Letaler Ausgang durch gleichzeitig auftretende Herztetanie.

Dringliche Therapie:
Ruhe, Analeptika, Kreislaufmittel, Kalzium langsam i. v. oder Magnosulf i. m. oder langsam i. v.

Cheyne-Stokessche Atmung

Leitsymptome:
periodische Atmung, die nach einem Atemstillstand wieder stärker wird und allmählich wieder abflacht.

Zur Diagnose:
Atmungsform ist ein völlig unspezifisches Symptom, welches nur Untererregung oder Untererregbarkeit des Atemzentrums bedeutet. Vorkommen bei: Zerebralmedullären Störungen, verschiedene vaskuläre, entzündliche, stoffwechselbedingte Mechanismen und Intoxikationen verschiedener Genese. Oft bei Sterbenden.

Dringliche Therapie:
Bei kardialer Genese: ¼ mg Strophanthin i. v. mit Euphyllin, Deripyllin oder anderen Purinen.
Bei zerebraler Genese: zentrale Analeptika (Lobelin, Cardiazol, Kampher).
Keine Opiate!

Cholangitis
Leitsymptome:
Fieber mit Schüttelfrost
manchmal Ikterus
vergrößerte Leber(?)
Neigung zu Leukopenie
Dringliche Therapie:
Antibiotikum, syncholische Sulfonamide, leichte Choleretika und Cholagoga. Diät.

Cholelithiasis
Leitsymptome:
typischer Kolikschmerz mit Ausstrahlung nach der rechten Seite
bis zum Schulterblatt
Übelkeit
Erbrechen
Zur Diagnose:
Bei jedem zehnten Mann und jeder dritten Frau über 40 Jahre bedeutet eine Kolik im rechten Oberbauch Cholelithiasis.
Gallenkolik beruht auf akuter Überdehnung mit Rückstauung.
Schmerzanfall kann gleichartig verlaufen bei
a) Steinen ohne Entzündung,
b) Entzündungen ohne Steine,
c) Steinen und Entzündung,
d) völlig intaktem Gallenwegsystem, d. h. keine Steine, keine Entzündung.
e) Auch Cholezystektomierte können gleiche Koliken haben wie vor der Operation.
Wann soll heute operiert werden?
a) Bei so vielen Koliken trotz intensiver Therapie, daß das Leben keine Freude mehr macht.
b) Bei mit Gelbsucht einhergehenden Koliken.
c) Bei dem geringsten Verdacht einer malignen Geschwulst (Gallenblasenkarzinom ohne Cholelithiasis sehr selten).
d) Bei akuten entzündlichen Schüben, die häufig über die steingefüllte Gallenblase ablaufen.
e) Bei beginnenden Leberschäden und Galle-Pankreas-Störungen.
f) Nur selten wird eine Herzerkrankung eine Gegenanzeige zur Operation darstellen. Eine wichtige Gegenanzeige ist die formidable Angst des Patienten vor der Operation.
Zur Differentialdiagnose „Mechanisches Hindernis oder dyskinetische Drucksteigerung":
Morphium in kleinen Dosen (0,5 bis 1 mg) führt beim übererregbaren Gallensystem zum Krampf am Sphinkter Oddi mit den Folgen einer Druckerhöhung und einer neuen Kolik. Große Dosen übertönen die Sphinkterwirkung, greifen zentral an und wirken schnell analgetisch. Amylnitrit löst den Spasmus und beseitigt den Anfall. Wenn dieser Test positiv ist, dann lag eine Dyskinesie vor.
Dringliche Therapie:
Dolantin, Novalgin, Vorsicht: Morphium 0,02 und 0,001 Atropin, weiterhin Wärmekataplasmen, Belladonna, Papaverinpräparate.
Paravertebrale Novokainanästhesie (20 ccm 1% Lösung).

Cholezystitis, akute
Leitsymptome:
typischer Gallendruckschmerz mit Ausstrahlung zum Rücken oder gegen die rechte Schulter
Fieber
Erbrechen
Senkungsbeschleunigung
Leukozytose
Zur Diagnose:
Schmerzen können auch in Magengegend lokalisiert sein. Denke an Appendizitis, Pankreatitis, Cholelithiasis, gedrehte Ovarialzyste. Meist Folge einer bakteriellen Infektion, auch Lamblien ausschließen!
Dringliche Therapie:
Eisblase.
Gallenblasendesinfizientien (Salol, Aspirin, Sulfonamide, Antibiotika).
Bei akuten und peritonealen Reizerscheinungen (septische Komplikationen, Verdacht auf Empyem, Perforationsgefahr) sofortige Operation.

Darmblutung
Leitsymptome:
Kollaps
Blutstuhl
Anämie
Zur Diagnose:
Vorkommen bei Typhus abdominalis, Tumoren des Magen-Darmkanals, Dünn- und Dickdarmentzündungen, Ulkuskrankheit.

Intestinale Blutungen
(modifiziert nach H. Goldeck)
Dringliche Therapie:
Ruhigstellung des Darmes mit Opiumtinktur
strenge Bettruhe
Nahrungskarenz
lokale Eisbeutel
ferner Hämostyptika, hypertone Kochsalzlösung, Bluttransfusion

Diphtherie (meldepflichtig!)
Leitsymptome:
Fieber, mäßig
schleichender Beginn, selten akut
Schluckbeschwerden
lokale, membranöse, festhaftende, blutende Beläge auf Tonsillen und deren Umgebung (Uvula)
süßlicher Fötor ex ore
Erbrechen

Ferner: Halslymphknoten vergrößert, Puls beschleunigt, neutrophile Leukozytose, Zylindrurie, Abstrich für bakt. Untersuchung!
Negativer Abstrich spricht *niemals* gegen Diphtherie!

Akute Erkrankungen

Dringliche Therapie:
Frühzeitig genügend hochdosierte Serumtherapie!
Innerhalb der ersten 24 Std. 100—500 AE pro Kilogramm Körpergewicht i. m., d. h. etwa 6—15 000 AE. Beachte Gefahr der Anaphylaxie; wenn früher bereits Serum gegeben wurde, dann Probeinjektion von 1 ccm. Evtl. Bluttransfusion von Rekonvaleszenten. Herz und Kreislaufüberwachung. Notfalls Tracheotomie!

Embolie der Extremitäten

Leitsymptome:
Plötzlicher heftigster Schmerz in den betroffenen Gliedmaßen.
Initiale Zyanose, später „Leichenblässe" der Gliedmaßen.
Peripherer Puls nur schwach oder nicht palpabel.

Zur Diagnose der Embolieformen:

	Akute, arterielle Embolie	Akute Thrombophlebitis
Schmerzen	plötzlich auftretend, sehr stark	allmählich auftretend, mäßig stark
Gliedumfang	verkleinert	vergrößert
Hautfarbe	weiß, später leicht cyanotisch	normal oder leicht cyanotisch, später weiß
Hauttemperatur	herabgesetzt	meist normal
Hautempfindung	herabgesetzt	normal
Hautvenen	kollabiert	gestaut
Arterienpuls	fehlend	vorhanden
Körpertemperatur	meist normal	mäßig erhöht

Dringliche Therapie:
Sofortige Ruhestellung, Beine tief, Gefäßerweiterung durch Spasmolytika (Papaverin 0,1 i.v., Eupaverin 0,06, 1—2 mal stündlich i.v.), Novokain, Complamin, Padutin, Ronicol, Priskol, notfalls i.a., Morphium zur Schmerzbekämpfung und innerhalb weniger Stunden chirurgischer Eingriff. Evtl. Heparin, Dicumarol o. ä.

Embolie und Thrombose der Mesenterialgefäße

Leitsymptome:
akuter Beginn unter dem Bilde einer Angina abdominalis
heftige Koliken
Kollaps

Zur Diagnose:
Teilweise blutige Durchfälle, Gefahr der diffusen Peritonitis, paralytischer Ileus! Prognose ungünstig.

Dringliche Therapie:
Frühoperation, 6-Stunden-Grenze!

Ursachen der arteriellen *Embolie* und *Thrombose* (modifiziert nach *Emmrich*)

arterielle Embolie	Herzkrankheiten	z. B. Endokarditis Myokarditis Myokardinfarkt Vitium Vorhofflimmern
	Krankheiten der großen Arterien	z. B. Wandthrombosen Arteriosklerose, Trauma Entzündungen Aneurysmen
arterielle Thrombose	Gefäßkrankheiten	Arteriosklerose Thrombangiitis obliterans.
	chirurgische Krankheiten	Trauma Operation Halsrippe
	geburtshilflich-gynäkologische Krankheiten	Operation
	Hämatologische Erkrankungen	Polycythaemia vera Thrombophilie Kryoglobulinämie Kälteagglutinin-Krankheit Thrombose-Krankheit
	verschiedene Erkrankungen	Infekte Infektionskrankheiten Herzfehler

Empyem der Pleura
Leitsymptome:
Lungendämpfung ohne Atemgeräusch
Anamnese (postpneumonisches E.)
Brustwand klopfempfindlich
oft schleichender Beginn
subfebrile bis febrile Temperaturen

Dringliche Therapie:
Probepunktion mit nicht zu dünner Nadel!
Chirurgische Behandlung, Bülaudrainage, Rippenresektion, Antibiotika und Sulfonamide.

Encephalitis epidemica (meldepflichtig!)
Leitsymptome:
Kopfschmerz
Fieber
Benommenheit
Initialpsychose
grippaler Beginn

Zur Diagnose:
Unterscheide E. „A" und „B", weiterhin gehören *Lyssa*, para- und postinfektiöse Enzephalitis zu diesem Krankheitsbild. Enzephalitis A ist vorwiegend eine Hirnstammerkrankung, Enzephalitis B diffuserer Befall des ZNS.
Merke: ophthalmoplegisch-somnolente Form, akinetische Form, hyperkinetische Form, apoplektische Form.

Dringliche Therapie:
Spez. Therapie nicht durchführbar. Versuch mit großen Pyramidondosen (3 x 0,3—0,5), Trypaflavin, Lumbalpunktion.

Endokarditis
Leitsymptome:
rheumatisches Fieber
septische Temperaturen
oft diastolisches Geräusch über dem Herzen
präsystolischer Vorschlag deutet auf Myokarditis
fast stets mit Myokarditis kombiniert
Leukozytose, Linksverschiebung, Lymphopenie, auch *Leukopenie*
Blutsenkung stark erhöht
blasses Aussehen
harter Milztumor

Dringliche Therapie:
Hohe Dosen von antibiotischen Substanzen, z. B. Penicillin, Pyramidon, Salicylsäure, Vitamine, Herz- und Kreislaufüberwachung und Behandlung! Blutbild beachten!

Endophlebitis hepatica interna
Zur Diagnose:
Thrombophlebitische Prozesse in der unteren Körperhälfte, besonders bei Frauen. Schmerzen in der Lebergegend mit Erbrechen und Durchfall, Meteorismus, Aszites. Im akuten Stadium sehr schnelle, hochgradige Lebervergrößerung. Prognose ernst!

Dringliche Therapie:
Frühoperation.

Enteritis nekroticans (Darmbrand)

Leitsymptome:

blutige Durchfälle
Koliken im linken Oberbauch
Fieber
Apathie
Leukozytose und Linksverschiebung
Blutsenkung stark erhöht
grau-braun belegte Zunge
Haut: sehr bleich
Rumpel-Leede: pos., Kapillartoxikose, sek. Anämie

Zur Diagnose:

Klinisch (epidemiologisch), evtl. perakuter Darmbrand oder mehr maskierte Form. Temp. uncharakteristisch!

Dringliche Therapie:

Entgiftung des Kranken auf breitester therapeutischer Basis.
Nicht zu früh operieren, d. h. kein schematischer Op.-Zeitpunkt, es sei denn bei akuten Blutungen der Welch-Nutall-Gruppe. Auch Marbadalgaben gegen die wahrscheinlichen Anaerobier aus der Fränkelgruppe haben sich manchmal bewährt. Wichtig ist Diät! 1. Woche: fasten, 2. Woche: Tee und Haferschleim, 3. Woche: Breidiät, 4. und 5. Woche: Schonkost, 6. Woche: normale Kost.

Differentialdiagnose bei Durchfällen (nach *Koeppe*)

Krankheit	Leitsymptome	Diagnose
Typhus abdominalis	hohes Fieber, Erbrechen, Durchfall, Roseolen, Milztumor	klinisch, bakteriologisch (Erreger aus Blut, Erbrochenem, Eiter, Nahrungsresten), serologisch (evtl. Gruber-Widal)
Gastroenteritis acuta paratyphosa	hohes Fieber, Erbrechen, profuse Durchfälle, Tenesmen	
Bakterienruhr	akut fieberhaft, blutig-schleimige Durchfälle, Koliken, Tenesmen	klinisch (epidemiologisch), bakteriologisch (Erreger aus frischem Stuhl), serologisch (Gruber-Widal erst später verwertbar)
Amöbenruhr	subakut (chronisch), ohne Fieber, Tenesmen, blutig-schleimige Durchfälle	
Virusenteritis	akuter Brechdurchfall, grippeartig	

Krankheit	Leitsymptome	Diagnose
Cholera asiatica	Brechdurchfall (Reiswasserstühle), Untertemperaturen, Exsikkose, Kollaps	klinisch, bakteriologisch, serologisch
Darmbrand	Fieber, blutige Durchfälle, kolikartige Schmerzen im linken Oberbauch	klinisch (evtl. epidemiologisch)

Epistaxis
Zur Diagnose:
Z. B. bei Morbus Osler-Rendu-Weber, andere Formen der hämorrhagischen Diathese, bei Hypertonie, Polyzythämie, weiter: bei akuten Leukämien, bei Urämie, Arteriosklerose, akuter Glomerulonephritis und bei verschiedenen Infektionskrankheiten, z. B. Pertussis, Bangsche Krankheit, Fleckfieber, Typhus abdominalis.

Dringliche Therapie:
Kopf hoch lagern, Eis oder Kaltwasserbeutel in das Genick, Watte u. U. mit Adrenalin betropfen. Ätzung mit Chromsäure oder Trichloressigsäure oder 50%igem Argentum nitricum. Hämostyptika i.m. und i.v. Bei Hypertonie evtl. Aderlaß. Eisenchloridwatte lokal.

Erfrierung
Zur Diagnose:
Gradeinteilung bei lokalen Erfrierungen beachten. Zirkulationshemmung wirkt begünstigend, Kälteanästhesie, Gesichtszyanose, Schweregefühl in den Gliedern, unsicherer Gang, Teilnahmslosigkeit!

Dringliche Therapie:
Behutsamer Transport (Frakturgefahr), Lagerung zunächst in kaltem Raum, Vorsicht beim Entkleiden! Abreiben des Körpers mit Schnee oder kalten Tüchern, Lagern im kalten Bett, evtl. künstliche Atmung, nachdem Starre gelöst ist, kühle Umschläge, Salbenverbände (Frostsalbe, Borsalbe, Vaseline!), wenn möglich, heiße Getränke!

Ertrinken
Zur Diagnose:
Eindringen von Wasser in die Atemwege mit Bewußtseinstrübung (innerhalb 5—10 Minuten oder kürzer), krampfartige Atembewegungen und weiteres Wasserschlucken, schließlich Versinken bei Stimmritzenverschluß, wahrscheinlich durch Schädigung der Medulla oblongata.

Dringliche Therapie:
Künstliche Atmung, mindestens 20 Minuten Wiederbelebungsversuche durchführen! Mund des Ertrunkenen auswischen, auf Bauch legen, zentrale und periphere Kreislaufmittel (z. B. Cardiazol, Deumacard, Sympatol).

Exantheme bei Infektionskrankheiten

a) *Masern:*	Makulo-papulös am 4. Krankheitstag. Flecken leicht erhaben. Beachte das vorausgehende Enanthem der Mundschleimhaut.
b) *Röteln:*	Kleinfleckiger als Masern.
c) *Scharlach:*	10—24 Stunden nach Beginn winzig konfluierende Pünktchen, Flüchtigkeit, Höchstdauer 3 bis 4 Tage. Nasolabiales Dreieck frei! „Milchbart"!
d) *Varizellen:*	Kleine, rote, erhabene Flecke, in der Mitte wasserhelles Bläschen.
e) *Pocken:*	Am 2. Tag entwickelt sich am Bauch ein initiales Exanthem = Rash. Am 4. Tag typisches Pockenexanthem. Narbige Abheilung.
f) *Typhus:*	Am 9. Tag Roseolen an Brust und Bauch, verschwinden auf Druck mit Glasspatel!
g) *Paratyphus:*	Ähnlich Typhus.
h) *Fleckfieber:*	3 bis 5 Tage am ganzen Körper, auch Hand und Fuß, Exanthem roseolaartig.
i) *Erythema nodosum:*	Rote Flecken als schmerzhafte Knoten palpabel.
k) *Erythema exsudativum:*	Multiforme, hellrote Flecke, Quaddeln, Papeln oft girlandenförmig angeordnet, oft an Händen und Armen. Kokardenform.
l) *Hauttuberkulose:*	Lichen scrophulosus, papulonekrotisches Tuberkulid oder Tuberculosis verrucosa.
m) *Lepra:*	Flecke und Knoten im Gesicht und an den Extremitäten.
n) *Lues II:*	Entweder makulös oder papulös und pustulös (flüchtig!!).
o) *Arzneimittelexanthem:*	Juckreiz, entweder morbilliform oder skarlatiform.
p) *Erythema subitum:*	Kommt bis zum 5. Jahr vor. Erythem, Fieber, Leukopenie, Lymphozytose.
q) *Urticaria.*	

Fleckfieber (meldepflichtig!)

Leitsymptome:
Fieber
Exanthem (flüchtig!)
enzephalitische Erscheinungen
Kopfschmerzen
Benommenheit
Muskel und Gliederschmerzen
Milztumor

Zur Diagnose:
Fleckfiebergesicht (gerötet und aufgedunsen). — Am 3.—6. Krankheitstag Exanthem (mit Glasspatel nicht wegdrückbar), z. T. petechial umgewandelt — Tachykardie — Hyperkinesien — Vasomotorenkollaps — verwaschene Sprache — Schwerhörigkeit — uncharakteristisches Blutbild.

Dringliche Therapie:
100—200 ccm Rekonvaleszentenserum, Bluttransfusion, viel Flüssigkeit, viel Kohlehydrate und Vitamine, reichlich Sedativa (Luminal), Kreislaufmittel-Pneumonieprophylaxe. Bei Kollapsgefahr: Kochsalzinfusion. Prophylaxe: Läusebekämpfung, Verbreitung auch durch Läusekot!

Fremdkörper in der Speiseröhre
Leitsymptome:
Dysphagie
Zur Diagnose:
Beachte Anamnese! — Besonders im Schlaf, in Narkose oder bei epileptischen Anfällen werden bei Kindern mannigfaltige Gegenstände, bei Erwachsenen Zahnprothesen verschluckt! Röntgenuntersuchung! Denke an Perforationsgefahr! Suizid?
Dringliche Therapie:
Sofortige Fachuntersuchung und Behandlung!
Hals-Nasen-Ohrenarzt, Laryngo-Ösophagoskopie!

Gichtanfall, akuter
Leitsymptome:
plötzlich einsetzender Schmerz, Schwellung und Rötung meist der Großzehe (Podagra), aber auch anderer Gelenke
lokales Ödem
Venenerweiterung in Gelenkumgebung
intraartikuläres Exsudat
Tophi?
Schmerzzunahme bei Bewegung oder Berührung
Anfalldauer: meist 24 Stunden, dann oft schmerzfrei!
Dringliche Therapie:
Im Anfall: Kolchizin 3—4 mal tgl. 1 mg, dann Dosis auflockern, Nahrungsaufnahme verbieten!

Glaukom, akutes, entzündliches
Leitsymptome:
heftigste, einseitige Augenschmerzen
Kopfschmerzen
Erbrechen
Bulbus steinhart!
Pupille weit und kaum reagierend
Pupille oft entrundet ohne Synechien
Dringliche Therapie:
Sofort *Miotika!* 1 Tropfen 2%ige Pilocarpinlösung oder 1%ige Eserinlösung. Zunächst in Intervallen von 5 Minuten, bis Pupille verengt wird. Kein Belladonna, kein Atropin! Unter Umständen: Morphium (Cave!).

Glomerulonephritis, akute
Leitsymptome:
Blutdrucksteigerung
blasses Ödem (Gesichtsschwellung, Unterlider)
Hämaturie

Synopse der Nierenkrankheiten

	Glomerulo-nephritis	Pyelo-nephritis	Interkapill. Glomerulo-sklerose	Nephro-sklerose	Arterio-sklerose
Dysurie	selten — mit Nykturie im weit.Verlauf d. Krankheit	vorhanden Brennen, häufig Nykturie	gelegentlich — mit Nykturie im Spätstadium	gelegentlich — mit Nykturie im Spätstadium	gelegentlich — mit Nykturie im Spätstadium
Fieber	vorhanden	vorhanden	nein	nein	nein
Ödem	allgemein während gewisser Phasen der Krankheit	nur terminal bei Versagen von Herz und Nieren	fast immer	nur bei Versagen des Herzens	nur bei Versagen des Herzens
Arterielle Hypertonie	allgemein	selten, außer terminal	terminal	immer	häufig
Netzhaut-erkrankung	progressiv vom hypertonischen Typ	terminal vom hypertonischen Typ	diabetisch und vom hypertonischen Typ	hypertonischer Typ	hypertonischer Typ
Diabetes	gelegentlich	gelegentlich	immer	gelegentlich	gelegentlich
Albuminurie	1,5–30 g/24 h	0,2–2 g/24 h	mehr als 1 g/24 h	0,2–5 g/24 h	0,2–2 g/24 h
Nierenfunktion	glomeruläre Schädigung größer als tubuläre	tubulär und glomerulär gleiche Schäden	wie bei Glomerulo-nephritis	tubuläre Schädigung größer als glomeruläre	Tubuli und Glomeruli gleich geschädigt
Harnsediment	Haematurie vorherrschend	Pyurie vorherrschend	keine Charakteristica. Sowohl Pyurie als auch Haematurie	relativ normal. In der malignen Phase Haematurie	relativ normal
Harnkulturen	gelegentlich positiv	im allgemeinen positiv	gelegentlich positiv	gelegentlich positiv	gelegentlich positiv

Dringliche Therapie:
Hunger- und Dursttage, Sedativa, Bettruhe, Wärme, Herz- und Kreislaufstützung. Nach mindestens 2 Hungertagen vorsichtig mit Diät beginnen, unter Umständen Wasserstoß (!). Bei Anurie: paravertebrale Anästhesie zwischen D_{11} und L_2.

Grippe
Virusgrippe (A, B, C, S, M, Y)

Leitsymptome:
schweres, allgemeines Krankheitsgefühl
hohes Fieber
Katarrh der oberen Luftwege, Rö.: Grippedreieck
Schmerzen hinter dem Brustbein
Stirn-, Augenhöhlen- und Gliederschmerzen
Bradykardie
(Rhinitis, Tonsillitis, Pharyngitis, Laryngitis, Tracheitis, Bronchitis)
Leukopenie — Hirsttest
blutiger Schnupfen
Stenonscher Gang geschwollen
Sagogaumen
Uvula-Ödem

Dringliche Therapie:
Bettruhe, Pyramidon, Salicylsäurepräparate, Kalzium, Vitamin C, Antihistaminkörper, wichtig: Kreislaufüberwachung und Stützung!

Hämatemesis
Zur Diagnose:
Spontanentleerung von Blut aus dem Mund, Speiseröhre, Magen. — Bei Magen-

Differentialdiagnose Hämatemesis: Hämoptoe

	Hämatemesis	Hämoptoe
Art der Entleerung	durch Erbrechen, Beginn mit Übelkeit	durch Husten mit Brustbeklemmung
Farbe	dunkelrot bis braunschwarz (Kaffeesatz)	meist hellrot
Beschaffenheit	klumpig, geronnen, schaumlos	schaumig, nicht koaguliert
Reaktion	meist sauer	nicht sauer
Speiserest	vorhanden	fehlen
Sputum nach der Blutung	bald rein	noch einige Tage blutig (rosafarben)
Stuhl	schwarz, teerartig	nie schwarz
Fieber	sehr selten	meist vorhanden
Anamnese	Magen- oder Leberkrankheit (Ulkus, Karzinom, Zirrhose)	Lungenkrankheiten (Tuberkulose, Pneumonie, Gangrän, Karzinom, Aneurysma)
	Hämorrhagische Diathesen	
Differentialdiagnose	Pseudohämatemesis, Blut aus Pulmo	Pseudohämoptoe, Blut aus Nase, Zahnfleisch

blutungen dunkelrot oder schwarzbraun gefärbt durch Hämatinbildung. Denke an Ulcus duodeni, Ulcus ventriculi, seltener Karzinom, Ösophagusvarizen.

Dringliche Therapie:
Bettruhe, Eisbeutel, Hämostyptika, möglichst völlige Nahrungskarenz für 2 bis 3 Tage, später nur flüssige Schonkost. Grundleiden behandeln!

Hämoglobinurie (Marchiafava-Anämie)
Leitsymptome:
während des Schlafes auftretend,
nach Kälteeinwirkungen oder körperlichen Anstrengungen
starke Nierenschmerzen
hohes Fieber
dunkelbrauner Harn

Zur Diagnose:
Denke ätiologisch an: Blutgifte (Arsenwasserstoff, chlorsaures Kali), Pilzgifte, Fleischgifte, Schwarzwasserfieber, Chininüberempfindlichkeit, z. B. bei Malariatherapie.

Dringliche Therapie:
Kalzium i.v. — Analeptika, Wärmeapplikationen.
Behandlung des Grundleidens.

Hämophilie
Leitsymptome:
Blutungen (nach geringsten Verletzungen, Mikrotraumen), Gelenkblutungen mit sekundären Zeichen (Arthropathia hämophilica)
Blutungsneigung periodisch wechselnd
Blut in vitro ungerinnbar
Blutungszeit und Thrombozyten normal
sekundäre Anämie
vererbbares Leiden
Vollbild der Hämophilie A und B fast nur bei Männern

Dringliche Therapie:
Bluttransfusionen (nur Frischblut) und symptomatisch Hämostyptika (Kalk, Clauden, Sangostop, Hämophobin), hypertonische Kochsalzlösung.

Hernia incarcerata
Leitsymptome:
meist heftige Schmerzen
Brechreiz
Meteorismus
Stuhlverhaltung
prallelastischer Palpationsbefund
Druckschmerz an der Bruchpforte
bisher reponible Hernie ist plötzlich irreponibel geworden!

Differentialdiagnose zu Hernia incarcerata

	Lokal-symptome	Darm-verlegung	Inkarz.-Schock
I. Kotstauung II. Bruchentzündung	Tastbefund! galen. Sympt.	+ Parese	⌀ ⌀
III. Typ. Inkarzeration Abarten: 1. Netzeinklemmung 2. Darmwandbruch	+ + + + + +!	+ + — ?+	+ + + ?+
3. Retrograde Ink. 4. Scheinreduktion	— —	+ + +	?+ + +
5. Scheineinklemmung 6. Kombinierter Ileus	+ +? + +?	aus anderen Gründen +! aus anderen Gründen +!	

Dringliche Therapie:
Repositionsversuch nur innerhalb 1—2 Stunden nach der Inkarzeration, u. U. im warmen Bad. Denke an reposition en bloc! Beckenhochlagerung ist günstig!
Wenn Operation schnell möglich, keine Repositionsversuche.
Sofort Operation bei erfolgloser Reposition!
Inkarzerierte Darmwandbrüche müssen sofort operiert werden!

Hernia inguinalis
Operation verhütet Komplikationen und Inkarzeration!

Herpes zoster
Leitsymptome:
segmentale Herpesbläschen (Brustsegmente!), geröteter Grund
Fieber, Schmerzen

Zur Diagnose:
Bläschen verschwinden meist nach 7—10 Tagen, neuralgische Schmerzen — besonders bei alten Menschen — können monatelang noch bleiben.

Dringliche Therapie:
Ungt. Veratrini., Zinkpaste
Höhensonnenbestrahlung und Röntgenbestrahlung (Vorsicht!)
paravertebrale Anästhesie
Salicyl und Pyramidon in großen Dosen! B_{12}, Diphydroergotamin
Blutbild kontrollieren!

Hitzschlag
Dringliche Therapie:
Sofortige Lagerung im Schatten, Kleidung öffnen, mit kaltem Wasser abkühlen, Herz- und Kreislaufüberwachung, bei Krämpfen hypertone Traubenzuckerlösung i. v., notfalls Lumbalpunktion bei Skopolamin.

Hyperventilations-Syndrom
Leitsymptome:
Benommenheit
„Unfähigkeit zu atmen"
Hyperpnoe
Gesichtskribbeln und -starre
Herzklopfen
Blässe
Schweißausbruch
Puls schnell
Blutdruck tief
Chvostek und Trousseau pos.
Calcium normal
CO_2-Gehalt des arteriellen Blutes erniedrigt
Zur Diagnose:
Syndrom ist eine seltene Manifestation des akuten Angstzustandes. Die Exspiration großer Mengen von CO_2 senkt den CO_2-Gehalt des arteriellen Blutes so erheblich, daß es zu einer respiratorischen Alkalose kommt. Folgen sind: zentrale und periphere Vasokonstriktion, Dissoziationsstörung von Oxyhämoglobin. EKG zeigt deutliche Depression der T-Zacke und des ST-Stückes. Anfallsdauer meist 10 Minuten, häufige Wiederholung der Anfälle.

Hyponaträmie, relative
Leitsymptome:
Schläfrigkeit
Adynamie
Konzentrationsschwäche
Verwirrtheitszustände
Koordinations- und Sprachstörungen
evtl. Koma
Zur Diagnose:
Plasmaverdünnung durch Zufuhr großer Mengen elektrolytfreier Flüssigkeit, insbesondere bei salzfreier Diät und gleichzeitiger Oligurie oder Anurie. Auch durch intra-extrazelluläre Wasserverschiebung, Hydrämie.
Dringliche Therapie:
Einschränkung der Flüssigkeitszufuhr, oral: Kochsalz und Kalium (Diukal), Ödemdrainage unter oralem Elektrolytersatz, Kreislaufstütze.

Ikterus gravis familiaris
(Ikterus neonatorum, Erythroblastose)
Leitsymptome:
beim Neugeborenen gallig gefärbte Stuhlentleerung
intensiver Ikterus
Benommenheit
Muskelkrämpfe — spasmen
Leber- und Milzschwellung
Ödeme
Blutungsneigung
Blutbild: kernhaltige rote Blutkörperchen
Liquor xanthochrom
Diazo im Serum positiv

Akute Erkrankungen

Zur Diagnose:
Familiäres Auftreten. Bei Rh-pos. Vätern und Rh-neg. Müttern.

Zur Differentialdiagnose des Ikterus

	hepatisch	posthepatisch	
Alter	vorwiegend jugendlich	vorwiegend über 40 Jahre	ohne Hilfsmittel
Jahreszeit	Frühling, selten Winter, ganz selten Sommer	keine Abhängigkeit	
Schmerz	höchstens dumpfes Druckgefühl	bei Stein Koliken bei Tumor selten	
Fieber	häufig zu Beginn	bei Stein häufig bei Tumor nicht	
Milz	vergrößert	nicht vergrößert	
palpable Gallenblase	nicht nachweisbar	Steinverschluß 15%, Tumor 50% der Fälle	
Galle im Stuhl	kann fehlen	fehlt bei totalem Verschluß (Tumor) meist vorhanden bei Stein	mit Labor-Hilfe
Urobilinogenurie	kann vorübergehend fehlen,	fehlt bei Tumor, wechselnd bei Stein	
Bilirubinämie	meist nachweisbar langsamer Anstieg, langsamer Abfall, Höhe charakteristisch	bei Stein selten über 10 mg % bei Tumor zwischen 20 und 30 mg %	
Blutcholesterin	Gesamtcholesterin normal, Esterquote vermindert	Gesamtcholesterin erhöht stark erhöht über 13 E	
alk. Phosphatase	mäßig erhöht bis 12 E +++	negativ oder + (6 Wochengrenze)	
Leberfunktionsproben Duodenalsondierung	kein pathologischer Befund oder keine Galle	Stein: Galle mit Leukozyten und Kristallen, Tumor keine Galle	
Röntgen (Magen, Duodenum, Cholezystogramm)	kein pathologischer Befund, Gallenblase füllt sich nicht	Steinnachweis in Leeraufnahme oder Füllungsbild, Tumor: evtl. erweiterte Duodenalschlinge	

Dringliche Therapie:
Nach Möglichkeit vollständige Austauschtransfusion, *nicht* von der Mutter, möglichst Rh-negatives Blut verwenden!

Ikterus haemolyticus

Zur Diagnose:
Meist angeboren, selten erworben, kein Fieber, Leber nicht vergrößert, dunkle pleiochrome Galle, Stuhl: sterkobilinreich — im Blut: Retikulozytenvermehrung und verminderte osmotische Resistenz. Milztumor, oft derb, indirektes Bilirubin im Serum nur wenig erhöht.

Dringliche Therapie:
Operation. Splenektomie kann sich sehr günstig auswirken, gelegentlich versagt diese Methode, beachte: Spätwirkung! Ausschalten der Ursache bei symptomatischem hämolytischem Ikterus, gegebenenfalls NNR-Hormone.

Ikterus, mechanischer

Leitsymptome:
Anamnese! Beachte: Steinkolik
Tumoren oft symptomlos!
Leber vergrößert
Stuhl: acholisch
kein Milztumor
Biliverdinikterus
Bilirubin im Serum stark vermehrt

Zur Diagnose:
Merke: bei Tumor steter Bilirubinanstieg, bei Stein oft wechselnd,
bei Tumor Gewichtsabnahme mit geringer Anämie,
bei Steinen in krebsgefährdetem Alter an „Präkanzerose" denken!

Dringliche Therapie:
Zeitige Operation anstreben.
Vorher reichlich Vitamin K geben (vermeidet cholämische Blutungen, Hypoprothrombinämie!), Leberschutz-Diät, auch hochwertige Eiweißkörper, nur und wenig gute Butter.

Ikterus parenchymatosus
(Hepatitisformen bis Hepatose)

Zur Diagnose:
Dyspeptisches Vorstadium, bei Hepatitis im Anfang „rheumatische Beschwerden", Temperaturerhöhungen, bei Hepatose nicht. Leber vergrößert und druckschmerzhaft. Stuhl nur selten acholisch. Bei Hepatitis oft plasmazelluläre Reaktion und hämorrhagisch-entzündeter Stenonscher Gang. Gelegentlich weicher Milztumor. Bilirubinwerte im Serum erhöht.

Dringliche Therapie:
Bettruhe, evtl. Wärme, strenge Leberdiät (siehe dort!), Karlsbader-, Mergentheimer-Salz, Duodenalduschen, nicht zu früh belasten! Später Leberhydrolysate!

Ileus (mechanischer Ileus und Obturationsileus)

Einteilung der Ileusformen:

I. *Mechanischer Ileus:* Mechanische Verlegung des Darmlumens
a) Obturation: ohne primäre Zirkulationsstörung, z. B. durch Tumor, Striktur, Strang, Verwachsung, Stein, Askariden, Fremdkörper.
b) Strangulation: mit primärer Zirkulationsstörung, z. B. Achsendrehung, Umschnürung, Einklemmung.

II. *Dynamischer Ileus:* Störung der treibenden Kräfte
a) Schädigung der Darmwand: Muskulatur, Plexus, Nervenendigungen.
  1. *Paralytischer Ileus:* z. B. bei Peritonitis, Mesenterialgefäßthrombosen, Embolie, Gärungsileus, hepatogener Ileus.
  2. *Spastischer Ileus:* z. B. bei geschwürigen Prozessen, Fremdkörpern, Askariden, Vergiftungen.
b) Reflektorischer und neurogener Ileus:
  1. *Paralytischer Ileus:* z. B. bei Wirbelfrakturen, Gallenstein- und Nierensteinkoliken, stumpfen Bauchverletzungen, Pneumonie, Apoplexie.
  2. *Spastischer Ileus:* z. B. bei Vergiftungen, Tabes.

Darmgeräusche bei Ileus

Auskultationsbefund	Deutung
I. Spontane Darmgeräusche vorhanden	Darm arbeitet
a) Normale Geräusche	Normale Peristaltik, normaler Tonus der Darmwand
b) Geräusche normaler Art, aber klingend	Normal arbeitender Darm bei gespannter Wand (z. B. reflektorischer Meteorismus)
c) Vermehrte und veränderte Geräusche, wie Kullern, Gurren usw.	Gesteigerte Peristaltik, vermehrte Gas- und Flüssigkeitsansammlung
metallisches Klingen	gespannte Darmwandung
Durchspritzgeräusche	Nachweis einer Stenose (z. B. mechanischer Ileus)
II. Keine spontanen Darmgeräusche Hörbarkeit der Herz- und Aortentöne über dem ganzen Abdomen	Darm in Ruhe oder ermüdet oder gelähmt. Darmwand gespannt, Därme gasgefüllt und gelähmt
III. Künstlich auslösbare Geräusche (durch Schütteln, Lageveränderung usw.) von metallischem Klang	Darm gelähmt, mit Gas und Flüssigkeit gefüllt, Darmwand gespannt (z. B. paralytischer Ileus)

Innere Abteilung

Schmerzen bei Ileus (nach *Braun*)

Typus	Vorkommen	Entstehung	Lokalisation	Charakter	Beeinflussung
1. Abschnürungsschmerz	Einklemmung Volvulus Invagination	Zerrung der Nerven im Mesent. und Peritoneum und Darmwand	unbestimmt Oberbauch Plex. solaris	heftig bis wenig empfindlich andauernd	durch äußeren Druck nicht gesteigert
2. Dehnungs- oder Blähungsschmerz	Mechanischer Ileus Funktioneller Ileus Volvulus	Dehnung des Darmrohres	bei allg. Meteorismus diffus, sonst an Stelle des betreff. Darmes	je nach Spannung des Darmes	durch äußeren Druck nicht beeinflußt
3. Kolikschmerz	Mechanischer Ileus Invagination Abschnürungen Enterospasmen Bleikolik	energetische Peristaltik, Darmtetanie mit Ischämie	sichere Lokalisation an Stelle der Entstehung	heftiger Krampf, an- und abschwellend, intermittierend	Beeinflussung durch Atropin und Morphium
4. Entzündungsschmerz	bei lokaler oder diffuser Peritonitis und Serosareizung	Entzündung von Darmserosa oder Peritonitis parietalis	diffus oder an Stelle der Entzündung	deutlicher Entzündungsschmerz	durch äußeren Druck verstärkt

Zur Diagnose: mechanischer Ileus
Je höher der Verschluß, desto stürmischer der Verlauf, kolikartige Schmerzen. Starkes Erbrechen, unter Umständen Koterbrechen (Miserere), Darmgeräusche siehe Übersicht! — Durch Erbrechen starke Chlorverluste.

Dringliche Therapie bei mechanischem Ileus
Je früher die Operation, desto größer der Erfolg!
Gegen die Chlorverluste i.v. - Applikation von hypertonem Kochsalz.

Zur Diagnose: Obturationsileus
Nicht so stürmischer, weniger auffälliger Beginn. Schmerzen können auch kolikartig sein. Stuhl und Windverhaltung. Meteorismus, Brechreiz, Erbrechen, Schmerzsymptome sind vom Sitz des Verschlusses abhängig. Im Röntgenbild: Spiegelbildungen! Bei Lokalisation im Kolon ist geblähtes Zökum gut tastbar.

Dringliche Therapie bei Obturationsileus
Je früher die Operation, desto größer der Erfolg!
Vorher ist Wasser und Kochsalzverlust auszugleichen.
Notfalls Darminhalt durch Sonde absaugen (Saugdrainage).
Auch intra operationem ist Darmentleerung möglich.

Invagination des Dünndarmes der Erwachsenen

Leitsymptome:
Blut und Schleimabgang
Erbrechen
Meteorismus
Darmsteifungen
manchmal Stuhlverhalten
z. T. tastbarer Tumor im Mittelbauch (beweglich und schmerzhaft)
Röntgenbild: Dünndarmspiegelbildungen

Dringliche Therapie:
Operation
evtl. Versuch mit hohen Einläufen
(½ bis 1 Liter in den ersten Stunden)

Invagination, Intussuszeption der Kinder

Leitsymptome:
plötzlicher Beginn
initialer Aufschrei
Blässe
Schmerzen
Nahrungsverweigerung und Abgang von Blut
Invaginationstumor fühlbar
typische Ileusform des Kindes

Dringliche Therapie:
Behandlung so früh als möglich! Bei Kindern unter 2 Jahren Versuch mit großem Wassereinlauf in Knieellenbogenlage. Versuch in Narkose, den Tumor wegzumassieren (Cave!). Keine langwierigen Versuche, sondern frühzeitige Operation.

Kopfschmerzen

Zur Diagnose und dringlichen Therapie:
Nicht Unklarheiten verbuchen, sondern exakte Klärung anstreben!
Kausale Therapie! Kopfschmerztablette ist nur Notbehelf! Keine Dauermedikation!

Lungenembolie und Lungeninfarkt

Leitsymptome:
a) *Massive Lungenembolie*
plötzliche Blässe
Bewußtseinsverlust
schnell einsetzender Tod
oder
hochgradige Zyanose, Angstgefühl, starke Dyspnoe, kalter Schweiß
Pleuraschmerz — Hustenreiz
blutig-schaumiger Auswurf
später: Fieber

b) *Kleinere Lungenembolie und Lungeninfarkt*
plötzliche Dyspnoe und Zyanose
Pleuraschmerz
blutig-schaumiger Auswurf
später Fieber
kleiner, frequenter Puls
Blutdruckabsinken
hämorrhagische Infarktpleuritis
Leukozytose
erhöhte Blutsenkung

Zur Diagnose:
Anamnese beachten (ältere Menschen, Bettruhe, Herzdekompensationen, Frischoperierte, Wöchnerin).
Schallverkürzung, keilförmige, homogene Verschattung im Röntgenbild, differentialdiagnostisch an Herzinfarkt denken. Rest-N erhöht! Im EKG: Bild des Herzinfarkts oder schwere rechtspräkordiale Veränderungen (*Cor pulmonale*, siehe Tabelle).
Seite 107 und 108

Dringliche Therapie:
Sedativa, auch Morphium-Gaben. Vorsichtige Kreislaufstützung, gefäßerweiternde Mittel, Antibiotika. Gegen Hustenreiz: Codein, Patient mit erhöhtem Oberkörper im Bett lagern, Ruhe!
Bei Embolien, wenn Patient in chirurg. Klinik liegt, evtl. Chance der Trendelenburgschen Operation nutzen, große Erfahrung! Dauertropf mit 50 mg Prednisolon auf 500 ccm Flüssigkeit.

Cor pulmonale (im weitesten Sinne, nach *Hadorn*)

Cor pulmonale (im engeren Sinne) Einengung des Lungengefäßbettes		Hyperzirkulation im kleinen Kreislauf	Rückstauung im kleinen Kreislauf
Mangelbelüftung der Lungen	Gefäßerkrankungen der Lungen		
1. Lungenerkrankungen Diffuse Bronchialstenose Chronisches Asthma bronchiale Chronisch obstruierende Bronchitis Chronisch obstruktives Lungenemphysem Trachealstenose Beidseitige Pleuraverschwartung Beidseitige Pleuraergüsse 2. Skeletterkrankungen Kyphoskoliose Morbus Bechterew 3. Neuromuskuläre Erkrankungen Poliomyelitis Myasthenie Progressive Muskeldystrophie 4. Adipositas 5. Untererregbarkeit des Atemzentrums, Morphin- und Schlafmittelvergiftung 6. Metabolische Alkalose Habituelles Erbrechen Paralytischer Ileus	1. Primäre Gefäßleiden Pulmonalsklerose Endarteriitis obliterans Arterielle Thrombose Multiple Embolien Essentielle, primäre Hypertension 2. Sekundäre Gefäßleiden Thrombosen der A. pulmonalis bei Tuberkulose, Herzfehlern und Karzinomen Lungenfibrosen: Pneumonokoniosen Tuberkulose Bronchopneumonie Atelektase Morbus Boeck Karzinose Rarefizierendes, bullöses Lungenemphysem	Erhöhung des Kleinkreislaufminutenvolumens durch Links-Rechts-Shunt: Vorhofseptumdefekt Ventrikelseptumdefekt Offener Ductus Botalli Arteriovenöses Aneurysma Aberrierende Lungenvenen Pathologische Anastomosen zwischen Vv. pulmonales und Vv. bronchiales sowie zwischen Aa. bronchiales und Aa. pulmonales (z. B. bei Lungenemphysem)	Einflußstauung ins linke Herz: Stenosierung der Lungenvenen (Tumoren) Pericarditis constrictiva Mitralfehler Dekompensation des linken Ventrikels (Aortenfehler, Hypertonieherz, koronare Herzkrankheiten)

Innere Abteilung

Differentialdiagnose Lungenembolie/Myokardinfarkt

Symptome	Lungenembolie	Myokardinfarkt
Beginn	plötzlich beginnend, ohne Vorboten, dramatisches Krankheitsbild!	plötzlicher Beginn, Dauerschmerz, heftiger Schmerz
Schmerzen	Völlegefühl im Thoraxraum, keine Ausstrahlung! Selten Schmerzzunahme bei tiefer Einatmung (Begleitpleuritis)	vernichtender Schmerz in der Herzgegend, Ausstrahlung in linke Seite (Arm, Hand, Schulter, Zähne!)
Schock	sehr häufig	häufig
Dyspnoe	immer vorhanden	fehlt meist
Zyanose	schnell beginnend, deutlich	fehlt meist
Husten	vorhanden, schmerzhaft, stark, blutig-schaumig	fehlt
EKG	P pulmonale, S 1-, T 2-, T 3-Typ (D. D. Hinterwandinfarkt!)	Infarkt-EKG
Anamnese	Phlebothrombosen der unteren Extremität, Zustand nach pelvinen Operationen, Postpuerperium	früher meist anginöse Beschwerden
Fieber	meist vorhanden, bis 39°	kein Fieber
Blutbild	Leukozytose	später Leukozytose
Pleurabeteiligung	häufig Infarktpleuritis	keine Pleuritis, umschriebene Perikarditis

Lungenödem

Leitsymptome:

hochgradige Zyanose und Dyspnoe
Trachealrasseln
Husten mit reichlich dünnflüssigem, schaumigem, bräunlichem Sputum!
Blässe
kalter Schweiß
kleiner Puls
Bewußtseinsverlust?

Dringliche Therapie:
Aderlaß 300 ccm und ¼ bis ½ mg Strophanthin, ½ ccm Salyrgan langsam i.v., Analeptica (Kampfer, Koffein, Lobelin), Osmotherapie mit mindestens 100 ccm 40%iger Traubenzuckerlösung, Vitamin C. Prednisolon i.v.! Antibiotika!

Lungentuberkulose (meldepflichtig!)
(Erwachsenentuberkulose-Tertiärstadium-Postprimärtuberkulose)

Leitsymptome:
lang anhaltender Husten, Auswurf
Hämoptoe
Nachtschweiße
Gewichtsverlust
subfebrile Temperaturen
gestörtes Allgemeinbefinden

Zur Diagnose:
Anamnese: Familiäre Belastung (Disposition).
Eigene Vorgeschichte: Kindheit, Lehrzeit (Berufsschäden), jetzige Beschäftigung, Lebenswandel (Alkohol- und Nikotinabusus), Excesse in venere, Ernährung, bei Frauen Beginn und Beschaffenheit der Regelblutung sowie Zahl und Aufeinanderfolge von Geburten, bisherige andere Erkrankungen, Neigung zu Katarrhen der Luftwege, grippalen Infekten, Rippenfellentzündung.
Jetzige Krankheitserscheinungen: Husten, Auswurf, Nachtschweiße, Fieber, Schwächegefühl, toxische Symptome.

Untersuchung:
Inspektion: Habitus, hektische Röte, geringe Zyanose, Zurückbleiben der erkrankten Thoraxseite bei der Atmung. Wichtig ist die Untersuchung im Liegen und Stehen. Nach Sahli soll sich beim Husten eine infiltrierte und eine zirrhotische Lungenspitze weniger gut verwölben als die gesunde. Der Stillersche Habitus prädestiniert nicht den Träger für Tuberkulose, sondern den asthenischen Schwächling. Gerade bei athletischen Erscheinungen findet man nicht selten ausgedehnte Lungentuberkulosen. Vor Fehldeutungen ist zu warnen (beachte Skoliosen und unterschiedliche Muskulatur). Gelegentlich kommt auch die von Trunecke beschriebene halbkugelige Vorwölbung in der Supraklavikulargrube vor, die man beim Emphysem nicht sieht.
Perkussion: Dämpfung; Beachtung verdienen auch die Krönigschen supraklavikularen Felder, obwohl sie nicht den Spitzen entsprechen. Einengungen dieser Felder sind diagnostisch aber nicht unwichtig. Curschmann bemerkte, daß bei inzipienten Tuberkulosen weniger Bedeutung den Spitzengrenzen als den registrierten Schallunterschieden zukommt. Über der erkrankten Spitze kann man entweder hypersonoren, tympanischen, gedämpft-tympanischen, abgeschwächten oder normalen Schall finden. Differentialdiagnostisch ist an den Befund einer Halsrippe und an pleuritische Verwachsungen zu denken.
Auskultation: Empfehlenswert ist bei flacher, dann vertiefter Atmung und endlich nach Hustenstößen zu auskultieren. Auch über der rechten Spitze kann man physiologischerweise öfters ein relativ verschärftes Einatmen und verlängertes Ausatmen hören, welches durch die größere Weite und die besondere Lage des rechten Spitzenbronchus erklärt wird. Weiterhin hört man verschärftes oder abgeschwächtes

Atemgeräusch, Rasselgeräusche, Bronchialatem, Amphorie, manchmal über Kavernen Wintrichschen und Gerhardtschen Schallwechsel. Differentialdiagnostisch ist an verschleppte Grippe, Pneumokoniosen, karnifizierende Pneumonien, Lungenlues und Spitzenbronchiektasen zu denken. Abzugrenzen ist das registrierte Schallphänomen gegenüber normalem Entfaltungsknistern. Bei Skoliosen hört man manchmal kleinblasige Rassel- und Reibegeräusche, die nicht mit tuberkulösen Veränderungen zu verwechseln sind; — ebenso kann der Ungeübte durch Muskelgeräusche und Schulterblattknarren getäuscht werden. De la Camp betont, daß bei Mitralstenosen über der linken Lungenspitze registrierte Befunde denen einer beginnenden Tuberkulose ähneln können. Er meint, daß der Druck des vergrößerten linken Vorhofs auf den linken Bronchus die Ursache dafür sei.

Temperaturmessungen: Im Initialstadium schon bei rektalen Messungen subfebrile Werte, Vergleichsmessungen nach Bewegung (Spaziergang) durchführen und prämenstruelle Temperatursteigerung beachten (37,0—37,5° subfebril), mindestens dreimal täglich rektal messen. Bei menstruellen Temperatursteigerungen ist differentialdiagnostisch auch an eine Coliinfektion der Harnwege zu denken.

Auswurfuntersuchungen: Färbung nach Ziehl-Neelsen, evtl. Antiforminanreicherung, Kulturverfahren, Magensaft- und Rachenabstrich, fluoreszenzmikroskopisch nach Auraminfärbung (Keller und Hagemann). Tierversuch.

Urinuntersuchungen: Chemisch, mikroskopisch, bakteriologisch. Phosphaturie (Frühsymptom?). Bakteriologisch bei Verdacht auf Nierentuberkulose. — Kultur oder Tierversuch.

Blutuntersuchungen: Nach Matthes-Curschmann hat die laufende Senkungskontrolle als schärfstes Kriterium der Besserung oder Verschlechterung des tuberkulösen Prozesses zu gelten. Bei beginnenden Prozessen kann die Blutsenkung unzuverlässig sein, regelmäßige Erhöhungen bei Pleuritis exsudativa tbc., auffallend hohe Werte (bis 100 mm und darüber) sollten an Bronchialkarzinom denken lassen. Nur bei schweren, exsudativen, progredienten Tuberkulosen finden sich Höchstwerte bis zu 100 mm in der ersten Stunde. Produktive Prozesse neigen zu Normalwerten.

Hämogramm: Wichtiges Mittel hinsichtlich der Qualitätsdiagnose und der immunbiologischen Lage. Das rote Blutbild ergibt im allgemeinen keine Abweichung von der Norm. Geringe bis mittlere toxische Anämien vom hypochromem Typ sieht man bei fortgeschrittenen, exsudativen Formen, die aber fast keine differentialdiagnostischen Schwierigkeiten bereiten. Die beginnende Tuberkulose zeigt eine Leukozytose und eine Linksverschiebung bis zu 12% Stabkernigen neben einer relativen Lymphopenie. Selten kann auch eine Leukopenie vorhanden sein, so daß an das Kochersche Blutbild bei Schilddrüsenüberfunktion erinnert wird. Bei fortschreitenden Prozessen mit exsudativkäsiger Reaktionslage übersteigen die absoluten Leukozytenzahlen den angegebenen Wert von 12 000 nur selten, doch machen sich dann eine zunehmende Linksverschiebung bis zu den Jugendlichen und eine toxische Granulation bemerkbar. Eine abklingende Linksverschiebung und das Auftreten einer Lymphozytose sind mit Steffen als prognostisch günstige Zeichen zu werten. Sie sind uns der Ausdruck einer günstigen immunbiologischen Lage mit ausgesprochener Neigung zur produktiven Phase und weiterhin zur Fibrose. Konsolidierte Prozesse lassen oft über lange Zeit hohe Lymphozytosen bis zu 50 und 60% erkennen (beim Kleinkind physiologisch). Eine zuweilen zur Beobachtung kommende Eosinophilie und Monozytose („Kampfphase") ist als Hyperergie im Rahmen des allergischen Geschehens anzusehen. Bei dem Nachweis dieser Blutbildveränderungen gilt es abzuwarten, ob das Krankheitsgeschehen in die exsudative oder produktive

Phase übergeht. Bedeutungsvoll für den Röntgenologen sind die Blutbildabweichungen und ihre Veränderungen im Ablauf insofern, als sie regelmäßig den röntgenologisch faßbaren morphologischen Veränderungen oft beträchtlich voraneilen. Auf diese Weise wird nur von neuem offenbar, daß nur die Berücksichtigung aller diagnostischen Mittel und ihre sinnvolle Auswertung unter Berücksichtigung des klinischen Gesamtbildes ein annähernd wahres Bild vom Ablauf einer Erkrankung und ihrem jeweiligen Zustand geben kann.
Serologisch: Meinicke-Tuberkulosereaktion ist spezifisch, gewisse Bedeutung für Differentialdiagnose; bei Frühfällen bedeutungslos.

Dringliche Therapie:
Klimatische und diätetische Heilbehandlung. Langdauernde, kombinierte Chemotherapie (evtl. Streptomycin), notfalls Operation! Facharzt-Fachabteilung!

Lyssa (meldepflichtig)
(Tollwut)
Leitsymptome:
beachte Anamnese! (Hundebiß)
Inkubationszeit 12—60 Tage
Prodromie mit Gemütsstörungen, Angst, Schlaflosigkeit. Erregung, Hyperakusis, Lichtscheu, Wasserscheu
Krämpfe der Schlingmuskulatur
Übergang in Lähmung mit hohem Fieber
bedenke: Untersuchungen werden nicht an jedem Hygiene-Institut durchgeführt!
Dringliche Therapie:
Oberarzt benachrichtigen!
Wutschutzimpfung dauert meist 21 Tage.

Magenvolvulus
Leitsymptome:
heftige Schmerzen in der Herzgegend
Kollapsneigung
anfangs Erbrechen
jeder Schluck Nahrung wird regurgitiert
Magensonde kann infolge der Magenblähung nicht eingeführt werden.
Dringliche Therapie:
Frühoperation
Kochsalzinfusion gegen Kochsalzverlust

Malaria (meldepflichtig)
Leitsymptome:
typische Fieberanfälle
Milztumor
fortschreitende Anämie
Kachexie
ausgesprochene Rezidivneigung

Zur Diagnose:
Bei Tertiana auch Frühjahrsgipfel, nachdem nach der Herbstinfektion der Erreger im RES überwintert hat. Bei Beginn starker Schüttelfrost, schneller Puls, Lippenzyanose, dann Hitzestadium mit viel Durst, starkem Kopfschmerz. Anschließend bleierner Schlaf, vorher oft Schweißausbruch. Leberschwellung, Anämie, hämolyt. Hautfarbe. Im Anfall: Leukozytose mit Linksverschiebung, nach dem Anfall Leukopenie und Monozytose. Bei Malaria tropica Fieber, mehr Kontinua, von 2—3 Tagen, heftige Kopfschmerzen, Erbrechen, Puls und Herzjagen, Dyspnoe, Durchfall (achte auf komatöse, epileptiforme, encephalitische, meningitische, tetanische, eklamptische, konvulsive, delirante Verlaufsformen). Erregernachweis im dicken Tropfen oder im Sternalpunktat.

Dringliche Therapie:
Atebrin und Chinin wirken gegen Schizonten. Atebrin: 3 mal täglich 0,1 per os nach den Mahlzeiten 5 bis 7 Tage lang. In schwersten Fällen auch langsam i. v. mit Traubenzucker. Gelbfärbung der Haut!
Chinin oder in Kombination mit Atebrin täglich nicht mehr als 1,5 g. Nicht auf leeren Magen geben.
Plasmochin ist Mittel der Wahl gegen Tropika-Gameten. Im Anschluß an die Atebrinkur 3 Tage lang in Dosen von 3 mal 0,1 in 1%iger Lösung subcutan oder i. v. (denke an Nebenwirkungen!, z. B. Leibschmerzen, Zyanose, Methämoglobinbildung). Provokation mit Milzduschen, Röntgen-, Sonnenbestrahlung, ½ bis 1 ccm Adrenalin, auch Fieberkur zu Nachweis latenter Infektionen.

Masern
Leitsymptome:
Achtung: zweiphasischer Verlauf!
a) *Katarrhalisches Prodromalstadium:* (2—3 Tage)
   fieberhafter Katarrh, Husten, Schnupfen, Konjunktivitis, Kopfschmerzen, schweres Krankheitsgefühl
   Enanthem (**Koplik**sche Flecken)
b) *Exanthematisches Stadium:* (3.—4. Krankheitstag)
   hohes Fieber
   Exanthem erst im Gesicht und Kopf beginnend, dann sich über Hals, Rumpf und Extremitäten ausbreitend
   Laryngitis
   Milztumor
   intestinale Störungen
   Lymphknotenschwellungen (bes. Hals)

Dringliche Therapie:
Bettruhe bis mindestens 6—8 Tage nach Entfieberung. Gute Zimmerlüftung. Im übrigen, bei unkompliziertem Verlauf, nur symptomatische Behandlung.

Merke bei allen Meningitiden
1. Lumbalpunktion durchführen!

Akute Erkrankungen 113

2. Bakterieller Nachweis ist Grundlage für eine gezielte antibiotische oder Chemotherapie!
3. Hals-, Nasen-, Ohrenarzt herbeiziehen!
Klärung, ob oto- oder rhinogener Ursprung.
Herdbeseitigung!

Dringliche Therapie:
Antibiotikum, Sulfonamid.
Lumbalpunktionen:
  Zur Entlastung des Liquordrucks
  evtl. Meningokokkenserum 20—100 ccm i. v.
Licht- und Schallabdämpfung
Eisblase
Pyramidon und Luminal in hohen Dosen.

Meningitis epidemica

Leitsymptome:
plötzlicher Beginn oder kurzes katarrh. Vorstadium
Kopfschmerzen, Erbrechen, Schüttelfrost
Fieber, Nackensteifigkeit, Empfindlichkeit von Haut und Muskulatur
Herpes labialis
Opisthotonus
Kernig und Brudzinski positiv!
Abdomen kahnförmig eingezogen
In schweren Fällen:
Somnolenz
Delirien
Leukozytose und Linksverschiebung
Liquorbefund mit starker Zellvermehrung und Eiweißvermehrung
Liquorzucker oft vermindert!

Zur Diagnose:
Meningokokkennachweis.

Pneumokokken-,
Streptokokken-,
Staphylokokken-Meningitis

Herdsanierung durch Hals-, Nasen-, Ohrenarzt dringend erforderlich!
Antibiotica — Sulfonamide!

Meningitis tuberculosa

Leitsymptome:
schleichender Beginn
Appetitlosigkeit, Mattigkeit, Unlust, Kopfschmerzen, Erbrechen, geringes Fieber!
Abmagerung
Sensorium getrübt

Hauthyperästhesie, motorische Reizerscheinungen
Reflexe gesteigert, Steifheit der Wirbelsäule
Kernig und Brudzinski positiv

Zur Diagnose:
Lumbalpunktion, Erregernachweis in Kultur und durch Ziehl-Neelsenfärbung. Spinngewebsgerinsel.

Dringliche Therapie:
tuberkulostatische Behandlung! *Streptomycin!*
bei motorischen Reizerscheinungen: Chloralhydrat und Barbiturate

Migräne
Leitsymptome:
anfallsweiser, meist halbseitiger Kopfschmerz
einleitende Flimmerskotome
Erbrechen
Schwindel
Ohrensymptome

Zur Diagnose:
Nicht anfallsweiser Kopfschmerz ist keine Migräne! Achte auf Gesamtpersönlichkeit! (Schwere Neurosen?)

Dringliche Therapie:
Bettruhe, Schall- und Lichtabdämpfung! Viele Mittel werden empfohlen! Zur Erweiterung der Hirngefäße heiße Kompressen, Wärme, Kurzwellendurchflutung. Segmentmassage — Sekale in kleinen Dosen, Coffein-Pyramidonkombinationen, hypertone Traubenzuckerlösung i. v. Behandle evtl. innersekretorische Störungen! (Vorsicht bei Hormontherapie!).

Milzbrand, Anthrax (meldepflichtig!)
Zur Diagnose:
Geröteter, papulöser Hautfleck als Primäraffekt meist im Gesicht oder an Händen. Entwicklung zu blutig-eitrigen Bläschen mit Ödem, Eintrocknung zum Milzbrandkarbunkel mit regionaler Lymphangitis und Lymphknotenschwellung. Starke Allgemeinsymptome — Erbrechen und Koliken, Bronchitis und Bronchopneumonie, je nach der Lokalisation!

Dringliche Therapie:
Bedecken des Milzbrandkarbunkels mit Borsalbenverbänden. Ruhigstellung, Wärme, Kataplasmen, 20—50 ccm Milzbrandserum i. m.
Achtung: Gefahr des Glottisödems! Später ist Prognose oft ungünstig.

Myeloblastenleukämie
Leitsymptome:
Blutbefund (fast nur unreife Myelo- oder Paramyeloblasten: monozytoide, promyelozytoide, polymorphe P. oder Mikromyeloblasten)
Fieber
septische Erscheinungen
Schleimhautnekrosen
hämorrhagische Diathese

Zur Diagnose:
Einteilung der tumorartigen Wucherungen des blutbildenden Gewebes
(nach H. Schulten)

	Chron. leukäm. Wucherung	Akute leukäm. Wucherung	Lokale Wucherung evtl. mit Metastasen
Myeloische Zellen	chron. myeloische Leukämie	akute Myeloblastenleukämie	Myeloblastom
Lymphatische Zellen	chron. lymphat. Leukämie	akute Lymphoblastenleukämie	Lymphosarkom
Erythropoetische Zellen	chron. Erythroblastose der Erwachsenen	di Gugliel-mosche Erkrankung	Erythroblastom
Histiozyten	chron. Monozytenleukämie	akute Stammzellenleukämie	Retothelsarkom solitäres und multiples Myelom
Plasmaz. Retik.-Zellen	Plasmazellenleukämie		
Lymphoide Retikulumzellen			Makroglobulinämie Waldenström

Dringliche Therapie:
Bluttransfusionen, Antibiotika. Versuch mit ACHT (?), Myleran, Urethan, Stickstofflost und TEM haben höchstens in späteren Stadien als Unterstützung Effekt. Versuch einer Röntgenbestrahlung der Milz bei chronischen Fällen. Unterscheide auch bei der Therapie: akute und chronische Verlaufsform!

Myokardinfarkt

Leitsymptome:
Todesangst! Vernichtungsgefühl!
Nitroglyzerintest! Anfallänge!
Dauerschmerz kann fehlen!
Alter und Anamnese beachten!
Erbrechen
ausstrahlender Schmerz
Hinterwandinfarkt kann mit Oberbauchaffektion verwechselt werden; Ausstrahlung auch nach den Zähnen, Tonsillen oder beiden Armen möglich
blasses, verfallenes Aussehen, kalter Schweiß
kleiner, frequenter, seitendifferenter Puls, links oft größer als rechts
Blutdruckabfall
Reiben bei mehr als 20% der Fälle hörbar (Vorderwandinfarkt)

Später:
Leukozytose über 20 000
hohes spezifisches Gewicht des Harns
Rest N — Anstieg
Glykosurie
Anstieg der Blutsenkung
Infarkt-EKG nach kurzer Latenz!
Fieber nach 15 bis 30 Stunden

Bedeutung des *EKG mit typischem Kurvenverlauf* (koronares T — Abgang von T von dem absteigenden Schenkel von R hoch oberhalb der isoelektrischen Linie beginnend). Wichtig ist auch Brustwand-EKG!

Dringliche Therapie:
Ruhe! Strengste Bettruhe! 1—2 Tage Nahrungskarenz!
Morphium und Papaverin sowie Barbiturate, reichlich Nitrite und Theobromin bei anginösen Beschwerden. Strophanthin (Vorsicht!) nur bei Dekompensation und Gefahr des Lungenödems. Regelung der Stuhl- und Urinausscheidung. Antikoagulantien!

Schock bei Herzinfarkt:

Dauertropfinfusion:
  20%iges Lävosan, 100 ccm,
  1 Amp. (= 25 mg) Prednisolon,
  0,5—1,0 mg Noradrenalin,
  2 Amp. Effortil und
  $1/8$ mg Strophanthin.

Achtung: Tropfgeschwindigkeit: 45 Tropfen pro Minute, evtl. muß bei länger anhaltendem Schock l-Noradrenalin (4 bis 8 mg in 1000 ccm einer 5%igen Glukoselösung) zur Erhaltung des systolischen Blutdrucks (mindestens 110 mm Hg) gegeben werden.
Bei paroxysmaler Tachykardie helfen Chinidin oder Procainamid (Novocamid), bei Rechtsherzversagen und Flimmern hilft schnelle Digitalisierung!

Nierenkolik (Nephrolithiasis)

Leitsymptome:
Schmerz!
Dauer- oder Krampfschmerzen in Lendengegend mit
  Ausstrahlung
  Brechreiz
  Erbrechen
  Meteorismus

Zur Diagnose:
Nach der Kolik oft noch dumpfer Schmerz in der Lendengegend. Hyperästhetische Zone! Bei Männern: Hodenzugschmerz auf der kranken Seite, Ordnerscher Ureterdruckpunkt 2 Qfg. oberhalb des Nabels. Puls beschleunigt, Harnmenge vermindert! Anurie.

Dringliche Therapie:
Im Anfall: Sofort Morphium 0,02 und Atropin 0,001 oder Papaverin 0,06, unter Umständen Injektion wiederholen. Dolantin, Novalgin langsam i.v. oder andere Analgetica.
Strenge Bettruhe, heiße, feuchte Kataplasmen in die Nierengegend, Darmentleerung durch Einlauf.
Nach dem Anfall: Steinabtreibung! Vorher exakte Diagnose (Röntgen!). Sudabad, vorher Atropinbehandlung oder Papaveringaben, im Bad Hypophysin oder Prostigmin. Bei festgeklemmten Steinen: Operation!

Otitis media
Leitsymptome:
Schmerzen im Ohr
Fieber
Unruhe
Appetitlosigkeit, Erbrechen

Zur Diagnose:
Nach Spontanperforation Rückgang der Schmerzen.
Komplikationen: Otogene Meningitis, Mastoiditis, Fazialisparesen, Thrombose.
Hals-Nase-Ohrenarzt konsultieren!

Dringliche Therapie:
Meist konservativ, besonders im Säuglings- und Kleinkindesalter, später Parazenthese. Sulfonamide oder Antibioticum, Wärmekataplasmen. Bei Dauereiterung ist tägliche Reinigung nötig. — Einträufeln von lauwarmem 3%igem H_2O_2.

Pankreasnekrose (bzw. -apoplexie)
Zur Diagnose:
Kommt vor bei fett- und eiweißreicher Ernährung, besonders bei Adipösen. Plötzlich heftigster Schmerz mit Vernichtungsgefühl in Oberbauchmitte, der nach links ausstrahlt (Differentialdiagnose: Myokardinfarkt!) — Erbrechen, Singultus, Meteorismus, Kollaps, Leukozytose, Glykosurie.

Dringliche Therapie:
Sofort Hunger- und Dursttage!
Zentrale und periphere Kreislaufmittel, hohe Darmeinläufe. Gegen Schmerzen: Opiate. Konservative Behandlung, zunächst Trasylol, Antibiotikum, chirurgische Therapie hat fast 50% Mortalität!

Pankreatitis, akute
Zur Diagnose:
Bei ödematösem Typ mäßige Schmerzen in Oberbauchmitte. Übelkeit, Erbrechen, leichter Ikterus durch mechanische Verlegung oder durch Entzündung. Bei hämorrhagischem Typ sehr starke Schmerzen, Übelkeit, Erbrechen, Zyanose, Schockzeichen! Oft kennzeichnender Linksschmerz.

Innere Abteilung

Dringliche Therapie:
Sofort Hunger- und Dursttage! Später vorerst Nahrung per Klysma geben. Morphium-Atropin, 500—1000 ccm 10%ige Glukose in physiologischer Kochsalzlösung i.v., danach 300 ccm Plasma, NNR-Hormone.

Paratyphusformen (meldepflichtig!)

Leitsymptome:
Leibschmerzen
Durchfälle, meist wenige Stunden nach Einnehmen verdorbener Nahrungsmittel
schneller Temperaturanstieg
Übelkeit, Erbrechen
Abdomen gespannt oder eingefallen
Stuhl: übelriechend, Blut, Schleim
Milztumor oft vorhanden

Dringliche Therapie:
Kreislaufstütze (Ephedrin, Adrenalinkörper, Koffein, Kampher, Strychnin, Cardiazol). Auffüllung des Gefäßsystems durch physiologische Kochsalzlösung u. U. 2—3 Liter, Blutübertragungen. Gegen die Hypochlorämie: 10—20 ccm 10%ige Kochsalzlösung. Zur Darmruhigstellung: Tinct. Opii, geringe Flüssigkeitszufuhr, evtl. kleine Mengen von Salzsäure zugeben, Absorbentien!

Parotitis akuta (non epidemica)

Leitsymptome:
Schwellung in der Parotisgegend meist einseitig mit entzündlich gespannter Haut und Abstehen der Ohrläppchen
Schmerzen im Kieferwinkel und beim Schlucken
Gefahr eines Übergreifens auf die Umgebung (Nachbarorgane)

Dringliche Therapie:
Frühzeitig Kurzwellenbehandlung, um Resorption zu erzielen. Inzision (Vorsicht: Nervus facialis!) bei Einschmelzung, feuchte Packungen, Wärme, Kamillen-, Salbei- und Borwasserspülungen des Mundes. Sulfonamide, Antibiotika.

Peritonitis, akute

Leitsymptome:
akute, brettharte Bauchdeckenspannung
Leibschmerzen
Erbrechen
Meteorismus
oft Fieber
plötzlicher Beginn mit typischem Perforationsschmerz

Zur Diagnose:
Beachte: Paralytischer Ileus, Kollaps, Perforationsperitonitis. Beginn bei Tuberkulose, Typhus abdominalis manchmal nicht so deutlich! — Bei septischer Peritonitis steht die schwere Intoxikation im Vordergrund. Bei Pneumokokken-P. sehr stürmischer Verlauf. Bei Gonokokken-P. oft „harmloserer" Verlauf.

Dringliche Therapie:
Frühzeitige Operation!
Kreislaufstütze mit zentralen und peripheren Kreislaufmitteln.
Anfangs vorsichtig Opiate zur Darmruhigstellung, später gegen Darmlähmungen Hypophysenhinterlappenpräparate, Prostigmin. Rektal und i.v. Glukose-Kochsalzinfusionen. Eventuell spez. Seren, Antibiotika, Sulfonamide.

Peritonsillarabszeß

Leitsymptome:
Kieferklemme
Schwellung und Vorwölbung der Peritonsillarregion einschließlich der Mandeln, nach medial!
entzündliche Rötung der umgebenden Schleimhaut

Dringliche Therapie:
Bei reifem Abszeß: Inzision, oberflächliche Anästhesie mit 2%igem Pantokain. Bei oberem Abszeß etwa 3 cm lange Spaltung von 1—2 mm Tiefe vornehmen. Anschließend stumpf spalten. Bei dorsalem oder lateralem Abszeßsitz entsprechende Schnittführung beachten!

Pleuritis exsudativa

Leitsymptome:
Anamnese beachten
erhöhte Temperatur bis Fieber
Pleuraschmerz
Reizhusten
flache Atmung mit Schonung der kranken Seite
seitlich ansteigende Klopfschallkürzung mit Abschwächung des Atemgeräusches

Dringliche Therapie:
siehe Lobärpneumonie, Empyem der Pleura. Pleurapunktionen!

Pneumonie
(akute Lobärpneumonie)

Leitsymptome:
Fieber mit Schüttelfrost
beschleunigte Atmung (Nasenflügelatmung)
stechender Schmerz bei der Einatmung
schwerlöslicher Husten
rostbraunes Sputum
lappenbegrenzte Schallverkürzung — Bronchialatmen

Innere Abteilung

Dringliche Therapie:
Strenge Bettruhe, Sulfonamide, Antibiotika, Herz- und Kreislaufmittel, Brustwickel, evtl. Pyramidon, hustenlindernde Mittel, Kalzium, Vitamin C.

Poliomyelitis acuta (meldepflichtig!)

Leitsymptome:
nukleär-periphere Lähmungen ohne Störungen der Sensibilität
meningeales Bild
Fieber
Atemlähmungsgefahr

Zur Diagnose:
Anfangs febriler Infekt mit Kopf-, Nacken- und Rückenschmerzen, Überempfindlichkeit der Haut und der Muskulatur, zeitweise Nackensteifigkeit, motorische Unruhe, Hyperästhesie, katarrh. Störungen der Halsorgane, Störung im Bereich des Magen-Darmtraktes. Nach 2—3 Tagen und Überschreiten des Fiebergipfels Lähmungsstadium. Selten Leukozytose, Blutsenkung oft normal. Bei schlaffer Lähmung Reflexe aufgehoben. Achte auf Asymmetrie in den proximalen Gliedmaßen, meist mehr Beuger als Stecker befallen. Im Liquor mäßige Pleozytose mit angedeuteter Eiweißvermehrung.

Dringliche Therapie:
Bettruhe, gute Pflege!
Im präparalytischen Stadium Versuch mit Rekonvaleszentenserum 20—50 ccm täglich über 3—4 Tage hin, notfalls auch Normalserum oder Normalblut. Bei bestehenden Lähmungen vorsichtige Behandlung mit Urotropin 1,0—3,0 tgl. per os, oder 5—10 ccm 40%ige Lösung i.v. Ferner Zylotropin oder Trypaflavin i.v. 2—10 ccm einer 0,5—2%igen Lösung. Hohe *Pyramidondosen*.
Nicht zu spät: Bewegungstherapie, Massage, Elektrotherapie.
Notfalls: Eiserne Lunge!
Wichtig: Prophylaxe, Schutzimpfung, Menschenansammlungen vermeiden, Verdachtsfälle isolieren!

Porphyrie, abdominelle

Leitsymptome:
schwere Anfälle von Leibschmerzen ohne Prodrome
Magen- und Darmkoliken
oft stundenlange Dauer des Anfalls
uncharakteristische Schmerzausbreitung

Zur Diagnose:
Schließe differentialdiagnostisch aus: Steinkoliken, perforiertes Ulkus, akute Pankreatitis, Myokardinfarkt.

Dringliche Therapie:
Schmerzbekämpfung!
Kalzium, Leberpräparate, Vitamine, besonders der B-Reihe. Meide porphyrinhaltige Nahrungsmittel (chlorophyll- und bluthaltige Speisen!).

Quinkesches Ödem der Zunge
Zur Diagnose:
Hochgradige Schwellung des Zungenkörpers! Erstickungsgefahr!

Dringliche Therapie:
Kalzium 10%ig, 20 ccm 2mal tgl. langsam i.v., Prednisolon (25 mg i.v.), hypertone Traubenzuckerlösung 2mal tgl. 80—100 ccm langsam i.v., eventuell bei Asphyxiegefahr: Adrenalin 1 : 1000 0,5 ccm. — Vorbereitung zur Intubation oder Tracheotomie!

Retropharyngealabszeß
Zur Diagnose:
Halbkugelige Vorwölbung mit sukkulenter oder entzündlich geröteter Schleimhaut. Beim Befühlen Fluktuation.

Dringliche Therapie:
Fachärztliche Behandlung! Inzision in Kopfhängelage (Gefahr der Eiteraspiration!), tägliche Spreizung!

Rubeolae
Leitsymptome:

Exanthem meist ohne Prodrome (masernähnlich)
Fieber
Lymphknotenschwellungen am Hals und Nacken
relative Lymphozytose
meist Milztumor

Dringliche Therapie:
Bettruhe in den ersten Exanthemtagen
Isolierung gegen empfängliche Kinder
leichte Schonkost, viel Flüssigkeit

Säuglingstoxikose
Zur Diagnose:
Zeichen zerebraler Schädigung, Teilnahmslosigkeit, seltener Lidschlag, Verlust der Spontanbewegungen, Somnolenz, Verminderung des Muskeltonus, Veränderung des Atemtyps, sichtbare Darmbewegungen, Temperatur meist erhöht, Leukozytose. Stuhl dünnflüssig, gelblich mit kleinen Blutbeimengungen. Nahrungsverweigerung.

Dringliche Therapie:
Nahrungskarenz, evtl. Magenspülung.
Gegen die Exsikkose 100—200 ccm Ringerlösung in den Magen applizieren, gegebenenfalls mit Tee verdünnen. Bei Wiederaufnahme der Kost mit kleinen Mengen Ammenmilch (10 mal 5 ccm), evtl. auch Buttermilch mit 3% Stärkemehl, ferner 3—5%iger Reis- oder Gerstenschleim.

Subkutane Infusion von Ringerlösung und Traubenzucker zur Bekämpfung der Exsikkose, Transfusion gruppengleichen Plasmas. Symptomatisch: Luminal (0,2—0,5 ccm 20%ige Lösung), bei Bedarf Analeptika.

Salzmangel-Syndrom
(Extrarenale Urämie, Hypochlorämische Urämie, absolute Hyponaträmie)

Leitsymptome:
Kopfschmerzen
Durst
Erbrechen
Exsikkoseerscheinungen der Haut und Schleimhäute
Kreislaufkollaps
motorische Erregungszustände
Halluzinosen
Somnolenz
Koma

Zur Diagnose:
Natriumdefizit durch Kochsalzverlust nach außen: Demineralisation, verbunden mit Dehydration.

Dringliche Therapie:
Infusionen (hypertonische Kochsalzlösung bis 5%ig 200—300 ccm, langsam infundieren). Kreislauf- und Herzstützen (Lungenödem!). In leichten Fällen: zum Trinken Haldane Lösung = 3,5 g NaCl mit 1,5 g NaHCO$_3$ pro Liter DOCA (Vorsicht wegen Überdosierung: Salz- und Wasserretention, Kaliumdefizit, Paresen), Kreislaufmittel, achte auf Hypokaliämie: notfalls parenterale Kaliumgaben. Kompensation des Salz- und Wasserverlustes. Nicht mehr an Kochsalz zuführen, als etwa der Menge entspricht, die verlorenging. Kontrolle des Natriumspiegels! Fantustest: Chloridkonzentration im Harn!

Scharlach (meldepflichtig!)

Leitsymptome:
Fieber, teils Schüttelfrost
Angina
Exanthem
Himbeerzunge
freies Nasolabialdreieck
Halslymphknotenschwellung
Tachykardie

Dringliche Therapie:
Penicillinbehandlung: Bis 14 Jahre 50 000, über 14 Jahre 75 000 E/tgl., die 4 stündlich über 5 Tage hin gegeben werden. Bei Komplikationen mehr! Ferner spez. Serum, evtl. zusätzlich Sulfonamide. Häufiges Mundspülen, Isolierung, Urinüberwachung.

Schlangenbiß
Leitsymptome:
lokales Ödem
oft keine Rötung
Lymphangitis
Kreislaufschwäche
Übelkeit, Erbrechen, Durchfälle
Lähmungen

Zur Diagnose:
Es handelt sich dabei oft um Zustand nach Bissen der in Deutschland vorkommenden Kreuzotter und Aspisviper.
Komagefahr, Möglichkeit des Todes durch Atemlähmung.

Dringliche Therapie:
10—20 ccm (polyval.) Serum i. m. u. perifokal
evtl. Teste mit 0,5 ccm, ½ Std. warten
Abbinden (venös u. Lymphe)
aussaugen
Antihistaminica
ACTH-Cortison
Cardiaka - Analeptika - Atemmittel
Infusionen (Zucker, NaCl)
Bluttransfusionen
Calcium, C, B, K
Ruhigstellung (Schiene, medik.)
Aseptische Maßnahmen
Alkoholkompressen
TAT, Antibiotika
Nicht ausbrennen; Ex- oder Inzision zweifelhaft. Med. lokal injizieren ($KMnO_4$)

Singultus
Zur Diagnose:
Meist reflektorische Erkrankung der Brustorgane, des Zwerchfells oder der Abdominalorgane. Auch bei Enzephalitis oder psychogen bedingt. Toxisch bei Alkohol- oder Bleivergiftungen.

Dringliche Therapie:
In leichten Fällen kaltes oder heißes Wasser trinken lassen. Phrenikusdruck am Sternokleidomastoideus oder 2 Tabletten Natriumbikarbonat.
In schweren Fällen: Inhalation von Amylnitrit, evtl. Magenspülung, Atropin 1 mg. Vorsicht mit Pervitin oder Morphium (0,015 g).
In sehr schweren Fällen: u. U. Phrenikotomie.

Sonnenstich-Insolation
Zur Diagnose:
Als Zeichen der meningealen Reizung und des gesteigerten Hirndruckes heftigster Kopfschmerz, Brechreiz, Übelkeit.

Dringliche Therapie:
Patient in den Schatten legen. Osmotherapie: 50—100%ige Glukose. Bei Unruhe Sedativa, in schwersten Fällen zur Druckentlastung Lumbal- oder Subokzipitalpunktion.

Spontanpneumothorax
Leitsymptome:
plötzlich auftretender, heftigster Schmerz
Beklemmung, Atemnot
Anamnese: meist körperliche Überbeanspruchung

Zur Diagnose:
Perkutorisch: tympanischer Schall, u. U. mit Schallwechsel. Atemgeräusch abgeschwächt. Kommt vor bei Lungenemphysem, Lungentuberkulose, Tumoren, peripheren Bronchopneumonien, pleuranahen Abszessen.

Dringliche Therapie:
Bettruhe.
Bei starker Atemnot: Sauerstoff, Kampher, Koffein. Bei Ventilpneumothorax: u. U. Absaugen der Luft. Nach einigen Wochen meist komplikationslose Entfaltung. Wenn Lunge sich nicht entfaltet, kann durch intrapleurale Injektion von Traubenzucker unter Umständen eine Verklebung provoziert werden (Vorsicht!).

Subphrenischer Abszeß
Zur Diagnose:
Oft nach Ulkusperforation, eitriger Cholangitis, Appendizitis, meist einseitig rechts, sehr selten links nach Ulkusperforation.
Ferner bei Lungen- oder Pleuraerkrankungen oder Organabszessen. Fieber (Schüttelfrost?). Druckschmerz bei Thoraxkompression, lokales Ödem (beachte Röntgenbild), perkut.: Leberdämpfung fehlt. Beachte auch Zeichen bei Pleuritis diaphragmatica.

Dringliche Therapie:
Frühoperation mit Drainage der Abszeßhöhle.
Kreislaufstütze — Antibiotika, Sulfonamide.

Thrombophlebitis
Zur Diagnose:
Starke Schmerzhaftigkeit entlang des Venenverlaufs, meist an den unteren Extremitäten, teilweise entzündliche Rötung. Achte auf verdickten Venenstrang.

Dringliche Therapie:
Ruhigstellung, Bettruhe, Hochlagerung!
Bei tiefen Thrombosen, vor allem der Oberschenkel: weiche Lagerung, feuchte Alkoholumschläge oder Borwasserauflagen. Nachts Hirudoid oder Thrombophobsalbe. Zur Herabsetzung der Blutgerinnung: Dikumarol oder ähnliche Präparate unter ständiger Kontrolle des Prothrombinwertes! Bei oberflächlichen Thrombosen Zinkleimverband oder Elastoplastverband und frei herumgehen lassen! Venostasin, Butazolidin, Antibiotikum.

Trichinosis
Leitsymptome:
Fieber
Magen-Darmstörungen
Lidödem, gedunsenes Gesicht
Myositis
Eosinophilie

Zur Diagnose:
Hochgradige Eosinophilie, gelegentlich enteritisches Vorstadium.

Dringliche Therapie:
Bei frischen Infektionen intensive Entleerung des Magen-Darmtraktes durch Rizinus oder Kalomel sowie täglich mehrmals 1,0 Thymol.
Bei vollständiger Infektion: Fuadin i.m. (1—5 ccm alle 2 Tage).
Kalzium, Vitamin D zur besseren Abkapselung.

Typhus abdominalis (meldepflichtig!)
Leitsymptome:
langsamer Fieberanstieg bis Kontinua
Bradykardie
Benommenheit
Milztumor

Dringliche Therapie:
Isolierung, Desinfektion, peinliche Sauberkeit, Händedesinfektion beim Verlassen des Kranken. Strengste Bettruhe, gewissenhafte Pflege und gute Mundhygiene. Kalorienreiche Nahrung, die leicht verdaulich sein soll, viel Flüssigkeit (Vitamine — Fruchtsäfte), Stuhlregelung.
Kreislaufstütze — Herzüberwachung: notfalls Strophanthin und Analeptika, Chloramphenicol.
Bei Blutungen: Bluttransfusionen, Eisblase auf den Leib. Hämostyptika, kühle, anfangs flüssige, später breiige Kostform, evtl. Ruhigstellung des Darmes.

Ulkusperforation
Leitsymptome:
Perforationsschmerz
Ulkusanamnese
heftiger Beginn „aus heiterem Himmel" mit
Übergang in akute Peritonitis
Blässe! Nase weiß, spitz
kleiner Puls
Bauchdecken gespannt
Erbrechen
keine Leberdämpfung

126 Innere Abteilung

Zur Diagnose:
Beachte Röntgenbild!
Denke bei mäßigerem Verlauf an gedeckte Perforation!
Chirurgischer Konsiliarius.

Dringliche Therapie:
Sofortige Operation!

Urogenitaltuberkulose (meldepflichtig!)
Leitsymptome:
leichte Koliken
unklare Hämaturie und Pyurie
chronische, behandlungsrefraktäre Zystitis
Entzündung der Nebenhoden mit Verhärtung
Fistelbildung — chronische Prostatitis, Urethritis

Zur Diagnose:
Prognose steht und fällt mit der Frühdiagnose!
Deshalb:
  I. Zur Untersuchung oder zum Einsenden soll prinzipiell nur der erste Morgenurin verwandt werden. Damit der Harn möglichst konzentriert ist, sollen die Patienten ab Mittag des vorhergehenden Tages keine Flüssigkeit mehr zu sich nehmen.
 II. Ebenso wie bei der Lungentuberkulose eine einzelne Sputumuntersuchung oft keinen positiven Befund ergibt, genügt auch bei der Nierentuberkulose nicht eine einzelne Harnuntersuchung. Bei begründetem Verdacht soll der Harn *dreimal in Abständen von drei Tagen untersucht,* bzw. zur Untersuchung eingesandt werden.
III. Bevor die Diagnose nicht durch den Bazillennachweis gesichert ist, soll auch in Verdachtsfällen keine medikamentöse tuberkulostatische Behandlung durchgeführt werden.

Dringliche Therapie:
Klimatische Heilbehandlung, langdauernde Chemotherapie, evtl. Streptomycin, notfalls operative Ergänzung des Therapieplanes.

Varizellen
Leitsymptome:
makulopapulöse Effloreszenzen mit Übergang in Bläschen und Pusteln
kurze Prodrome (1—2 Tage)
Leukopenie mit relativer Lymphozytose
geringe Temperatursteigerung

Dringliche Therapie:
Bettruhe, solange neue Effloreszenzen auftreten. Bei Juckreiz: Ingelan-Anaesthesinpuder oder Bepinseln mit Ichtyolsalbe. Bei Sekundärinfektionen: Penicillin oder Sulfonamide (lokal).

Verbrennungen
Zur Diagnose:
Gradeinteilung der Verbrennung beachten. Wichtig ist Ausdehnung, da bei mehr als ⅓ Körperoberfläche Lebensgefahr besteht! Mehr oder minder ausgeprägter Schockzustand.

Dringliche Therapie:
Bei kleinen Verbrennungen: Puderbehandlung mit Dermatol, Wismutbrandbinden, Lebertransalben, Brandliniment.
Für schwere Verbrennungen: Adstringenswirkung mit frisch bereiteter 5%iger Tanninlösung. Unter Umständen: mit Kalkwasser oder Leinölmischung täglich 3—4 mal Tanninumschläge erneuern. Facharzt!
Gute Allgemeinüberwachung mit Kreislaufmitteln, Nebennierenrindenhormonen, ausreichende Flüssigkeitszufuhr. — Tetanus-Antitoxin, gefäßabdichtende Mittel, Antibiotika.

Schema zur Infusionstherapie
bei Verbrennungen (modifiziert nach E. Reiss, J. A. Stirman u. Mitarb.)

In den ersten 24 Stunden:
1,5 ml Tutofusin K 10 × % verbrannter Körperoberfläche × kg Körpergewicht, + 0,5 ml Blut × % verbrannter Körperoberfläche × kg Körpergewicht.
Bei Erwachsenen noch zusätzlich 1—2 l Subsidal je nach der Schwere der Verbrennungen, bei Kindern entsprechend weniger.
Von der Gesamtmenge ½ in den ersten 8 Stunden und je ¼ in den beiden folgenden 8-Stunden-Perioden.

In der zweiten 24-Stunden-Periode
genügt meist die Hälfte der oben errechneten Mengen.

Nach 48 Stunden
richtet sich die Flüssigkeitstherapie nach dem jeweiligen klinischen Befund. (Harnmenge! Hb-Wert! etc.).

Vergiftungen siehe Kapitel Bewußtseinsverlust

Vergiftung mit E 605
Leitsymptome:
Übelkeit, Brechreiz, Erbrechen
Durchfälle
Schwitzen
Schmerzen in der Wadenmuskulatur
fibrilläre Muskelzuckungen
Zittern
Schwindel
anfangs gerötetes Gesicht, dann Blässe
enge Pupillen
anfangs Bradykardie, später Tachykardie

Zur Diagnose:

Schädlingsbekämpfungsmittel E 605 = Diathylparanitrophenylthiophosphorsäureester.
Tödliche Dosis für den Menschen nach Lendle 2,0 g E 605 forte, 50 g E 605-Staub, 15 g Folidol pro 100 kg Körpergewicht.
Giftaufnahme auch durch die Haut möglich (Halhuber).

Dringliche Therapie:
Wichtig sind die ersten 20 Minuten!
Atropin i.v. ¼-stündlich 1—2 mg
Apomorphin 0,005 g s.c.
Magenspülung
Intubation — Bronchialtoilette und Sauerstoffzufuhr
Lobilin, Strychnin
Luminal
Evtl. Zusatzbehandlung des Lungenödems
Bluttransfusion nach Aderlaß
Kein Morphium — keine Abführmittel!

Weilscher Ikterus (meldepflichtig!)
Zur Diagnose:
Leberparenchymschaden, oft mit Ikterus — hämorrhagische Nephritis, Fieber, Senkungsbeschleunigung, charakteristische Wadenschmerzen.

Dringliche Therapie:
Bettruhe, Antibioticum, Penicillin alle 4 Stunden. Leberschonkost.

DIAGNOSTIK UND DRINGLICHE THERAPIE BEI BEWUSSTSEINSVERLUST

DIE „SOFORTDIAGNOSE"

Der lebensbedrohliche Zustand eines bewußtlosen Kranken verlangt sofortige ärztliche Hilfe. Nur selten ist Zeit und Gelegenheit, apparative Hilfsmittel zur Diagnosestellung heranzuziehen, deshalb ist es in solchen Minuten entscheidend, die Summe des mit den Sinnesorganen Feststellbaren mit der Kunst der ärztlichen Einfühlung zu verbinden, um die notwendigen Hilfsmaßnahmen einleiten zu können.
Hinweise der Angehörigen (z. B. auf Diabetes mellitus oder hohen Blutdruck) können den Verdacht schon in eine bestimmte Richtung lenken, sind jedoch immer mit Vorbehalt zu verwerten.
Oft steht der Arzt vor der wichtigen Frage, ob ein tiefes Koma nicht bereits unmerklich zum Erlöschen des Lebens geführt hat. Man sollte sich dabei nie mit den *unsicheren Todeszeichen* begnügen, denn bei dem geringsten Verdacht auf Scheintod sind Wiederbelebungsversuche anzustellen. Sichere Todeszeichen (Leichenstarre, Beginn am Unterkiefer 1 Std. post mortem und Totenflecken hinter den Ohren) müssen nachzuweisen sein.
Man soll sich zur Ruhe zwingen, die Angehörigen während der Untersuchung hinausbitten, sich an die Seite des Bewußtlosen setzen und zuerst einmal die Hand des Kranken ergreifen, den *Puls tasten* und das *Gesicht beobachten*. Schon dabei sind wichtige Schlüsse zu ziehen: Hitze der Haut deutet auf hohes Fieber, also evtl. auf eine Infektion. Eine kirschrote Hautfarbe ist auf die Bildung von CO-Hämoglobin zurückzuführen (Leuchtgasvergiftung); ist die Haut schweißbedeckt, wird z. B. beim Diabetiker ein hypoglykämischer Schock wahrscheinlicher sein als ein Koma. Ist die Hand verkrampft, zur Faust geballt, denke man an Epilepsie, bei Pfötchenstellung an Tetanie. Trommelschlegelfinger kommen u. a. bei schweren Herzfehlern und Endocarditis lenta vor. Exsikkose zeigt sich am Stehenbleiben aufgehobener Hautfalten, durch eine trockene, rissige, braunschwärzlich belegte Zunge und blaßgelbe Hautfarbe. Als ursächlich in Frage kommende Flüssigkeitsverluste sind profuse Blutungen, schwerste Diarrhoen (Enteritis, Ruhr) und gehäuftes Erbrechen (Kardiakarzinom, Pylorusstenose) zu berücksichtigen und ein Coma hypochloraemicum in Betracht zu ziehen. Die Qualität und Frequenz des *Pulses* läßt eine Beurteilung der Herz- und Kreislauffunktion zu.
Hochgradige Abzehrung läßt auf ein malignes Leiden schließen. Die Facies hippocratica mit spitzer Nase, halonierten Augen, feuchtkalter, klebriger

Haut und wächserner Blässe kündigt den nahen letalen Ausgang an. Rötung des Gesichtes findet sich bei der Apoplexie, häufig auch beim Coma diabeticum. Hektische Rötung der Wangen auf blassem Grund sind typisch für schwere Tuberkulose. Die Zyanose des Herzkranken beschränkt sich vor allem auf Lippen und Wangen, im Gegensatz zur allgemeinen Zyanose beim Preßdruck (Epilepsie). Hochgradige Blässe kann sowohl Ausdruck eines Kreislaufkollapses sein als auch Folge eines Blutverlustes, wobei vor allem die innere Blutung (Ulkus, Magenkarzinom, Oesophagusvarizen) bedacht sein muß.

Die *Haltung des Kopfes* ist vor allem bei Krampfleiden charakteristisch: Bei Meningitis liegt ein Opisthotonus vor, der aber auch bei Tetanus und Hysterie beobachtet werden kann. Die Verkrampfung beim epileptischen Anfall zeigt ein Vorspringen der Sternocleidomastoidei und ein Anschwellen der Halsadern.

Atemtypus: Bei der Apoplexie ist die Atmung schnarchend bei halbseitig verzogenem Mund, beim Lungenödem rasselnd; periodenweises Cheyne-Stokessches Atmen kündigt eine Lähmung des Atemzentrums an, bekannt ist auch die große Kußmaulsche Atmung bei Coma diabeticum. Der Geruch *der Atemluft* kann die Diagnose mit einem Schlage klären: Der Acetongeruch bei Coma diabeticum, der eigenartige, schwer zu beschreibende Geruch des Leberkranken im Endstadium der Hepatargie und der Foetor uraemicus der Nierenkranken sind meist unverkennbar. Die „Alkoholfahne" sollte keinesfalls Anlaß zu therapeutischem Nihilismus werden! Beim penetranten Bittermandelgeruch der Zyankalivergiftung kommt Hilfe meist zu spät. Blutiger Schaum am Munde (Zungenbiß) ist wegweisend bei Epilepsie.

Beschaffenheit und Reaktionsfähigkeit der Pupillen: Bei hochgradiger Miosis ist an Morphinvergiftung zu denken; auch beim Sterbenden verengt sich die Pupille bis zu Stecknadelkopfgröße. Weite Pupillen kommen bei der Atropinvergiftung, bei Sympathikusreizung und bei dem seltenen Coma basedowicum vor, hier zusammen mit dem Kardinalsymptom des Exophthalmus. Anisokorie deutet auf intrakranielle Prozesse, Traumen, Tumoren, Blutungen hin. Das Fehlen der Pupillenreaktion auf Licht ist immer ein ernstes Zeichen. Wichtig ist die prompte Reaktion bei hysterischen Zuständen. Die Konsistenz der Bulbi ist für die Differentialdiagnose bei bewußtlosen Diabetikern sehr wichtig: weiche Bulbi beim Coma, normale, prallelastische bei Hypoglykämie. Der Apoplektiker zeigt oft eine déviation conjugée (er „blickt den Herd an").

Bei Verdacht auf Schädeltrauma wird man nach Blutspuren und besonders nach Liquorrhoe aus Nase und Gehörgang fahnden. Gefahr droht hier vor allem von den subduralen oder subarachnoidalen Blutungen: Bradykardie, Vaguspuls; nach evtl. freiem Intervall fragen!

Zur *Untersuchung des Rumpfes* soll der Kranke möglichst völlig entkleidet werden. So sieht man mit einem Blick Hautveränderungen, wie toxische oder infektiöse Exantheme, Hautblutungen (Sepsis, Grippe, Leukämie, Werlhof), eine Auftreibung des Leibes (Meteorismus, Aszites?) und einen Hydrops universalis. Durch Anheben und Bewegen der Gliedmaßen überzeugt man sich vom Muskeltonus oder von spastischen Zuständen. Hemiparese macht eine Apoplexie wahrscheinlich. Eine Flexionskontraktur der Beine und Nackensteifigkeit weisen auf Meningitis oder Tetanus hin.

In der Untersuchung folgt jetzt die *Auskultation und Perkussion* von Herz und Lungen. Laute Herzgeräusche lassen an ein Vitium denken; bei auffallender Bradykardie kommt ein Adams-Stokesscher Anfall mit Hirnanoxämie in Betracht. Auch bei schwerem Myokardinfarkt kann die zerebrale Durchblutung soweit gedrosselt werden, daß ein komatöser Zustand eintritt. Die physikalische Untersuchung der Lunge hat in erster Linie pneumonische Prozesse auszuschließen, die sich infolge Hypostase bei älteren bewußtlosen Kranken rasch einstellen, ferner große Pleuraergüsse, die den dekompensierten Herzkranken schwer belasten.

Die *Palpation des Abdomens* vermittelt einen Eindruck von der Leber- und Milzgröße. Vergrößerung der Leber oder auch nicht tastbare Leber bei bestehendem Ikterus spricht für Coma hepaticum. Man muß daran denken, daß es oft, vor allem bei Coma diabeticum, Morphin- und Opiumvergiftung, zu Stuhl- und Urinverhaltung kommt. Die prall gefüllte Blase ist dann u. U. bis in Nabelhöhle zu tasten und kann mit einem Tumor verwechselt werden.

Auch eine *rektale Untersuchung* sollte baldmöglichst vorgenommen werden. Manchmal sind digital die Spuren einer abdominalen Blutung nachzuweisen. Spontaner Stuhl- und Urinabgang kommt bei zerebralen Anfällen vor.

Wichtig ist nun die *Prüfung des Reflexverhaltens*. Man prüft nicht nur die physiologischen Reflexe, sondern auch die Pyramidenbahnzeichen, die bei vielen zerebralen und spinalen Prozessen positiv sind, vor allem beim epileptischen Anfall, der sonst völlige Areflexie zeigt, und bei der Apoplexie. Durch die Prüfung der Schmerzempfindung kann man die Tiefe der Bewußtlosigkeit annähernd abschätzen. Es genügt, die Haut an verschiedenen Körperstellen mit dem Fingernagel zu kneifen.

Mit einer *Blutdruck- und Temperaturmessung* wird die Untersuchung abgeschlossen.

Bei allen Formen von Bewußtseinsverlust sind prinzipiell drei Unterscheidungen für Diagnostik und Therapie dringend erforderlich:

1. *Tiefe Bewußtlosigkeit*
   a) kurzdauernd = Synkope
   b) langanhaltend = Koma

2. *Bewußtseinstrübung*
   a) schlaftrunkener Zustand = Somnolenz
   b) Stumpfsinn, schwere geistige und körperliche Bewegungshemmung = Stupor
   c) subjektives Wohlbefinden Schwerstkranker = Euphorie
3. *Wechsel zwischen Bewußtsein und Bewußtlosigkeit*

Allgemeine Maßnahmen für die Sofortdiagnose

1. *Ruhe bewahren, systematisches Vorgehen (Aufzeichnungen!)*
2. *Informationen* (Angehörige, Dauer des Zustandes, bestehende Erkrankungen, Umgebung, Giftreste, Gase usw., u. U. Kriminalpolizei benachrichtigen zur eigenen Rückendeckung!)
3. *Inspektion des Kranken* (Entkleiden lassen, Hochschieben des Hemdes genügt meist nicht!)
   Allgemeine Übersicht
   Gesichtsausdruck
   Hautfarbe und -beschaffenheit
   Mundhöhle
   Foetor ex ore
   Körperlage
   Atemtyp
4. *Palpation*
   Reaktion auf Berührung und Schmerzreiz
   Muskeltonus
   Puls
   Herzspitzenstoß
   Abdomen
5. *Perkussion und Auskultation*
6. *Reflexverhalten*
   auf Anruf   Extremitäten
   Pupillen   pathologische Reflexe
7. *spezielle Untersuchung von*
   Blut   Erbrochenem
   Urin (Katheter)   Sputum
   Stuhl (Einlauf)   Blutdruckmessung, Temperaturmessung
   Mageninhalt (Absaugen)   evtl. Gerichtsmedizinisches Institut
8. *Entscheidung, ob eine Überführung in eine andere Klinikstation ohne Gefahr möglich ist oder nicht. Das „Primum nil nocere" muß oberstes Gebot sein!*

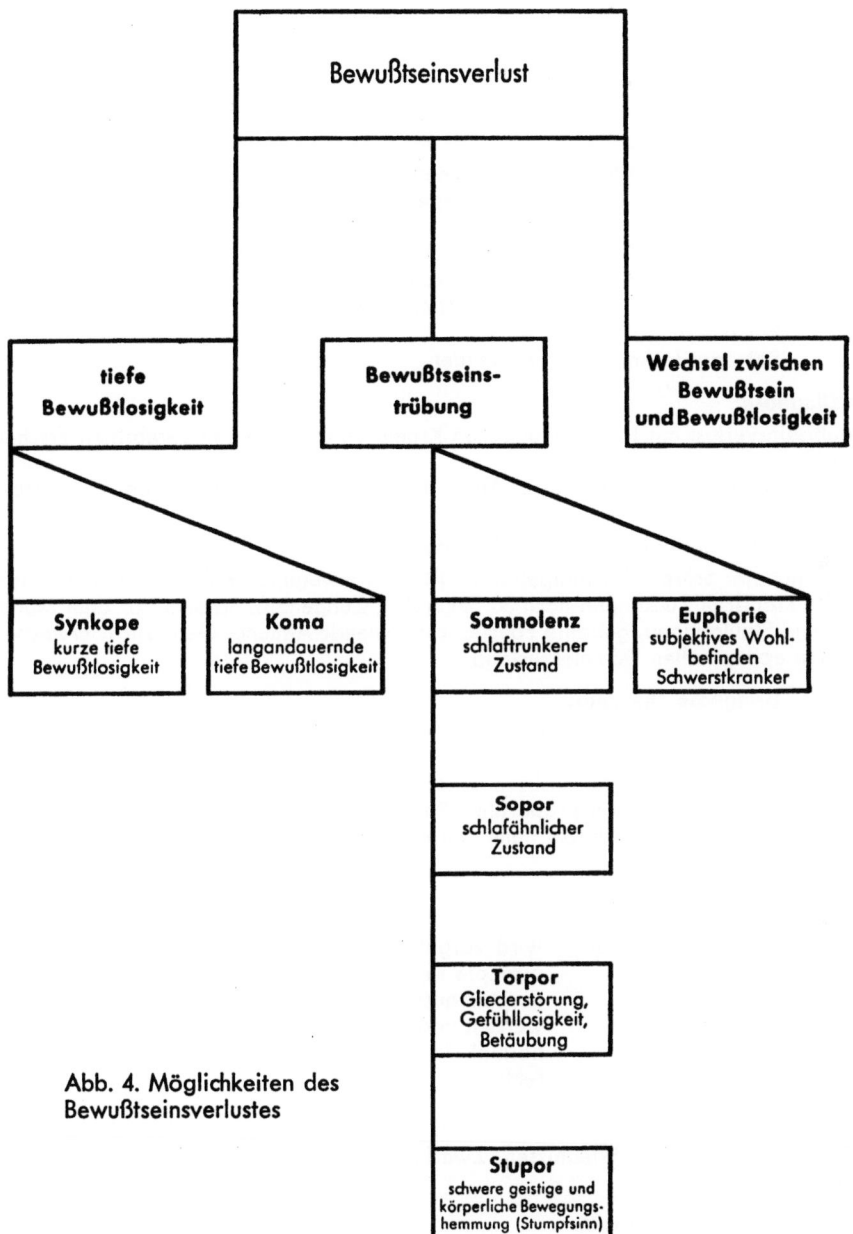

Abb. 4. Möglichkeiten des Bewußtseinsverlustes

TIEFE BEWUSSTLOSIGKEIT
(geordnet nach dem klinischen Ersteindruck)

Genuine Epilepsie und symptomatische epileptische Zustände

Leitsymptome:

Bewußtseinsverlust:	vollkommen
Pupillen:	weit, reagieren *nicht*
Haut:	zyanotisch, später blaß
Reflexe:	fehlen, Babinski manchmal positiv
Dauer:	unterschiedlich, meist kurz
Verletzungen:	häufig, Zungenbiß!
Einnässen:	häufig
Retrograde Amnesie:	vorhanden

Zur Diagnose:
Bewußtseinsverlust mit tonisch-klonischen Krämpfen und anderen zerebralen Erscheinungen.
Auftreten unmittelbar oder nach Aura (Parästhesien, Flammensehen, motorische Zuckungen).
Anamnese: Krampfleiden bekannt, Hirntrauma?
Anfall: Initialer Schrei, Hinschlagen ohne Abwehrbewegung, tonischer Krampf, Übergang in klonische Zuckungen nach 30 Sekunden, Zungenbiß, Schaum vor dem Mund, Harn- und Stuhlabgang, geballte Fäuste, schnarchende Atmung. Gefährlich: Erwachen aus dem epileptischen Dämmerzustand.

Dringliche Therapie:
Während des Anfalls zwecklos. Schutz vor Verletzungen!
Dauerbehandlung:
Minderung der Anfallsbereitschaft durch Luminal, Brom, Hydantoinpräparate, Kombinationspräparate: Paradion, Tridion, Zentronal, Paraldehyd.
Vorsicht mit Cardiazol beim Anfall (Schockgefahr).

Hysterie

Leitsymptome:

Bewußtseinsverlust:	wird vorgetäuscht
Pupillen:	prompte Reaktion auf Licht
Reflexe:	normal auslösbar, kein Babinski
Verletzungen:	werden vermieden
Puls, Blutdruck:	normal
Einnässen:	fehlt

Zur Diagnose:
Kohärenz mit affektiven Erlebnissen. Zweckdemonstration! Kein hysterischer Anfall ohne Publikum!

Dringliche Therapie:
1. Während des Anfalls keine Maßnahmen, da Therapie hysterische Reaktion fördert.
2. Später Sedativa und Psychotherapie.

Differentialdiagnose zwischen Epilepsie und Hysterie

Epileptische Krämpfe	Hysterische Krämpfe
1. Plötzliches Hinfallen zu Boden; dabei oft äußere Körperverletzungen.	1. Langsames Zusammensinken; keine äußeren Verletzungen.
2. Plötzliches Erblassen des Gesichts. Später oft starke Zyanose.	2. Kein auffallendes Erblassen des Gesichts. Keine stärkere Zyanose.
3. Pupillen weit, reaktionslos.	3. Pupillen behalten ihre Reaktion.
4. Krämpfe nach Art der Rindenepilepsie in Form stoßweiser Zuckungen. Oft Bißverletzungen der Zunge.	4. Krämpfe bestehen in ausfahrenden Bewegungen, Schlagen mit Armen und Beinen, Herumwälzen des Körpers u. dgl. Respirationskrämpfe. Kein Zungenbiß.
5. Oft einmaliger, anfänglicher Schrei, dann vollkommene Bewußtlosigkeit.	5. Hysterische Bewußtseinsstörungen, aber keine völlige Bewußtlosigkeit: krampfhaftes, anhaltendes Schreien, Lachen, Weinen u. dgl., Sprechen im Anfall, Affektbewegungen, Delirien u. dgl.
6. Dauer des Krampfanfalles selten länger als wenige Minuten. Danach tiefer Schlaf.	6. Krampfanfall kann ½—1 Stunde und länger dauern. Häufig plötzliches Erwachen.
7. Suggestive und hypnotische Prozeduren ohne jeden Einfluß, ebenso äußere Reize während des Anfalles.	7. Die Anfälle können leicht durch hypnotische oder sonstige suggestive Prozeduren jederzeit künstlich hervorgerufen oder gehemmt werden (Druck auf bestimmte Körperstellen oder dgl.). Während des Anfalles werden die Krämpfe durch Anspritzen mit Wasser, eine kalte Dusche oder dgl. beeinflußt oder gar ganz unterdrückt.
8. Sonstige hysterische Symptome fehlen.	8. Gleichzeitig sonstige hysterische Symptome, oft nach den Anfällen zurückbleibend (hysterische Hemianästhesien, Lähmungen, Kontrakturen u. a.).
9. Nach Aufhören des Krampfstadiums kann man meist den Babinski-Reflex in der großen Zehe nachweisen.	9. Babinski-Reflex nicht nachweisbar.

136 Innere Abteilung

Narkolepsie
Zur Diagnose:
Kurzer Anfall mit spontanem Einschlafen, Lachschlag, motorische Reizerscheinungen, leichte Erweckbarkeit.
    Dringliche Therapie:
    Meist nicht nötig, Weckmittel.

Herzfunktionsstörungen
Denke an:
Rhythmus- und Überleitungsstörungen (Herzblock)
Myocarditis acuta
Herzklappenfehler
Angeborene Herzfehler
Carotis-Sinus-Syndrom
Hämodynamische und energetisch-dynamische Herzinsuffizienz

Zur Diagnose:
Tachykardie, paroxysmale Tachykardie, Bradykardie, absolute Arrhythmie, Extrasystoles en salves.
Adam-Stokes-Anfall (Herzstillstand über 7 Sekunden führt zu Hypoxämie des Gehirns).
Herzgeräusche
Blässe, Zyanose, Blutdruckabfall, Puls
Herzanamnese
    Dringliche Therapie:
    Je nach Grundleiden, Sauerstoff immer wichtig.

Gefäßfunktionsstörungen
Die drei wesentlichen Formen des Kreislaufzusammenbruchs sind der *Spannungskollaps*, der *Entspannungskollaps* und der *Lähmungskollaps*.
Das Verhalten der einzelnen Kreislaufgrößen bei den drei Kollapsformen

	Diast. Blutdr.	Blutdr. Amplit.	Pulsfrequenz	Schlag-Vol.	Min.-Vol.	E'	W
Spannungs-kollaps	+	−	+	−	−	+	+
Entspannungs-kollaps	−	+	−	+	O	−	−
Paralytischer Kollaps	−	(+)	+	+	+	−	−

Der *Spannungskollaps* führt zu einem wechselnd stark beschleunigten, meist kleinen, nicht weichen, sondern eher gespannten Puls, der *Entspannungskollaps* dagegen geht mit einem langsamen, weichen, aber keineswegs kleinen Puls einher. Der *Lähmungskollaps* zeichnet sich durch einen frequenten und fliegenden Puls aus.
Denke aber auch an Schock, Gefäßerkrankungen (Arteriosklerose, Aortenaneurysma).

Tiefe Bewußtlosigkeit 137

Zur Diagnose:
Ohnmacht, Blässe, Schweißausbruch, Schwindel, Kältegefühl, kleiner, beschleunigter Puls, oberflächliche, schnelle Atmung, träge, weite Pupillen, Druck im Abdomen, Unfallsituation, Erregung, Sauerstoffmangel, konstitutionelle Disposition, Anaphylaxie.

> **Dringliche Therapie:**
> Noradrenalin, Arterenol, Sympatol, Coramin, Peripherin, Effortil, Coffein, Strychnin, evtl. Sedativa, Sauerstoff, Wärme, Lagerung nach Gesichtsfarbe — Autotransfusion! Noradrenalin, Prednison.

Insolation und Hitzschlag

Zur Diagnose:
Direkte Sonnenbestrahlung oder Wärmestauung (Lufttemperatur, Feuchtigkeit, körperliche Anstrengung, Kleidung), Wärmetachypnoe, Übelkeit, Schwindel, Schweiß, kleiner, schneller Puls, evtl. erhöhte Körpertemperatur, Extremfälle mit Krämpfen (Hirndruck!).

> **Dringliche Therapie:**
> Kalter Raum, Entfernen enger Kleidung, periphere Kreislaufmittel. Selten sind nötig: Aderlaß oder Lumbalpunktion. Flüssigkeitsersatz durch Dextrose-Kochsalzinfusion wegen Hypochlorämie und Hirnödem manchmal nötig.

Coma diabeticum

> **Leitsymptome:**
>
> | | |
> |---|---|
> | Aspekt: | gerötet, schwerkrank |
> | Atmung: | gesteigert, vertieft (Kußmaul) |
> | | Acetongeruch |
> | Haut: | trocken |
> | Bulbi: | weich |
> | Muskulatur: | schlaff |
> | Blutdruck: | normal bis gesenkt |
> | Reflexe: | meist abgeschwächt |
> | Temperatur: | erniedrigt |
> | Pupillen: | Mydriasis |
> | Laborbefunde: | Zucker und Aceton im Harn |
> | | Blutzucker erhöht |

Zur Diagnose:
Oft langsame Entwicklung des Krankheitsbildes, Durst, Hunger, Infekte, Schmerzen im Abdomen, Sehstörungen, zu wenig Insulin, Überernährung, Konstitution, Beruf, Psyche.

> **Dringliche Therapie:**
> Oberarzt rufen!
> Im Notfall Besserung der Stoffwechsellage durch Insulinzufuhr:
> 50 Einh. Altinsulin subkutan
> 50—100 Einh. Altinsulin und
> 50—100 ccm 20%ige Dextrose i. v.

Innere Abteilung

Herz- und Kreislaufbehandlung:
¼ mg Strophanthin i. v., periphere Kreislaufmittel (Sympatol, Coffein, Cardiazol, Lobelin s. c. Berolase).
Allgemeine Maßnahmen:
Angewärmtes Bett, Magenspülung, hoher Einlauf, Katheterisieren, Sauerstoff, Vitamin B und C als Injektion.
Fortsetzung dieser Maßnahmen unter Blut- und Harnzuckerkontrolle bis zur Behebung des Komas. Bei Unterernährten Gefahr des „Hinüberspritzens" in die Hypoglykämie. Nach Erwachen perorale KH-Zufuhr (Haferschleim). Sitzwache erforderlich. Evtl. Zugabe von Prednisolon (Solu-Decortin H : 2 mal 10 mg i. v.).

Zur Therapie des Coma diabeticum

Zeit	1. Stunde	2.—6. Stunde	6.—24. Stunde	2. Tag
Diagnose	Anamnese (Hausarzt, Familie). Klinische Untersuchung (Puls, Blutdruck, Herztöne, Haut, Atmung, Foetor, Bulbi, Temperatur, Infekte). Einweisung mit Voranmeldung. Im Krankenhaus: Harn auf Zucker und Aceton (evtl. Katheter!), Blutzucker, Blutbild, Senkung.	Laufende Kontrollen von Harn- und Blutzucker. Überwachung von Puls, Blutdruck, Temperatur.	Wie zuvor.	Wenn nötig, Thorax-Röntgen, EKG.
Therapie	Katheterisieren, Mageninhalt-Absaugung Einlauf, Wärme, Sauerstoff. Infusion: 400 ccm Isotonal mit 60 E. Altinsulin, ¼ mg Strophanthin, 2 ccm Sympatol, 5 ccm Vitamin C. Subkutan: 60 E. Altinsulin, Sympatol, Koffein, Lobelin in halbstdl. Wechsel, Kampferdepot i.m. Bei Fieber 1 Mill. E. Penicillin.	Entsprechend Blutzucker: wenn hoch, weitere 40 E. Altinsulin i.v. und s.c., wenn sehr abgesunken, i.v. Injektion von 100 ccm Dextrose. Subkutan weiter Kreislaufmittel und Insulin, gegebenenfalls nochmals ¼ mg Strophanthin i.v.	Scharfe Blutzuckerkontrolle, da Gefahr der Hypoglykämie! Insulin vorsichtig weiter bis zum Erwachen. Danach Versuch peroraler KH-Zufuhr (Obstsaft, Haferschleim), Kreislaufmittel nicht zu früh weglassen, Kreislaufversagen droht auch nach Erwachen!	Leichte Diabetikerkost mit KH bis 200 g, Altinsulin entsprechend der Glykosurie. Gefahr des Schocks bei ungenügender Nahrungsaufnahme. Kreislaufbehandlung, leichte Atemgymnastik.

Coma hypoglycaemicum
Leitsymptome:
Aspekt:	blaß, schwach, ohnmächtig
Atmung:	normal
Haut:	feucht
Bulbi:	*nicht* hypoton
Blutdruck:	häufig gesteigert
Reflexe:	Babinski bds. manchmal positiv
Laborbefunde:	kein Zucker, kein Aceton im Harn
	Blutzucker unter 60 mg%

Zur Diagnose:
Plötzliche Entwicklung des Krankheitsbildes. Zu wenig Nahrungszufuhr oder Insulinüberdosierung. Schweißausbruch, Herzklopfen, Schwindel, Apathie oder Reizbarkeit, Tremor.
Andere Störungen der Blutzuckerregulation sind bekannt bei:
Erkrankungen der Schilddrüse, der Nebenniere, der Keimdrüsen, der Hypophyse, des Pankreas (Pankreasadenom), konstitutioneller Spontanhypoglykämie, primärem Hyperinsulinismus oder spontaner Hypoglykämie, z. B. nach schwerer, körperlicher Arbeit, bei alimentärer Dystrophie, bei Erkrankungen der Leber und Gallenblase, bei Gehirnaffektionen, bei Störungen des vegetativen Systems, während der Gravidität und Laktation u. v. a.

Dringliche Therapie:
Kohlehydratzufuhr, danach rasche Besserung.

Coma uraemicum
Leitsymptome:
Foetor:	urinös
Haut:	blaßgelblich, Anämie!
	Harnsäure-Kristalle sichtbar
Blutungsneigung:	erhöht (Nasenbluten)
Reflexe:	gesteigert, fibrilläre Muskelzuckungen, Krampfneigung
Erbrechen:	fast immer
Stuhl:	Durchfälle
Appetit:	fehlt
Atmung:	wechselnd, Kußmaul, Cheyne-Stokes
Pupillen:	Miosis
Blutdruck:	oft erhöht
Psyche:	Somnolenz, Apathie, „stille Urämie"
	Übergang in Erregung, Tobsucht, Krämpfe
Harn:	Oligurie, Anurie, Albumen, Zylinder, Erythrozyten, Isosthenurie
	(Diese Urinbefunde nicht obligat)

Zur Diagnose:
Nierenerkrankung in der Vorgeschichte, toxische Symptome: Gastritis, Stomatitis, Kapillarschaden mit Blutungsneigung, Anämie, Kolitis.
Laborbefunde: hoher Reststickstoff, Kalzium vermindert, Kalium erhöht, Urämiekörperprobe, EKG-Veränderungen.

140 Innere Abteilung

Dringliche Therapie:
Oberarzt rufen! Osmotherapie zur Entgiftung: Infusion hypertonischer Lösung, Aderlaß, Austauschtransfusion, Absaugung, Einlauf, heiße Bäder, Herz- und Kreislaufstützung, Diät, wenn nötig Sedativa. Dialysierungsverfahren!

Vergleichende Symptomatologie der Nierenerkrankungen

Erkran-kungs-form	Kreislauf-symptome		Retentions-symptome		Nierenbefunde				Augen-hinter-grunds-verän-derung
	Ödem	Blut-druck Syst.	Rest-N mg %	Ur-ämie-gefahr	Konzen-tration	Verdün-nung	Albu-min-urie	Sedi-ment	
Nephro-sen	+++	100 bis 200	20-40	?	gut	gut	+++	Zylinder Lipoide	Ø
Nephriti-den	+	bis 200	bis 200	+	ver-mindert	ver-mindert	++	Zylinder Erythro-zyten Lipoide	+
Schrumpf-nieren	evtl. termi-nal	über 200	bis 300 und mehr	++	vermin-dert evtl. Konzen-trations-starre	gut evtl. Isosthen-urie	(+)	Zylinder Erythro-zyten	+

Sonderformen:

Eclampsia gravidarum: Hypertension, Ödeme, Eiweiß und Zylinder im Harn als Vorboten.
Therapie: Schnittenbindung, konservativ nach Stroganoff modifiziert mit Sedativis im Wechsel, Strophanthin, Aderlaß, Leberhydrolysate.
Urämie bei toxischer Nierenschädigung: Quecksilber.
Coma hypochloraemicum: Bei Kochsalzmangelzuständen durch langdauernde kochsalzfreie Diät, Erbrechen, Durchfälle, profuse Schweißausbrüche.
Therapie: Infusion physiologischer Kochsalzlösung mit Strophanthin, Kreislaufmittel.

Coma hepaticum

Leitsymptome:

Hautfarbe:	ikterisch oder schmutzig-bräunlich
Pupillen:	weit, fast reaktionslos
Leberdämpfung:	oft klein, Chilaiditi!
Puls:	bradykard, terminal ansteigend
Fieber:	oft vorhanden, terminal abfallend
Blutungsneigung:	vorhanden
Foetor:	süßlich, „nach Leber"
Harn:	spärlich, dunkel, hochgestellt
	Millon positiv. Leuzin, Tyrosinkristalle

Zur Diagnose:
Leberleiden in der Vorgeschichte. Intoxikationen (Alkohol, Chloroform, Salvarsan, Blei, Arsen, Pilze). Cholämische Haut- und Schleimhautblutungen, Milztumor.

Dringliche Therapie:
Oberarzt rufen! Infusionsbehandlung (Traubenzucker, Laevulose, Fruktose, z. B. Glukofructan, Methionin, Cholinchlorid, Vitamin B und C, Pancortex, Cortineurin, Strophanthin [Leberhydrolysate?], Cocarboxylase, evtl. Pervitin), Kreislaufstützung, Diät.

Coma basedowicum

Leitsymptome:

Merseburger Trias:	Struma, Exophthalmus, Tachykardie
Augen:	Glanzauge
	Möbius: Convergenzschwäche
	Stellwag: seltener Lidschlag
	Gräfe: Oberlid bleibt zurück bei Blick nach unten, Augensymptome bei Koma nicht positiv!
Temperatur:	feucht, gerötet, warm
Haut:	erhöht
Stuhl:	durchfällig
ZNS:	gesteigerte Reflexe, Tremor

Zur Diagnose:
„Bild des fixierten Schrecks", Arrhythmie, Herzgeräusche, Delirien, Grundumsatzsteigerung, Abmagerung.

Dringliche Therapie:
Zentrale Beruhigung; Dauerschlaf, Luminal, Scopolamin, Phenothiazin-Präparate, Megaphen, Atosil.
Entgiftung des Blutes: Aderlaß, Infusion hypertoner Lösungen, Austauschtransfusion.
Herz- und Kreislaufstützung: Strophanthin, Sympatol, Effortil, Peripherin.
Leberschutz: Prohepar, Laevulose, Vitamine.
Andere Maßnahmen: Cortison, ACTH, große Joddosen (?).

Tetanie

Zur Diagnose:
Typischer Anfall: schmerzhafte Parästhesien der Extremitäten, Herzsensationen, Chvostek, Trousseau, Erb positiv.
Krampf der Extremitäten: Pfötchenstellung der Hand, Adduktion der Beine. Hyperventilation. Erbrechen. Hypokalzämie bei Sprue, Schwangerschaft.

Dringliche Therapie:
10 ccm Kalzium i. v., Luminal, Chloralhydrat, Magnesiumthiosulfat, Kreislaufmittel bald, AT 10! Im anfallsfreien Intervall ACTH unter Diätregime (Anreicherung saurer Valenzen).

Koma bei Morbus Addison

Zur Diagnose:
Adynamie, Blutdrucksenkung, Anämie, Hautpigmentation, Durchfälle, Kreislaufstörungen, Abmagerung. Koma selten!

Dringliche Therapie:
Oberarzt rufen! Nebennierenpräparate (Cortiron, Cortenil, Poncortex, Implantate, Stützung des Herzens und peripheren Kreislaufs).

Koma bei schweren Infektionskrankheiten

Zur Diagnose:
Wesentlich sind Ursache und Verlauf des Grundleidens!

Dringliche Therapie:
Spezifische Therapie des Grundleidens, Herz- und Kreislaufstützung, Vitamine, Sauerstoff, Abklatschung, ableitende Einläufe, Dekubitusprophylaxe.

Koma bei schweren Allgemeinerkrankungen

Zur Diagnose:
Oft terminal bei Tumoren, Leukämien, Lymphogranulomatose, Simmondsche Kachexie, Myxödem, Sprue, Meningitis oder bei Geisteskrankheiten (z. B. progressive Paralyse).

Koma bei Hirntumoren

Zur Diagnose:
Vorgeschichte: allmählicher Beginn, Kopfschmerzen, zerebrales Erbrechen, Schwindel, Ataxie, Sehstörungen (Stauungspapille!), Bradykardie (Druckpuls) und andere Hirndruckzeichen (Liquordruck erhöht).

Dringliche Therapie:
Oberarzt rufen!

Koma bei Hirnabszeß

Zur Diagnose:
Vorgeschichte (Angina, Bronchiektasen, Otitis media, Sinusitis, Endocarditis lenta, Pilzaffektionen, Trauma, Pyämie, septischer Abort).
Symptomatologie nach Lokalisation.

Dringliche Therapie:
Oberarzt rufen!

Koma bei Hirnsinusthrombose

Zur Diagnose:
Vorgeschichte: schwere Allgemeinerkrankung infektiösen Charakters, Nase- und Lippenfurunkel, Lidschwellung, Hervortreten der Bulbi, Schüttelfrost, hohes Fieber,

Delirien, Vaguspuls, Schwindel, Erbrechen, manchmal Krämpfe, wichtig sind Herdsymptome!

Dringliche Therapie:
Oberarzt rufen!

Koma nach Schädeltraumen

Zur Diagnose:

Vorgeschichte: Zeitpunkt und Art des Unfalls.
Sichtbares Trauma: Platzwunde, Knochenzertrümmerung (Palpation), Hirnläsion.
Achte auf Blut oder Liquor in Nase und Gehörgang (Schädelbasisbruch!).
Allgemeinsymptome: Bewußtlosigkeit, Schwindel, Übelkeit, Erbrechen, Pulsveränderungen (bradykarder Druckpuls), Tachykardie ante finem durch Vaguslähmung.
Schocksymptome: Blutdruckabfall, Atemstörung, Schüttelfrost, Kopfschmerzen.
Herdsymptome: Pyramidenzeichen, ungleiche Pupillen, Reflexdifferenzen, Hirnnervenausfälle, Krämpfe, Lähmungen, Sensibilitätsstörungen.

a) *Commotio:* sofortige Bewußtlosigkeit
Pulsveränderungen
Erbrechen
retrograde Amnesie

b) *Contusio:* lange Bewußtlosigkeit
Delirien
zerebrale Herdsymptome
Commotio-Symptome

c) *Compressio:* nach dem Trauma freies Intervall
allmähliche Bewußtlosigkeit
Vaguspuls
Krämpfe, Lähmungen
einseitige Herdsymptome
Mydriasis a. d. Seite der Blutung

Dringliche Therapie:
Oberarzt rufen! Ruhigstellung, Kreislaufmittel, Eisblase, Prednisolon.

Meningeales Koma

Zur Diagnose:

Meningismus-Symptome: Nackensteifigkeit, Kopfschmerzen, Lasègue positiv, Kernig positiv. Sensible und motorische Reizerscheinungen, häufig Fieber, andere allgemeine und lokale Hirnsymptome.

Dringliche Therapie:
Oberarzt rufen!

Koma bei Enzephalitis

Zur Diagnose:

Meist nichteitrige Formen.
Anamnese: Alkoholabusus, Krämpfe, Doppelbilder, Nystagmus, Haltungsanomalien, Kephalgien, Liquorbefund.

a) Polioencephalitis superior haemorrhagica *(Wernicke)*
Benommenheit,
Exzitation,
Erbrechen,
Augenmuskellähmung,
Schwindel,
Kopfschmerzen,
Alkoholiker!

b) Akute hämorrhagische Enzephalitis des Erwachsenen *(Struempell)*
hohes Fieber,
Bewußtlosigkeit,
Hemiplegie,
Kephalgie,
Anamnese: akute Infektionskrankheiten! Schwangerschaft.

Dringliche Therapie:
Oberarzt rufen!

Apoplexia cerebri

Leitsymptome:

Haut:	zyanotisch, Gesicht gerötet
Paresen:	meist schlaffe Lähmung einer Körperhälfte Hängen eines Mundwinkels Abgang von Harn und Stuhl durch Sphinkterlähmung *aber auch Harnverhaltung!*
Reflexe:	fehlen meist, manchmal nur einseitig, besonders Bauchdeckenreflex! Babinski oft positiv
Pupillen:	reagieren nicht oder nur träge auf Licht, oft ungleiche Blickrichtung „nach dem Herd"
Atmung:	röchelnd

Zur Diagnose:

Beachte auslösende (Exzesse, Erregung, Infekte, Preßdruck, Klima) und disponierende (Arteriosklerose, Konstitution, Alter, andere Gefäßleiden) Faktoren.
Juvenile Apoplexie verdächtig auf Endocarditis lenta!, Gefäßmißbildung.
Koma, Hemiplegie, Aphasie, Anisokorie, Reflexanomalien, Krämpfe, Hirndruckzeichen, Herzinsuffizienz, Lungenödem, hypostatische Pneumonie.

Enzephalorrhagie
plötzlicher Beginn
tiefes Koma
erhöhte Temperatur
oft mittleres, selten höheres Alter
erhöhter Blutdruck
positiver Babinski
Hypertonie-Anamnese

Enzephalomalazie
langsamer, allmählicher Beginn
flacher, komatöser Zustand
normale Temperatur
höheres Alter
normal bis erniedrigter Blutdruck
positiver Babinski
Arteriosklerose-Anamnese oder
Arteriitis obliterans (Bürger)
Arteriitis luetica

Dringliche Therapie:

Absolute Ruhigstellung, Eisblase, Sedativa. Cave: Opiate! Euphyllin, Osmotherapie. Nur bei Lungenödem Aderlaß. Darm- und Blasenentleerung. Vorsicht mit Strophanthin. Periphere Kreislaufmittel. Sauerstoff. Pneumonie-Prophylaxe. Wenn nötig, parenterale Ernährung (Gefahr der Aspiration!) i. v. Prednisolonmedikation (höchstens 2 Injektionen von 25 mg, daneben 3—4mal 100 mg Cortison). Später: Abbau und Ausschleichen unter ACTH.

Bewußtseinsverlust bei Intoxikationen

A. Diagnostik

a) *Umgebungsuntersuchung*

1. Ort
Chemische Betriebe, Laboratorien, Apotheken, Bergwerk, Garage, Haushalt usw.

2. Luft
Leuchtgas, Schwefelwasserstoff, Rauch, Dämpfe usw.

3. Giftreste
Pillenschachteln, Injektionsspritzen, Nahrungsreste, Säureflaschen usw.

4. Angaben
von Zeugen, Angehörigen, Miterkrankten über Umstände, z. B. Unfall, Affekte, Selbstmordtendenz bei Geisteskrankheiten.

b) *Untersuchung des Kranken*

1. Inspektion
Haut (Verletzungen, Exantheme, Schweiß, Austrocknung usw.), Schleimhäute (Durchblutung, Entzündungen, Beläge usw.), Körperöffnungen (Verätzungen, Foetor, Blutungen), Pupillen (weit, eng, Reaktion auf Licht), Atemtypus (Cheyne-Stokes, Lungenödem).

2. Untersuchung
Puls, Blutdruck, Temperaturmessung, Herzauskultation, Atemgeräusch, Palpation des Abdomens, Reflexe, Pyramidenzeichen, rektale Untersuchung, Katheterisierung (Stuhl und Harn aufheben), Blutentnahme für Blutbild, Senkung, Rest-N, chemische Analyse. Später Thoraxübersichtsaufnahme und EKG.

B. Therapie

a) *Giftentfernung*

Magenspülung mit speziellen Zusätzen (nicht bei Oesophagusverätzung!), Brechmittel (Apomorphin), Einläufe, bei Gasvergiftung frische Luft.

b) *Chemische Entgiftung*

Neutralisieren bei Laugen und Säuren, Antagonisten (z. B. Pilokarpin bei Atropinvergiftung), Überführen in ungiftige Verbindungen, Adsorption an Kohle, einhüllende Stoffe, Kaliumpermanganat, Natriumthiosulfat.

c) *Symptomatische Behandlung*

Analeptika (Cardiazol, Coramin, Coffein, Kampfer), Anregung des Atemzentrums (Lobelin, Sauerstoff-Kohlensäure-Inhalation), Herzmittel (Strophanthin). Periphere Kreislaufmittel (Sympatol, Peripherin, Pentedrin), Auffüllung des Kreislaufs (Traubenzucker-, Kochsalz-, Periston-Infusion), Bluttransfusion, Sedativa (Luminal), Analgetika (Morphium, Dolantin, Novalgin), Penicillinschutz, Wärmezufuhr.

Schlafmittelvergiftung

Leitsymptome:

Anfangs Kopfschmerzen, Schwindel, Nausea, manchmal Erbrechen, besonders bei Überdosierung von Barbitursäure, Benommenheit. Später tiefes, reflexloses *Koma*. Atmung oft schnarchend. Pupillen eng, Reaktion oft noch länger erhalten. Hautfarbe blaß, leicht zyanotisch. Puls leicht beschleunigt. Temperatur anfangs erniedrigt, später ansteigend. Tod an Atemlähmung, Kreislaufversagen.

Zur Diagnose:

Beachte Giftreste in der Umgebung (Pillenschachteln, Ampullen, Nachttischkasten, Papierkorb usw.). Sicherstellung für Gerichtsmedizin!
Auskunft Angehöriger über Vorgeschichte (suizidale Tendenzen bei chronischen Krankheiten, nach affektiven Erlebnissen, psychischen Störungen, Schlafmittelabusus, Verwechslung mit anderen Medikamenten usw.).

Dringliche Therapie:

Weckmittel: Eukraton, 2—5 ccm Cardiazol oder Deumacard i. v.; bis zur Rückkehr der Schmerzreflexe halbstündlich wiederholen (langsam injizieren, Krampfgefahr!), dann subcutan bis zur Ansprechbarkeit. Herz- und Kreislaufstützung: ¼ mg Strophanthin i. v. und Sympatol s. c., 5 ccm Campher i. m., Sauerstoffzufuhr, Coffein und Lobelin s. c. (Prednisolon i. v. 50 mg. Cave: Peristoninfusionen: Nierenschaden!)

Giftentfernung: Magenspülung (Flüssigkeit zur Analyse aufheben!) Am Schluß Kaliumpermanganatlösung eingeben (rotweinfarben).
Katheterisieren (Harn aufheben!).
Einlauf.
Pneumonie-Prophylaxe, Abklatschung.

Leuchtgasvergiftung (Kohlenmonoxyd)

Leitsymptome:

Anfangs Kopfschmerzen, Schwindel, Nausea. Gefährlich: Versagen der Muskelkraft bei noch erhaltenem Bewußtsein. Später rauschähnliche Zustände, Krämpfe, Lähmung, tiefes *Koma*. Hautfarbe kirschrot durch Bildung des CO-Hämoglobins.

Zur Diagnose:

Ergibt sich durch gasgefüllten Raum! Größte Vorsicht: Explosionsgefahr durch Funken beim Klingeln, Lichteinschalten! Haupthahn schließen, Rettungsperson anseilen, Fenster öffnen. Puls, Atmung, Herztöne des Vergifteten prüfen. Überführung ins Krankenhaus.

Dringliche Therapie:

Weckmittel nur subkutan, da Krampfschwelle herabgesetzt ist! 2 ccm Cardiazol, Coramin, Coffein, Lobelin im Wechsel viertelstündlich. — Cyfo — Mack.

Frische Luft, künstliche Beatmung mit Sauerstoff (CO_2-Zusatz!). Aderlaß nur bei Möglichkeit der anschließenden Austauschtransfusion!

Kohlendioxyd, CO_2

Leitsymptome:

Reizung der Haut und Schleimhäute, Sensibilitätsstörungen, Blutdrucksteigerung, vertiefte und beschleunigte Atmung durch Reizung des Atemzentrums. Tiefe Bewußtlosigkeit. Tod durch Lähmung des Atem- und Vasomotorenzentrums.

Häufiger Betriebsunfall in Kohlen- und Salzbergwerken, bei Brunnenbau, in Brauereien, Kühlhäusern, Silos.

Dringliche Therapie:

Wie bei CO-Vergiftung (siehe oben).

Alkoholvergiftung

Leitsymptome:

Geruch der Atemluft, Pupillen weit, Reaktion träge, Haut kühl, klebrig, Untertemperatur, Reflexe erhalten, in schweren Fällen erloschen.

Zur Diagnose:

Verlauf: Enthemmung, Exzitationsstadium, Koordinationsstörungen, Übelkeit, Brechreiz, Erbrechen, Schweißausbruch, Stupor, *Koma*.

Dringliche Therapie:

Magenspülung zur Entferung von Alkoholresten, Kreislaufstützung mit Sympatol, Coffein, Peripherin. Weckmittel Cardiazol, Coramin. Warm halten!

148 Innere Abteilung

Methylalkoholvergiftung

Leitsymptome:

Schleimhautreizung, Erbrechen, Darmspasmen, Koliken, Blutungen, Rauschzustand weniger ausgeprägt als bei Aethylalkohol, Krämpfe, Kreislaufkollaps, *Koma;* Tod durch Lähmung des Atemzentrums bei Dosen von 30—100 ccm. Bei Überleben Gefahr der Optikusatrophie mit Erblindung.

Dringliche Therapie:

Magenspülung, Zusatz von 5%-Natriumbikarbonatlösung, 100 ccm am Ende belassen. i. v. Infusion von 1 Liter Natriumlaktatlösung. Weckmittel, Kreislaufmittel, Strophanthin, Sauerstoff.
Nach Erwachen Na-Bikarbonat weiter per os.

Morphinvergiftung

Leitsymptome:

Enge Pupillen, reagieren nicht auf Licht, Reflexe erloschen. Atmung schnarchend, vom Cheyne-Stokes-Typus. Puls klein, bradykard. Harn- und Stuhlverhaltung. Tod durch Atemlähmung bei ca. 0,3 g (15 Ampullen der üblichen Dosis von 0,02).

Dringliche Therapie:

Antidot gegen Morphium und Opiate: Nallylnormorphin 2,5—10 mg (Larofan) mehrmals s. c. Magenspülung auch bei parenteraler Vergiftung mit Kaliumpermanganatzusatz, am Ende Kohlesuspension mit 50 ccm Magnesiumsulfat (50%) im Magen belassen. Kreislaufmittel, Weckmittel, Strophanthin, Sauerstoff, prophylaktisch Penicillin. Katheterisieren und Einlauf.

Atropinvergiftung (siehe auch Seite 155)

Leitsymptome:

Weite Pupillen, Tachykardie (Vaguslähmung), trockene Schleimhäute, Sehstörungen, Halluzinationen, Krämpfe, Koma selten.

Dringliche Therapie:

Brechmittel Apomorphin 0,01 mehrmals s. c., Magensondierung mißlingt meist, Antagonist Pilokarpin, mehrmals 10 mg s. c. bis Speichelsekretion zurückkehrt, Lobelin, Sauerstoff.

Schwefelwasserstoff (Kloakengas)

Leitsymptome:

Übelkeit, Erbrechen, Tachykardie, Benommenheit, Koma.
Tod durch Lähmung des Atemzentrums.

Dringliche Therapie:

Frische Luft, Sauerstoff, Kreislaufmittel, Herzstützung.

Zyankali
Leitsymptome:
Charakteristischer Geruch nach Bittermandeln. Meist augenblicklicher Tod durch Bockierung des Atmungsferments: Gewebserstickung. Sonst: Erstikkungsgefühl unter heftiger Rötung der Haut und Schleimhäute, Krämpfe mit Harn- und Stuhlabgang, Tod an Asphyxie.

Dringliche Therapie:
Kommt oft zu spät. Versuch mit Weckmitteln und künstlicher Atmung. Sauerstoff, Inhalation von Amylnitrit, Bluttransfusion, Strophantin, Cyto-Mack.

Nitrovergiftungen (Nitrobenzol, Trinitrophenol, Pikrinsäure, Trinitrotoluol)
Leitsymptome:
Bittermandelgeruch der Atemluft, blauschwarze Zyanose durch Methämoglobinbildung, Atemnot, Krämpfe, Bewußtlosigkeit.

Dringliche Therapie:
Künstliche Atmung mit Sauerstoff, Weckmittel, Kreislaufmittel, Strophanthin, Bluttransfusion.

Benzin, Benzol und Homologe
Leitsymptome:
Euphorischer Rausch, ähnlich Alkohol. Benzingeruch der Atemluft, Exzitationsstadium, Krämpfe, Benommenheit, Bewußtlosigkeit.

Dringliche Therapie:
Künstliche Atmung, Sauerstoff, Cardiazol, Lobelin, Strophanthin. Bei versehentlicher Einnahme: Magenspülung mit 5%-Natriumbikarbonatlösung, Kohlezusatz. Evtl. Transfusion, Penicillin.

Botulismus
Leitsymptome:
Pupillen weit, Trockenheit in Mund und Hals, Schluckstörungen, Aphonie, Obstipation, Anurie, Ptosis der Oberlider, Tod durch Atemlähmung und Herzversagen.

Dringliche Therapie:
Magenspülung mit reichlich Kohlezusatz, Botulismusserum 50—100 ccm i. m. oder i. v., Einlauf, Rizinus, Infusion mit Kochsalz, Dextrose und Strophanthin.

Pilzvergiftung (meist Knollenblätterpilz mit Champignon verwechselt)
Leitsymptome:
Anamnese! Leibschmerzen, zunehmende, choleraähnliche Durchfälle, Erbrechen, Hypochlorämie, Exsikkose, Krämpfe, Delirien, Bewußtlosigkeit, Tod.

Dringliche Therapie:
Versuch der Magenspülung (meist zu spät, Beginn der Beschwerden nach 10 Stunden!), Kochsalz-Traubenzucker-Infusion mit Strophanthin, Chloralhydrat 3,0:100,0 als Klysma gegen den Brechreiz, Cortison, Vitamin B 12, Leberschutz.

Vergiftung mit Tetrachlorkohlenstoff („Tetra")

Leitsymptome:
Benommenheit, Kopfschmerzen, Übelkeit, Erbrechen, Muskelkrämpfe, Kreislaufschwäche, Herzrhythmusstörungen, Anurie, Bewußtlosigkeit.

Dringliche Therapie:
Herz- und Kreislaufstützung, Leberschutztherapie (Gefahr des hepatorenalen Syndroms).

Vergiftung mit Alkalien

Leitsymptome:
Verätzung der Lippen, der Mundschleimhaut, des Rachens, Oesophagus, Magens. Tiefe Nekrosen. Bei pH-Verschiebung über 7,4 hinaus (Alkalose) Krämpfe und Bewußtlosigkeit.
Hauptgefahren: Schock, Perforation von Oesophagus oder Magen, Aspirationspneumonie.

Dringliche Therapie:
Keine Magenspülung! (Gefahr der Perforation.)
Versuch der Neutralisierung mit Essigwasser oder ½%iger Salzsäure. Vorher Morphium oder Novalgin, auch Pantocainspray gegen die Schluckschmerzen.
Nahrungszufuhr völlig einstellen. Parenterale und rektale Ernährung. Periston- und Kochsalzinfusionen, Strophanthin, Sympatol, Penicillin.

Vergiftung mit Säuren

Leitsymptome:
Verätzung von Lippen, Mundschleimhaut und Oesophagus.
Salpetersäure-Schorfe gelblich, Schwefelsäure-Schorfe weißlich, tiefe Nekrosen schwarz.

Dringliche Therapie:
Keine Magenspülung, Gefahr der Perforation.
Zur Neutralisierung Magnesia usta, Seifenwasser. Vorsicht mit Natriumbikarbonat wegen der Gasentwicklung! Demulzierende Mittel: Eiweiß, Milch, Öl, kleine Schlucke!
Kreislaufstützung, Schocktherapie.

Nahrungsmittelvergiftung (nach Pfizer)

Ätiologie		Inkubationszeit	Symptomatologie	Dauer	Behandlung	Prognose
Vergiftungen bakterieller Genese Toxine	Staphylokokken	1 bis 5 Stunden	Speichelfluß, Nausea, Erbrechen, Koliken, Durchfälle, Blutdruckabfall, Dehydratation, kein Fieber	24 Stunden	Symptomatisch: Spasmolytika, Flüssigkeitsersatz Polyvalentes Antitoxin	günstig
	Cl. botulinum (Botulismus)	ein bis mehrere Tage	Schwächegefühl, Durst, Nausea, Erbrechen, Verstopfung, Schwindel, Schluck- und Sprachstörungen, Delirium, Koma, kein Fieber	3 bis 6 Tage		ungünstig (hohe Letalität)
Lebende Mikroorganismen	Salmonellen	6 bis 24 Stunden	Nausea, Erbrechen, Koliken, Diarrhoe, Fieber	2 bis 5 Tage	symptomatisch	günstig
	Streptoc. faecalis	2 bis 18 Stunden	Nausea, Erbrechen, Koliken, Durchfälle, kein Fieber	wenige Stunden	symptomatisch	günstig
Nahrungsmittelvergiftungen durch Vegetabilien Pilze	Amanita muscaria	1 bis 2 Stunden	Profuse Schweißausbrüche, Speichel- und Tränenfluß, periphere Gefäßerweiterung, Blutdruckabfall, Bradykardie, Nausea, Erbrechen, Koliken, Diarrhoe, Delirium	1 bis 2 Tage	Magenspülungen Flüssigkeitsersatz, Atropin	günstig
	A. phalloides-Gruppe	6 bis 15 Stunden	Bluterbrechen, u. blutige Durchfälle, schwere abdominale Krämpfe, Hypoglykämie, starker Durst, Zyanose, Gelbsucht, Delirium, Krämpfe, Anurie, Koma	4 bis 8 Tage	Symptomatisch, Glukoseinfusionen, Bluttransfusionen, Antiphalloidin-Serum	ungünstig (außerordentlich hohe Letalität)
Gemüse	Gelbe Bohnen (Favismus) keimende und grüne Kartoffeln	wenige Stunden	Nausea, Erbrechen, Schwindel, Durchfälle	wenige Tage	symptomatisch	günstig
Vergiftungen durch tierische Nahrungsmittel	Gewisse Muscheln und tropische Fische	wenige Stunden	Nausea, Erbrechen, Koliken, Muskellähmungen, Atemlähmungen	wenige Tage	symptomatisch	günstig
Nahrungsmittelvergiftungen durch Chemikalien	Insektizide, (Rattenvertilgungsmittel usw.) Arsenik, Blei, Zink, Kadmium, Quecksilber, Natriumfluorid, DDT Reinigungsmittel	wenige Minuten bis einige Stunden	Nausea, Erbrechen, Koliken, schwere Durchfälle, starker Durst, Oligurie, Anurie, Koma		Magenspülungen, Flüssigkeitsinfusionen. Bei Schwermetallvergiftungen: Antilewisit = BAL (Sulfactin-Homburg)	ungünstig

Bewußtseinsverlust durch Blitzschlag und Starkstrom

Leitsymptome:
Lokale Gewebsschädigung (Verbrennung): Blitzfiguren (streifenförmige, sich aufzweigende Hautverfärbungen), Strommarken an Ein- und Austrittsstelle des Stromes. Haut pergamentartig trocken, oft schmerzhaftes lokales Ödem.
Schwere Irritation des Herzbildungs- und Reizleitungssystems: Kammerflimmern führt zu Bewußtlosigkeit und Tod durch irreversible Hirnschädigung. Schocksymptome! Bei Überleben retrograde Amnesie, Verwirrtheitszustände!
Beachte: Vor Bergung Strom ausschalten! Sonst sorgfältigste Isolierung der Rettungsperson.

Dringliche Therapie:
Flach lagern, Kopf eher tief, Hals und Brust freimachen. Pulskontrolle, Herzauskultation. Dann Lobelin s. c., Coramin i. v. (2—5 ccm). Sofortiger Beginn mit künstlicher Atmung, die über Stunden fortgesetzt werden muß. Wiederholung der Injektionen bis zur Rückkehr des Bewußtseins oder sicher eingetretenem Tod. Starkstromunfälle: Alkalitherapie!

BEWUSSTSEINSTRÜBUNG
(geordnet nach dem klinischen Ersteindruck)

Sopor bei Petit mal

Zur Diagnose:
Ausgeprägte Krampfzustände werden vermißt. Kurze Trübung des Bewußtseins (absence momentanée), manchmal Automatismen. *Keine* retrograde Amnesie.

Dringliche Therapie:
Siehe Epilepsie, Seite 134!

Bewußtseinstrübung infolge Erkrankung der Hormondrüsen

Störung des psycho-physischen Verhaltens
  bei Morbus Addison,
  bei thyreogenen Störungen (Myxödem, Basedow),
  bei hypophysären Störungen (Morbus Simmonds).

Zur Diagnose:
Beachte Zusammenhang mit der Grundkrankheit!

Dringliche Therapie:
Symptomatisch, hormonelle Substitution, Behandlung des Grundleidens.

Präkoma bei Sprue

Zur Diagnose:
Vorkommen meist in warmen Ländern. Zahlreiche Stuhlentleerungen, Anämie, Kachexie, Schleimhaut-, Haut- und Nagelveränderungen, Osteoporose. Koma selten.

Dringliche Therapie:
Wasser- und Salzverarmung bekämpfen. Eiweiß- und vitaminreiche, kohlehydratarme, fettlose Kost. Vitamine, besonders Gruppe B und C. Nebennierenrindenextrakte, Leberpräparate. Evtl. Bluttransfusion, Kochsalzinfusion.

Hypoglykämie bei Sportlern
Zur Diagnose:
Bewußtseinstrübung im Zusammenhang mit großer körperlicher Leistung! Heißhunger, Tremor, Schweißausbruch.

Dringliche Therapie:
Rasche Kohlehydratzufuhr! Kreislaufmittel.
Vorbeugend: Dextro-Energen.

Bewußtseinstrübung infolge Hirnanämie
Denke an:
Höhenkrankheit,
Berg-, Drahtseilbahn-, Lift-, Ballon- oder Flugzeugkrankheit, Caisson-Krankheit,
Bewegungskrankheit (Reise-, Seekrankheit, *Kinetose*),
Blutkrankheiten:
  a) primäre Anämien,
  b) sekundäre Anämien,
weiter:
Leukämien, hämolytischer Ikterus, Blutungsübel anderer Genese. Unfall, Operation, Hämoptyse, Hämatemesis, Aneurysmablutung, Ulkuskrankheit u. v. m.

Höhen-, Berg- und Flugzeugkrankheit
Zur Diagnose:
Anamnese, Benommenheit, Bewußtseinstrübung, Kopfschmerzen, Mattigkeit, Herzklopfen, Atemnot, Schwindel, Schleimhautblutung.
Gefährlich ist der rasche Wechsel der Höhenlagen.

Dringliche Therapie:
Schnellstmögliche Sauerstoffbeatmung. Herz- und Kreislaufmittel (Coffein, Peripherin, Effortil, Sympatol, Strophanthin). In großen Höhen sind übliche Schlaf- und Hustenmittel sowie Analgetica kontraindiziert!

Caisson-Krankheit
Zur Diagnose:
Zentralnervöse Erscheinungen, heftige Kopfschmerzen, Schwindel, Menière-Syndrom, Paresen der Extremitäten, pektanginöse Zustände, Bewußtseinsverlust.

Dringliche Therapie:
Wenn möglich, erneute Einschleusung in die Überdruckkammer und langsamer Druckausgleich. Künstliche Atmung. Herz- und Kreislaufstützung, notfalls Embolie — Therapie.

Kinetose
Zur Diagnose:
Benommenheit, leichter Schwindel, Blässe, Händezittern, kalter Schweiß, Nausea mit Übelkeit, vermehrtem Speichelfluß, Erbrechen. Apathie bis Sopor, kein Koma.
Dringliche Therapie:
Zentraldämpfende und spasmolytische Präparate (Vasano, Cirpon, Peremesin, Esanin, Luminal, selten Scopolamin).
Vorbeugend: Vitamin B_6 (Benadon, Pyridoxin, Hexobion).

Innere Blutung
Leitsymptome:
Haut: blaß, kalt, feucht
Puls: parvus, celer, „fadenförmig", frequens
Atmung: beschleunigt, oberflächlich
Blutdruck: niedrig
Herz: oft akzidentelle Geräusche
Leib: Dämpfung, Druckschmerzen, Abwehrspannung, peritonitisähnliche Bilder
Trauma: nicht obligat

Zur Diagnose:
Beachte Leitsymptome, Unfallereignis. Denke auch an Blutung aus Oesophagusvarizen, Magen- oder Darmulzera, Aneurysmaruptur, maligne Tumoren.
Dringliche Therapie:
Schnellstens Oberarzt rufen!

Notversorgung:
Absolute Ruhigstellung (Luminal), Eisblase, Kreislaufmittel (Effortil, Sympatol, Peripheren, Lobelin, Kampfer), Sauerstoffatmung, Hämostyptika (Clauden, Sango-Stop, Hämophobin), evtl. Transfusion (Notspender O, negativ), Kochsalz-, Isostonal-, Peristoninfusion, Intra Tuffon.

Bewußtseinstrübung bei Fieber
Fieberhafte Psychosen

Häufig bei:
Sepsis,
Pneumonien verschiedener
Ätiologie,
Lungentuberkulose (Miliar-Tbc),
Virusgrippe,
Typhus abdominalis,
Fleckfieber,
Polyarthritis,
Endokarditis,
Meningitis,
Enzephalitis,
epid. bazillärer Ruhr,
Tularämie,
Afrikanischer Schlafkrankheit.

Seltener bei:
Paratyphuserkrankungen,
Cholera,

Beulen- und Drüsenpest,
Morbus *Weil*,

Malaria,
Poliomyelitis.

Präkoma bei Urämie
(Siehe bei Coma uraemicum, Seite 139)

Präkoma bei Lebererkrankungen
(Siehe bei Coma hepaticum, Seite 140)

Bewußtseinstrübungen bei Vergiftungen
(Siehe bei Intoxikationen, Seite 145 ff.)
Denke bei soporösen Krankheitsbildern besonders an:
Atropin-,
Kokain-,
Scopolamin-Vergiftungen.

Atropinintoxikation (siehe auch Seite 148)
Zur Diagnose:
Mydriasis und Akkommodationsstörung des Auges, trockene Haut und Schleimhaut, rotes Gesicht, Tachycardie, Lähmungserscheinungen des Magen-Darmtraktes, anfangs Bewegungsdrang, Ideenflucht, Logorrhoe, später Delirien, Mattigkeit, Apathie, starkes Schlafbedürfnis.
> **Dringliche Therapie:**
> Herz- und Kreislaufmittel, Inhalation eines Sauerstoff-Kohlensäure-Gemisches. 10 mg Pilokarpin. Bei Bewußtsein: Versuche erbrechen zu lassen (5—10 mg Apomorphin), Magen- und Darmspülung.

Akute Kokainintoxikation
Zur Diagnose:
Bewußtseinstrübung, Euphorie, Schwindel, Unruhe, Angst, Schluckkrampf, Trockenheit der Schleimhaut. In schweren Fällen: Temperaturanstieg, Erweiterung der Pupillen, Zyanose, Krämpfe, Kollaps. Exitus infolge Atemlähmung.
> **Dringliche Therapie:**
> Sauerstoff, evtl. künstliche Atmung, Herz- und Kreislaufmittel, ausgiebige Magenspülung, die mit Eingießen von 100 ccm Tanninlösung beschlossen wird. Chloralhydrat und Luminal.

Scopolaminintoxikation
Zur Diagnose:
Schon 1 mg kann letal enden. Kleinere Mengen (½ mg) zeigen ein gering ausgeprägtes Exaltationsstadium, zunehmendes Schlafbedürfnis, Erschlaffung der Muskulatur.
> **Dringliche Therapie:**
> (Siehe Atropinvergiftung, oben!)

Bewußtseinstrübung bei Migräne
> **Leitsymptome:**
> Beginn: Aura nicht obligat. Plötzlich oder allmählich.
> Geschlecht: Vorwiegend Frauen, präformierter Reaktionstyp.

156 Innere Abteilung

Alter:	Jenseits der Pubertät, auch bei Beginn der Klimax.
Lokalisation:	Einseitig.
Dauer:	Kurz, aber auch über Tage anhaltend.
Erbrechen:	Sehr häufig.
Augensymptome:	Sehr häufig nachweisbar.
Ursache:	Unbekannt. Wesentlich sind humorale und allergische Einflüsse, pluriglanduläre und innersekretorische Störungen, fokale Herde, *Stress*, Hereditätsfaktor.

Zur Diagnose:
Phasenhafter Ablauf, erhöhte Reizbarkeit, psychische Erregungen, Depression, Angst, Stress, Herz- und Kreislaufstörungen, Magen- und Darmstörungen, Polyurie, Pollakisurie, Kreuzschmerzen. Anfallartiger, heftiger, oft einseitiger Kopfschmerz. Schwindel, Benommenheit, Brechreiz, Erbrechen, Bewußtseinstrübung.

Differentialdiagnose zwischen Migräne, allergischen und psychogenen Kopfschmerzen (nach *Hegglin*)

	Migräne	Allergische Kopfschmerzen	Psychogene Kopfschmerzen
Häufigkeit	häufig	selten	häufigste Form
Geschlecht	vorwiegend Frauen	vorwiegend Männer	kein Unterschied
Alter	vorwiegend im geschlechtsreifen Alter	über 50 Jahre	jedes Alter wird betroffen
Beginn	plötzlich oder allmählich	pötzlich	uncharakteristisch
Lokalisation	einseitig	einseitig im Bereich der A. carot. ext.	uncharakteristisch
Dauer	Minuten bis Tage	weniger als 1 Stunde	uncharakteristisch
Zeitpunkt	unbestimmt	1 Stunde nach Einschlafen	uncharakteristisch
Erbrechen	++	—	—
Augensymptome	++	fehlen	nicht ausgesprochen
Einfluß des Stehens und der Aktivität	verschlechtert	verbessert	eher gebessert
Tränenfluß	±	+++	—
Histamin i. v.-Einfluß . . .	(+)	+++	(+)
Gynergen s. c.-Einfluß . . .	+++	—	—

Dringliche Therapie:
Bettruhe, abgedunkeltes Zimmer, Kombination von Luminal und Novalgin, Koffein, Ergotamintartrat, Gynergen, Benzedrin u. a.
Vermeide möglichst Alkaloide (Suchtgefahr!). Obsttage, Segmentmassage, Kohlensäurebäder.

Bewußtseinstrübung bei Poliomyelitis
Zur Diagnose:
Jahreszeit, Epidemie. Uncharakteristisches, *präparalytisches Stadium* mit Kopfschmerzen, Hyperäthesion, Übelkeit, Durchfällen, Gliederschmerzen, *Bewußtseinstrübung. Lähmungsstadium:* Babinski nicht positiv, Sehnenreflexe erloschen. Sensibilitätsstörungen fehlen meist. Wichtig ist der Liquorbefund (Zell- und Eiweißvermehrung, leicht erhöhter Druck). Benommenheit, Nackensteife, positives Kernigsches Zeichen kommen vor.

Dringliche Therapie:
Schon bei Verdacht Oberarzt rufen!
Therapie ist symptomatisch: Rekonvaleszentenserum, Gammaglobulin, rektale Äthermedikation, Pyramidon, Insulin, Procain, Novocain, Priscol, Thyroxin, Vitamin B_6, Hyperthermalbäder, Fieberbehandlung.

Prämortales Koma
Zur Diagnose:
Auf Todeszeichen achten!

Sichere Todeszeichen:
Leichenstarre (Rigor mortis)
  Beginn am Unterkiefer 1 Std. p. m.,
  Nystensche Regel,
Totenflecke (Livores)
  hinter den Ohren, Hals, Nacken, seitl. Brustkorb, abhängende Körperpartien,
Fäulniserscheinungen,
Verwesungsgeruch.

Unsichere Todeszeichen:
Totenblässe,
Leichenkälte (Algor mortis),
Atemstillstand,
Fehlen des Herz- und Pulsschlages,
Weichwerden der Bulbi,
Austrocknen der Hornhaut des Auges,
Auflegen von heißem Metallstab auf Haut
  (beim Lebenden Rötung),
Ausbleiben der blaurötlichen Verfärbung
  nach Abschnürung z. B. des Fingers,
Nichtbeschlagen eines Spiegels infolge
  fehlender Atmung.

DIÄT

Jede Diätetik ist durch besondere individuelle Zubereitung charakterisiert. In der modernen Medizin bildet sie ein wesentliches, manchmal entscheidendes Adjuvans der Therapie. Somit ist die richtige Erstellung des Kostplanes ein wichtiger Teil des Therapieplanes. Im Gegensatz zu vielen anderen therapeutischen Maßnahmen erfaßt die Diätetik den kranken Menschen in seiner Gesamtheit. Bedenken wir, mit welcher Leidenschaft oft Sektierer oder Rohköstler für diese oder jene Kostform eintreten, dann stellen wir resigniert fest, daß in den Studienplänen der Schulmedizin der „Diät als Medikament" noch nicht das notwendige Interesse entgegengebracht wird. Eine solche Therapie ohne Verbindung zu Ernährungswissenschaft, Physiologie und pathologischer Physiologie bleibt ein Torso, das haben uns schädliche Übertreibungen und lächerliche Begründungen der Rohköstler gezeigt!
Auf der inneren Krankenstation müssen den Assistenzarzt also auch Fragen der Diät interessieren.
Man findet in den Lehrbüchern nicht immer einheitliche Richtlinien für die notwendige Diätform, trotzdem hilft ein kritisches Studium der Fachliteratur! Auf die Frage „wie lange Diät?" herrscht meist Schweigen. Wenn wir der Ansicht sind, daß die Diät ein Medikament ist, dann ist nur *die für eine bestimmte Zeitspanne ausgerichtete diätetische Kostform sinnvoll!* Unser Körper ist letztlich auf eine gesunde Mischkost eingestellt, eine anhaltende starre Diät bedeutet nicht Schonung, sondern Verweichlichung. Bei bestimmten Erkrankungen ist eine straffe Kostform erforderlich, lange Diäten erfordern Konzessionen. Man hüte sich vor unsinnigen Verboten (Kaffee, Nikotin, Alkohol), dagegen mühe man sich um eine richtige Einstellung seines Patienten zur verordneten Diätkost!

Es ist hier nicht der Platz, um die Grundlagen der allgemeinen und speziellen Diätetik zu erörtern. Die nachfolgenden stichwortartigen Hinweise und Kostformen sollen als Rahmen dienen, sie sind mehr Wunsch als Erfüllung.

Diätkostformen

Herz- und Nierenerkrankungen

Die Ernährung soll unbedingt knapp gehalten werden. Günstig ist es, statt größeren Mahlzeiten täglich fünf kleinere zu reichen. Die erlaubte Flüssigkeitsmenge sollte jeweils vom Arzt selbst bestimmt werden. Sehr wichtig ist die kochsalzfreie Kost! Dabei ist zu beachten, daß nicht nur in der Nahrung das Kochsalz fortgelassen wird, sondern daß auch eine besondere Auswahl der Nahrungsmittel erforderlich ist. Da eine kochsalzfreie Kost oft eintönig und fad empfunden wird, muß sowohl auf eine abwechslungsreiche als auch auf eine sorgfältige Zubereitung unter Verwendung geeigneter Gewürze Wert gelegt werden. Zu Beginn der Diätbehandlung haben sich Karenztage (Obst, Apfelreis oder Milch) als günstig erwiesen. Im Verlauf der weiteren Diät ist es ratsam, 1 bis 2mal in der Woche einen Rohkosttag einzulegen.

Verboten
Jede Art Bäckerbrot, Zwieback, süßes Gebäck. Sämtliche käufliche Teigwaren. Hafermehl, Sago. Alle künstlichen Treibmittel, wie Backpulver, Hirschhornsalz und Speisesoda.
Käse aller Art, Mager- und Fettkäse.
Handelsübliche gesalzene Butter, Margarine und Mayonnaisen.
Gepökeltes oder geräuchertes Fleisch, Fleischkonserven, Wurstwaren, Fleischextrakte; Fleisch von Hammel, Kalb, Hase, Geflügel; alle Innereien, einschließlich Hirn (Bregen).
Alle Fischkonserven, marinierte und geräucherte Fischwaren, Krabben.
Alle Konservengemüse, Endivien, Rotkohl, Spinat, getrocknete Erbsen, Sauerkraut, Tomaten, Sellerie, eingelegte Gurken, Rüben, Karotten.
Feigen, Nüsse, Obstkonserven.
Alle Spirituosen, Wein, Bier; alle kohlensäure- und kochsalzhaltigen Mineralwässer.
Kochsalz, Selleriesalz, Senf, Fleischextrakte, alle fertigen Gewürzmischungen, Tomatenmark, Tomatenketchup, fertige Soßen.

Erlaubt
Sahne, kleine Mengen Milch und Buttermilch.
Zuverlässig kochsalzfrei zubereitete Brot- und Teigwaren; Reis, Mondamin, Maizena. Als Treibmittel Hefe oder Eiweiß.
Zuverlässig salzfrei hergestellter Käse, kleinere Portionen Quark.
Ungesalzene Butter und Pflanzenbutter, Schmalz, Kokosfett, Öl.
Höchstens 1 Ei täglich.
In geringer Menge: frisches mageres Schweine- und Rindfleisch; Fleisch von Reh oder Hirsch; kochsalzfreie Würste und Fleischkonserven.
Süßwasserfische, Flußaal, Rheinsalm, Schleie, Karpfen, Hecht, kleine Mengen Ölsardinen.
Kartoffeln, Schwarzwurzeln, Kohlrabi, Pilze, Spargel, Rhabarber, Wirsing-, Rosen-, Weiß- und Blumenkohl, grüne Erbsen und Bohnen, Kopfsalat.
Äpfel, Birnen, Pflaumen, Grapefruit, Ananas, Korinthen, Apfelsinen, Aprikosen, Mirabellen, Beerenfrüchte, Pfirsiche, Zitronen, Datteln, Bananen, Kirschen (unter Anrechnung auf die erlaubte Flüssigkeitsmenge).
Fruchtsäfte, Obstschalentee, etwas Malzkaffee, evtl. auch Bohnenkaffee oder schwarzer Tee; ausdrücklich geeignete bzw. empfohlene Mineralwässer.
Sina-Salz, Pfeffer, Paprika, Kümmel, Majoran, Zitrone, Nelken, Zimt, Ingwer, salzfreier Senf, Dill, Anis, Fenchel, Kerbel, Muskat, Thymian, Lorbeerblatt, Vanille, Lauch, Meerrettich.
Zucker, Honig, Marmelade und Konfitüre, wenn sie keine Konservierungsmittel enthalten, und salzfreie Hefeextrakte.

Lebererkrankungen
Die Ernährung soll fettarm, eiweiß- und kohlehydratreich sein. Langsam essen, gutes Kauen und mehrere Mahlzeiten, über den Tag verteilt, sind wesentlich. Nicht mehr als 50 g Butter pro Tag; sehr wichtig ist der tägliche Genuß von Quark (300 g pro

160 Innere Abteilung

Tag) als Aufstrich, süß, mit Zucker oder Marmelade vermengt oder auch mit Schnittlauch und anderen Küchenkräutern zubereitet. Ferner kann der Quark als Auflauf, Süßspeise, Quarkkuchen, Quarkklößchen, Quarkplätzchen oder mit Früchten und Gelee versehen gereicht werden. Für Stuhlregelung (mit leichten, abführenden Speisen, Obst, Mergentheimer oder Karlsbader Wasser) ist zu sorgen.

Verboten
Braten, fettes gekochtes Fleisch, fetter Schinken, Gans, Ente; fette Blut- und Leberwurst, Bratwurst, geräuchertes und gepökeltes Fleisch. Fleischsalat, Italienischer Salat, Aal, Karpfen, Fischkonserven, Seefisch.
Schlagsahne.
Alle Fettarten außer Butter. Alle in Fett gebratenen oder gebackenen Speisen, fette Soßen, fette Brühe, Mayonnaisen, Speck, Talg, Schmalz, Kokosfett.
Hartgekochte, gebackene oder gebratene Eier.
Kartoffelpuffer, geröstete Kartoffeln, Pommes frites, Bauernfrühstück, Kartoffelsalat.
Frisches Brot, frischer Kuchen, *gebackene* Nudeln und Makkaroni, fettes Gebäck, Blätterteig, alle Torten! Pfannkuchen, Berliner Pfannkuchen.
In Fett geschmortes Gemüse, trockene Erbsen, trockene Bohnen, Linsen, Kohl, Kraut- und Bohnensalat, Sellerie.
Stachelbeeren, Johannisbeeren, Steinobst.
Alkohol und Spirituosen in jeder Form!
Kochsalz.

Erlaubt
Täglich bis zu 50—100 g *mageres* Kalb-, Rind-, Geflügelfleisch, gekocht oder gegrillt. Bis zu 50—100 g *magere* Tee-, Kalbsleber-, Gelbwurst, *magerer* gekochter Schinken oder Beefsteaktartar mit wenig Gewürz. 100 g Kochfisch (Süßwasserfisch, ausnahmsweise einmal Seefisch). Soßen: Tomatensoße, weiße und süße Soße.
Milch, Buttermilch und Sauermilch (Joghurt) bis zu ½ l täglich.
Nicht mehr als 50 g frische Butter täglich, ausnahmsweise in geringen Mengen Olivenöl.
Täglich 1—2 Eier, roh, weich gekocht, als Ei im Glas, als Rührei (ohne Speck). Fettarme Suppen (nicht aus Extrakten) mit Eieinlage.
200 g Kartoffelbrei oder gekochte Kartoffeln.
Täglich 1—2 Scheiben altbackenes Graubrot. Täglich 100—300 g Zwieback, Röstbrot (Toast), Knäckebrot oder Weißbrot. Butterkeks, abgelagerter, fettarmer Hefekuchen. Grieß, Reis, Hafer, Mais, Weizenflocken, Nudeln, Makkaroni, Spaghetti, Spätzle, Mehlspeisen, Süßspeisen. Fettarme Suppen (nicht aus Extrakten) mit Nudel- oder Reiseinlage.
Möglichst täglich 300 g Magermilchquark (s. o.). Weiterhin: Schichtkäse, Camembert, Limburger, fettarmer Streichkäse.
In fettarmer Zubereitung: Karotten, Spinat, Blumenkohl, Spargelköpfe, Porree, zarte Kohlrabi und Schwarzwurzeln. Tomaten, zarte Erbsen, grüne Bohnen, grüner Blattsalat mit Milch, Zucker und Zitrone angemacht.
Kompott, Weintrauben, Orangen, Pfirsiche, Bananen, geschälte Äpfel und Birnen.
Ohne Mengenbegrenzung: Pfefferminztee, schwarzer Tee, Obstsäfte, schwacher Bohnenkaffee mit etwas Milch.
Zum Salzen nur *Sina-Salz*. Zitrone, Schnittlauch, Dill, Paprika, Curry, Bohnenkraut, Majoran, Thymian, Liebstöckel.
Honig, Rohrzucker und Traubenzucker dürfen in beliebiger Menge verwendet werden.

Für strenge Leberschonkost gilt, in den ersten Tagen die Ernährung auf Obst-, Saft- und Breitage (Hafertage) umzustellen. Erst allmählich darf Fleisch, Butter und ⅛ l Milch zugelegt werden. Die Gesamtmenge der zugeführten Flüssigkeit soll 1200 ccm nicht überschreiten.

Galleerkrankungen
Einschränkung des Fettes, nicht zu heiße und nicht zu kalte Speisen, anfangs flüssig, dann allmählicher Übergang über breiige zu fester Kost und häufigere, kleine Mahlzeiten gelten als allgemeine Richtlinien. Für regelmäßige Verdauung ist zu sorgen.

Verboten
Speisen, in die das Fett hineingezogen ist (z. B. Kartoffelpuffer, Pommes frites, Berliner Pfannkuchen, in Fett geschmortes Gemüse), gebratenes und gepökeltes Fleisch, Mayonnaise, Sahne, rohes Eigelb, rohes Obst, Salate, grobe Gemüsearten, Wurst, alle fetten Soßen, Mehlschwitze, Kaffee, Alkohol.

Erlaubt (im akuten Stadium)
Kleine Mengen ungesüßter Tee aus Kamillosan, Pfefferminz oder chinesischer Tee. Gekochtes Fleisch, gekochter, fettarmer Fisch (Forelle, Schellfisch, Kabeljau), Suppen, Breie und Mehlspeisen, wie Grieß, Reis, Sago, Haferflocken, Mondamin, Flammerie, Nudeln, Makkaroni, Kartoffelbrei. Gemüse, anfangs durchs Sieb geschlagen oder in Form von Preßsäften, wie Karotten, Spinat, zarte Erbsen, Blumenkohl, Spargelköpfe. Kompott. Weißbrot, Keks, Zwieback, Toast. Milch zum Tee, Honig, Butter, etwa 20—40 g (nur in frischer Form, nicht erhitzen oder bräunen). Alles wenig gesalzen und gewürzt. Im ganzen also eine vorwiegend kohlenhydratreiche Kost.
Nach Abklingen der Anfälle kann man die angeführte Diät etwas auflockern. Wichtig ist immer noch, das Fett stark einzuschränken!

Erkrankungen, die mit Magensäureüberschuß einhergehen
Zu beachten ist, daß eine solche Diät über lange Zeit beibehalten werden muß, wenn ein therapeutischer Effekt erzielt werden soll. Als allgemeine Richtlinien gelten: Vermeide zu heiße und zu kalte Nahrung. Häufige und kleine Mahlzeiten, sorgfältig kauen, keine gebratenen, geschmorten und panierten Speisen, wenig Suppen, regelmäßig leben, möglichst nach den Hauptmahlzeiten 1 Stunde Ruhe halten. Rauchen streng verboten!

Verboten
Setzei, Rührei mit Speck usw., Eier roh oder hartgekocht, Soleier.
Wild, Gans, Ente, Hering, Lachs, Aal, Räucherfisch, Fleischbrühe, Fleischextrakt, fette Blut- oder Leberwurst, gepökelte oder geräucherte Fleisch-, Wurst- und Fischwaren.
Klöße, mit Fett zubereitete Spätzle, Süßigkeiten, wie Bonbons, Schokolade, Marzipan, Kuchen, Marmelade. Rüben- und Rohrzucker zunächst einschränken. Bittere Schokolade nur erlaubt, wenn sie gut vertragen wird.
Brat- und Röstkartoffeln, Pommes frites, Kartoffelpuffer, Klöße (Knödel).
Grobes oder frisches Brot. Schwarzbrot, Torten, Kuchen.
Schmalz, Speck, Talg, Mayonnaise.
Stark gewürzte, pikante oder harte Käsesorten.
Alle nichterlaubten Kohlsorten, alle Hülsenfrüchte (Erbsen, Bohnen, Linsen), Pilze, Tomatenmark, Tomatenketchup, Rettich, Radieschen.
Rohes Beerenobst, Zitronen, Ananas, Dörrobst, Nüsse, Mandeln.

Pfeffer, Senf, Paprika, Kümmel, Curry, Zwiebeln, Meerrettich, Saccharin und Fleischbrühwürzen.
Bohnenkaffee, Mokka, Weiß- und Süßwein, Spirituosen, Selters und andere kohlensäurehaltige Wässer.

Erlaubt
Kühle Dickmilch. Buttermilch. Sehr zu empfehlen sind Quark und Quarkspeisen. Frische Milch nur schlückchenweise trinken! Sahne.
Rührei, Omelette, weichgekochtes Ei, Eierstich sowie in Suppen und Breien verarbeitet.
Nur zartes, *mageres*, gekochtes Fleisch von Kalb, Huhn, Rind; milde Teewurst, gekochter Fisch. Gelegentlich auch kalter Kalbsbraten. Nur „helle" Soßen, ohne Fleisch- oder Bratensaft zubereitet, Kalbsleberwurst.
Mehl, nicht mit Fett zubereitete Mehlspeisen, Grieß, Teigwaren (Spätzle, Nudeln, Makkaroni, Spaghetti), Mondamin, Maizena, Reis, Haferflocken, feine Graupen, Flammeri, Puddings mit wenig Zucker und ohne Nüsse, Sago. Zur Abwechslung auch Aufläufe! Anfangs mit Traubenzucker süßen.
Kartoffelpüree, gelegentlich mehlige Salzkartoffeln (anfangs nur wenig!).
Zwieback, Röstbrot (Toast), Knäckebrot, Semmeln. Je nach Verträglichkeit später altes Weißbrot, Grahambrot, Albert-Keks, Mürbeteiggebäck, Sandkuchen, Apfelkuchen.
Viel Butter, gute Margarine, Erdnuß-, Oliven- oder Sonnenblumenöl in kleinen Mengen.
Viel Quark oder Topfen! Sahneschichtkäse, Gervais, Butterkäse, evtl. Camembert, Brie.
Blumenkohl, junger Wirsingkohl, zarte Karotten, Schwarzwurzeln, Spargelköpfe, Kohlrabiblätter, junger Kopfsalat, Endivien- und Feldsalat, Mangold, Spinat, geschmorte Gurken, junge Erbsen. Für Rohkost sind zu empfehlen: geriebene Karotten, feinst geschnittenes Sauerkraut (Zubereitung mit Öl und einigen Tropfen Zitronensaft), Gemüsesäfte.
Verdünnte Obstsäfte, Obstsaftmilch, später Bircher-Müsli, Himbeeren, einige Erdbeeren, rohe Bananen, rohe geschabte Äpfel, Bratäpfel ohne Schale, Apfelmus, gekochte Kirschen, gekochte Stachelbeeren. Weintrauben und gekochte Pflaumen nur, wenn sie gut vertragen werden.
Dill, Petersilie und Porree, in kleinen Mengen gelegentlich auch Zimt, Nelken, Vanille, Schnittlauch, Muskatnuß, Bohnenkraut, Gartenkresse, Majoran.
Dünner Tee, Mate-, Hagebutten- und Apfelschalentee, Pfefferminz-, Fenchel-, Anis- und Kümmeltee, ausnahmsweise auch Malzkaffee oder koffeinfreier Kaffee mit viel Sahne oder Milch, Kakao, verdünnter Rotwein, natürliche kohlensäurefreie Mineralwässer.

Erkrankungen, die mit Säure- und Fermentmangel des Magens einhergehen
Die Speisen sind am besten lauwarm zu genießen. Gut gekaut ist halb verdaut. Am besten Kost in Püreeform reichen. Kleinere und häufigere Mahlzeiten sind günstig, damit der Magen nicht überlastet wird.

Allgemeine Richtlinien
Fleisch und Fisch sollen nur in kleinen Mengen genossen werden: Kalb, Huhn, Taube, Kabeljau, Rotbarsch, Zander, Forelle, Schleie. Andere Fleisch- und Fischsorten werden zu Klops, Auflauf oder Ragout verarbeitet, also stets in zerkleinertem Zustand genossen. Magensaftlockend wirkt leichtes Überbraten oder Grillen. Ebenso: mürber

Sauerbraten, Wiener Würstchen, gekochter Schinken, Teewurst, säuerliche und pikante Soßen, Kapern, Zwiebeln, Kümmel, Pilze, Tomatenextrakt, Bückling, Bismarckhering, Fisch in Gelee.
Milch, roh und gekocht, ist zu vermeiden. Dagegen sind Butter- und Sauermilch (Kafir, Joghurt) in kleinen Mengen erlaubt. Zu empfehlen ist Quark mit Kümmel, Schnittlauch oder Zwiebeln.
Fett: Nur wenig gute, frische Butter verwenden, keinen Speck.
Eier sind roh oder hartgekocht schwer verdaulich.
Daher am besten als lockeres Rührei, Omelette, weichgekochtes Ei, Eierstich.
Käse: Camembert, Gervais, Harzer, Limburger, Schweizer, Holländer, Kräuterkäse, Kümmelkäse, Liptauer sind erlaubt.
Brot: Zu bevorzugen sind Grahambrot, Knäckebrot, Weißbrot (Toast), Kümmelbrötchen. Anstelle von Kuchen sind Zwieback, Butterkeks, Sandtorte oder Mürbeteig zu wählen. Keine Torte, kein Blätterteiggebäck.
Kartoffeln sind nur beschränkt erlaubt, eventuell als Kartoffelsuppe und geriebener Kartoffelsalat (saurer Kartoffelbrei).
Gemüse einschränken! Blattgemüse, wie Spinat und Kochsalat, Möhren, Kohlrüben, Kohlrabi sind in pürierter Form erlaubt. Rohe Gemüse nur geschabt, gerieben oder sorgfältig zerkleinert! Keine Kohlsorten.
Obst nie roh essen, sondern nur gekocht und durch ein Sieb gerieben (Apfelmus, Aprikosenmus). Obstsäfte und Süßmoste nur mit Vorsicht.
Gewürze: Schärfere Gewürze (Pfeffer, Paprika, Senf) sollten erst nach Abklingen einer etwa bestehenden Magenschleimhautentzündung verwendet werden. Milde Gewürze eignen sich ausgezeichnet für Suppen und Soßen: Zimt, Vanille, Nelken, Kapern, Lorbeerblätter, Dill, Kerbel, Kümmel, Petersilie, Majoran, Beifuß, Liebstöckel, Porree, Sellerie, Zitronensaft, Anis, Fenchel. Kochsalz ist in der gewöhnlichen Menge erlaubt. Das Rauchen muß eingestellt werden.

Gefäßerkrankungen
Möglichst knappe Ernährung, häufige, kleinere Mahlzeiten. Kalorische- und Flüssigkeitsbeschränkung sind neben Bevorzugung einer vegetabilischen Kost wichtig. Auch hier soll Kochsalz vermieden werden.

Verboten
Sahne.
Jede Art Bäckerbrot, Zwieback, süßes Gebäck. Sämtliche käufliche Teigwaren.
Hafermehl, Sago. Alle künstlichen Treibmittel, wie Backpulver, Hirschhornsalz und Speisesoda.
Käse aller Art, Mager- und Fettkäse.
Käufliche gesalzene Butter, übliche Margarine, Mayonnaise, Schmalz.
Gepökeltes oder geräuchertes Fleisch, Fleischkonserven, Wurstwaren, Fleischextrakte; Fleisch von Hammel, Mastkalb, Hase, Geflügel; alle Innereien, einschließlich Hirn (Bregen).
Alle Fischkonserven, marinierte und geräucherte Fischwaren, Krabben.
Es wird empfohlen, Fisch und Fleisch zu dämpfen oder zu grillen. Das Kochwasser soll für die Diät nicht weiter verwendet werden. Wegen der Flüssigkeitsbegrenzung niemals Suppen!
Alle Konservengemüse, Endivien, Rotkohl, Spinat, getrocknete Erbsen, Sauerkraut, Tomaten, Sellerie, eingelegte Gurken, Rüben, Karotten.
Feigen, Nüsse, Obstkonserven.

Alle Spirituosen, Wein, Bier; alle kohlensäure- und kochsalzhaltigen Mineralwässer.
Kochsalz, Selleriesalz, Senf, Fleischextrakte, Rettich, alle fertigen Gewürzmischungen, Tomatenmark, Tomatenketchup, fertige Soßen.

Erlaubt
Kleine Mengen Milch und Buttermilch, Joghurt, Dickmilch.
Zuverlässig kochsalzfrei zubereitete Brot- und Teigwaren; Reis, Mondamin, Maizena. Als Triebmittel Hefe oder Eiweiß.
Zuverlässig salzfrei hergestellter Käse, Quark.
Ungesalzene Butter und Pflanzenbutter, Kokosfett, Öl in kleinen Mengen. Mehrfach in Wasser durchgeknetete Butter, die durch Mischen mit *Sina-Salz*, ein wenig gehackter Petersilie, etwas Zitronensaft, salzfreiem Senf geschmacklich verbessert werden kann.
Höchstens 2—3 Eier wöchentlich.
Selten und in geringer Menge: Frisches *mageres* Schweine-, Ochsen- und Kalbfleisch; Fleisch von Reh oder Hirsch; kochsalzfreie Würste und Fleischkonserven.
Süßwasserfische, Flußaal, Rheinsalm, Schleie, Karpfen, Hecht, kleine Mengen portugiesische Ölsardinen.
Kartoffeln, Schwarzwurzeln, Kohlrabi, Pilze, Spargel, Rhabarber, Wirsing-, Rosen-, Weiß- und Blumenkohl, grüne Erbsen und Bohnen, Kopfsalat, Artischocken.
Äpfel, Birnen, Pflaumen, Grapefruit, Ananas, Korinthen, Apfelsinen, Aprikosen, Mirabellen, Beerenfrüchte, Pfirsiche, Zitronen, Datteln, Bananen, Kirschen (unter Anrechnung auf die erlaubte Flüssigkeitsmenge).
Fruchtsäfte, Obstschalentee, etwas Malzkaffee, evtl. auch Bohnenkaffee oder schwarzer Tee; Lauchstädter Brunnen, Georg-Victor-Quelle, Wildungen.
Sina-Salz, Pfeffer, Paprika, Kümmel, Majoran, Zitrone, Nelken, Zimt, Ingwer, salzfreier Senf, Dill, Anis, Fenchel, Kerbel, Muskat, Thymian, Lorbeerblatt, Vanille, Lauch, Knoblauch, Meerrettich, Zwiebeln.
Erlaubt sind: Zucker, Honig, Marmelade und Konfitüre, wenn sie keine Konservierungsmittel enthalten, salzfreie Hefeextrakte.

Fettsucht
Nur durch enge Zusammenarbeit zwischen Patient und Arzt wird ein Erfolg beschieden sein. Die Diätvorschrift ist streng durchzuführen, dazu gehört für den Kranken Selbstüberwindung. Die Kost soll eiweiß- und gemüsereich sein. Fette und leicht aufschließbare Zucker sollen vermieden werden. Die Flüssigkeitszufuhr ist auf 1 l pro Tag zu beschränken. Kochsalz und scharf gesalzene Nahrungsmittel sind streng zu meiden. Blatt- oder Frischkostsalat vor den Mahlzeiten sind günstig. Leckereien müssen entfallen.
„Laß ab vom Schlemmen, wisse, daß das Grab dir dreimal weiter gähnt als anderen Menschen" (Shakespeare, Heinrich der IV.).

Leicht erweiterte Kost

Frühstück:	1 Apfesine, 1—2 Tassen Tee oder Kaffee mit wenig Milch, 1 Stück Zucker.
Mittags:	1 Apfelsine, 1 hartgekochtes Ei, 1 Scheibe Röstbrot (Toast), 120 g kurz angebratenes oder gegrilltes mageres Fleisch, ½ Portion Gemüse (s. u.), 1 Tasse Tee oder Kaffee.

Diätkostformen 165

Abends: 1 Apfelsine, ½ hartgekochtes Ei, ½ Scheibe Röstbrot (Toast), 120 g kurz angebratenes mageres Fleisch, 1 Portion Gemüse (s. u.), 2 Tassen Tee oder Kaffee.
1 Portion Gemüse = ½ Kopf Salat mit etwas Öl; oder 1—2 Tomaten oder 3 Scheiben rohe Gurke oder 50 g Spinat oder 2 Stangen Spargel.
Statt 120 g Fleisch auch 150 g Kochfisch oder 200 g Quark.
Später Dauerkost (III.) mit 2 Safttagen wöchentlich.

Dauerkost

Morgens: 1 Tasse Kaffee mit etwas Magermilch, 50 g Vollkornbrot mit Marmelade oder 10 g Butter.
Frühstück: Magere Fleischbrühe mit 1 Ei, 2 Tomaten oder 1 Apfel oder 1 Birne.
Mittags: 150 g mageres Fleisch oder 200 g Kochfisch mit 200 g gedünstetem Gemüse. Als Nachtisch 200 g frisches Obst.
Nachmittags: 1 Tasse Buttermilch oder Kaffee mit Magermilch oder Tee, 30 g Vollkornbrot mit 5 g Butter.
Abends: 100 g mageres Fleisch oder 150 g Kochfisch mit 100 g Kartoffeln oder 200 g Gemüse, 50 g Schwarzbrot, 10 g Butter, 100 g Quark oder 50 g magerer Käse, 1 Apfel.

Wenn eine höhere Kalorienzufuhr erlaubt ist, können pro Tag folgende Zulagen zum Dauerkostplan gewährt werden:
200 Kalorien sind enthalten in:
100 g Quark oder 170 g Sauermich (Kefir, Joghurt), 100 g Obst, 20 g Vollkornbrot.
450 Kalorien sind enthalten in:
1 Ei, 10 g Butter, 100 g Obst, 100 g Vollkornbrot oder 80 g Knäckebrot.

Verboten
Zucker, Mehle, Mehlprodukte (wie Grieß, Puddings, Stärkemehl), Kuchen und Gebäck, Schokolade, Konfekt, andere Süßigkeiten; Hülsenfrüchte, Bananen, Datteln, Feigen; Sahne, Schlagsahne, Mayonnaise, Suppen, fette Soßen, fette Bouillon; Likör, Süßwein, Bier, kohlensäurehaltige Getränke, Trinkschokolade.
Alle scharfen Gewürze, wie gewöhnliches Speisesalz, Pfeffer, Senf, Paprika, geräucherte und gepökelte Fleisch-, Wurst- und Fischsorten, Salzgurken, Salzheringe, Seefische. Statt Zucker nach Belieben Süßstoff. Soßen und Gemüse nicht binden.

Sehr eingeschränkt erlaubt
Butter 30 g täglich; evtl. zum Anbraten etwas Mineralöl (Paraffinum liquidum purissimum).

Erlaubt sind in den angegebenen Mengen
Mageres Fleisch von Rind, Kalb, Hirsch, Reh, Hase, Huhn, Taube; Hirn (Bregen). Magerer roher oder gekochter Schinken, magere ungeräucherte Wurst, Flußfisch, Eier (besonders das Eiklar, Eigelb nur ausnahmsweise), Magermilchkäse, Quark, Buttermilch, Schwarzbrot, Vollkornbrot, Pumpernickel, Knäckebrot, Kartoffeln. Grobe Gemüsesorten mit wenig Kohlenhydraten sind zu bevorzugen: alle Kohlsorten (jedoch nicht abends!), rohe Salate in jeder Form, Rohkost, Obst (kein getrocknetes). Milde Gewürzkräuter. Kompotte nur mit Süßstoff und ohne Zucker zubereitet. Erlaubt sind Mosel- und Rheinwein, Kognak, Kirschwasser, Korn, Obstsaft naturell (ohne Zuckerzusatz). Als Mineralwässer: Fachinger, Mergentheimer, Karlsbader oder Kissinger Sprudel.

Innere Abteilung

Diabetes-Diät

Das wichtigste für den Diabeteskranken sind Mäßigkeit im Essen und Trinken, geregelte Diät und körperliche Betätigung. Der Diabeteskranke darf nicht mehr als die vom Arzt erlaubten Kohlehydrate sich zuführen. Auch ein Zuviel an Eiweiß und Fett schädigt den Stoffwechsel. Insulinverabreichung wird in verschiedenen Fällen zu entbehren sein. Das Ziel der Behandlung ist, den Stoffwechsel des Kranken so einzustellen, daß er sich wie ein Gesunder fühlt, arbeitsfähig bleibt und Komplikationen vermieden werden.
Eine Standard-Diät gibt es nicht, denn der tägliche Nahrungsbedarf richtet sich nach der zu leistenden Arbeit, der körperlichen Verfassung und der Schwere des Diabetes. Die Mahlzeiten sind pünktlich einzunehmen, die Kohlehydrate auf fünf Mahlzeiten zu verteilen. Untergewichtige sollten reichlicher essen, jedes Übermaß kann aber das Stoffwechselgleichgewicht stören. Bei sitzender Beschäftigung ist Ausgleich durch Sport oder Gartenarbeit zu schaffen.

Streng verboten
Kuchen, Konfekt, Schokolade, Zucker und Süßigkeiten jeder Art! Ferner Fruchtsäfte, Marmeladen, Gelees und Sirupe, süßer Obstwein, Liköre, Südweine, süßer Sekt und *alle* Biere (auch Pilsner).

Erlaubt
Fleisch und Fisch jeder Art. Eier in jeder Form, Fette jeder Art. Fett- und Rahmkäse (Gervais, Bel Paese, Brie, Gorgonzola, Camembert, Schweizer, Holländer, Chester). Als Soßen nur reiner Fleischsaft oder reines Fett ohne Mehlzusatz. Fleisch- oder Gemüsebrühsuppen mit Ei, Mark, Fleischeinlage oder erlaubtem Gemüse.
Kopfsalat, Feldsalat (Rapunzeln), Kresse, Endivie, Löwenzahn, Lattich, Sauerampfer, Chicorée, Radieschen, Tomaten, Gurken, Lauch, Spargel, Spinat, Mangold, Kochsalat, junge grüne Bohnen, Wachsbohnen, Zuckerschoten, Schwarzwurzeln, Artischocken, Paprikaschoten, Blumenkohl, Weißkohl, Wirsing, Rotkohl, Sauerkraut; Rhabarber, unreife Stachelbeeren (mit Sionon als Kompott); Oliven; Champignons, Morcheln, Steinpilze, Pfifferlinge. Zitrone.
Kaffee, Malzkaffee, Tee. Apfelwein, naturreiner Mosel- und Traubenwein, trockener Sekt, Kognak, Korn, Whisky und Steinhäger. Alle nicht gezuckerten Mineralwässer.
Alle Diabetikermehle und andere Diabetikerpräparate enthalten Kohlehydrate und dürfen nur in der vom Arzt erlaubten Menge genossen werden!

Verteilungsschema

Morgens:	150 g Brot, 20 g Butter, 70 g Aufschnitt, Käse oder Quark. Kaffee, Tee, wenig Milch.
Vormittags:	250 g Äpfel.
Mittags:	Fleischbrühe, 100 g Fleisch oder 200 g Fisch, 20 g Fett, 150 g Kartoffeln, Gemüse.
Nachmittags:	50 g Brot, 10 g Butter, Kaffee oder Tee mit Milch.
Abends:	150 g Vollkornbrot, 20 g Butter, 125 g Aufschnitt, Käse und Quark, Gemüse, 200 g Obst.
Diät enthält:	2000 Kal, 250 g KH, 70 g Fett und 80 g Eiweiß.

Schalttage

Diese Tage sind bei erhöhtem Blutzucker und Aceton im Urin erforderlich. Wichtigste Gebote sind: Nahrungseinschränkung, Fettfreiheit, Salzarmut.

Hafertage: 150—200 g Haferflocken auf 5 Portionen täglich verteilt; evtl. 300 g Gemüse oder Obst.

Obsttage: 1 kg Äpfel in 5 Portionen, evtl. mit 2 x 300 g Gemüse.

Obstsafttage: 1 l Obstsaft/Tag verteilt. Dabei Bettruhe!

Für je eine WBE (Weißbroteinheit, entspricht einer Scheibe Weißbrot von 20 g) dürfen wahlweise genossen werden:

25 g Graubrot oder Pumpernickel
30 g Schwarz-, Vollkorn- oder Grahambrot
 2   Scheiben Knäckebrot, Sorte Z
15 g Mehl, Mondamin, Maizena, Grieß, Graupen, Reis, Nudeln
20 g Hafermehl oder -flocken
60 g gekochte Kortoffeln
30 g getrocknete Hülsenfrüchte
130 g Mohrrüben (Karotten), Sellerie, Rettich, Grünkohl
200 g Kohlrabi, grüne Bohnen, Rosenkohl, rote Rüben
80 g Tomatenpüree
75 g Meerrettich
40 g Kakao
275 g Vollmilch
300 g Buttermilch oder Quark
350 g Sauermilch oder Yoghurt
150 g Äpfel, Birnen, Apfelsinen, Süßkirschen
200 g Sauerkirschen, Pflaumen, Melonen, Pfirsiche, Mandarinen
250 g Erdbeeren, Johannisbeeren, Stachelbeeren, Aprikosen
350 g Grape-Fruit
     (alles ohne Stiel, mit Schale und Kern)
150 g Haselnüsse
100 g Walnüsse oder Mandeln (ohne Schale).

Diätvorschrift zur Vorbereitung für die Grundumsatzbestimmung

Vor dem Tage der Grundumsatzbestimmung muß 3 Tage hindurch folgende Diät streng eingehalten werden:

1. Ernährung

   Verboten

   Jegliches Fleisch (Muskeln und innere Organe), Fleischprodukte: Wurst, Geräuchertes, Fleischkonserven, Bouillon und Fleischextrakte. Jeglicher Fisch, Fischprodukte (Pasten) sowie Krabben, Muscheln, Krebse usw., Eier und Eierspeisen. Mayonnaisen, Gelatine.

168 Innere Abteilung

Beschränkt erlaubt
Milch. Milchprodukte (Quark und Käse nur in mäßiger Menge).

Unbegrenzt erlaubt
Alle Arten von Obst und Gemüse. Gemüsesalate, Maggiwürze und Zitrone, alle Mehle und Mehlprodukte: Reis, Grieß, Haferflocken, Gerste und Graupen, Teigwaren — wie Nudeln und Makkaroni: nur selber bereitet, ohne Eier! Gebäck, Kuchen, nur selbst gebackenes, ohne Eier, Zwieback, Keks, Brot, Semmeln. Zucker, Süßigkeiten, Konfekt, Honig, Limonaden, Malz. Alle Fette: Butter, Schmalz, Margarine, Öle.

2. *Sonstiges Verhalten*
   a) Keinerlei Schlafmittel oder Kopfschmerzmittel am Vorabend vor der Untersuchung einnehmen.
   b) Jeglichen Lärm vermeiden, in ruhig gelegenem Zimmer aufhalten, Fenster verschlossen und abgedunkelt. Bei Bedarf Ohren verstopfen mit lärmdichter Watte.
   c) Verboten sind seelische und geistige Anstrengungen, wie Geselligkeit, lange Gespräche (auch langes Zuhören) und erregende Lektüre.
   d) Am Vortage der Untersuchung ist auch jegliche ungewohnte körperliche Anstrengung zu meiden. Vorwiegend soll der Patient sich ausruhen.
   e) Auch das Rauchen und der Genuß von Alkohol in jeglicher Form sind am Vortage der Untersuchung zu vermeiden.

3. *Am Tage der Untersuchung*
   hat sich der Patient frühmorgens ohne Frühstück (d. h. mit leerem Magen) im Grundumsatzlaboratorium einzufinden.

Neben diesen Sonderkostformen sind auf der inneren Abteilung noch eine Reihe anderer diätetischer Maßnahmen für die Gesundung unserer Kranken von Bedeutung. Diätassistentin und Arzt sorgen gemeinsam für eine nicht schematisierte und individuell abgestimmte Diät.

Die *Schonkost* soll bei geringer Belastung der Verdauungsorgane und des Stoffwechsels und unter Vermeidung von Einseitigkeit während kurzer Krankheitsphasen, z. B. bei fieberhaften Zuständen, dem Kranken Stütze sein.

Bei *Säftefastkost*, die einen sehr breiten Indikationsbereich hat und im Prinzip rein vegetabilische Substanzen in flüssiger Form verabreicht, ist eine *strenge* und *milde Kur* zu unterscheiden.

Die *Rohkost* spielte schon im Altertum eine große Rolle; sehr viele Doktrinen, meist pseudowissenschaftlicher Art, brachten mehr Begeisterung als Überzeugungskraft.

Die *eiweiß-*, *kochsalz-* und *harnsäurebildnerarme*, mit viel Vitaminen angereicherte *Diät* ist bei doppelseitigen Nierenerkrankungen, Herz- und

Diätkostformen 169

Kreislaufstörungen mit Ödemneigung, Hypertonie, Arteriosklerose, Fettleibigkeit, Gicht, atonischer Obstipation, Leberzirrhose und bei bestimmten Diabetesformen indiziert.

Alkalische oder *saure Kost* spielen bei Nierenbecken- und Blasenentzündungen, bei Magen- und Zwölffingerdarmbeschwerden oder bei der Gicht als „Schaukelkost" eine wesentliche Rolle.

Die *kochsalzfreie Diätform*, unter Ausschaltung der kochsalzreichen Nahrungsmittel, wird bei Ödemneigung verschiedener Ätiologie, bei Blutdruck- und Gefäßerkrankungen, bei ekzematösen Hautveränderungen oder bei der Fettsucht auch in Gestalt der Trockenkost verordnet.

Fleischarme, *purinarme Kost* erhalten Patienten, die zu Uratsteinbildung, Gicht und Arteriosklerose neigen.

Bei *Gärungs-* oder *Fäulnisdyspepsie* helfen entsprechende diätetische Umstellungen, die auslösende Noxe auszuschalten.

Weitere Kostformen sind z. B. eine *Belastungskost* bei Obstipation, eine Kostform für den *Basedowkranken*, die *Haysche Kost* und eine *Suchkost* zur Feststellung von *Allergenen*.

In der inneren Klinik hat die *Diabeteskost* größte Bedeutung erreicht. Es gelingt bei manchem Patienten, mit einer kohlehydratarmen Kost mit festgelegtem Eiweiß- und Fettgehalt, viel Vitaminen und viel basischen Bestandteilen der Nahrungsmittel *ohne* Insulin oder blutzuckersenkende Chemotherapeutika auszukommen.

Zur schnellen Orientierung werden anschließend aus der Nahrungsmitteltabelle von H. *Schall* die Kalorienwerte und der Kochsalzgehalt der gebräuchlichsten Nahrungsmittel, sowie deren Eiweiß-, Fett- und Kohlehydratgehalt mitgeteilt.

Blättert man aufmerksam in Diätkochbüchern, dann kann man über die Fülle des Gebotenen erschrecken. Der junge Arzt läuft Gefahr, durch diese scheinbare Verwirrung des stofflichen „Verboten- und Gebotenseins" den Mut zur variierten Diät zu verlieren. Klare physiologische Vorstellungen vermeiden Pannen und erleichtern das Gepäck. Für den Magengeschwürskranken z. B. werden entweder eine langsam aufbauende Kost (der kranke Magen soll geschont werden) oder, fast gegensätzlich, eine eiweißreiche Kost (das Geschwür ist ein Eiweißdefekt) neben anderen Diäten empfohlen. Bei solchen Angaben kann dem Assistenzarzt nur eine klare morphologische und funktionelle Vorstellung des kranken Verdauungstraktes innerhalb der medizinischen Gesamtschau Klärung der Sachlage bringen und ihm damit auch gerade für die zu wählende Diätform Hilfe und Richtlinie sein. Wir sehen, daß auch hier der oft zitierte Vers Gültigkeit hat: *„Drum wählt den goldnen Mittelweg, werft ganz getrost zwei Drittel weg!"*

Innere Abteilung

Kalorienwerte und Kochsalzgehalt der gebräuchlichsten Nahrungsmittel

100 g enthalten	Kochsalz in %	Eiweiß in %	Fett in %	Kohlehydrate in %	Kalorien in 100 g
Aal, geräuchert	0,02	18,7	27,7	1,0	338
Ananas*	0,071	0,5	0	13,9	62
Äpfel*, frisch	0,002	0,4	0	13,3	59
getrocknet	0,02	1,4	0,8	55,4	251
Apfelsinen*	0,007	0,8	0	12,6	61
Aprikosen*	0,001-0,005	0,9	0	11,1	54
Artischocken		2,0	0,1	7,5	40
Austern, Fleisch	0,036 0,52	9,0	2,0	6,5	82
Brot, Roggenbrot (Graham)	0,13	1,3	0	22,8	100
Bananen*	0,001	0,4	0	13,6	59
Birnen*, frisch	0,15	2,2	0,7	58,9	261
getrocknet	0,096	2,6	0,2	6,4	38
Bohnen, grüne, frisch	0,036	1,1	0	8,6	43
Brombeeren	0,62	8,1	0,9	51,0	251
Weißbrot (Weizen)	0,18-0,70	8,2	1,2	48,0	243
Pumpernickel	0,46	8,1	0,9	51,0	251
Buchweizenmehl	0,02	8,3	2,1	74,6	355
Butter, Süßrahm	0,02-0,21	0,7	80,0	0,8	750
Buttermilch	0,16	3,7	0,5	3,7	35
Datteln*, getrocknet	0,21	1,9	0,6	73,1	318
Eier, rohe, ohne Schale	0,21	14,1	12,3	0,6	175
Eigelb	0,046	16,1	31,7	0,3	362
Eiweiß	0,31	12,8	0,3	0,7	58
Entenfleisch, Brust	0,14	22,5	2,8	0,5	120
Schenkel	0,14	19,7	6,4	0,4	142
Erbsen, grüne, frisch	0,06	6,6	0,5	12,5	83
Erdbeeren	0,02	1,3	0	7,8	45
Erdnüsse*	0,11	27,5	44,5	15,7	591
Feigen, getrocknet	0,274	3,3	1,3	58,8	270
Flundern	—	16,0	0,7	0	66
Forelle	0,12	19,2	2,1	0	98
Gänsebrust, geräuchert	—	21,5	31,5	1,2	386
Gänsefleisch, sehr fett	0,20	15,9	45,6	0,2	490
Gelatine	0,75	91,4	0,1	0	375
Grapefruit*	0,002	0,8	0	4,7	45
Grieß	0,09	9,4	0,2	75,9	352
Gurken	0,061	0,6	0,3	1,4	8

* Fruchtfleisch

Nahrungsmitteltabelle 171

100 g enthalten	Kochsalz in %	Eiweiß in %	Fett in %	Kohle-hydrate in %	Kalorien in 100 g
Haferflocken	0,08	16,3	5,7	66,3	392
Hafermehl	0,03	14,4	6,8	66,5	395
Hammel, sehr fett	0,17	17,0	28,4	0,3	335
Keule	0,17	17,2	26,8	0,3	321
Haselnüsse*	0,11	17,4	62,6	7,2	682
Hasenfleisch	0,16	23,0	1,1	0,5	107
Hecht	0,09	18,4	0,5	0	80
Heidelbeeren	0,008	0,8	0	12,1	56
Heilbutt	0,30	20,4	0,3	0	86
Hering, frisch	0,27	17,9	7,6	0	144
geräuchert (Bückling)	0,38	20,7	9,6	0	174
Honig	—	0,4	0	81,0	334
Hühnereier s. Eier					
Hühnerfleisch	0,14	20,0	4,5	0	125
Hülsenfrüchte, Linsen	0,14-0,19	26,0	1,9	52,8	341
Erbsen	0,06	23,4	1,9	52,7	330
Bohnen	0,04	23,7	2,0	56,1	346
Hummer	0,10	14,5	1,8	0,1	77
Johannisbeeren, rot	0,023	1,3	0	7,5	46
schwarz	0,024	1,0	0	13,7	68
Kabeljau	0,16	16,0	0,3	0	68
Kalbfleisch, Brust	0,13	19,3	10,4	0,4	178
Kakao, wenig entölt	0,05-0,13	22,3	26,5	31,0	465
Karotten	0,061	1,0	0,2	5,0	26
Karpfen	0,08	19,8	1,9	0	99
Kartoffeln, roh, geschält	0,016-0,082	2,0	0,2	20,9	96
Käse, Camembert, Edelweiß	3,00	18,0	27,1	0,8	329
Emmentaler, hart	2,00	27,5	28,3	2,2	384
Gervais, Werk Rosenheim	3,34	12,7	38,0	2,0	441
Quark, frisch	0,25	17,2	1,2	4,0	98
Velveta, Kraft's	—	17,2	25,0	6,9	333
Kastanien*	0,004-0,01	6,1	4,1	39,7	241
Kaviar	3,00	24,5	13,5	3,6	226
Keks (Leibnitz)	0,47	7,2	10,4	73,6	428
Kirschen*, süß	0,013	0,8	0	16,0	72
Kohl, Blumenkohl	0,045	2,5	0,3	4,6	32
Grünkohl	0,098	4,9	0,9	10,3	71
Kohl, Kohlrabi	0,215	2,5	0,1	5,8	35
Rosenkohl	0,066	5,3	0,5	6,7	54
Rotkohl	0,165	1,7	0,2	4,8	29
Weißkohl	0,092	1,5	0,2	4,2	25
Wirsing	0,012	2,7	0,5	5,0	36

* Fruchtfleisch

172 Innere Abteilung

100 g enthalten	Kochsalz in %	Eiweiß in %	Fett in %	Kohlehydrate in %	Kalorien in 100 g
Kürbis*	0,028-0,06	1,1	0,1	6,5	32
Lachs, Rheinsalm	0,06	21,1	13,5	0	212
Lamm, Brust, Keule	0,17	17,8	22,6	0	283
Leber	0,14	19,9	3,7	3,3	130
Lebertran	0,17	0	99,8	0	928
Mais, ganzes Korn	0,019	9,4	4,1	69,4	362
Maismehl	0,06	9,6	3,1	71,1	362
Makkaroni	0,067	9,6	1,0	75,6	360
Makrele, frisch	—	19,8	5,2	0	130
Margarine	0,10	0,5	80,0	0,4	748
Mehl, fein, Roggen-	0,12	7,5	1,2	74,9	349
Weizen-	0,01	10,7	1,7	71,7	354
Melonen*	0,014	0,8	0,1	6,4	30
Milch, Voll-, Molkerei-	0,16	3,4	2,5	4,8	57
entrahmt	0,18	3,6	0,8	4,6	41
kondensiert	0,15	8,0	9,3	10,9	164
Mirabellen*	0,004	0,8	0	16,4	74
Möhren	0,055	1,2	0,3	9,1	45
Niere	0,32	18,4	4,5	0,4	119
Olivenöl	0,17	0	99,4	0,2	925
Paranüsse*	0,15	15,5	67,7	3,8	709
Pastinaken	0,051	1,3	0,5	14,7	70
Pfirsiche*	0,003	0,8	0	14,2	65
Pflaumen	0,002	0,8	0	16,8	76
Pilze, Champignon	0,041	4,9	0,2	3,6	33
Pfifferlinge	0,01-0,04	2,6	0,4	3,8	30
Steinpilz	0,036	5,4	0,4	5,1	47
Preiselbeeren	0,002	0,7	0	11,6	59
Radieschen	0,071	1,2	0,2	3,8	22
Rebhuhn	—	24,3	1,4	0,5	115
Reh	0,11	20,8	1,9	0,4	105
Reis, poliert	0,039	7,9	0,5	77,8	356
Rhabarber, geschält	0,144	0,7	0,1	3,0	16
Rindfleisch, Brust, fett	0,11	18,9	24,5	0,3	307
Corned Beef	2,04	23,8	6,9	0	162
Rosinen	0,14	1,6	1,2	66,2	295
Rüben, Rote Beete	0,058	1,3	0,1	6,8	34

* Fruchtfleisch

Nahrungsmitteltabelle 173

100 g enthalten	Kochsalz in %	Eiweiß in %	Fett in %	Kohlehydrate in %	Kalorien in 100 g
Sahne, Doppelrahm ...	0,13	3,0	20,0	3,5	213
Salat, Kopfsalat.....	0,13	1,4	0,3	2,0	16
Feldsalat	0,12	2,1	0,4	2,7	23
Endivie	0,276	2,0	0,1	2,3	19
Sardellen	20,59	26,5	3,3	0,7	142
Sardinen in Öl	1,34	*23,9	14,4	1,3	237
Sauerkraut	0,73	1,4	0,3	4,0	25
Schellfisch	0,39	18,4	0,4	0	79
Schinken, roh	4,15-5,86	25,0	25,0	0	335
mager geräuchert	4,15-5,86	24,0	8,0	0	173
fett und gesalzen	4,15-5,86	24,7	36,5	0	441
gekocht	1,85-5,38	25,0	35,0	0	428
Schokolade, Milch-, Sahne-	0,40	8,9	34,5	53,1	575
Schwarzwurzel	0,051	1,0	0,5	14,8	69
Schweinefleisch					
Kotelett, durchwachsen .	0,10	17,5	23,9	0,3	295
fettes	0,10	15,1	35,0	0,3	389
Schweineschmalz	—	0,3	99,5	0	925
Sellerie	0,25	1,4	0,3	8,8	45
Spargel, frisch, geschält .	0,069	2,0	0,1	2,4	19
Speck, geräuch. u. gesalzen	1,27	9,0	72,8	0	714
Spinat	0,21	2,3	0,3	2,0	20
Sprotten, Kieler	0,31	21,8	16,6	0,8	247
Stachelbeeren	0,018	0,9	0	8,6	47
Steck-, Kohlrüben	0,05	1,4	0,2	7,4	38
Taubenfleisch	—	22,1	1,0	0,5	102
Thunfisch in Öl	5,50	27,2	17,3	0,3	274
Tomaten, frisch	0,084	1,0	0,2	4,0	26
Walnüsse*	0,17	16,7	58,5	13,0	666
Weintrauben	0,001	0,7	0	17,7	79
Wurst, Blutwurst, frisch .	—	9,8	9,8	19,6	212
Leberwurst	2,9	6,9	19,5	0,3	211
Zervelatwurst	6,10	21,8	46,0	0,1	518
Yoghurt, dick	0,16	7,1	7,2	8,9	136
Zitronen*	0,007	0,8	0	4,0	44
Zucker	0,009-0,27	0	0	99,8	410
Zwetschgen*, frisch ...	0,005	0,7	0	15,7	70
getrocknet	0,021	2,3	0,6	61,8	277
Zwieback	0,20	9,9	2,6	75,5	374
Zwiebeln	0,045	1,3	0,1	9,4	45

* Fruchtfleisch

ASSISTENZARZT IN DER CHIRURGISCHEN ABTEILUNG

Ein Wort zuvor

Der junge Arzt, der eben seine Abschlußexamina hinter sich gebracht hat, zeigt wenig Freude, das auf der Hörsaalbank erlernte theoretische Wissen zu wiederholen. Aber er wird es begrüßen, wenn nach den Jahren der Theorie ihm jemand einen Rat gibt für die erste Zeit des Einlebens und des Zurechtfindens in der Klinik.
Es ist immer etwas schwierig, bei diffizilen Fragen von Patient und Schwester sich als junger Doktor nicht zu blamieren. Man weiß nicht recht, wie man sich mit den Kranken richtig verständigen soll, man beherrscht die praktische Anwendung seines Wissens noch nicht und die alltäglichen manuellen Fertigkeiten.
Darum soll hier eine Einführung in den praktischen Alltag des chirurgischen Krankenhausdienstes gegeben und auch auf die geistig-ethischen Werte unseres Berufes aufmerksam gemacht werden. Wenn ein Arzt so handelt, als ob diese geistigen Werte für ihn nicht existierten, dann nimmt er seinem Beruf und seinem Leben die wesentliche Grundlage. Je mehr aber ein Arzt diese Werte zur Richtschnur seines Handelns macht, desto mehr findet er Glück und Befriedigung.
Der Assistenzarzt ist mit Wissen vollgepfropft, aber es fehlt ihm die Praxis. In jedem Krankenhaus herrschen bestimmte Schulmeinungen und Gepflogenheiten vor, auf die in diesem Buch verständlicherweise nicht eingegangen wird.
Aber ignoriert werden können sie vom Assistenzarzt nicht!
Wir raten, den Ausbildungsgang am Krankenhaus, wenn möglich, *nicht* mit der Chirurgie zu beginnen. Von den klinischen Fächern ist die innere Medizin immer die Grundlage für das ärztliche Verständnis und Handeln. Die Chirurgie setzt die Ausbildung in interner Medizin voraus, sie selbst aber ist nicht nur für alle operativen Fächer die Basis, sondern auch für das Rüstzeug des Arztes unumgänglich.
Nur ein Teil der Ausbildungsärzte bleibt in operativen Fächern, die Mehrzahl wendet sich der Allgemeinpraxis oder einem konservativen Fach zu. Viele Assistenzärzte auf der chirurgischen Station bringen keine große Freude und Begeisterung auf für rein chirurgische Beschäftigungen, wie Verbandwechsel, Assistieren bei großen und langen Eingriffen. „Ich werde nie im Leben einen Magen resezieren, eine Lunge entfernen, wozu soll ich stundenlang dabeistehen?" Es gibt auch Ärzte, die für ihre Interesselosigkeit

und Bequemlichkeit (denn nur diese liegen vor!) vorschützen, daß sie ja *nur* Zahnärzte werden wollen. Sie werden auch als Zahnärzte versagen! Der Arzt, der in seiner Ausbildung sich einengt, der für verschiedene Fächer und Teilgebiete kein Interesse aufbringt, „weil er sie ja sowieso nicht braucht", macht sich selbst zum Dilettanten, zum Handlanger, dem das große Verstehen und der weite Horizont immer fehlen werden.

Der Assistenzarzt im Krankenhaus ist Schüler *und* Lernender. Er sollte auch sein eigener Lehrer sein! Wir wollen damit sagen, daß der junge Arzt nicht zuerst von seinem Chef und den älteren Kollegen Anleitung und Erklärungen erwarten soll. Die Selbsterziehung zur Gewissenhaftigkeit, zum Fleiß, zur Pünktlichkeit ist ebenso erste Voraussetzung für das Werden der Persönlichkeit, wie die genaue Anamnese, die eingehende Untersuchung, die sorgfältige Beobachtung im Alltag erste Vorbedingungen sind für die Aneignung von Wissen und Können.

Anamnese und Untersuchungsgang

Das Ziel der *Anamnese* und der klinischen Untersuchung ist die Diagnose. Dieses Ziel ist nicht irgendein Fremdwort. Wir müssen uns durch Anamnese und klinische Untersuchung ein möglichst klares Gesamtbild unseres Patienten und seiner Erkrankung verschaffen. Es ist verständlich, daß ein solches Bild nicht mit Hilfe eines Apparates oder einer Laboruntersuchung zustandekommen kann. Aus der Maschinerie der modernen medizinischen Technik kann also immer nur ein lateinischer oder griechischer Krankheitsname resultieren; der ist, wenn richtig, sicher wertvoll. Ein Bild des kranken Menschen aber können uns nur eine gute Anamnese und eine genaue klinische Untersuchung geben. Sie lohnen die Mühe.
In 50% der Fälle teilt der Patient in der Schilderung seiner Erkrankung und anderer Umstände dem Arzt mit eigenen Worten die Diagnose mit, in weiteren 50% gibt er dazu wichtige Anhaltspunkte. Die Anamnese ist nur dann wertvoll, wenn sie nicht eine peinliche Examination ist, sondern ein echtes Zwiegespräch zwischen zwei Menschen. (Ausführliche Besprechung der Anamnese siehe auch andere Kapitel). Beruf und Lebensumstände gehören wesentlich zu ihr, nicht nur Familienanamnese und Kinderkrankheiten, aus denen der Arzt in der Regel weit weniger Schlüsse zu ziehen vermag, als aus den beruflichen und familiären Verhältnissen.
Die Anamnese gut aufzunehmen ist eine echte Kunst. Wir können sie erst im Laufe der Jahre erlernen. Bis der Arzt Spreu vom Weizen scheiden kann, hält er sich am besten an die auf der Station eingebürgerten Schemata. Je exakter und genauer er sie handhabt, desto mehr wird er zum echten Verstehen kommen.

Die Anamnese ist aber zugleich das erste und wichtigste Bindemittel zwischen Arzt und Patient. Sie gibt Gelegenheit, ein Menschenschicksal kennenzulernen. Aus der Anteilnahme des Arztes aber resultiert das Vertrauen des Patienten zu ihm.

Die Befragung des Patienten ist innerhalb aller Fachgebiete der Medizin ähnlich. In der Chirurgie wird aber u. a. auf die Beantwortung folgender Fragen Wert gelegt.

1. Anlaß der vorliegenden Erkrankung (Unfall?).
2. Vorhergegangene Traumen, Operationen und Narkosen.
3. Familienanamnese (Erbkrankheiten, Mißbildungen, Hämophilie, Infektionserkrankung).
4. Idiosynkrasie gegen Jod und Medikamente, Serumskrankheit.
5. Gefäßerkrankungen, Varizen.
6. Berufsanamnese.

Merke: Nur wenige Menschen sind in der Lage, dem Arzt kurz und vollständig mitzuteilen, was dieser für Erkennen und Beurteilung der Erkrankung wissen muß.

Die *klinische Untersuchung* muß immer den gesamten Menschen betreffen, von Kopf bis Fuß. Dabei kann sie jedoch im Bereich sichtlich gesunder Körperabschnitte kursorischer ausfallen.

Zur Inspektion

Traumen, Entzündungen und Geschwülste der äußeren Bedeckung (Quetschungen, Wunden, Hauterkrankungen: Erysipel, Furunkel, Hautkarzinom).

Hinweise auf Erkrankungen in tiefer gelegenen Abschnitten der Extremitäten und des Stammes (typische Radiusfraktur mit bekannter Dislokation, andere Gelenkluxationen, Haltungsanomalien).

Hinweise auf Erkrankungen innerer Organe (Facies abdominalis = Bauchfellentzündung, Pneumonien, Herzfehler, Nieren-, Leber-, Galleleiden, Magenerkrankungen, Infektionskrankheiten, urologische Erkrankungen).

Um Fehlbeurteilungen bei der Inspektion zu vermeiden, sind Veränderungen des Gesamtkörpers und solche örtlicher Begrenzung zu trennen. Schließlich soll neben der Beachtung der Regel der Untersuchungstechnik an exogene Fehlermöglichkeiten, z. B. falsche Beleuchtung, künstliches Licht, mangelnde Entkleidung erinnert werden. Als Schema zur Inspektion empfehlen wir die Überprüfung von

1. Hautbeschaffenheit
2. Konstitution, Körpergröße und Gewicht
3. Geschlechtsunterschied
4. Altersunterschied

5. Gang, Haltung und Lage
6. Beurteilung der einzelnen Körperteile.

Zur Palpation

Der Arzt interessiert sich für die Konsistenz des erkrankten Körperabschnittes, für Bewegungsanomalien und für Druck- und Schmerzempfindlichkeit. Er prüft die Fluktuation, Krepitation und die Reponibilität innerhalb des betreffenden Körperteils. Zur Palpation gehört unbedingt die digitale Austastung des Rektums.

Zur Perkussion

Diese schon im Altertum bekannte Untersuchungsmethode beruht auf der Tatsache, daß Gegenstände beim Beklopfen, je nach ihrem Luftgehalt, verschiedenartigen Schall hervorrufen. Es lassen sich somit Hohlraumbildungen, Flüssigkeitsansammlungen und Verdichtungen diagnostizieren (siehe Abbildung 11 im Kapitel Gynäkologie). Die auf der Hochschule gelernte Zweiteilung der Perkussionsmethode in eine topographische und vergleichende Beklopfung hat sich in der Chirurgie bewährt.

Zur Auskultation

Zweck dieser Methode ist es, durch Behorchung kranker Körperabschnitte pathologische Schallerscheinungen diagnostisch zu verwerten. Im chirurgischen Alltag findet sich dazu oft Gelegenheit. Die Auskultation ist für die Chirurgie eine unentbehrliche Untersuchungsmethode geworden, man denke nur an gurrende Darmgeräusche bei Hyperperistaltik durch Darmkatarrh, Diätfehler oder Stenosen oder an plätschernde Geräusche beim ektatisch erweiterten Magen.

Weitere zusätzliche Untersuchungen, wie Mensuration mit Hilfe des Bandmaßes, des Tasterzirkels, des Winkelmessers, Gewichtsmessungen, Temperaturmessungen vervollständigen die allgemeine Untersuchung.

Bei der Anamnese und bei der Untersuchung muß der Arzt taktvoll und mit Rücksicht auf die Menschenwürde seines Patienten vorgehen. Er muß sich hüten, unaufgefordert oder ohne Notwendigkeit in die intimen Sphären einzudringen und darf das Schamgefühl seines Kranken nicht verletzen. Er muß sich auch darüber klar sein, daß er selbst ein anfälliger Mensch ist und sich hüten, geschlechtlichen Regungen Raum zu geben. Gleichmäßige Freundlichkeit, taktvolle Distanz und ruhige Sachlichkeit allen Kranken gegenüber wird ihn davor bewahren, die Grenzen zu verletzen, die ihm sein Berufsethos setzt. Den klinischen Untersuchungsgang vollendet die Diagnose, die dann, durch Laboratoriumsuntersuchungen und apparative Hilfen unterbaut, verfeinert und bestätigt werden kann.

Die Stellung einer richtigen, logisch aufgebauten und wissenschaftlich belegten Diagnose ist eine ebenso reizvolle wie befriedigende Aufgabe. Sie muß vom Arzt als *persönliche Aufgabe* angesehen werden, er muß sich um sie mühen, dann wird sie zu einer echten Freude. Wenn er sich aber darauf verlegt, nur verschiedene Befunde zu sammeln, dann wird ihm nur noch die Rolle des Rezitators bleiben.

Das Krankenblatt

Es gibt kaum einen Assistenzarzt, der nicht den „Schreibkram", insbesondere die gewissenhafte Führung des Krankenblattes, als eine lästige, für seine Ausbildung völlig überflüssige Pflicht ansieht. Die Führung des Krankenblattes ist notwendig, und eine Berufspflicht sollte nicht als Belästigung aufgefaßt werden! Sie ist auch eine ausgezeichnete, durch nichts zu ersetzende Lernmethode und zwingt, konsequent zu untersuchen, die Ergebnisse abzuschätzen, den Verlauf der Erkrankung genau zu verfolgen und die Behandlungsmethode sich einzuprägen.

Das Krankenblatt ist, wie der Arztbrief, die Visitenkarte des Untersuchers. Eine Krankengeschichte aus der chirurgischen Abteilung unterscheidet sich von der anderer medizinischer Fachabteilungen u. a. durch folgendes:

1. Bei Kindern und Jugendlichen ist grundsätzlich gleich bei der Aufnahme eine schriftliche Einwilligung der Erziehungsberechtigten zu einer etwaigen Operation einzuholen, auch wenn vorerst nicht an einen Eingriff gedacht wird. Eine solche Erklärung kann erforderlich werden bei

    Pleurapunktion
    Lumbalpunktion
    plötzlicher Trachealstenose
    operativer Entfernung aspirierter Gegenstände.

    Es ist wichtig für den Assistenzarzt, zu wissen, daß auch der kleinste Eingriff erlaubnispflichtig ist.

2. Angabe der Blutgruppenbestimmung.

3. Stellungnahme zur Operationsindikation.

4. Anästhesie- und Operationsprotokoll.

5. Ausführliche Schilderung der postoperativen Behandlung, insbesondere der Verordnungen für die Erholungsperiode (Lagerung, Atmung, Flüssigkeitszunahme, Diät, Antalgesien, antibiotische Therapie, Chemotherapie, Verband- und Dränwechsel, Katheterismen, Laboruntersuchungen, Bettruhe).

Zum Krankenblatt gehört auch die Temperaturtabelle. Der Stationsassistent sollte alle Besonderheiten im Krankheitsverlauf, alle Komplikationen, jede Therapie mit einem knappen Vermerk in die Temperaturtabelle eintragen.

DIENST IN DER CHIRURGISCHEN STATION

Die ärztliche Arbeit auf der Krankenstation ist deshalb besonders befriedigend, weil sie Arzt und Patient sehr stark verbindet und eine Atmosphäre des Vertrauens und des Geborgenseins schafft. Diese braucht der Kranke besonders notwendig, weil er auf die Hilfe des Arztes angewiesen ist.

Der Arzt soll für den Kranken immer bereit sein und für alle seine Fragen und Klagen ein verstehendes Ohr und ein gutes, freundliches Wort haben. Er soll dem Kranken seine Lage, seine Krankheit, ihre Ursachen, deren Verlauf und die Heilungsaussichten auseinandersetzen und ihm menschlich und ehrlich gegenübertreten. Auch der Humor darf nicht vergessen werden! Alle unwahren und übertriebenen Darstellungen sind seiner unwürdig und werden meist auch vom Kranken durchschaut.

Der Arzt muß den Kranken unter allen Umständen ernst nehmen. *Der Kranke hat immer Recht!* Es ist falsch und unärztlich, den Patienten als Neuropathen, als Hysteriker oder als Simulanten anzusehen. Je älter und erfahrener ein Arzt ist, um so öfter begegnen ihm die Kranken, denen Aggravation vorgeworfen wird. Eines Tages wird jedem Arzt eine schwere Erkrankung klar, die vorher als Hysterie angesehen worden war, bis schließlich am Obduktionstisch die Ursache dieser „Hysterie", das Kardiakarzinom, festgestellt wird. Ein Arzt mit dem Grundsatz „Der Kranke hat immer Recht" wird in 90% der Fälle richtig handeln und Fehldiagnosen vermeiden.

In der Diagnostik muß der Arzt zuerst an die alltäglichen Krankheiten denken, nicht an die seltenen, sogenannten „Interessanten Prozesse". Ein Tumor im Magen ist meist ein Karzinom. Auf die klinische Diagnose der Sarkome, Leyomyome oder eosinophilen Granulome kann er ruhig verzichten und deren Diagnose dem Pathologen überlassen.

Stationsrundgang

Die chirurgische Bettenstation unterscheidet sich wenig von denjenigen anderer medizinischer Krankenabteilungen. Beim ersten Rundgang durch die Station fallen dem Assistenzarzt eine Reihe von Geräten (z. B. Gehwagen) auf, die der Rehabilitation dienen, des weiteren ein größerer Aufwand bei Einrichtungen zur physikalischen und balneotherapeutischen Behandlung. Auf wichtige Einzelheiten, die für die Wachstation Bedeutung haben, wird später eingegangen. Das Nachtdienstzimmer des Assistenzarztes verbindet die Bettenabteilung mit der Wachstation, um ihm bei der Versorgung seiner Kranken Zeit zu sparen.

Die Visite

Bevor der allgemeine Dienst am Morgen beginnt, geht der Assistenzarzt zu seinen Kranken und macht eine kurze Visite. Der Assistenzarzt ist das Rückgrat der täglichen ärztlichen Krankenbetreuung. Ihm ist die ärztliche Versorgung seiner Patienten anvertraut und verantwortlich übertragen, *nicht* der Stationsschwester! Er also ist es, der dafür sorgt, daß seinen Kranken alle Untersuchungs- und Behandlungsmaßnahmen rechtzeitig und richtig zukommen. Er darf sich nicht immer wieder von den Schwestern daran erinnern lassen, seinen Aufgaben nachzukommen! Zunächst interessieren ihn die Fragen: Wie geht es *meinen* Kranken? Wie war die Nacht? Sind inzwischen neue Patienten eingewiesen worden, die ich noch nicht kenne? Bei diesem kurzen Gang durch die Krankenzimmer kann er zugleich einige kleine Eingriffe, wie Blutentnahmen, Injektionen, Infusionen erledigen, oder die für den Tag angeordneten Untersuchungen in die Wege leiten.

Alle besonderen Vorkommnisse meldet er sofort seinem Vorgesetzten. Dabei bespricht er mit diesem die einzuleitenden diagnostischen und therapeutischen Maßnahmen und die Einteilung des Tagesablaufs. Wird ein Konsiliarius einer anderen Abteilung zugezogen, so hat der Assistenzarzt selbst anwesend zu sein und ihm Krankenblatt, Röntgenbilder und Laborbefunde vorzulegen. Der beratende Arzt sollte gebeten werden, seinen Befund für die Chefvisite schriftlich zu fixieren. Die Visite des Assistenzarztes dient aber auch der Kontrolle der pflegerischen Arbeit. Abgesehen von der regelmäßigen Chefarzt- und Oberarztvisite besucht der Assistenzarzt gewöhnlich zweimal am Tage seine Kranken. Diese routinemäßige Überprüfung der Krankenstation umfaßt meist intravenöse Injektionen und Infusionen, Blutentnahmen oder Transfusionen, die Kontrolle der Verbände und die Überprüfung der von der Stationsschwester geführten Krankheitsverlaufskurven.

Die Vorbereitung des Patienten auf die Operation

Die psychische Führung des Kranken zur Operation

Die seelische Vorbereitung des Patienten durch den Assistenzarzt beginnt in dem Augenblick, wo der Zeitpunkt der Operation feststeht. Wenn auch heute die Angst vor Eingriffen sehr viel seltener geworden ist und viele Kranke nüchtern und ruhig der Operation entgegensehen, so ist doch *jeder Patient* für ein beruhigendes und erklärendes Wort dankbar. Das ist einfach und unkompliziert, wenn es sich um Eingriffe handelt, die mit keinem Risiko verbunden sind. „Morgen sollen Sie operiert werden. Es handelt sich bei Ihnen nur um einen kleineren und ungefährlichen Eingriff, und Sie können in etwa einer Woche wieder gesund nach Hause gehen." So etwa unterhält sich der Assistent mit dem Patienten. Bei schweren Operationen (Alter, Schwere der Erkrankung, Gefährlichkeit des Eingriffs) dagegen stellen wir nie die Operation als harmlos dar. „Der Chefarzt wird Sie operieren. Bei Ihnen ist es so, daß eine Operation nur erwogen wurde, weil sie unbedingt notwendig ist. Sie wissen aus eigener Erfahrung, daß es so wie bisher nicht weitergehen kann. Wir alle bemühen uns, daß die Operation erfolgreich verläuft. Haben Sie Vertrauen, dann wird auch alles gut werden." Fragt ein Patient nach dem Ausmaß der Gefahr, die sich mit der Operation verbindet, dann stellen wir eine solche nicht in Abrede. Einzelheiten über Art, Dauer, Folgen oder Ergebnis der Operation teilen wir nur dann mit, wenn wir ausdrücklich danach gefragt werden. *Was wir sagen, muß immer wahr sein!* Es braucht aber nicht alles gesagt zu werden, was wahr ist. Die Frage nach der Kolostomie z. B. beantworten wir nicht gern positiv vor der Operation. Das würde den Kranken vor dem Eingriff viel mehr beschweren, als der Eingriff selbst. Wir sagen etwa: „Das läßt sich noch nicht mit Sicherheit feststellen. Sie können gewiß sein, daß alles nur so durchgeführt wird, wie es für Sie am besten ist. Wenn vielleicht eine Darmöffnung vorgenommen werden muß, dann kann man diese auch genauso wieder verschließen, wenn sie nicht mehr erforderlich ist."

Schwierig wird die Aufgabe, die Kranken zu beruhigen, ihnen Mut und Vertrauen zu geben, wenn es sich um sehr erregte oder ängstliche Patienten handelt. Natürlich werden wir ihnen zureden und versichern, daß der ganze Eingriff nicht bewußt erlebt wird. Aber all das wird nur wenig nützen. Diese Kranken brauchen unbedingt zusätzliche Hilfe in Form von Sedativa. Ohne Sedativa oder Hypnotika ist nicht auszukommen, um mit der übermächtigen Erregung der Patienten fertig zu werden. Die formidable Angst aber muß beseitigt werden, denn *Angst bedeutet Gefahr!*

Diagnostische und therapeutische Vorbereitungsmaßnahmen

Außer einem Einlauf, einem Bad und einem guten Schlafmittel gehört nichts zur Routinevorbereitung am Tage vor der Operation. Aber diese drei Maßnahmen sind notwendig! Wir verzichten auf Nahrungsenthaltung und künstliche Darmentleerung, also kein Fasten, kein Abführen! Am Morgen des Operationstages sorgt der Assistenzarzt für die *rechtzeitige* Gabe der Pränarkotika. Rechtzeitig heißt: mindestens eine Stunde, längstens 4 Stunden vor Narkosebeginn.

Die Art der Prämedikation ist verschiedenartig und richtet sich nach der Schule des jeweiligen Chefs.

Der Patient kommt erst dann in den Operationssaal, wenn seine Operation unmittelbar bevorsteht. Das gilt auch für den Narkosebeginn. Neben den

Krankenpapieren sind vor allem die Röntgenaufnahmen in den Operationssaal mitzugeben, da diese Unterlagen zur Information des Operateurs oft benötigt werden.

Die postoperative Behandlung

Die Wachstation

Aus der Famulaturzeit wissen wir, daß eine laufende Überwachung des Kranken in der ersten postoperativen Phase entscheidend ist. Solange der Patient der Verantwortung des Anästhesisten unterstellt ist, wird man zur besseren Kontrolle vorerst eine Verlegung auf die Wachstation oder in einen Wachraum anordnen. Es handelt sich hierbei um ein nahe dem Operationssaal gelegenes Krankenzimmer, welches bei einem mittleren Krankenhaus etwa 12 Betten umfaßt. Verschiedene Anschlüsse (Sauerstoff, Preßluft, Vakuum, zusätzliche Lichtquellen) erleichtern im Notfall die Arbeit des Arztes und der Schwester. Dieser Raum soll möglichst keine zusätzlichen Einrichtungsgegenstände haben. Natürlich sind Medikamentenschrank, Blutdruckapparat, Notfallbesteck, frische Wäsche und Beutel für Schmutzwäsche unerläßlich. Der Platz der diensttuenden Schwester liegt so, daß es ihr möglich ist, die belegten Betten zu übersehen. Es ist also Aufgabe der Wachstation, kritisch Kranke oder Verletzte in *einem* Raum des Krankenhauses zu konzentrieren, um sie leichter beaufsichtigen und pflegen zu können. Die Wachstation ist in der Regel einem älteren erfahrenen Assistenzarzt anvertraut. Seine Aufgaben sind vielfältig, lassen sich aber zusammenfassen in dem einen Gebot: Überwachung und Erhaltung der Funktion der Atmung und des Kreislaufs. Die Kontrolle des Pulses und des Blutdrucks ist oft wesentlich aufschlußreicher als die Ergebnisse apparativer Teste. Atemhindernisse rechtzeitig zu bemerken, richtig einzuschätzen und zu beseitigen ist viel wichtiger, als unüberlegte Sauerstoffgaben!

In allem legen wir größten Wert auf *Rechtzeitigkeit*. Wie wir einem Karzinomkranken nicht mehr helfen können, wenn er zu spät, schon mit Metastasen zu uns kommt, so ist ein Kreislauf nicht mehr zu retten, wenn der Sauerstoffmangel, durch Anämie bedingt, die Herzmuskelzellen in ihrer Funktion schwerst geschädigt hat. Das gilt auch für alle anderen Schäden, die den Organismus treffen können. Diese rechtzeitig, bevor sie die Zellfunktionen wesentlich beeinträchtigt haben, zu beseitigen, ist ärztliche Kunst. Dazu gehört vor allem *kausales Denken!* Wenn eines Morgens die Temperatur angestiegen ist, oder wenn der Kranke erbricht, oder wenn die Pulsfrequenz zunimmt, oder wenn eine Darmparese aufgetreten ist, dann muß immer nach der Ursache gefragt und nach ihr gesucht werden! Zumindest

muß sie zu vermuten sein! Erst dann kann kausal und damit sinnvoll gehandelt werden!
Die symptomatische Behandlung, etwa die Strophanthinspritze, das periphere Kreislaufmittel, die Magensonde oder der Einlauf sind immer erst als sekundäre Aufgaben anzusehen. *Unermüdliches Beobachten* ist notwendig, um rechtzeitig und richtig handeln zu können!

Die Nachbehandlung

An einem Kranken, der uns schon beim Eintritt in das Zimmer entgegenlacht, der die Zeitung liest oder sich rasiert, können wir mit einem Gruß und Händedruck vorbeigehen. Derjenige jedoch, dem wir alle Sorgfalt der Überlegung, der Untersuchung und Behandlung zuwenden müssen, läßt dies schon aus seinen Gesichtszügen erkennen.
Wenn der Assistenzarzt nicht im Operationssaal oder anderweitig beschäftigt ist, gehört er auf seine Krankenstation. Dort wartet immer eine Aufgabe auf ihn. Er schreibt das Krankenblatt, er ist diagnostisch oder therapeutisch tätig, er beschäftigt sich mit diesem oder jenem Kranken, bei dem noch Unklarheiten bestehen. Nur so wächst er in seine wirktliche ärztliche Situation hinein. Dann werden die Patienten der Station *seine* Patienten und er *ihr* Arzt.
Vergessen wir bei allen Überlegungen zum Krankheitsverlauf nicht, ständig die normalen Funktionen des Körpers zu überwachen, vor allem Ernährung und Ausscheidung. Sehr viele Kranke haben Beschwerden, weil sie nicht entsprechend essen und trinken und weil sie nicht regelmäßig Blase und Darm entleeren. Der Mensch kann von seiner Körpersubstanz essen, trinken aber kann er davon nicht. Notfalls muß ihm die erforderliche Flüssigkeitsmenge zugeführt werden. Sehr häufig ist der Kranke appetitlos, Durst hat er aber fast immer. Ein Patient, der keine oder nur sehr wenig feste Nahrung zu sich nimmt, braucht innerhalb von 24 Stunden mindestens 1500 bis 2000 ml Flüssigkeit! Am besten ist es, wenn er die benötigte Menge Flüssigkeit trinkt. Nur wenn Trinken unmöglich ist, oder die Flüssigkeitsaufnahme nicht ausreichend ist, ist eine Infusion indiziert. Tee und Wasser sind bekanntlich elektrolytarm, Fruchtsäfte und Suppen dagegen führen dem Körper Elektrolyt zu. Wenn Infusionen nötig sind, dann hat der Arzt mit diesen den Tagesbedarf an Elektrolyten ebenfalls zuzuführen, aber nicht mehr! Bei allen Kranken, die länger als einen Tag auf künstliche, also parenterale Zufuhr von Flüssigkeit und Elektrolyten angewiesen sind, ist die Kontrolle der Flüssigkeitsbilanz (Einfuhr und Ausfuhr) und des spezifischen Harngewichtes unerläßlich. Bei allen Kranken, die durch längere Zeit pathologische Flüssigkeitsverluste haben (Erbrechen, Fisteln, Durchfälle) ist die tägliche Kontrolle der Serum-Elektrolyte unbedingt erforderlich.

Unsere postoperative Behandlung leidet aber noch immer an dem Umstand, daß sie *zu viel behandelt!* Je mehr wir den normalen Lebensrhythmus während des Krankheitsverlaufs beibehalten können, desto besser. Der Arzt ist nicht der Beste, der alles auf den Kopf stellt und durch Injektionen das normale Leben garantieren will, sondern der, der das physiologische Gleichmaß so wenig als möglich stört und nur dann Eingriffe vornimmt, Injektionen, Medikamente, Verbote und Anordnungen, wenn der Organismus selbst nicht mehr in der Lage ist, seine eigene Ordnung aufrecht zu erhalten. Das gilt auch für die Nahrungs- und Flüssigkeitsaufnahme. Die ärztliche Polypragmasie ist ebenso beliebt wie gefährlich.

Diese Hinweise seien durch einige allgemeine Merksätze ergänzt.
1. Oberstes Ziel ist Ruhe für den frisch Operierten!
2. Das Bett soll erwärmt sein, eine bequeme Lagerung des Patienten sowie günstige Wundbehandlung und pflegerische Betreuung gestatten.
3. Der Narkoseschlaf soll überwacht und nicht durch Anruf oder Hautreizung abgekürzt werden.
4. Die Schmerzstillung ist prinzipiell vom Arzt anzuordnen. Schmerzen sollen energisch bekämpft werden, um vor allem die Nachtruhe zu sichern. Vorsicht mit Morphium, vor allem bei Kranken, die vermutlich erbrechen!
5. Sorge für gutes Abhusten und tiefes Durchatmen!
5. Achte auf Mund- und Körperpflege vom ersten Tag an!
7. Veranlasse den Kranken, regelmäßig Darm und Blase zu entleeren. Rektaler Tropfeinlauf bedarf der Verordnung durch den Chefarzt!
8. Halte für Komplikationen Spritzbesteck, Kreislauf- und Herzmittel, Narkosebesteck, Brechschale, Zungenzange und reichlich Tupfer bereit!
9. Denke an die Gefahren des Bettes! Deshalb Massage, Bettgymnastik, frühzeitig aufstehen lassen!
10. Denke daran: Diät ist wichtiges Medikament.

Technische Maßnahmen auf Station

Verbände und Umschläge

Der Verbandwechsel fällt in der Regel dem Stationsassistenten zu. Das oberste Gesetz, unter dem jede Wunde steht, ist *Ruhe.* Wir nehmen nur dann einen Verbandwechsel vor, wenn er indiziert ist. Das zweite Gesetz lautet: Wenn eine Abweichung vom normalen Verlauf der Krankheit oder der postoperativen Phase eintritt, so muß immer zuerst an eine Komplikation der Wunde gedacht und durch einen Verbandwechsel diese genau kontrolliert werden. Eine Wunde nach *aseptischer* Operation bleibt, wenn ein normaler

Verlauf vorliegt, unberührt, bis am etwa 5. bis 10. Tag die Entfernung der Hautklammern oder Nähte den Verbandwechsel sowieso nötig macht. Treten Fieber, abdominelle Schwierigkeiten, wie Erbrechen, Parese des Magen-Darm-Traktes, Herz-Kreislauf-Komplikationen, Kollapszustände o. ä. auf, dann muß die Wunde als erste mögliche Ursache dieser Komplikationen genau angesehen werden. Die Technik des auf der Station üblichen Verbandes bei aseptischen Wunden ist festgelegt. Grundsätzlich ist es der aseptische trockene Verband, ohne Salbe und Umschläge.

Wenn möglich, braucht die *septische,* also eiternde Wunde noch mehr Dauerruhe als die aseptische. Ein lokaler septischer Erkrankungsherd (Panaritium, Phlegmone), der chirurgisch richtig behandelt wurde und beherrscht ist, wird solange in Ruhe gelassen, bis etwa am 5. bis 6. Tag der Verbandwechsel durch die starke Sekretion, durch den Geruch oder ähnliche Umstände indiziert ist. Nur Fieber oder Schmerzen zwingen früher zum Verbandwechsel! Ist eine aseptische Wunde, die durch Klammern oder Nähte verschlossen wurde, infiziert, so macht sich meist die Infektion ebenfalls durch Fieber und lokalen Schmerz bemerkbar. Beim Verbandwechsel sieht man, daß die Wunde und ihre Umgebung gerötet und ödematös ist. Manchmal ist Fluktuation nachweisbar. Es gibt auch Wunden, die fast bland imponieren, deren Hautränder schon völlig verheilt scheinen und trotzdem ist in der Subcutis eitrige Einschmelzung festzustellen. Jede geschlossene, infizierte Wunde muß in ihrer *ganzen Länge breit geöffnet werden!* Es ist immer falsch, nur kleine Öffnungen zu machen und einen Drän einzulegen. Die Wundränder werden auseinandergehalten, der Eiter abgelassen und ausgetupft und der Wundgrund unter Licht genau inspiziert. Durch Druck auf die Umgebung muß man sich überzeugen, ob noch aus tiefen Taschen oder unter der Fascie Eiter hervorquillt. Ist dies der Fall, dann müssen alle Winkel und Buchten und die Tiefe der Wunde breit geöffnet werden, so daß der Eiter freien Abfluß bekommt. Abschließend wird der Wundverband für die septische Wunde angelegt.

Der Verband für die aseptische Wunde hat nur den Zweck des Schutzes. Der Verband der septischen Wunde dagegen bezweckt den freien Sekretabfluß und hat erst in zweiter Linie Schutzfunktionen.

Der freie Sekretabfluß wird erzielt durch
1. Lockeres Auslegen der Wunde mit Gaze, so daß die Wundränder und Wundflächen breit klaffen und offengehalten werden
2. Bedecken der Wunde mit einem dick aufgetragenen Salbenverband (es ist gleich, welche Salbe)
3. Das mit Salbe bestrichene Leinenstück zur Aufnahme des Sekrets, über welches Zellstoff gelegt wird. Darübergelegte feuchte Umschläge können sehr zweckmäßig sein.

Der Sinn solcher feucht-warmer Umschläge ist die Förderung des Sekretabflusses. Durch das ständige Verdunsten der Feuchtigkeit des Umschlages und Verbandes wird der Wunde und dem Wundegewebe Sekret entzogen, der Abfluß ist besser, die Entzündung klingt ab, die Infektion geht zurück.

Regeln für Umschläge
1. Steriles Material (Zellstoff und Tücher)!
2. Sterile Flüssigkeiten, am besten Kochsalzlösung oder Kamillenlösung. Diese werden etwa dreimal innerhalb 24 Stunden frisch aufgeträufelt, *nicht jede ½ Stunde!* Darüber wird ein Heißluftkasten gestellt oder, wenn das nicht zweckmäßig erscheint, wird über den Umschlag ein steriles Plastikstück gelegt und dann ein Heizkissen darauf gegeben.

Wie wir bereits feststellten, braucht eine septische Wunde völlige chirurgische Öffnung, breites Offenhalten, ungehinderten Sekretabfluß und Ruhe. Dann wird sie zur Heilung kommen. Wir setzen deswegen in erster Linie in die obigen beiden Punkte unser Vertrauen, erst dann vertrauen wir auf Antibiotika, Chemotherapeutika, irgendwelche noch so gepriesenen Salben oder auf Wundpuder. *Immer muß der Arzt daran denken:* Auch eine septische Wunde muß aseptisch versorgt werden! Eine durch die Behandlung gesetzte Mischinfektion kann schwere Folgen haben.

Wenn nicht schwere Defizite des Allgemeinzustandes bestehen (Eiweiß, Elektrolyte, Wasser, Anämie u. ä.), heilt eine richtig behandelte Wunde gut. Wir erkennen die gute Heilung daran, daß sich die Nekrosen abstoßen, die Wunde rein und rot aussieht und das neu gebildete Granulationsgewebe eine unregelmäßige, gehöckerte Oberfläche aufweist. Nekrosen und glatte ödematöse Wundflächen sagen uns, daß in der Wunde oder in ihrer Umgebung noch ein Infektherd, ein Fremdkörper (nekrotisches Gewebe o. ä) vorhanden ist.

Bestehen bei einem Kranken stark *sezernierende Fisteln* (Galle-, Duodenal-, Darm-Fisteln), so stellen diese manchmal schwierige Probleme dar. Am besten ist es, durch einen Saugdrän die Fistel abzufangen und das Sekret in den Sauger abzuleiten. Ist das nicht möglich, muß die umgebende Haut mit Zinkpaste abgedeckt und der Verbandwechsel entsprechend oft (auch mehrmals täglich) vorgenommen werden. Ein Wasserbett bietet solch bedauernswerten Kranken eine ideale Versorgung. Der tägliche Ersatz der Wasser-, Elektrolyt- und Eiweißverluste ist hier besonders lebenswichtig.

Injektionen

Eine Venenpunktion nimmt der Arzt sitzend vor. Gute Stauung mit einem einfachen weichen Gummischlauch (man trägt ihn immer in der Tasche) ist notwendig. Gut sichtbare große Venen kann man mit einem rasch perforierenden Stich harpunieren, kleine Venen fädelt man mit der Nadel auf. Die Ellenbogenbeuge ist die häufigste Punktionsstelle, der Handrücken bietet oft noch Möglichkeit, wenn alle anderen ausgefallen sind. Die Nadel, auf einer Spritze aufgesetzt, ist leichter und sicherer zu handhaben als die Nadel allein.

Der Arzt muß immer sich vergewissern, welches Medikament in der Spritze aufgezogen ist. Entweder füllt er diese selbst aus der Originalpackung mit Aufschrift, oder die Schwester, die das besorgt hat, muß ihm das Originalfläschchen (oder die Ampulle) vorweisen. Paravenös zu spritzen ist ein Kunstfehler; bei nekrotisierenden Lösungen kann sich eine schwere Gewebsschädigung entwickeln! Geschieht letzteres, so läßt man die Nadel unverändert liegen und spritzt sofort etwa 5—10 ml ½—1%ige Novocainlösung in die Umgebung. Ein Arzt, der gut Venen punktiert, hat dies nur durch Übung erlernen können, und seine Kranken wissen es zu schätzen!

Injektionstechnik

Intravenöse Injektion
Es müssen vorhanden sein: 1 Gummituch, Zellstoff, Gummischürze, Stauschlauch, Klemme, Kissen, Jodtinktur, Äther oder Alkohol (60%ig), Schere, Hansaplast und *steril:* Mulltupfer, Kornzange, Flügelkanülen, evtl. eisenfreie Röhrchen, Zylinder oder andere Gefäße, Natrium citricum.
Arterienpunktion: Arteria radialis am Handgelenk ist leicht zugänglich. Haut wird an der Stelle durchstochen, an welcher der Puls am kräftigsten zu fühlen ist. Bei richtiger Lage fühlt man an der Kanüle Pulsationen. Achte auf deutlich spürbaren Ruck bei tiefem Einstich! Straffer Druckverband nach Punktion!
Venenpunktion: Der Ort des Eingriffs wird meist in der Ellenbogenbeuge sein. Es wird die Vena mediana cubiti cephalica oder basalica punktiert. Patient liegt, Arm hängt locker herab. Bei der Stauung am Oberarm muß der Radialispuls noch fühlbar sein.
Gefahren der venösen Punktion: Thrombophlebitis, auch bei exakter Injektionstechnik möglich.
Kollaps des Patienten, Blutentnahme am besten im Liegen vornehmen!
Hautnervverletzung (Schmerzempfindungen, Paraesthesien)! Anaphylaxien! Bei Wiederholungserscheinungen immer erst Intrakutantest!
Toxische Allgemeinreaktionen und Überempfindlichkeitsreaktionen (z. B. nach Kontrastmittelinjektionen).
Unverträglichkeitserscheinungen (Schwindel, Erbrechen, Übelkeit, Blutdruckabfall).

Intramuskuläre Injektion
Es müssen vorhanden sein: Jodtinktur, Äther oder Alkohol und sterile Infektionsspritze und Injektionsnadeln, Tupfer.
Achte auf Injektionsort: Äußerer, oberer Quadrant des glutaeus maximus. Stichrichtung nach oben und außen in Richtung Darmbeinkamm. Tiefe Injektion, sonst Gefahr schlechter Resorption oder aseptischer Nekrosen. Oberarm- und Oberschenkelmuskulatur sind weniger gut geeignet. Spritzenlähmung selten! Bewährt hat sich ventroglutäale Injektionsart zur i. m. Injektion (von Hochstetter).

Technik: Als Bezugspunkt Spina iliaca ventralis mit dem anschließenden Teil des Beckenkamms. Injektionsort mit Hilfe von Zeige- und Mittelfinger aufsuchen. Das Endglied des ventral gelegenen Fingers halbiert die Spina iliaca und bleibt auf ihr liegen. Der dorsale der beiden Finger wird nun weit abgespreizt und so um den Drehpunkt der Spina iliaca bzw. der dort liegenden Fingerkuppe aufwärts oder abwärts geführt, bis er den Beckenkamm fühlt. Genau unterhalb derselben wird nun die Fingerkuppe eingedrückt, wobei der ventrale Finger weiter auf der Spina iliaca ventralis bleibt. Nun bilden die beiden gespreizten Finger mit dem Beckenkamm ein Dreieck, dessen kaudale Hälfte den Injektionsort markiert. Nach Bestreichung mit Jod oder farbiger Desinfektionslösung ist die aufgelegte Hand wieder zur Injektion frei. Haut straff anspannen, mit leicht nach kranial gerichteter Nadel, 3—4 cm tief einstechen und langsam injizieren! Technik ist einfach und für Hilfspersonal leicht erlernbar.

Intravenöse Infusionen

Intravenöse Infusionen sind sehr beliebt und werden häufig vorgenommen. Wenn möglich, ist die Nadel nicht in der Ellenbogenbeuge einzulegen. Die dadurch dem Patienten aufgezwungene Streckhaltung erhöht die Unannehmlichkeit der Infusion! Der Nadelansatz muß mit einem kleinen Tupfer unterlegt werden, darüber wird er mit einem Pflasterstreifen auf der Haut fixiert. Die Nadelspitze muß etwa 1 cm in das Venenlumen hineinragen. Das luftleer gemachte Ablaufsystem wird an die Kanüle angeschlossen und etwa 5 cm oberhalb der Nadel mit einem Pflasterstreifen auf der Haut befestigt. Der Arm muß fixiert werden, und zwar mit einer Handfessel an das Bett oder auf eine gepolsterte Schiene. Etwa 60 Tropfen in der Minute bezeichnet man als „normale Tropfenfolge". Die Infusionslösung eignet sich oft als ausgezeichneter Träger für vielerlei Medikamente und ist häufig weit zweckmäßiger als eine einmalige rasche Verabfolgung. Ob das Medikament in der vorliegenden Infusionslösung gegeben werden kann, entscheidet letztlich das Vorhandensein einer Fällung (Trübung) in der Lösung. Besteht eine Fällung, kann das Medikament *zu dieser* Lösung nicht zugesetzt werden. Ein Medikament einer Bluttransfusion zuzusetzen ist immer falsch!

Transfusionen und Blutersatz

Die Technik einer Blutübertragung aus einer Konserve ist die gleiche, wie sie bei der intravenösen Infusion geübt wird. Vor dieser Technik aber steht für den Arzt das Gesetz: Absolute Garantie schaffen für die Verträglichkeit der Transfusion!

Die Konserve muß *unvermischt* dem Arzt übergeben werden; nur so kann er sich von ihrer Güte überzeugen. Die Gruppengleichheit des Spenderblutes und des Empfängers muß an Hand der schriftlichen Aufzeichnungen nochmals genau vom Arzt überprüft werden!

Chirurgische Abteilung

Das einwandfreie Ergebnis der Kreuzprobe muß schriftlich vorliegen oder vom Arzt, der die Transfusion vornimmt, selbst geprüft sein!
Erst dann darf die Blutkonserve angeschlossen werden. Für die Transfusion trägt der Arzt die volle Verantwortung! Jede falsche Transfusion kann zum Tod führen! Die Verwechslungsmöglichkeiten sind groß und können nur durch genaue Kontrolle ausgeschaltet werden. Bei Transfusionen, die nicht während der Operation durchgeführt werden, ist die biologische Vorprobe nach Oehlecker eine letzte und wichtige Sicherung.
Trotz aller Untersuchungen und Sicherungen können während der Blutübertragung Zwischenfälle ernsterer Art auftreten. Jede Verschlechterung des Allgemeinzustandes beim Patienten, jeder schwere Schüttelfrost mit hoher Temperatur, jede universelle Urtikaria zwingt zur sofortigen Unterbrechung der Transfusion und zur Einsendung des Restes der Blutkonserve zur serologischen oder bakteriologischen Untersuchung. Jede Bluttransfusion wird, wenn nicht besondere Umstände (akute bedrohliche Blutung) vorliegen, als Tropftransfusion durchgeführt mit etwa 60 Tropfen pro Minute. Wird aber eine Übertragung unter Überdruck rasch vorgenommen, dann muß der Arzt immer bei Verwendung von Konservenflaschen an die Gefahr der Luftembolie denken und rechtzeitig den Ablaufschlauch abklemmen. Die gleichen Regeln gelten für die Transfusion von Erythrozyten-Konzentraten und von Plasma.

Blutersatz

Nicht nur während eines operativen Eingriffs verliert der Kranke Blut. Auch bei Verletzungen und infolge von Erkrankungen können akute schwere Blutverluste auftreten oder chronische Anämien durch langdauernde kleine Blutverluste entstehen.
Jede Anämie kann zur Dekompensation der Blutversorgung des Organismus führen, die infolge Hypoxämie und ungenügendem Stoffwechsel zur Schädigung der Zelle und ihrer Funktionen Anlaß gibt. Je größer der Blutverlust in der Zeiteinheit ist, desto größer ist die Gefahr der Dekompensation. Bei schweren akuten Verlusten kommt noch der Blutungsschock hinzu: Die Gefäßregulatoren sind nicht mehr in der Lage, den Gefäßtonus aufrecht zu erhalten. Chronische Verluste sind nie von diesem Blutungsschock begleitet, immer aber durch chronische Durchblutungsstörung aller Organe mit Hypoxämie und ungenügendem Stoffwechsel besonders gefährdet.
Die chronische Anämie kann ausschließlich durch Blutzufuhr sinnvoll behandelt werden, nicht aber durch irgendwelche Ersatzstoffe, auch nicht durch Plasma! Ihre zweckmäßigste Behandlung erfolgt durch Erythrozyten-Konzentrate. Sie sind indiziert, wenn der Hämoglobingehalt unter 70% liegt und die Zahl der Erythrozyten unter 3,5 Mill. gesunken ist. Es ist unbedingt zu

empfehlen, bei chronischer Anämie innerhalb von 24 Stunden nicht mehr als 1 Erythrozyten-Konzentrat (etwa 300 ml) oder eine Vollbluttransfusion von 500 ml zu geben!
Der akute Blutverlust erfordert:
1. Stillung der Blutung (Provisorisch durch Kompression oder Blutleere, definitiv durch Ligatur des Gefäßes oder Tamponade)
2. Bekämpfung des Blutungsschocks durch Auffüllung des Gefäßsystems mit Flüssigkeit (Blut, Plasma, Blasmaexpander oder isotone Lösungen) und durch die intravenöse Gabe von Gefäßtonika.

Im schweren Schock ist es zweckmäßiger, zunächst eine rasch laufende Infusion, der die Gefäßtonika zugesetzt sind, zu geben und erst im unmittelbaren Anschluß daran Blut zu transfundieren (also nicht zuerst Blut geben!). Wenn kein Schock besteht, so ist die Bluttransfusion die einzige adäquate Therapie, nicht aber die Gabe von Plasmaexpander, denen nur die Stellung einer Ersatzflüssigkeit zukommt. Größere Blutverluste während eines Eingriffs müssen mengenmäßig und zeitgerecht durch Vollblut ergänzt werden. Mengenmäßig heißt, wir müssen die Menge des Blutverlustes durch Messung des Blutes im Sauger und durch Wägung des Blutes in den gebrauchten Tupfern und Tüchern erfassen. Zeitgerecht aber heißt, daß noch während der Operation, spätestens aber unmittelbar am Ende des Eingriffs, der Blutverlust ersetzt werden muß.

Die Kenntnis und praktische Ausführung der Blutgruppenbestimmung im A B O-System und im Rh-System sowie die Kreuzprobe hat dem Assistenzarzt geläufig zu sein. Sie ist es aber nur dann, wenn er diese Proben immer wieder selbst ausführt. Nur genaueste Überprüfung der Testproben in jedem Fall schützt vor schweren Folgen!

Grundregeln für Bluttransfusion und Blutersatz
1. *Es darf nur ABO-gruppengleiches Blut übertragen werden.*
    In besonderen Fällen darf auch *O-Blut* von einem geeigneten Universalspender auf die Empfänger der Gruppen A, B oder AB übertragen werden. Ein A-Mensch hat immer Anti-B im Serum usw. Bei einem AB-Menschen kann weder Anti-A noch Anti-B vorkommen. Die sinngemäße Bezeichnung für O (Null) ist, daß an den Erythrozyten dieser Gruppe die Eigenschaften A und B fehlen.
2. *Transfusionszwischenfälle:*
    Durch ABO-gruppenfalsches Spenderblut entsteht eine akut verlaufende hämolytische Reaktion mit einer Mortalität von 50%. Die Ursachen sind Fehlbestimmung, falsche Protokollierung oder Verwechslung.
3. *Rh-bedingte Zwischenfälle:*
    Die Häufigkeit des *Rhesusfaktors (Rh)* in Deutschland beträgt 85%. Rh-bedingte Transfusionszwischenfälle sind dann möglich, wenn auf einen rh-Menschen Rh-Blut übertragen wird und dieses Rh-Blut die Bildung von Rh-Antikörpern beim rh-Empfänger auslöst. Auch hierbei kommt es zu einer *hämolytischen Reaktion*, die jedoch mehr protrahiert verläuft. Sie tritt in der Regel erst eine Stunde nach

Beginn der Transfusion in Erscheinung, also dann, wenn sich bereits die ganze Blutmenge im Kreislauf des Empfängers befindet. Daher ist die Prognose relativ ungünstig und die Mortalität 25%. Für die *Verhütung* gelten folgende *Regeln:*
a) *keine Übertragung von Rh-positivem Blut auf Rh-negative Empfänger,* insbesondere nicht auf *weibliche Patienten* und auch nicht auf solche im Kindesalter (Verhütung einer Rh-Sensibilisierung des Empfängers);
b) *keine Blutübertragung ohne vorherige Rh-Bestimmung bei Frauen mit Verdacht auf Rh-Sensibilisierung, also bei Frauen mit früheren Transfusionen, mit Fehl- oder Totgeburten, mit erythroblastotischen Kindern* oder bei Frauen, die bereits früher Transfusionen schlecht vertragen haben.

4. *Serologische Kreuzprobe:* im allgemeinen genügt die sog. „halbe" Kreuzprobe, nämlich Prüfung des Empfängerserums gegenüber den Spendererythrozyten. Wesentlich ist, die Kreuzprobe *auch dann* vorzunehmen, wenn der Empfänger dasselbe Spenderblut früher bereits gut vertragen hat.
5. *Biologische Probe (nach Oehlecker): Sie ist auch heute noch wertvoll und notwendig.* Nach Einspritzung einer kleinen Probemenge (10 bis 20 ccm) des zu transfundierenden Blutes wird einige Minuten abgewartet, ob der Empfänger subjektive Symptome der Unverträglichkeit des Spenderblutes, wie Beklemmungsgefühl, Frösteln usw., empfindet.

Blutkonserven: Sie haben erst den heutigen großen *Aufschwung des Transfusionswesens* ermöglicht. Sie werden in größeren oder kleineren Depots, den sog. *Blutbanken,* vorrätig gehalten. Zur Konservierung hat sich Natriumcitrat am besten bewährt.

Aufbewahrung des Konservenblutes: Bei niedriger Temperatur, meist zwischen 4 und 5°, am besten in *Spezialkühlschränken,* die durch Auslagerung des Motors vibrationsfrei sind, um eine mechanische Schädigung der Blutkörperchen zu vermeiden.

Haltbarkeit: etwa 3 Wochen. Während dieser Zeit sind alle Funktionen der roten Blutkörperchen fast unverändert erhalten. Die Haltbarkeit der Leukozyten und Thrombozyten ist geringer, spielt aber für die biologischen Funktionen des Blutes keine wesentliche Rolle.

Transfusionsgeräte: heute werden fast nur noch Einmalgeräte verwandt mit PVC-Schläuchen und Filtern. Dadurch werden auch Transfusionsstörungen durch Bakterien auf ein Minimum reduziert. *Syphilis-Spirochäten sind nach dreitägigem Aufenthalt der Blutkonserven im Kühlschrank nicht mehr infektiös.* In Eilfällen erfolgt Zusatz von *Haemosept* zur Blutkonserve zur Beseitigung der Infektionsgefahr.

Sorge für Schlaf

Eine durchschlafene Nacht ist für jeden Kranken eine unersetzliche Wohltat, die auch der Heilung wesentlich dient. Eine schlaflose Nacht ist eine Qual und eine Verzögerung des Heilungsvorganges. Der Assistenzarzt muß mit allen Mitteln für gute Nachtruhe seiner Patienten sorgen. Hindernisse für den Schlaf können sein:
1. Schmerzen; diese verlangen Ausschaltung.
2. Äußere Umstände wie Lärm, Unruhe, Licht, Hitze u. ä. Stärkste Reduzierung dieser Störungen, soweit möglich, ist eine leider nicht immer erfüllbare Forderung.

3. Echte Schlafstörungen (sehr häufig). Der Patient kann nicht schlafen, obgleich er ganz entspannt und ungestört liegt. Diese echte Schlafstörung verlangt eines der vielen Schlafmittel.

Der Arzt muß sich also zunächst über die Ursache der Schlafstörung Klarheit verschaffen.

Wenn irgend möglich, sollte man die verzettelten Gaben unzureichender Mittel vermeiden. Es kommt nicht selten vor, daß der Kranke ein Schlafmittel bekommt, ohne daß sich dieses auswirkt. Um 11 Uhr nachts wendet er sich nochmals an die Schwester und erhält wieder eine Dosis, die auch nicht die erhoffte Wirkung bringt. Das wiederholt sich um 3 Uhr früh, da der Patient verzweifelt und unruhig den Schlaf ersehnt. Gegen Morgen nickt er dann endlich erschöpft ein, aber nun wird es lebendig im Krankenzimmer; die Morgentoilette beginnt und damit ist ein Weiterschlafen unmöglich. Diese unvernünftige Gabe von Schlafmitteln hat nicht nur den Schaden der Schlaflosigkeit, sondern auch den der Sedativa im Gefolge: Müdigkeit bis zur Erschöpfung und seelische Depressionen.

Ein Alkaloid, abends eingenommen, bewirkt in der Regel Schmerzausschaltung *und* Schlaf. Man braucht es nicht mit einem Schlafmittel zu kombinieren. Leichtere Antidolorosa, die kein Alkaloid enthalten, kann man am Abend zweckmäßigerweise mit einem Schlafmittel applizieren. Dazu aber Exzitantien (Coffein oder Kreislaufmittel) zu verabreichen, ist völlig unlogisch!

Die große Gruppe der Barbiturate bietet viele Möglichkeiten, um für den Kranken ein nützliches Schlafmittel zu finden. Manchmal muß man verschiedene Präparate erproben. Es gibt aber auch Patienten, die auf Barbiturate mit Erregungszuständen reagieren, besonders ältere Menschen mit zerebraler Sklerose. Für sie sind barbituratfreie Sedativa und Hypnotika bessere Hilfen. Schlafmittel und Antidolorosa, die für die Nacht angeordnet sind, sollen am Abend etwa um 20 Uhr gegeben werden.

Zur Ausschaltung äußerer Störungsfaktoren gehört vor allem, daß der Kranke während der Nacht von Arzt und Schwester in Ruhe gelassen wird. Es sind also keine therapeutischen Maßnahmen in der Nacht vorzunehmen, wenn solche nicht unbedingt erforderlich sind. Eine gute Nacht hilft mehr als vieles andere!

Fast jeder Mensch ist an *bestimmte Schlafstellungen* gewöhnt. Wenn kein zwingender Grund vorhanden ist (z. B. Extension, Lagerung auf einer Schiene u. ä.), so lassen wir den Kranken eine unter den gegebenen Umständen ihm möglichst bequeme Lage einnehmen. Die dauernde Rückenlage ist sehr selten wirklich notwendig. Das gilt auch für das Heer von Polstern, die manchmal in einem Bett aufgestapelt sind, Kopf- und Rückenpolster, Lehnen und Luftkissen, Kniepolster und solche, die den Unterschenkel und die Ferse unterstützen. Häufig hat der unglückliche Patient nur wegen der so erzwungenen Dauerlage des Körpers oder der Extremitäten Schmerzen (Muskelspasmen) und ist schlaflos. Eine Lageveränderung in eine bequeme, gewohnte Lage kann ihn von seiner Qual befreien.

Gute Zusammenarbeit zwischen Arzt und Pflegepersonal, Beherrschung der diagnostischen und therapeutischen Technik am Krankenbett und das rechte Verständnis um die seelische Not des Kranken sind die Voraussetzung für gute Erfolge auf der chirurgischen Station.

DIENST IM OPERATIONSSAAL

Rundgang durch die operative Abteilung

Nach Versetzung auf die chirurgische Abteilung wird der Assistenzarzt zunächst mit einem älteren Kollegen den Schwerpunkt, den Operationstrakt, besichtigen. Dabei gilt das Interesse nicht so sehr den baulichen Gegebenheiten als dem Funktionsablauf. Um den Operationssaal gruppieren sich der Vorbereitungsraum, der Waschraum und die Sterilisationsanlage. Häufig wird man zwei aseptische Operationssäle gekoppelt finden, zwischen denen die Sterilisationsanlage untergebracht ist und an deren Flanken Wasch- und Vorbereitungsraum liegen. Der *Vorbereitungsraum* soll dem Patienten Ruhe und Geborgenheit vermitteln. In ihm ist deshalb auf alles unnötige Mobiliar zu verzichten. Hier finden gewöhnlich die letzten Maßnahmen vor Operationsbeginn statt, zu denen auch die Einleitung der Narkose gehört (Anlage für Intubation, Sauerstoff, Vakuum und Absaugung von Sekreten). Vom daneben liegenden *Waschraum* aus hat der Arzt die Möglichkeit, seinen Patienten zu beobachten. Er verbindet die eigene Vorbereitung, insbesondere die Desinfektion der Hände, mit der Überwachung aller Vorgänge im Operationssaal. Dazu verhilft ein großes Fenster, welches meist über dem Waschbecken angebracht ist. Der Assistenzarzt muß sofort spüren, daß das Zentrum der Operationsanlage bei kurzen Arbeitswegen beste Möglichkeiten einer idealen Patientenversorgung gewährleistet und ein Maximum an Raum, Licht, Sauberkeit und Ruhe birgt.
Besonders günstig ist es, wenn die Operationssäle in einem ruhigen Trakt des Krankenhauses untergebracht sind. Das erleichtert nicht nur die ärztliche und pflegerische Arbeit, sondern bedeutet auch einen nicht zu unterschätzenden Schutz gegen Keimverschleppungen. Die Zahl der Operationssäle ist abhängig von der Größe der Fachabteilung und richtet sich nach dem erfahrungsgemäßen Anfall der zu operierenden Kranken.

Die Einrichtung des aseptischen Operationssaales

In der Mitte des Raumes steht der Operationstisch, an dessen Kopfende sich ein Drehschemel für den Narkotiseur und der Narkosetisch befinden. Seitlich davon stehen Nahttisch, Instrumententisch, Instrumentenwagen für Wäsche, Tupferkästen und Trommeln. Schließlich sind zwei Abwurfkörbe für gebrauchte Instrumente, Ständer mit verschiedenen Lösungen und kleinere Zusatzgeräte im Raum. Auch hier fällt auf, daß nur die unbedingt notwendigen Einrichtungsgegenstände vorhanden sind.

Chirurgische Abteilung

Einrichtung des septischen Operationssaales

Im Gegensatz zum aseptischen Operationssaal sind hier *gesonderte* Wäsche (septische Wäsche blau, aseptische Wäsche weiß), Lagerungskissen, Gummitücher, Handschuhe und andere Operationshilfen vorhanden. Diese dürfen nie, auch nicht im Notfall, in andere Räume verbracht werden. Der septische Operationssaal befindet sich im Gegensatz zum aseptischen, der meist in einem höheren Stockwerk liegt, im Erdgeschoß. Dadurch soll ambulanten Kranken eine sofortige Versorgung ermöglicht werden. Auf jeden Fall aber muß er vom aseptischen Operationssaal streng getrennt sein!

Die zentrale *Sterilanlage* und eine Möglichkeit zum Reinigen der Instrumente verbindet meist zwei aseptische Operationssäle. Wichtig ist, daß auch eine kleine Instrumenten-Sterilanlage mit einer Einrichtung für Dampf- und Heißluft-Sterilisation vorhanden ist.

Auf die Schilderung baulicher Einzelheiten muß verzichtet werden. Die Be- und Entlüftung mittels Klimaanlage, das richtige Licht im Operationssaal oder die zweckmäßigen Installationen haben für eine erfolgreiche Arbeit große Bedeutung. Das weiß jeder, der einmal gezwungen war, unter mißlichen Bedingungen zu operieren.

Die Vorbereitung des Patienten

Die Maßnahmen, die unmittelbar vor Beginn eines Eingriffs notwendig sind, werden sich jeweils nach der Schule des Chefarztes richten. Die Hauptpartien des Operationsfeldes werden rasiert, gewaschen und mit Alkohol, Jodtinktur o. ä. vorbehandelt. Nach entsprechender Einleitung der Narkose und Abdeckung wird der Kranke auf den Operationstisch gelagert.

Die Vorbereitung des Arztes

Im Umkleideraum, nahe dem Operationssaal, hat der Arzt *seinen* Schrank, in dem er seine Gummischürze und Gummischuhe vorfindet. Wenn kein Umkleideraum vorhanden ist, müssen diese Bekleidungsstücke ihren steten Platz haben, damit Verwechslungen ausgeschlossen sind.

Im Waschraum beginnt nun der Arzt mit dem *Händewaschen*. Folgendes Schema, das sich in der Praxis bewährt hat, wird von *B. Kaboth* empfohlen.

1. Unter fließendem, warmem Wasser werden Hände und Arme bis zum Ellenbogen 5 Minuten lang geseift, Handflächen und Nägel gebürstet. Dabei wird systematisch vorgegangen: zuerst die Finger (jeder einzeln von allen Seiten), dann die Handflächen, danach die Handrücken, zuletzt die Arme bis zum Ellenbogen.

Vorbereitung des Arztes zur Operation 199

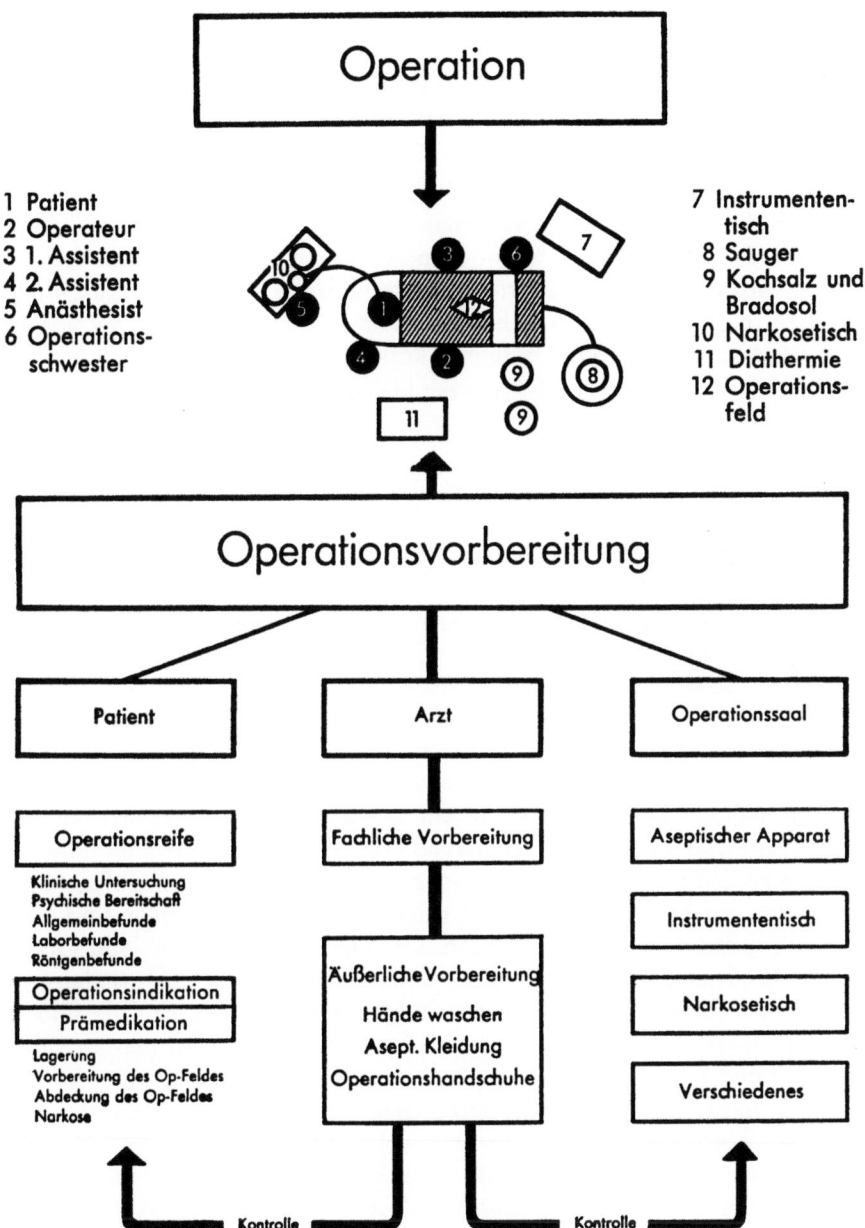

Abb. 5. Synopse der Operationsvorbereitung

2. Nach den ersten 5 Minuten folgt die Nagelreinigung. Gründlich wird der Nagelfalz und der Raum unter dem kurzgeschnittenen Nagel mit dem Nagelreiniger ausgekratzt. An diese Nagelreinigung schließt sich ein nochmaliges 5 Minuten langes Waschen der Hände und Arme an. Es folgt ein gründliches Abspülen der Seife.
3. Steriles Abtrocknen der Hände und Arme.
4. Danach 5 Minuten langes Waschen mit Waschlappen (auch Bürste) in 1%iger Sagrotan- oder 1%iger Xynolanlösung. Diese Desinfektion der Arme wird nur bis zwei Querfinger unterhalb der Ellenbogen ausgeführt, weil zu leicht bei einer Waschung bis zum Ellenbogen der Waschlappen das ungewaschene Gebiet berühren könnte.
5. Abtrocknen der Hände und Arme mit kleinen sterilen Hand- oder Frottiertüchern.

Nach *Fürbringer* wurde die Händedesinfektion mit 70%igem Alkohol, 5 Minuten lang, vorgenommen. Daran schloß sich ein 3 Minuten langes Waschen mit ½%iger Sublimatlösung. *Alkohol* ist von den heutigen Desinfektionsmitteln verdrängt worden.

Nagelreiniger und Nagelscheren liegen nach vorangegangener Sterilisation in 1%iger Zephirollösung. Auch die Glasschälchen, in denen die Nagelreiniger und Scheren liegen, sind sterilisiert.

An Stelle der Handbürsten können auch handlich geschnittene Luffaschwämme genommen werden. Luffaschwämme und Bürsten werden sterilisiert und liegen in einer sterilen Emailleschale. Die Hände der Operationsschwester müssen immer in tadellosem Zustand sein. Schwestern mit fettarmer Haut müssen nach dem Operieren Hände und Arme stets einfetten.

Wissen muß jede Schwester, daß die zur Händedesinfektion aufgestellten Schalen, die mit Sagrotan-, Zephirol oder Xynolanlösung gefüllt sind, nach dem Gebrauch erneut werden müssen. Das heißt also, daß für jede Operation neu sterilisierte Schalen, mit neuer Desinfektionslösung aufzustellen sind. Das gilt auch für den Operationsvormittag, an dem 15 bis 20 Operationen ausgeführt werden müssen. Es sind also fortwährend Schalen *neu* zu sterilisieren und *neu* zu füllen.

In vielen Kliniken hat man das alte Waschverfahren verlassen und ist zu der *verkürzten* Waschmethode mit der antiseptischen *Seifenemulsion pHisoHex* übergegangen. Hierbei wird durch eine Vorwaschung mit pHisoHex der grobe Schmutz entfernt, durch eine 2. Waschung erfolgt das Abtöten noch vorhandener Keime.

Schema der Waschung
1. 2 bis 3 cm³ pHisoHex werden auf die angefeuchteten Hände und Unterarme aufgetragen und die Emulsion durch allmähliches Zugeben von Wasser zum Schäumen gebracht.
2. Es folgt sogleich die gründliche Reinigung der Fingernägel mit einer Bürste und das Waschen der Hände und Unterarme unter Einwirkung der Seifenemulsion. Diese Waschung dauert *1 bis 2 Minuten.*
3. Gründliches Abspülen unter fließendem warmem Wasser.
4. Nochmals werden 2 bis 3 cm³ pHisoHex aufgetragen und Hände sowie Unterarme *1 bis 2 Minuten* gewaschen (ohne Bürste).
5. Abspülen unter fließendem kaltem Wasser.
6. Abtrocknen mit einem weichen *sterilen* Handtuch, wobei ein zu starkes Reiben unterbleiben soll.

Bei dieser Methode fällt das Waschen in einer Desinfektionslösung weg, da pHisoHex eine desinfizierende Wirkung hat.
Das Anziehen der sterilen Handschuhe bedarf größter Beachtung und muß gelernt sein. Mit *zwei* Fingerspitzen fasse man den Handschuh an seinem Bündchen und ziehe ihn so über die gut gepuderte Hand. In gleicher Weise wird auch der zweite Handschuh angezogen, und *jetzt erst*, mit *behandschuhten Händen*, dürfen die Fingerspitzen faltenfrei gemacht und die Handschuhe glatt gestrichen werden. *So wenig wie möglich berühre die keimarme Hand den sterilen Handschuh!*
Beim Handschuh- und Mantelwechsel (für die nächste Operation) sind immer zuerst der Mantel und danach erst die Handschuhe abzustreifen.
Anschließend wird der Arzt von der Schwester für die Operation eingekleidet.

Überprüfung des Operationsraumes, der Operationshilfen und des Instrumentariums

Nun überzeugt sich der Arzt, ob alle Vorbereitungen, auch für evtl. auftretende Komplikationen, von den im Saal diensttuenden Schwestern getroffen wurden. Der Assistenzarzt muß wissen, was zur Operation gebraucht wird und muß den Verlauf des Eingriffs kennen. Hierbei berücksichtigt er nach Möglichkeit die Gewohnheit und Operationsmethode des Operateurs. Er überzeugt sich von der Vollständigkeit des Instrumentariums und veranlaßt, daß die Röntgenaufnahmen des Patienten vor dem Lichtkasten hängen.

Die Narkose

Wenn im Krankenhaus kein Fachanästhesist ist, fällt in der Regel dem Assistenzarzt — leider oft jungen und unerfahrenen — die Aufgabe der Narkose zu.
Eine Betäubung ist immer ein Eingriff *in die lebenswichtigen Funktionen* des Patienten. Bei den meisten Operationen sind die Handlungen des Operateurs

202 Chirurgische Abteilung

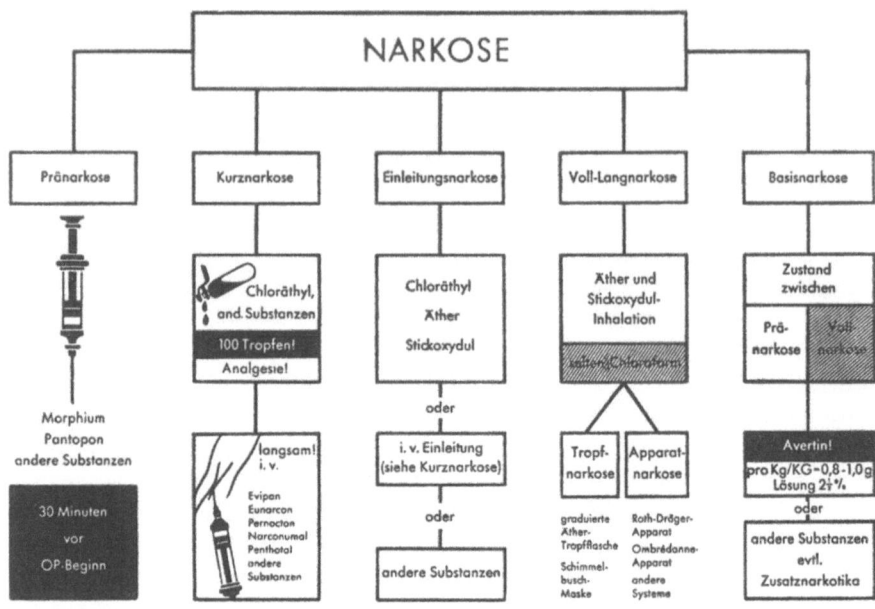

Abb. 6. Synopse der Narkoseformen

vom Anfang bis zum Ende mit keiner unmittelbaren Lebensgefahr für den Kranken verbunden. Lebensgefährlich aber ist immer die Verabreichung einer Narkose, auch bei kleineren Eingriffen! Die Gefahren des Atemstillstandes und des Kreislaufversagens sind hier immer gegeben und können nur durch Vorsicht und durch ständiges Beobachten vermieden werden. Gegenüber plötzlich auftretenden, unvorhergesehenen Katastrophen im Narkoseverlauf sollte man stets skeptisch sein! Diese sind entweder auf schwere Fehler (Überdosierung, Verwechslung von Medikamenten) oder auf Unachtsamkeit des Narkotiseurs zurückzuführen. Jeder Anästhesist muß sich vor dem Beginn der Narkose sagen: „Jetzt nehme ich das Leben des Patienten in meine Hand". Um das verantworten zu können, müssen von ihm folgende Grundsätze unter allen Umständen eingehalten werden:

1. Richtige und zeitgerechte Vorbereitung des Patienten zur Narkose
2. Richtige Lagerung und Befestigung
3. Anwendung einer Narkosemethode, die der Anästhesist kennt und die dem Patienten zuträglich ist (die große Zahl der heute angebotenen Narkotika empfinden wir als nachteilig)
4. Bereithaltung aller Hilfsmittel für Zwischenfälle und
5. Ständige Beobachtung des Patienten während der ganzen Narkose bis zum Erwachen.

Der zu operierende Kranke muß vor Narkosebeginn unbedingt einen leeren Magen haben und eine leere Mundhöhle (Zahnprothesen!); er erhält auch eine Atropin-Injektion. Bei längeren Narkosen ist ein Pränarkotikum zweckmäßig. Die Einspritzung muß mindestens eine Stunde vor der Narkose erfolgen. Steht diese Zeitspanne jedoch nicht zur Verfügung, dann scheue man vor einer intravenösen Einspritzung nicht zurück, berücksichtige aber, daß auch diese etwa 15 Minuten bis zur Vollwirkung braucht. Die Prämedikation bei stationären Kranken hat immer im Krankenzimmer zu erfolgen, nicht erst im Operationssaal! Die Narkose dagegen ist nur in Ausnahmefällen im Krankenzimmer zu beginnen, sonst grundsätzlich erst im Narkoseraum oder Operationssaal!
Meist wird die Narkose in Rückenlage begonnen. Hände und Beine sind ohne Gewaltanwendung zu fixieren. Ein Polster ist unter die Knie einzulegen. Der Narkotiseur nimmt den Kopf des Patienten leicht ohne Druck zwischen seine Ellenbogen oder Hände. Eine Exzitation gibt es bei einem guten Narkotiseur fast nie. Erst wenn das Bewußtsein des Patienten geschwunden ist, werden alle Vorbereitungen zur Operation getroffen (Lagerung, Abdeckung, Waschen, Anlegen der Blutleere u. a.).
Die Äther-Tropfnarkose mit offener Maske ist immer noch das einfachste, beste und sicherste Verfahren für den Assistenzarzt, der narkotisieren muß. Die reversible Inhalationsnarkose ist grundsätzlich weniger riskant als alle intravenösen Methoden. Man hüte sich vor Improvisationen, wenn nicht unbedingt erforderlich! Der Narkotiseur muß dafür sorgen, daß vor Beginn der Narkose alles vorbereitet und griffbereit ist, was er brauchen könnte, wenn ein Zwischenfall eintritt. Die Brechtasse muß ebenso vorhanden sein wie Mundsperrer, der Sauger und der Tubus.

Die Intubationsnarkose

In mittleren und größeren Krankenhäusern wird heutzutage überwiegend die endotracheale Narkose angewendet, und zwar nicht nur bei Eingriffen am Thorax, Hals und im Schädelbereich, sondern auch bei Operationen im Bauchraum. Die betäubenden Gase werden über einen in die Trachea eingeführten Tubus direkt der Lunge zugeleitet. Durch Metallzwischenstücke, die mit den Schläuchen des Narkoseapparates verbunden sind, wird das aus dem Mund herausragende Tubusende gekoppelt. Um ein Festbeißen des Tubus zu verhindern, werden Binden dem Patienten in den Mund geschoben. Vor Einführen des Tubus wird dem Kranken ein flüchtiges Muskelrelaxans gespritzt. Der Narkotiseur hat die Pflicht, die Dosierung zu überwachen. Die Wirkung des Entspannungsmittels erkennt man am Muskelzittern, das sich über den ganzen Körper ausbreitet und einige Sekunden anhält. Eine Minute nach dem Muskelzittern tritt meist völlige Entspannung ein, so daß der

204 Chirurgische Abteilung

Anästhesist die Intubation einleiten kann. Daß der Anästhesist oder Assistenzarzt sich über die technischen Seiten des Vorganges vergewissert haben muß, ist selbstverständlich.

Die *Intubation* wird heute am schlafenden Patienten unter Zuhilfenahme des Laryngoskopes ausgeführt.

„Dieses hat die Aufgabe, mit seiner Lichtquelle den Larynx zu beleuchten und übersichtlich zu machen. Ist der eingefettete oder angefeuchtete Tubus eingeführt und der Mandrin entfernt, so wird dann die Manschette des Tubus, die sich am unteren Drittel desselben befindet, mit Luft aufgeblasen. Hierfür müssen eine Rekordspritze (10 cm^3) sowie eine Kocher-Klemme zum Abklemmen des zuführenden Schlauches, durch den die Luft zur Manschette gelangt, bereit liegen. Dieser mit Luft aufgeblasene Wulst (Manschette) dichtet die Trachea ab, es kann neben dem Tubus kein Gas entweichen, auch kann weder Schleim noch Erbrochenes aspiriert werden.

Muß zur Erlangung der Narkosetiefe dem Lachgas ein Narkotikum zugesetzt werden, so stehen dem Anästhesisten Äther oder die intravenös zu gebenden Präparate zur Verfügung. Das gewählte Narkotikum, das intravenös injiziert wird, hält die Schwester in einer sterilen Rekordspritze (10 cm^3) aufgezogen bereit. An den Stempelkopf der Spritze hängt sie, *um Verwechslungen zu verhindern,* ein kleines steriles *Metallplättchen,* das z. B. die Aufschrift *„Evipan"* trägt. Eine zweite sterile Spritze liegt bereit, falls *Curare* oder ein anderes Muskelrelaxans aufgezogen werden soll. Auch diese Spritze erhält die *Metallmarke: Curare.* An Stelle dieser beschrifteten Marken können auch beschriftete Metallspangen genommen werden, sie werden über den Glaszylinder der Spritze geschoben." (Nach B. Kaboth.)

Jeder Arzt muß heute die Intubation beherrschen. Das Verfahren ist wirkungsvoll und die Technik einfacher als etwa die der Tracheotomie.

Seitens der Narkose drohen, wie bereits erwähnt, immer zwei Gefahren: Atemstillstand und Herzversagen. Die kritischen Zeiten, in welchen diese Gefahren drohen, sind

die Zeit des Narkosebeginns,
die Zeit der tiefen Narkose und
die Zeit des Erwachens.

Der Narkosebeginn ist gefährlich, wenn keine oder nur eine ungenügende Vorbereitung vorgenommen wurde (Atropin, Pränarkotika), wenn der Kranke Angst hat oder schlecht atmet. Schlechte Atmung ist meist die Schuld des Narkotiseurs! Reichliche Luftzufuhr, *langsame* Zufuhr des Narkotikums sind zu Beginn ebenso wesentlich wie die Belehrung des Kranken, ruhig, gleichmäßig und tief zu atmen.

Während der Narkose ist der sicherste Schutz vor Gefahr der Überdosierung die sorgfältige ständige Beobachtung der Atmung und der Gesichtsfarbe des

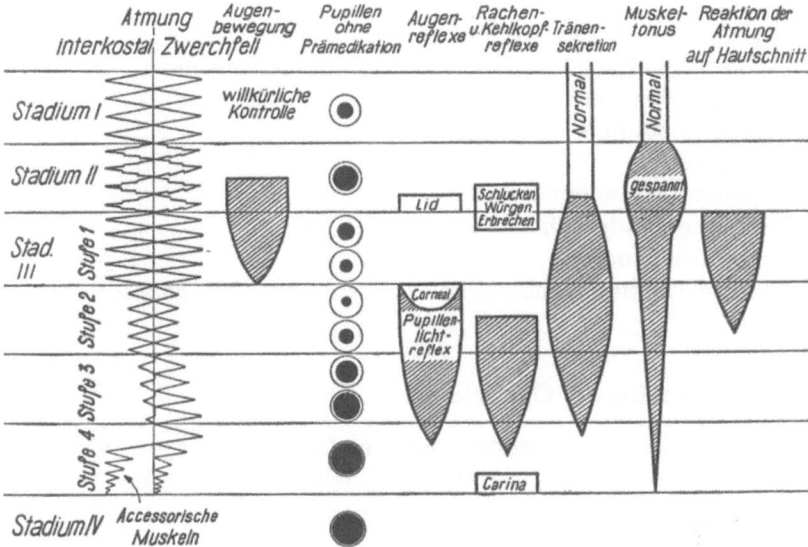

Abb. 7. Zeichen und Reflexänderungen der Narkosestadien (nach *Gillespie*)

Kranken. Die Inspiration muß tief und regelmäßig sein. Nebengeräusche bedeuten Gefahr! Hindernisse in den Luftwegen (Zungengrund, Schleim) sind die Ursachen. Sie sind auf schnellstem Wege zu beseitigen! Veränderung der Gesichtsfarbe ist ein Alarmsymptom! Je tiefer die Narkose, desto schlechter wird die Sauerstoffversorgung des Patienten. Die Phase des Erwachens bringt die Gefahr des Erbrechens und der Aspiration mit sich.

Der vorsichtige Narkotiseur, der pausenlos den Kranken beobachtet, wird immer richtig handeln. Wenn es aber einmal zu einem ernsten Zwischenfall kommen sollte, dann muß der Arzt, auch der junge Assistent, wissen, was zu tun ist. Rechtzeitig die Gefahr bemerken, sofort die Zufuhr von Narkotikum abbrechen, Sicherung von Frischluft oder Zuführung von Sauerstoff, künstliche Beatmung, wenn möglich durch rhythmisches Einblasen (Mund zu Mund, durch eine luftdicht aufgesetzte Maske oder — am besten — durch den Trachealtubus), das sind seine dringlichsten Aufgaben!

Das Anästhesieprotokoll

Den Bericht über die Narkose zu verfassen ist oft Aufgabe des Assistenzarztes und bedarf besonderer Sorgfalt. Im Protokoll müssen enthalten sein:
1. Personalien des Kranken
2. Klinische Diagnose und Operationsindikation

3. Anästhesiologische Indikation
4. Vorbehandlung und ihre Wirkung
5. Zeitlicher Ablauf und Anästhesiemittel (Anästhesietechnik)
6. Bericht über den Verlauf der Anästhesie
    a) Allgemeinzustand
    b) Blutverlust
    c) intravenöse Zusatztherapie
7. Art der ausgeführten Operation
8. Postoperative Diagnose
9. Grad der Bewußtseinstrübung bei Verlassen des Operationssaales.

Der Assistenzarzt bei der Operation

Die Aufgaben des Assistenzarztes bei der Operation liegen in der Unterstützung des Operateurs, in umsichtiger Hilfeleistung und in der Anfertigung des Operationsprotokolls.

Die Assistenz

Für das richtige Assistieren während der Operation lassen sich keine festen Regeln vermitteln. Jeder Operateur wird nach seiner eigenen Methode vorgehen und während des Eingriffs oft zu besonderen Methoden gezwungen sein.
Vorbedingung für gutes Assistieren ist der richtige Standort des Assistenzarztes am Operationstisch. Im allgemeinen wird sein Platz gegenüber dem Operateur sein, um ihm nicht im Wege zu stehen, nicht ins Operationsfeld zu greifen und um seinen Wünschen schneller entgegenkommen zu können. Das reibungslose Hand-in-Hand-Arbeiten ist Voraussetzung für jedes teamworking, ohne das heutzutage eine größere Operation nicht mehr denkbar ist. Es bedarf Zeit, bis Operateur und Assistenz aufeinander eingespielt sind. Platz schaffen und die Sicht im Operationsgebiet zu verbessern, ist vordringlichste Aufgabe des Assistenten. Die Wunde soll nur mit Instrumenten berührt werden, niemals mit den Fingern. Im Wundgebiet dürfen nur jene Instrumente eingelegt sein, die im Augenblick nötig sind. Alle anderen Instrumente gibt der Assistenzarzt jeweils an die Instrumentarin zurück. Keinesfalls darf er sie selbst irgendwo ablegen.
Beim Abligieren müssen die Klemmen so gehalten werden, daß „das Maul herausgedrückt wird". Um Ligaturen, um das richtige Abnehmen der Klemmen, wenn die erste Fadenschlinge vom Operateur geknüpft wurde und um das Abschneiden nach fertiger Knotung hat sich der Assistent zu kümmern. Weiterhin muß er beim Wegtupfen von Blut mit zarter, sicherer Hand,

vor allem in tieferen Wundabschnitten, die Sicht zu verbessern helfen. Bei großen operativen Eingriffen hat der Assistenzarzt unter Berücksichtigung der anatomischen und physiologischen Verhältnisse die Organe so zur Seite zu halten, daß das Blickfeld des Operateurs erweitert wird. Es ist nicht immer leicht, dabei nicht im Wege zu sein oder das Übergreifen ins Operationsfeld zu vermeiden.

Vor dem Verschluß einer Wunde muß von der Schwester eine Tupferkontrolle vorgenommen werden. Dem Assistenzarzt obliegt dabei die Überprüfung der Instrumente und aller eingelegten Operationstücher. Er meldet dem Operateur, daß alle Gegenstände, die während der Operation verwendet worden waren, vollzählig sind.

Im Operationssaal, vor allem aber während eines Eingriffs, wird nur das wirklich Notwendige gesprochen, und das, was gesagt werden muß, ausschließlich mit leiser Stimme. Das Zentrum der Asepsis während der ganzen Operation sind Wunde, Hände und Instrumente. Alles andere ist Peripherie, mit der dieses Zentrum möglichst nie in Berührung kommen darf. Auch im Zeitalter der Antibiotika ist die moderne Chirurgie eine aseptische geblieben, nicht aber eine antiseptische geworden. Die Wundinfektionen nach reinen und halbreinen Eingriffen sind auch heute in der Mehrzahl der Fälle auf vermeidbare Fehler zurückzuführen.

Allgemeine Merksätze:

1. Kenntnis des Operationsvorganges ist Voraussetzung für gutes Assistieren. Gewohnheiten des Operateurs sind zu berücksichtigen!
2. Geistesgegenwart, Anpassungsfähigkeit und manuelle Geschicklichkeit sind erforderlich!

Der Operationsbericht

Es handelt sich hierbei um die knappe, aber erschöpfende Beschreibung des operativen Eingriffs. Zwei Beispiele seien zur Illustration angeführt.

L. M., 59 Jahre ♀, Beruf   Datum
Diagnose: Appendicitis acuta
In Äthernarkose Wechselschnitt im rechten Unterbauch. In der Bauchhöhle leicht getrübtes Exsudat. Es liegt ein Empyem der Appendix vor, die nach medial unten geschlagen ist. Typische Appendektomie. Z-Naht über dem Stumpf, der mit Seidenknopfnähten übernäht wird. Schluß der Bauchdecken in Etagen.

S. Ch., 50 Jahre ♂, Beruf   Datum
Diagnose: Perforiertes Ulcus duodeni
Mittelschnitt im Oberbauch. Bei Eröffnung der Bauchhöhle weicht hörbar Luft ab. In die freie Bauchhöhle ist reichlich Mageninhalt ausgetreten. Der Magen und der

Dünndarm sind hoch gerötet, mit Fibrin belegt. An der Vorderwand des Duodenums findet sich eine für einen Notizbleistift durchgängige Perforationsöffnung, diese wird durch eine Katgutnaht zusammengezogen und mit Seidenknopfnähten quer übernäht. Wegen des schlechten Allgemeinzustandes kommt keine primäre Resektion in Frage. Absaugen des in die freie Bauchhöhle ausgetretenen Mageninhaltes. Schluß der Bauchdecken, Peritoneum fortlaufend Katgut, versenkt Katgut, für die Fasziennaht einige Seidenknopfnähte. Hautnähte mit Seide.

DIENST IN DER POLIKLINIK

In zahlreichen Krankenhäusern ist der Poliklinik die Aufgabe zugewiesen,
1. die zur Untersuchung und Behandlung eingewiesenen Patienten auf die Notwendigkeit der stationären Aufnahme zu überprüfen oder die Untersuchung und Therapie ambulant vorzunehmen. Damit ist das Gebiet der sogenannten „Kleinen Chirurgie" verbunden, d. h. jener Eingriffe, die keinen großen Aufwand an Instrumenten, Apparaten, Hilfspersonal voraussetzen;
2. die erste Hilfeleistung und die Versorgung von Unfallkranken. Dies wird besonders in mittleren und kleineren Krankenhäusern der Fall sein.

Diese Aufgabengebiete sollen besprochen werden, da sie für den Assistenzarzt von besonderer Bedeutung sind. In der Poliklinik findet der junge Arzt beste Gelegenheit, die Aufgaben einer ärztlichen Sprechstunde kennen und bewältigen zu lernen. Während die klinische Diagnostik bei den stationären Kranken ohne Zeitdruck unter Heranziehung aller notwendigen Hilfsmittel also gründlich, erfolgen kann, soll der Arzt in der Poliklinik lernen, das Wesentliche schnell zu erfassen und ohne Verzug die notwendigen Maßnahmen zu treffen. Das Interesse der Patienten erfordert dies! Stundenlanges Warten muß ihnen möglichst erspart werden. Die geordnete Abwicklung des Ambulanzbetriebes ist nur möglich bei zielbewußter und flinker Arbeit!
Patienten mit starken Schmerzen, Mütter mit kleinen Kindern haben immer den Vorrang. Ein Warteraum mit stöhnenden Kranken oder unruhigen, schreienden Kindern ist für alle Beteiligten unerträglich.
Wenn es die örtlichen Möglichkeiten erlauben, bittet man zwei oder drei Kranke zugleich in die Untersuchungsräume. Ein kurzer Blick auf das ärztliche Einweisungsschreiben, eine Frage an den Kranken nach der Ursache des Kommens orientiert so weit, daß der erste Patient schon untersucht werden kann, während der zweite sich frei macht, beim dritten ein Handbad oder eine Röntgenaufnahme vorgenommen wird.
Der Arzt erleichtert sich die Arbeit wesentlich, beschleunigt sie und sichert den Erfolg, wenn er immer dafür sorgt, daß der Kranke sich genügend auszieht und in eine für die Untersuchung entsprechende Lage gebracht wird. In jedem Fall muß der ganze erkrankte Körperabschnitt völlig frei gemacht werden. Bei einem Leiden am Fuß z. B. muß das ganze Bein frei sein, bei einem Kropf der Hals und die Brust entblößt werden und zu einer Unter-

210 Chirurgische Abteilung

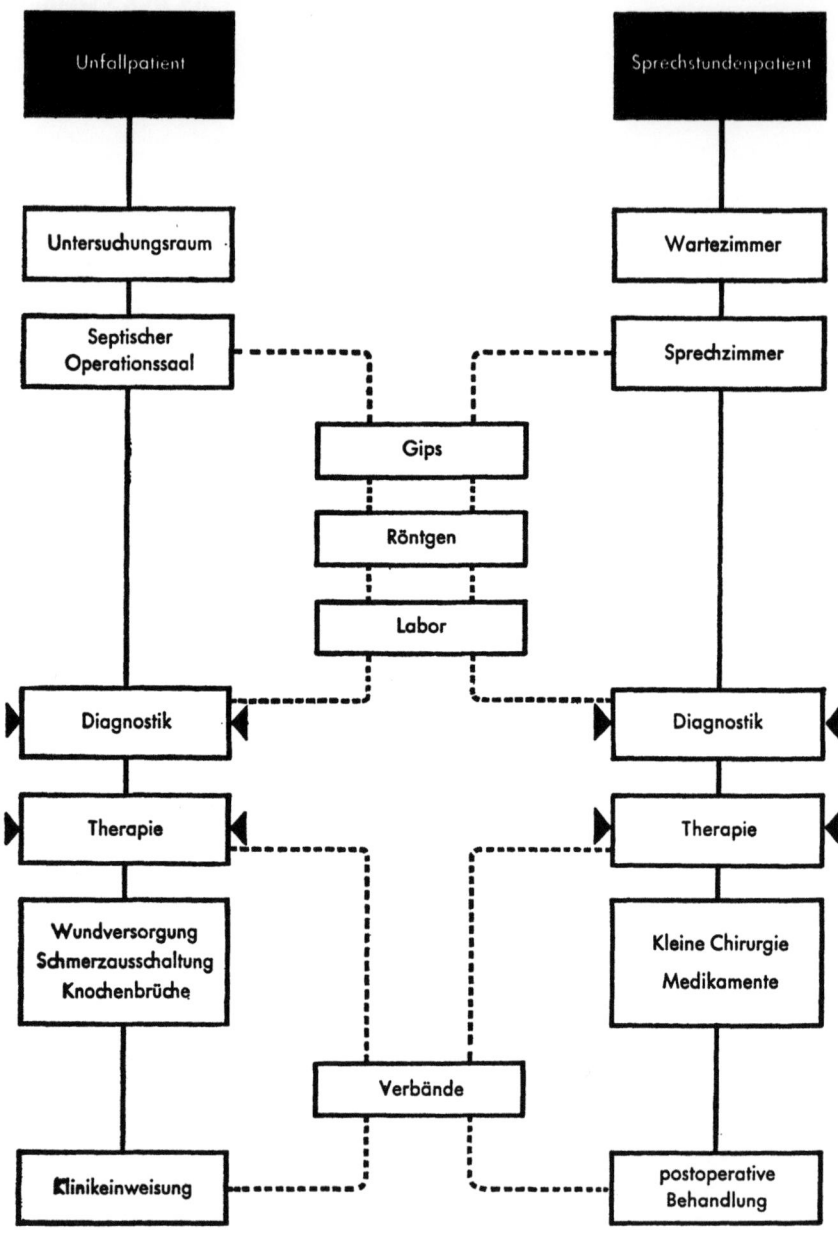

Abb. 8. Der Weg des Patienten in der Poliklinik

suchung im Bauchbereich das ganze Abdomen. Man kann sonst nicht korrekt untersuchen und wird schweren Fehlern und Irrtümern ausgesetzt sein.
Solange der junge Assistenzarzt noch unerfahren ist, muß er während seiner Tätigkeit in der Poliklinik die größte Vorsicht walten lassen!
Lieber einen Kranken zu stationärer Untersuchung und Behandlung aufnehmen, als leichtfertig etwas übersehen oder nicht ganz klarstellen!
Lieber den Patienten dem Chefarzt vorstellen, als eine Fehlentscheidung riskieren!

Erster Rundgang durch die Poliklinik
Eine Ambulanz oder eine Poliklinik hat stets zwei Eingänge. Einer ist bestimmt für die poliklinischen Patienten, welche die Sprechstunde des Arztes aufsuchen. Der zweite Eingang ist der schnellen Versorgung (Notfälle) liegender Unfallkranker vorbehalten. Dieser Zugang zur Klinik hat meist keine Einsicht von der Straße her und führt über einen Unfallraum möglichst unmittelbar zum septischen Operationssaal.
Die Patienten, die zur Sprechstunde kommen, erledigen die Anmeldung (Kartei, Archiv) und warten bis zur ärztlichen Versorgung in dem für Männer und Frauen getrennten Wartezimmer.
An das Untersuchungszimmer des Arztes grenzen zweckmäßigerweise Gipsraum, Endoskopie- und kleiner septischer Operationsraum. Nur bei größeren Ambulanzen ist neben dem septischen Operationssaal auch ein Raum für die aseptische Wundversorgung nötig. In einem kleinen Labor kann der Assistenzarzt zur groben Orientierung Routineuntersuchungen vornehmen. Oft ist auch ein besonderer Verbandraum vorhanden. Die übrigen Nebenräume einer chirurgischen Ambulanz, die nicht mit der unmittelbaren Patientenversorgung im Zusammenhang stehen, sollen vom Assistenzarzt bei seinem ersten Rundgang auch inspiziert werden!

Der Patient in der Poliklinik

Wie aus Abbildung 8 ersichtlich, sind es im wesentlichen zwei Gruppen von Kranken, die in die chirurgische Poliklinik eingewiesen werden.
Die zunehmende Technisierung in Stadt und Land hat die Zahl der Unfallkranken erheblich anwachsen lassen. Im Gegensatz dazu steht die geringe Zahl von Unfallkrankenhäusern, so daß die Beherrschung der *Unfallchirurgie* vom Assistenzarzt gefordert wird. Er muß sich bemühen, Grundlagen über die „Erste Hilfe", über die Sicherung der Atemfunktion und des Kreislaufs zu erwerben.
Bei der Behandlung der zweiten Gruppe von Patienten, die zur chirurgischen Ambulanz kommen, wird neben den Maßnahmen der Diagnostik

Chirurgische Abteilung

vor allem die „Kleine Chirurgie" als Therapeutikum im Vordergrund stehen, wobei dem Assistenzarzt der ältere Kollege beratend zur Seite steht.
An die Nachbehandlung, welche zur Verkürzung der Rehabilitationszeit von Entscheidung ist, sollte schon bei der ersten Behandlung gedacht werden!
Im folgenden Abschnitt werden nun die therapeutischen Schwerpunkte aufgezeigt, die für den Anfänger Glatteis bedeuten können.

1. *Schmerzausschaltung*

Der Patient erwartet oft mehr die rasche Beseitigung seiner Schmerzen als langwierige diagnostische Untersuchungen. Dem Arzt stehen vielerlei Mittel zur Verfügung, um hierbei helfen zu können. Er wird allerdings sehr genau abwägen, wann er z. B. zur Morphiumspritze greifen muß. Wenn ja, muß der Kranke in stationäre Behandlung aufgenommen werden. Manchmal genügen schon leichtere schmerzdämpfende Mittel in Verbindung mit einem Sedativum. Besonders hinzuweisen ist auf die ausgezeichnete Wirkung von krampflindernden Mitteln. Leichtfertigkeit in der Verordnung kann aber eine nicht wieder gut zu machende Gefahr bedeuten! Der Assistenzarzt sollte nicht vergessen, daß der Schmerz ein Warnsignal des Körpers ist und daß Linderungsmittel erst nach Beurteilung dieses Hinweissymptoms verordnet werden dürfen.
Schmerzausschaltung bei kleinen Eingriffen ist besonders wichtig. Bei aseptischen Eingriffen ist der *Lokalanästhesie* noch immer ein großes Feld einzuräumen. Sie ist die harmloseste Art der Schmerzausschaltung, benötigt keine Hilfskräfte, ist komplikationsarm und erlaubt so gut wie immer die unmittelbare Entlassung des Kranken, auch ohne Begleitung. Die Methoden der Lokalanästhesie muß der Arzt beherrschen. Die Infiltrationsanästhesie ist technisch leicht. Sie erfordert aber, daß *vor* der Infiltration die genaue Lokalisation des Krankheitsherdes (z. B. die kleine Geschwulst, der Fremdkörper) vorgenommen und auf der Haut markiert wird. Man findet sonst im infiltrierten Gewebe das Gesuchte nicht mehr oder nur recht schwer. Je mehr der Arzt in der Poliklinik auf sich gestellt ist und keine Hilfskräfte zur Verfügung hat, desto mehr ist Zurückhaltung und Vorsicht bei jeder Art von Narkose dringend geboten. Trotz Propagierung aller „Kurznarkotika" ist die „einfache" Inhalationsnarkose mit Chloräthyl, Vinydan und Äther mit offener Maske das risikoärmste Verfahren. Mit einem i.v.-Kurznarkotikum arbeiten soll man nur dann, wenn man mit dem Mittel bereits Erfahrung gesammelt hat.
Es gibt keine Improvisation bei der Narkose, auch nicht bei der Kurznarkose!
Für leeren Magen (4 Stunden seit der letzten Nahrungsaufnahme), Entfernung von Zahnersatz, für Mayo-Spatel, Mundsperrer, Zungenzange,

wenn möglich, Sauger, Brechtasse muß gesorgt sein. Da gewöhnlich keine Prämedikation erfolgt, ist die Ausschaltung der Angst durch beruhigendes, aufklärendes Zureden und *besonders langsame* Applikation der Narkotika von größter Bedeutung. Der Arzt trägt die Verantwortung für die Narkose, auch wenn diese von einer Hilfsperson ausgeführt wird.
Ausreichendes Instrumentarium, gute Fixation des Patienten und einwandfreie Asepsis müssen gewährleistet sein!
Der Schmerz ist auf der chirurgischen Station daheim. Es gibt kaum eine Begleiterscheinung von Erkrankungen, die der Arzt mit so großer Sicherheit bewerten und einstufen kann, wie den Schmerz bei chirurgischen Erkrankungen, vor allem in der postoperativen Phase. Wir kennen den Zeitpunkt seines Auftretens: Erwachen aus der Narkose. Wir wissen um seine Dauer: Etwa 3—6 Tage nach dem Eingriff. Wir können seine Intensität gut einstufen. Es ist deshalb unverständlich, wenn ein Arzt bei jedem seiner Kranken und jeden Tag nach dem Eingriff auf das Stöhnen, Klagen oder Bitten seiner Patienten wartet und erst daraufhin ein Linderungsmittel gibt.
Die *routinemäßige Schmerzprophylaxe* in den ersten postoperativen Tagen ist der einzig konsequente Weg. Wir raten deshalb, den postoperativen Schmerz durch regelmäßige, entsprechende Dosen von Antidolorosa am Morgen, Mittag und Abend prophylaktisch zu bekämpfen. Durch Antidolorosa kann nicht nur der Eingriff selbst, sondern auch die postoperative Phase schmerzarm gestaltet werden.
Wir haben keine Angst vor intravenösen Gaben dieser Mittel, wenn ein Kranker mit heftigen Schmerzen unsere Hilfe braucht. Wir kennen und beachten die Gefahren der Verschleierung eines Krankheitsbildes! Wenn aber die Diagnose feststeht, so geben wir ruhig das Schmerzstillungsmittel!

2. *Die Wundversorgung*

Die Erstversorgung einer Unfallwunde entscheidet den weiteren Heilungsverlauf. Auf den Schultern des Erstbehandlers — und das ist nicht selten ein jüngerer Assistent — liegt die Hauptverantwortung.
Jede Unfallwunde hat gegenüber einer operativ gesetzten Wunde zwei grundsätzliche, die Heilung schwer bedrohende Eigenschaften:
1. Sie ist immer infiziert, weil die Haut nicht gereinigt und keimarm gemacht wurde.
2. Sie ist, wenn nicht durch einen scharfen Gegenstand (Messer), durch einen glatten Stich oder Schnitt herbeigeführt, mehr oder weniger gequetscht, zerrissen und enthält damit schlecht oder gar nicht mehr ernährtes Gewebe.

Die Aufgabe des Arztes besteht darin, aus dieser infizierten Wunde mit zerrissenem oder gequetschtem Gewebe eine aseptische und allseits glatte Wunde mit gut ernährtem Gewebe zu machen. Wie eine Geschwulst unter aseptischen Verhältnissen herausgeschnitten wird, so muß auch die gesamte Fläche der Unfallwunde, also Wundränder und Wundgrund, ausgeschnitten werden. Dazu ist ein breites Freilegen der Wunde nötig, das eine volle Übersicht über den Wundgrund mit seinen Taschen und Buchten gibt. Bei Verletzungen im Bereiche der Extremitäten ist Blutleere erforderlich.

Das Waschen der Wundumgebung ist häufig schmerzhaft, unzureichend und birgt auch bei Vorsicht die Gefahr neuerlicher Verschmutzung der Wunde selbst. Es ist deswegen oft zweckmäßiger, die Haut der Umgebung nicht zu waschen, sondern mit sterilen, in Oxycanatlösung (oder anderer antiseptischer Lösung) getränkten, ausgedrückten Tüchern oder Gazetupfern abzudecken, so daß nur die Wundränder freiliegen.

Jede Unfallwunde muß, wenn irgend möglich, nach der Wundexzision geschlossen werden. Der Verschluß ist um so wichtiger, je anfälliger das Wundgebiet bei einer evtl. Infektion ist; das ist besonders dringlich bei Knochenbrüchen, im Bereich der Gelenke, der Pleurahöhle oder in Duranähe. *Jede persistente Öffnung der Haut bedeutet eine sichere Eintrittspforte für Bakterien.* Für den Hautverschluß ist die direkte, spannungslose Naht am besten. Des weiteren besteht die Möglichkeit einer plastischen Deckung aus der Umgebung durch Entspannungsschnitte oder durch Lappenbildung. Sind diese beiden Möglichkeiten erschöpft und bestehen noch Hautlücken, dann müssen diese durch Fernplastik geschlossen werden.

Wenn trotz Beachtung aller Kautelen die Asepsis des Heilungsverlaufs fraglich bleibt, ist das Einlegen von Abflußdräns oder dünnen Plastikdräns zur fortlaufenden Lokalbehandlung der Wunde mit Antibioticis notwendig. Wichtig ist auch die Ruhigstellung jeder Unfallwunde.

Beachte:
Schnitt-, Stichwunde: Glatter Wundrand!
Schlag-, Quetsch-, Platz-Wunde: Schädigung der Weichteile!
Biß-, Kratz-, Riß-Wunde: Zerfetzter Wundrand (hohe Infektionsgefahr)!

Hinweise zur Wundversorgung:

1. Abdruckstellen der Schlagadern beachten!
2. Zurückhaltung beim Auswaschen!
3. Operative Maßnahmen!
4. Nachsorge (Verband, Gips, Schiene, Antibiotikum)!

Knochenbrüche

Ebenso, wie die Erstversorgung einer Unfallwunde über die Heilung entscheidet, so ist die Erstversorgung eines Knochenbruches oder einer Gelenksluxation von wesentlicher Bedeutung für deren Verlauf und Heilungserfolg.

Das Idealziel der Reposition ist die anatomische Stellung der Fragmente. Je näher ein Knochenbruch am Gelenk liegt, desto mehr muß die anatomische Wiederherstellung angestrebt werden. *Unbedingt sind Abweichungen der Knochenachse und Distraktion der Fragmente zu vermeiden!* Zur Heilung braucht ein Knochenbruch eine möglichst gute, d. h. feste und ununterbrochene Ruhigstellung und eine völlig ungehinderte Blutzirkulation. Während der Wochen der Frakturheilung dürfen die Fragmente nicht bewegt werden. Die beste Ruhigstellung ist gesichert durch gute Lagerung, durch Gipsverband (ungepolstert) und evtl. durch zusätzliche Extension.

Diagnostik der Knochenbrüche

Anamnese (Unfall-Mechanismus).

Symptome: Die Diagnose einer Fraktur ist bei den Wahrscheinlichkeitszeichen (Schmerz, Bluterguß, gestörte Funktion) zu vermuten und an Hand der Gewißheitszeichen (abnorme Beweglichkeit, Deformität, Krepitation, Röntgenbild in zwei Ebenen!) zu sichern.

Therapie der Knochenbrüche

Im Zweifelsfall soll so gehandelt werden, als ob ein Knochenbruch vorliege!
Einrichtung des Bruchs:
1. Röntgen
2. Schmerzausschaltung (Narkose)
3. Muskelentspannung
4. Reposition
5. Verband (Gips)
6. Röntgenkontrolle
7. Lagerung

Bei der Behandlung der atypischen Fraktur wird der Assistenzarzt stets seinen Vorgesetzten zu Rate ziehen. Die Entscheidung für das richtige Handeln ergibt sich aus dem allgemeinen Befund und dem Röntgenbild.

Der Gipsverband

Der Gipsverband wird nicht durch Zug (wie ein Mullbindenverband) dem Körperteil angepaßt, sondern immer ganz locker angewickelt und dann durch leichtes Streichen mit den Händen — dem Bindenverlauf parallel — anmodelliert. Jeder Gipsverband ist bei Erstversorgung kurz nach dem Festwerden der ganzen Länge nach aufzuschneiden. Nur so wird die ungehinderte Blutzirkulation garantiert. Ödembildung peripher vom Knochenbruch muß vermieden werden! Lokaler Schmerz im Gipsverband kann durch schlechte Stellung, durch schlechte Fixation, durch Gipsdruck oder durch Infektion bedingt sein. Er ist nie harmlos, sondern muß dringlich beseitigt werden. Wenn die ganze Extremität im Gips schmerzt, so ist häufig ein Muskelkonus infolge ungünstiger Lagerung die Ursache. Lagewechsel ist die Therapie der Wahl!

Nachbehandlung

Da bei Knochenbrüchen immer auch eine Schädigung der Weichteile (Muskulatur, Gefäße, Nerven) vorhanden ist, muß diese bei der Heilung ebenfalls berücksichtigt werden. Funktionelle Beanspruchung, soweit es die Fixation des betroffenen Körperteils erlaubt, ist zu erstreben. Für diese Bewegung gelten die Grundsätze:

1. Trainieren, d. h. systematische Leistungssteigerung im Verlauf der Behandlung.
2. Schmerz und Ermüdung vermeiden, und
3. regelmäßige Pausen einschalten, z. B. jede Stunde zwei Minuten lang Gymnastik, 58 Minuten Ruhepause.

Die Gymnastik soll kein Bewegungsspiel sein, sie muß eine wirkliche Muskelleistung darstellen. Jede passive Bewegungsübung (Massage, Bäder, Einreibungen oder Bestrahlungen) ist sinnlos.

Die aktive Mitarbeit zur Heilung ist für alle Patienten bei allen Erkrankungen von außerordentlicher Wichtigkeit. Bei Knochenbrüchen ist sie ein unerläßlicher Faktor, zu dem der Kranke vom Arzt angeleitet werden muß.

Bei der Nachbehandlung eines Knochenbruches ist der häufigste Fehler, daß die verletzte Extremität, besonders das Bein, zu früh und zu viel beansprucht wird. Die Extremität darf nur so viel durch Herabhängen (im Sitzen) oder durch Belastung beim Gehen in Anspruch genommen werden, als es *ohne Schmerz* und *ohne Ödembildung* möglich ist. Wenn Schwellungen auftreten, ist nicht der Gipsverband schuld. Nicht er darf aufgeschnitten, gekürzt oder gar gefenstert werden, sondern der Kranke muß weniger belasten, weniger gehen und längere Pausen mit Hochlagerung einschalten. Schmerz und Schwellung sind unbedingt zu vermeiden! Ein Knochenbruch ist nur dann schmerz- und ödemfrei, wenn er in guter Stellung mit genügender Kallusbildung verheilt ist.

Wird der Patient entlassen, sind ihm genaue Anweisungen mit nach Hause zu geben über sein Verhalten, über Nachbehandlung, Gymnastik, über Schmerzen und Schmerzstillung und über den nächsten Verbandwechsel. Ferner ist ihm der normale, zu erwartende Ablauf der Krankheit zu schildern. Wenn Abweichungen von diesem „Normalverlauf" eintreten (Fieber, Schmerzen, Schwellung), muß er sich umgehend vorstellen.

Medikamente

Die Verordnung von Medikamenten ist ein Vorrecht des Arztes. Diese scheinbar unbeschränkte Befugnis kann von seiner Polypragmasie, von den Wünschen des Patienten und von der pharmazeutischen Industrie ungünstig beeinflußt werden.
Das Bestreben des Arztes, jede Erkrankung, jedes Krankheitssymptom aufs Korn zu nehmen und mit einem oder mit mehreren Medikamenten zu behandeln, ist nicht selten das Ergebnis von Unsicherheit und mangelnder Kritik. Dieser unsicheren Haltung des Arztes, die er durch Verordnung von Medikamenten, die nicht ernst indiziert sind, verschleiert, entspricht die Sucht des Patienten, als sinnfälligen Beweis, daß eine Behandlung erfolgt ist, auf jeden Fall ein oder mehrere Medikamente zu erhalten. Besonders die Injektionen sind es, die am meisten imponieren. Es gibt noch Ärzte, die diesem Reflex des Kranken „ohne Medizin — keine Behandlung" widerstehen! Die pharmazeutische Industrie überschwemmt Ärzte und Spitäler mit Medikamenten, Prospekten und Empfehlungen. Diese verfolgen nicht zuerst das Wohl des Kranken, sondern die Erhöhung des eigenen Umsatzes, also rein geschäftliche Ziele. Gegen diese Gefahr kann sich nur jener Arzt mit Erfolg wehren, der in seinem diagnostischen und therapeutischen Handeln allein das Wohl des Kranken im Auge hat und gewissenhaft und wissenschaftlich fundiert kausale oder symptomatische Therapie betreibt. Immer kommt es darauf an, daß der Arzt sich nicht treiben läßt, sondern selbst denkt, überlegt und entscheidet. Gerade der junge Assistenzarzt ist in den ersten Jahren seiner Ausbildung einer gefährlichen Situation gegenübergestellt. Er wird von Vertretern der pharmazeutischen Firmen „heimgesucht". Es schmeichelt ihm bewußt oder unbewußt, daß dieser Vertreter ihn, sein Wissen, seine Kompetenz offenbar sehr hoch einschätzt, ihm darüber hinaus noch Mustersendungen völlig kostenlos übergibt oder ankündigt, so daß er schon in den ersten Monaten seiner Tätigkeit ein ansehnliches Depot verschiedener, oft recht teurer Medikamente anlegen kann. Diese verstauben dann oder nehmen den mitunter gefährlichen Weg zu den Kranken.
Ein vernünftiger junger Assistent lehnt solche Anerbieten von Vertretern ab, bis er eigene Erfahrungen gesammelt hat.

ALLGEMEINE HINWEISE ZU DIAGNOSTIK UND DRINGLICHER THERAPIE
(topographisch geordnet)

KOPF
ENTZÜNDUNGEN
Zur Diagnose:
Furunkel, Phlegmonen und Abszesse, infizierte Atherome und Wunden

> **Zur Therapie:**
> Räumliche Nähe des Gehirns und seiner Häute bedingt besondere Vorsicht! Fast immer konservativ (absolute Ruhigstellung, feucht-warme Umschläge, *Antibiotika*). Der Kranke darf nie auf dem Entzündungsherd liegen und diesen unter Druck setzen!
> Denke an meningitische Symptome!

VERLETZUNGEN
Zur Diagnose:
Offen oder geschlossen?
Liegen Zeichen einer Fraktur vor, besonders im Bereich der vorderen oder mittleren Schädelgrube?
Röntgenbild
Ist eine Impression des Schädeldaches vorhanden (leicht möglich bei Kindern)?
Bestehen Herdsymptome seitens des Gehirns?
Cave: Hirndruck — Meningitis — Hypoxie!
Konsiliarius (Neurologe, Otologe, Ophthalmologe)
Liquorbefund (Druck, Blutbeimengung, Zellzahl, Eiweiß, Zucker, bakteriologischer Befund)

> **Zur Therapie:**
> Bei schwerer Bewußtlosigkeit *sofort* intubieren, nach 24 Stunden Tracheotomie!
> Wundversorgung, Schockbekämpfung, Antibiotika!
> Nahrungs- und Flüssigkeitszufuhr durch Infusion und Sonde
> Beachte: Puls und Atmung — Stuhl und Harn!

GESCHWÜLSTE INNERHALB DER SCHÄDELKAPSEL
Zur Diagnose:
Herdsymptome
Allgemeine Drucksymptome
Augenhintergrund
Spezielle Maßnahmen (Elektroenzephalogramm, Arteriographie, Enzephalo- und Ventrikulographie)
Cave: Postoperativer Hirndruck durch Ödem oder Nachblutung

Zur Therapie:
Überwachung von Sensorium, Kreislauf, Atmung und Wasser-Elektrolythaushalt
Entwässerung
Antibiotika

GESCHWULSTE INNERHALB DER MUNDHÖHLE
Zur Diagnose:
Entzündungen, Verletzungen oder Tumor. Ätiologie!

Zur Therapie:
Atemwege freihalten
Mundpflege (nicht gurgeln!)
Flüssig-breiige Nahrung

POSTOPERATIVE PAROTITIS (häufig)
Prophylaxe:
Mundpflege, regelmäßiges Kauen (getrocknetes Obst)

Zur Therapie:
Sofortige Röntgenbestrahlung
Antibiotika
Mundpflege, Kauen lassen!

HALS
ENTZÜNDUNGEN
Zur Diagnose:
Lymphknotenschwellungen sind meist sekundär
Beachte Ursprungsgebiet, z. B. Kopf, Gesicht, Mundhöhle, Rachen, Lungen, Thoraxwand, obere Extremitäten!
Harte Lymphknoten sind karzinomverdächtig
Denke immer an die Möglichkeit des Glottisödems bei Entzündungen im Mund- und Halsbereich

VERLETZUNGEN
Vermeide bei der Wundversorgung eine Luftembolie!
Bei großen Wunden hat sich Intubationsnarkose bewährt
Bei Verletzung der Trachea, Tracheotomie

GESCHWULSTE
Benigne Strumen erfordern präoperative Röntgenuntersuchung (Cave: Lungentuberkulose!)
Basedowstrumen immer präoperativ sedieren (Digitalis- und Jodvorbereitung)
Postoperative Fortsetzung dieser Maßnahmen, seelische Führung
Achte auf freie Atmung (Nachblutung, persistente Trachealstenose, sog. Tracheomalazie)

Zur Therapie:
Bei hochgradiger Einengung der Trachea durch Struma (mehr als 50% des Lumens) den Trachealtubus nach der Operation 24 Stunden liegen lassen. Nach Entfernung auf Atmung und Nachblutung achten!

Bei erneutem Anschwellen des Halses und Atembehinderung schnell handeln, d. h. sofort intubieren, tracheotomieren, Blutungsquelle versorgen!

THORAXWAND
VERLETZUNGEN
Zur Diagnose:
An Möglichkeit intrathorakaler Verletzung denken:
Hautemphysem, Pneumothorax, Hämatothorax, Seropneumothorax — Röntgen!
Zur Therapie:
Bei Rippenserienbrüchen Atmung durch Intubation, Tracheotomie; assistierte Atmung suffizient halten!
Jede Geschwulst im Bereich des Mammagewebes ist karzinomverdächtig! Suche nach Metastasen (Lymphdrüsen, Wirbelsäule, Leber)!

THORAXORGANE
ENTZÜNDUNGEN DER LUNGE
Zur Therapie:
Die postoperative Prophylaxe durch regelmäßige Atemgymnastik (jede Viertelstunde fünf tiefe Atemzüge und einige feste Hustenstöße) ist wesentlich! Häufige Ermahnung durch Arzt und Schwester!
Routinemäßige physikalische Untersuchung der Lungen postoperativ, besonders bei Schwerkranken, nicht vergessen! In Zweifelsfällen Röntgen, Pleurapunktion!

LUNGENINFARKT
Zur Therapie:
Jeder postoperativ plötzlich auftretende atemsynchrone Dauerschmerz, besonders basal, ist als infarktbedingt zu werten und sofort mit Antikoagulantien zu behandeln!

VERLETZUNGEN
Zur Diagnose:
Hautemphysem (Knistern) — Erguß
Röntgenbild
Bei jeder Wunde an die Möglichkeit eines perforierenden Traumas denken!
Zur Therapie:
Suffiziente Atmung garantieren (Intubation, Tracheotomie, assistierte Atmung)

GESCHWULSTE
Zur Diagnose:
Tomographie
Bronchographie
Bronchoskopie — Sputumzytologie — Probeexzision
Zur Therapie:
Bei Nachblutung und Stumpfinsuffizienz sofortiges Eingreifen
Bei Ösophagus-, Kardiaoperationen Sondenernährung
Achte auf ungehinderten Abfluß aus Saugdrains!
Präoperativ und postoperativ Atemgymnastik!
Postoperative tägliche Thoraxröntgenaufnahme gibt weitere Hinweise

OPERATION AM HERZEN UND AN DEN GROSSEN GEFÄSSEN
Sorgfältige Durchuntersuchung und genaue postoperative Dauerüberwachung (Atmung, Puls, Blutdruck, EKG)
Absolute Ruhe!
Cave: bei allen intrathorakalen Eingriffen Übertransfusion, Überinfusion und Darmparesen!
Bei Antikoagulantientherapie Quicktest und Harnsedimentprobe

ABDOMINALORGANE
MAGEN — DARMTRAKT
Zur Diagnose:
Klinische Allgemeinuntersuchung
Fraktionierte Aushebung
Röntgenuntersuchung
Endoskopie (Ösophagoskopie, Gastroskopie, Rektoskopie, Irrigoskopie)
Nachweis von okkultem Blut
Bluterbrechen, Schleim und Blutabgänge
Blutabgang
Messung des Erbrochenen
Blutbild, Hämatokrit
Bei Verdacht auf Rektum- und Sigmaerkrankungen auf Tenesmen, Darmentleerung, Farbe, Blut, Konsistenz des Stuhls achten!
Digitale Untersuchung! Rotes Blut und Koagula stammen aus dem Dickdarmbereich, erbrochenes Blut meist aus Oesophagus und Magen, seltener aus Duodenum

> **Zur Therapie:**
> Bluttransfusion
> Herz- und Kreislaufbehandlung
> Beachte: Massenblutungen erfordern vordringliche Therapie!

Einzelhinweise:
Zur Darmparese: Magensonde, Wasser- und Elektrolytersatz, Kaliumersatz, Infusionen (250 ml NaCl-Lösung mit 1 bis 2 Ampullen Prostigmin und 1 bis 2 Ampullen Hypophysin)
Galle durch Sonde oder Klysma
Einläufe
rechtzeitig eingreifen!
Zum Darmprolaps: Kann auch bei intakter Hautnaht vorkommen, erfordert sofortiges Eingreifen!
Zum mechanischen Ileus: Kolikartiger Schmerz in zeitlichen Abständen, Darmsteifungen sichtbar und hörbar — Plätschergeräusche
Röntgen: Spiegelbildungen
Darmsonde einführen
Operation
Zur Pflege des Anus praeternaturalis: Nach Operation den Anus praeter erst öffnen, wenn es nötig wird, also am zweiten oder dritten Tag postoperativ. Täglich einmal Einlauf (½ bis 1 Liter) in den zuführenden Schenkel, allmählich Darmrohr tiefer einführen und Flüssigkeit einige Minuten verhalten. Seitenlage — Darminhalt auspressen lassen — Trockenverband!

Zur postoperativen Peritonitis: Diagnose der Nahtinsuffizienz sehr schwer
Sofortige Relaparotomie!

Zum Douglas-Abszeß: Nach jeder Peritonitis, besonders nach Appendixperforation möglich. Achte auf Fieber, Tenesmen, Schleimabgänge!
Digitale Untersuchung
Abszeßeröffnung vom Rektum aus

LEBER, GALLENWEGE, GALLENBLASE
Zur Diagnose:
Genaue Anamnese
Klinische Allgemeinuntersuchung
Duodenalsonde
Leberfunktionsproben einschließlich Serologie
Röntgenuntersuchung
Zur Therapie:
Postoperative Maßnahmen beachten
Diät
Kreislauf überwachen

BAUCHSPEICHELDRUSE
Von besonderer Wichtigkeit ist das Krankheitsbild der akuten Pankreatitis. Schockzustand, akutes Abdomen mit Hauptschmerz quer im Oberbauch beherrscht das Bild. Bauchhautvenen blutgefüllt!
Wohlgemuth-Probe in Harn und Serum!
Leukozytose!
Konservative Behandlung

NIEREN UND ABLEITENDE HARNWEGE
Zur Diagnose der Nierenerkrankungen:
Harnuntersuchung
Ausscheidungs- und Konzentrationsversuch (nur bei kompensiertem Kreislauf sinnvoll!)
Blutserumuntersuchungen (Rest-N, Gesamt-N, Elektrophorese)
Zystoskopie
Röntgenuntersuchungen (i. v. und retrograde Pyelographie, Angiographie, Retropneumoperitoneum)
Zur Therapie der Nierenerkrankungen:
Postoperative Überwachung der Harnausscheidung
Darmparesen vermeiden!
Auf retroperitoneale Prozesse achten!

Zur Diagnose der Blasenerkrankungen:
Harnuntersuchung
Rektale Untersuchung bei entleerter Blase!
Nierenfunktionsproben
Blutserumuntersuchungen (besonders Rest-N, Gesamt-N)
Katheterismus (Rest-Harn — bakt. Untersuchung, Sediment)
Zystokopie
Röntgenuntersuchungen (Kontrast, achte auf Knochenstrukturen!)

Zur Therapie der Blasenerkrankungen:
Zur Harnverhaltung: Mit Katheter oder Bougie vorsichtig, ohne Gewalt und mit viel Geduld den richtigen Weg suchen!
Dauerkatheter so befestigen, daß Penisödem vermieden wird! Bedenke: jedes Katheterisieren ist ein Eingriff, der höchste Asepsis verlangt!
Katheter nicht zu tief in die Blase vorschieben!
Cave: Metallkatheter!

Zur postoperativen Versorgung: Freier Urinabfluß
Störungen durch Spülung mit kleinen Mengen (20 ml) steriler Flüssigkeit beheben
Bei stärkerer Blutung lokal und parenteral Styptika
Blasentamponade erfordert sofortigen Eingriff
Ältere Kollegen rufen!

Zur Oligurie und Anurie: Infusionen von 1000 ml 5%iger Dextrose mit 50 ml 1 bis 2%igem Novocainzusatz
Diathermie der Nieren
Abführmittel und Darmdialyse
Prostigmin, Amphotropin
Künstliche Niere
Dekapsulation

EXTREMITÄTEN

ENTZÜNDUNGEN
Zur Therapie:
Konservative Behandlung (Ruhigstellung) und gegebenenfalls Operation (breite Eröffnung des Entzündungsherdes vom Gesunden bis ins Gesunde)
Antibiotika
Esmarchsche Blutleere ohne Auswicklung

VERLETZUNGEN
Zur Therapie:
Primäre Versorgung durch Exzision und spannungslose Naht. Entspannungsschnitte, Hauttransplantation günstig
Sehnennähte heilen nur, wenn der proximale Sehnenabschnitt entspannt ist
Transfixation nach *Bsteh* oder andere Entspannungsmethoden
Bei Hand- und Fingerverletzungen größte Sorgfalt und Gewebe sparen
Infekte vermeiden
Kleine Nervenäste auch nähen
Immer in Blutleere operieren

GESCHWÜLSTE
Sarkome grundsätzlich radiologisch vorbehandeln. Tumorvolldosis wünschenswert, anschließend Operation

EINZELHINWEISE:
Zur Osteomyelitis: Diagnose der akuten hämatogenen Osteomyelitis beachten!
Plötzliches Fieber, Spontan- und Druckschmerz im Bereich einer Extremität, Functio laesa bei Kindern und Jugendlichen
Sofort Ruhigstellung mit Gipsverband, Breitbandantibiotika

Bei Abszeß: Punktion, lokal Antibiotikum, vorherige Resistenzbestimmung

Zu Gelenkinfektionen: Schwellung, verstrichene Gelenkkonturen, Schmerzen, Functio laesa, erhöhte Hauttemperatur
Aseptische Punktion mit bakteriologischer Untersuchung und Resistenzbestimmung
Ruhigstellung, Gipsverband, Einlegen einer Plastikvenüle, lokal und parenteral Antibiotika
Später aktive Bewegungstrübungen
Bei Infektionen oder Wunden in Gelenknähe immer an die Möglichkeit eines Übergreifens auf das Gelenk denken und vorbeugen

Zu Durchblutungsstörungen: Anamnese, Pulse, Hauttemperatur, Oszillometrie, Röntgen, Angiographie.
Schmerzbekämpfung, Rauchverbot, physikalische Maßnahmen zur Gefäßerweiterung
Vasodilatantien
Sauerstoff — Sympathektomie
Bei Gangrän trocken halten
Bei Infektionen Salbenverbände mit feucht-warmen Umschlägen, Ruhigstellung, Antibiotika
An Diabetes mellitus denken

Zur Sudeckschen Knochendystrophie: Vermeidung durch Infektionsprophylaxe und gezielte Therapie, durch Garantie für gute Durchblutung (Lagerung, nicht zu enger Gips) und durch aktive Bewegung der freien Körperteile, z. B. Finger, Zehen
Behandlung wie bei Durchblutungsstörung
Nicht belasten, nicht gehen!
Ruhigstellung mit aktiver Bewegung der freigelassenen Extremitätenteile
Physikalische und medikamentöse Vasodilatation
Hochlagerung der Extremität
Sympathektomie
Rauchverbot!

Weitere Ratschläge

Dekubitus: Vorbeugung durch Entlastung der gefährdeten Stellen von Dauerdruck, Trockenhalten, Lagewechsel, lokale Durchblutung fördern, Wasserbett, Drehbett!

Durst: Postoperativer Durst bedeutet immer Flüssigkeitsdefizit. Häufig kleine Mengen trinken lassen, sonst parenteral 5%ige Zuckerlösung verabreichen = Flüssigkeitsersatz, NaCl- oder kombinierte Elektrolytlösung ist Flüssigkeitsersatz *und* Elektrolytersatz!
Elektrolyte nur soweit ersetzen, wie Tagesbedarf und Defizit es erfordern

Embolie, massive: Plötzliche, schwere Dyspnoe mit Kreislaufverfall im unmittelbaren Anschluß an Körperbewegungen. Intravenöse Injektion einer Mischspritze von 5 ml 1%iger Novocainlösung, 2 ml Eupaverin, 2 ml Heparin (10 000 E.) und 0,02 Pantopon

Entzündungen: Bei Peritonitis nach Operation Kopfende des Bettes hochstellen, Antibiotika, Wasser- und Elektrolytersatz
Auf Darmfunktion achten!

Erbrechen: Magensonde, genaue Flüssigkeitsbilanz, Elektrolytbilanz und dosierter Wasser-Elektrolytersatz

Fistelbildungen: Suche nach der Ursache der Fistelbildung und beseitige diese. Denke an von außen eingedrungene oder körpereigene Fremdkörper, chronische Entzündungsherde oder Verlegung der normalen Abflußwege von Hohlorganen

Harnverhaltung, postoperative: häufig nach Operationen im kleinen Becken und Analbereich vorkommend
Nicht pressen, versuche Blase im Sitzen oder Stehen zu entleeren und verhüte Blasenüberdehnung. Mindestens in 24 Stunden zweimal katheterisieren, dazwischen spontane Miktion versuchen
Wärme
Urotropin, Amphotropin, Prostigmin
Nachblutung: Bluttransfusion und rechtzeitige Wundrevision
Thrombose und Embolie: Jede manifeste Thrombose mit Antikoagulantien behandeln!

Verbrennungen: Schockbekämpfung (Plasma-Transfusionen, periphere Kreislaufmittel, Cortison)
Schmerzbekämpfung (Pantopon, Novocain-Infusionen)
Infektionsverhinderung (Trockenpuder, einschlagen in sterile Tücher, Luft trocken halten)
Weiterbehandlung: Wasser-Elektrolyt-Haushalt im Gleichgewicht halten, Eiweißverlust decken, Infektion vermeiden, Antibiotika, rechtzeitiger plastischer Hautersatz

Verluste, akute: Sofortiger Ersatz der verlorenen Menge (Erbrechen, Durchfälle, Schweiß, Wundsekret o. ä.)

Wasser- und Elektrolytersatz: Einfuhr- und Ausfuhrbilanz und spezifisches Gewicht des Harns überwachen, Elektrolytbestimmung im Serum und Harn
Genaue klinische Beobachtung!
Chronische E.-Verluste können nur innerhalb mehrerer Tage aufgefüllt werden. In 24 Stunden etwas mehr als den jeweiligen Tagesbedarf an Wasser und Elektrolyten (nicht über 3000 ml Flüssigkeit / 24 Stunden) zuführen!

Wir hoffen, daß dieses Kapitel dem jungen Kollegen „Erste Hilfe" des Zurechtfindens sein wird.
„Behandle Deinen Kranken so, wie Du selbst behandelt sein möchtest. Eigne Dir die Kenntnisse an, die Du bei dem erwartest, dessen Pflege Du Dich gern anvertraust. Bringe Deinem Kranken soviel Freundlichkeit, Güte und Verständnis entgegen, wie Du für Dich erhoffst, wenn einmal Schmerzen, Krankheit und Sorge Dich plagen." *(F. Fuchs.)*

ASSISTENZARZT IN DER FRAUENABTEILUNG

Ein Wort zuvor

Es wäre sehr schön und würde großen Nutzen stiften, wenn man auch das Herz an den Fortschritten der Wissenschaft teilnehmen ließe. (Pasteur)

Es gibt im modernen Schrifttum eine Anzahl ausgezeichneter Lehrbücher der Geburtshilfe und der Frauenheilkunde, so daß der angehende Arzt genügend Möglichkeiten hat, geeignete und gute Hilfe für seine Tätigkeit in dieser Disziplin zu finden. Es könnte daher vermessen erscheinen, im Rahmen dieses Buches ein eigenes Kapitel der Frauenheilkunde einzufügen. Aber gerade dieses Fach der Medizin hat eine besondere, für Patientin und Arzt so persönliche Note, daß es doch geboten zu sein scheint, hier einige Ausführungen beizugeben, die der Vorbereitung des Arztes auf seine erste praktische Tätigkeit dienen.

Bei jungen Ärzten haben wir unmittelbar nach dem Staatsexamen oder während desselben zahlreiche Umfragen vorgenommen, welches wohl die Schwierigkeiten sind, vor deren Überwindung sie am meisten Sorge haben. Die Antworten lauteten: Es fällt uns schwer, die eigene Verantwortung für unsere Tätigkeit zu übernehmen.

An anderen Schwierigkeiten wurden genannt: Kontakt mit Patienten, Diagnose- und Differentialdiagnosestellung, Anwendung der Theorie in der Praxis, Kontakt zum kranken Kinde, Schwierigkeiten bei der Therapie, besonders beim Zurechtfinden in den zahlreichen Arzneimitteln der Industrie, Schwierigkeiten der Therapie akuter Fälle und Behandlung von chronisch Kranken.

Fast alle jungen Kollegen gaben an, Schwierigkeiten bei der Entscheidung geburtshilflicher Situationen zu fürchten.

Die Beziehung und den Kontakt zu den Patienten aufzunehmen und den Kontakt zu den Kollegen zu halten, wurde von anderen als Schwierigkeit angegeben. Übernahme der eigenen Verantwortung und die Furcht vor Befangenheit nannte eine andere Gruppe.

Auf jeden Fall ist es die Furcht vor der Richtigkeit der Entscheidung bei bedrohlichen Situationen.

Die Kollegen wollten fast in allen Fällen zum Ausdruck bringen, daß sie zwar schon viel gelernt haben, dieses Wissen aber nicht immer gegenwärtig haben, um es in der geeigneten Situation anzuwenden.

Sofern der junge Arzt nicht von vornherein eine Spezialausbildung anstrebt, die der Gynäkologie fernliegt, z. B. Ophthalmologie oder Hals-, Nasen-, Ohrenheilkunde, wird er gut tun, auch eine frauenärztliche Ausbildung zu absolvieren. Diese geburtshilflich-gynäkologische Ausbildung ist für den praktischen Arzt unerläßlich, sie erweist sich aber auch für andere Fächer, wie innere Medizin, Chirurgie, Urologie, Dermatologie, als äußerst ratsam.

GYNÄKOLOGIE

Arzt und Patientin

Wer als junger Assistent einem älteren Fachkollegen einmal während der Tagesarbeit über die Schulter gesehen hat, weiß, auch wenn *„nur"* die Vorgeschichte in der gynäkologisch-geburtshilflichen Sprechstunde erhoben wurde, wie viele unwägbare Faktoren zu dem optimalen Können des Arztes hinzukommen müssen, um die *„richtige diagnostische Fährte aufspüren zu können"*.

Die kranke Frau, gleich welchen Alters, ob verheiratet, unverheiratet oder Mutter, soll sich im Gespräch ihrem Doktor anvertrauen, sie soll von ihrem geheimen Kummer, von ihren Beschwerden, von ihrer Umgebung, der Lebensweise und manchen Intimitäten berichten. Nur wenn eine solche Unterhaltung ungezwungen, offen und ehrlich geführt wird, kann die erforderliche gemeinsame Vertrauensbasis erreicht werden. Das sagt sich leicht hin, wie aber sieht es in unserem von Zeitnot und Tempomanie belasteten ärztlichen Alltag wirklich aus?! Ist es nicht überhaupt illusorisch, heute, wo die Sprechzimmer überzulaufen drohen und wo die medizinisch-technische Apparatur den Patienten in eine Anonymität scheinbar hineinzwingt, Forderungen nach *„mehr Zeit für unsere Kranken"* aufzustellen? Sind das nicht vergebliche Signale eines einsamen Rufers in der Wüste? — Wollte sich der Arzt jedoch solchen Fragen beugen, dann würde er sich des Wesentlichsten seines Berufes überhaupt berauben. Wir älteren Ärzte dürfen darum nicht müde werden, unsere jungen Mitarbeiter immer erneut auf die ungeheuren Gefahren einer alleinigen und überwerteten *nur* technisierten Heilkunde hinzuweisen.
Wer ist aber nun das Gegenüber des Arztes in der Sprechstunde oder im Krankenbett? Was verbirgt sich hinter der Anmeldung der Schwester: *„Frau Müller, als Nächste bitte zu Herrn Doktor!"*? Ängstlichkeit, Schamhaftigkeit, Erregung, Affektion oder auch ein unnatürliches, dreistes Benehmen begleiten viele Frauen bis in das Sprechzimmer des Arztes. Ein freundliches *„Bitte nehmen Sie auf dem Stuhl neben meinem Schreibtisch Platz; es freut mich, Sie kennenzulernen; bevor wir uns über Ihre Sorgen unterhalten, darf ich einige Fragen an Sie richten (Name, Alter, Anschrift, Beruf usw.); ... fangen wir an: also, Frau Müller..."*, helfen Hemmendes zu beseitigen. Einige Minuten später liest der Arzt das Formular des Krankenblattes, welches er

geschrieben hat, seiner Patientin nochmals vor, wobei die Besprechung des Menstruationskalenders wichtigste klinische Bedeutung hat. „Und nun erzählen Sie bitte in aller Ruhe: welches sind Ihre Hauptbeschwerden, was hat Sie heute zu mir geführt und was darf ich für Sie tun?"
So bringen gütiges, vorsichtiges und verständnisvolles Fragen die erforderlichen Daten der Anamnese zusammen. Es gibt Frauen, die in ungehemmtem Redefluß weit vom Thema abschweifen, aber es gibt nicht wenige andere, die gefragt sein wollen. Mit Einfühlungsvermögen und Geschick kann man durch freundlich eingeworfene Bemerkungen das Gespräch steuern und notfalls bremsen. Aber zuhören und zwischen den Worten eines von Leid gepreßten Menschen lesen können, will gelernt sein.

Nach Erhebung der Vorgeschichte begleitet der Arzt seine Patientin an die Umkleidekabine oder nach dem Untersuchungstisch.
Bei der folgenden fachgynäkologischen Untersuchung sage man der Patientin, was gerade in diesem oder jenem Augenblick vorgenommen wird. Man erleichtert sich gegenseitig die Untersuchung wesentlich. Als wichtigste Maßnahme hat die Einstellung der Portio mit einem Spekulum zu gelten. Man möge entschuldigen, wenn eine scheinbar so selbstverständliche Forderung vorangestellt wird; aber der ältere Frauenarzt weiß ein trauriges Lied zu singen, wieviel gegen die These: „Bekomme in allen Fällen die Portio auch wirklich zu Gesicht" gesündigt wird. Man denke immer daran, daß 75% aller gynäkologischen Krebse durch die exakte Portio-Einstellung erfaßt werden können.
So stellt die ärztliche Konsultation in der Gynäkologie und Geburtshilfe, wie auch anderenorts, einen mündlichen Vertrag besonderer Prägung in juristischer und persönlicher Hinsicht dar, der durch die Beratung der Patientin abgeschlossen wird.
Die Patientin einerseits vertraut dem Arzt ihre persönlichen körperlichen und seelischen Nöte und Empfindungen an und gibt dem Arzt die Möglichkeit zu eingehenden Untersuchungen, die oft unangenehm, ja sogar schmerzhaft sein können. Sie duldet also die Untersuchung und erwartet vom Arzt Rat und Hilfe für ihr Leiden.
Der Arzt andererseits wird sein ganzes Können und Wissen mit aller Sorgfalt in den Dienst der Heilung einsetzen. Er darf bei dem Untersuchungsgang keinen Schaden setzen und muß streng, in der Gynäkologie ganz besonders streng, die *Schweigepflicht* beachten.
Bleibt nun der Erfolg der Behandlung aus und entsteht gar ein Schaden, dann folgen zivile oder gar strafrechtliche Verwicklungen, deren letzter Kern stets die Nichterfüllung der Sorgfaltspflicht von seiten des Arztes ist (Schröder).

Ein guter Arzt wird selten in solche Komplikationen verstrickt werden. Durch Verkettung eigenartiger, unglücklicher Zufälle können aber selbst dem besten Arzt Anschuldigungen zugeschoben werden, gegen die er sich rechtfertigen muß. Grund dafür ist oft eine große Überbelastung in der Klinik oder in der Kassenpraxis.
Zum anderen spielt hier auch das Streben der Patienten eine große Rolle, für Schicksalsschläge eine Ursache und eine Schuld und ein menschliches Versagen zu suchen. So meint z. B. eine Patientin, die an einem inkurablen Karzinom leidet, die Operation sei nicht richtig erfolgt, oder die Strahlenbehandlung sei nicht mit der nötigen Sorgfalt durchgeführt worden. —
Bei vielen Patienten ist die Konsultation einfach, besonders wenn unkomplizierte, einfache Krankheitsbilder vorliegen. Aber gerade in der Gynäkologie und Geburtshilfe ist es nötig, daß der Arzt sein Wissen gut geordnet hat, um es stets richtig bereitzuhalten und anwenden zu können.
Es werden daher mit Absicht in den folgenden Ausführungen oft Übersichten und Schemen gebracht, um das bei dem jungen Arzt im Studium gesammelte Wissen zu ordnen und es ihm leichter zu machen, dieses Wissen geeignet anzuwenden.
Schwierigkeiten können gelegentlich entstehen, wenn die Patientin schon von mehreren gynäkologischen Untersuchern beraten worden war, deren Urteil durch die verschiedenen Deutungen des Tastbefundes nicht gleich ausgefallen ist. Dann wird oft von der Patientin Arzt gegen Arzt ausgespielt. Hier sei man sehr zurückhaltend mit jeder Äußerung, denn beim nächsten Untersucher wird dann die Reihe um ein Glied, nämlich den Arzt, der zuletzt untersucht hat, fortgesetzt.

Die Anamnese

Die Grundforderungen, die für die Aufnahme einer guten Anamnese gelten, sind im allgemeinen Teil dieses Buches näher besprochen worden. Und doch müssen hier noch Ergänzungen gemacht werden, die für die Tätigkeit auf der gynäkologischen Station von entscheidender Wichtigkeit sind.
Der Arzt muß bei der Aussprache, also beim Erheben der Anamnese, mit der Patientin allein sprechen können. Die Patientin muß das Gefühl haben, daß sie ihre intimsten Nöte nur dem Arzt selbst anvertraut.
Es muß also für Schallsicherheit gegenüber anderen Kranken- oder Warteräumen gesorgt werden.
Das in der Nähe befindliche Personal sollte besser während der Aussprache mit der Patientin aus dem Raum verschwinden. Und trotzdem wird die Patientin den Kern der Beschwerden oft nur zwischen den Worten

Gynäkologische Abteilung

ahnen lassen, besonders wenn es sich eben um intimste Angelegenheiten handelt. Der Arzt muß deshalb beim Erheben der Anamnese auf alles eingehen, was die Patientin angibt.

Auf Frauenstationen müssen folgende Angaben aus der Vorgeschichte besonders beachtet und deshalb erfragt werden:

Zeitpunkt der Menarche,
vorangegangene Geburten und Fehlgeburten und ihr Verlauf,
durchgemachte Operationen, besonders Bauchoperationen,
vorsichtige Befragung nach durchgemachten venerischen Infektionen,
schließlich die Frage nach Fluor (Farbe, Menge)
und als Wichtigstes die *Regelanamnese*.

Viele Frauen haben sich daran gewöhnt, einen Regelkalender zu führen und darin Zeit, Dauer und Stärke jeder Blutung zu vermerken. Das sollte jede Frau während ihrer Geschlechtsreife tun!

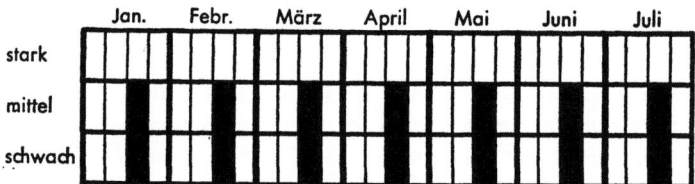

Abb. 9. Schema nach *Kaltenbach* mit Eintragungen der Regelblutungen. Die Abszisse stellt die Zeit der Blutung dar: Große Rechtecke die Monate, kleine Rechtecke die Wochen, während die Ordinate in drei Teile unterteilt ist und die Stärke der Blutung registriert: schwach, mittel, stark

Die Regel wird zweckmäßigerweise in ein Schema, welches *Kaltenbach* angegeben hat, eingetragen und damit optisch gut registriert (Abb. 9).

In vielen Fällen läßt sich aus diesem Schema die Art der Blutungsstörung (siehe dort) unter der Voraussetzung, daß dieses Regelschema richtig und sorgfältig ausgefüllt wird, einfach ablesen.

Schema einer Anamnese. (Nach Neuweilen)

1. Alter, Zivilstand, Beschäftigung.
2. Durchgemachte Krankheiten (in der Jugend, in den Entwicklungsjahren oder später). Operationen, ärztliche Behandlungen.
3. Geburten und Fehlgeburten, ihr Verlauf, eventuelle Eingriffe, Wochenbett.

4. Menstruationsverhältnisse: (möglichst „Kaltenbach"-Schema)
   a) Menarche.
   b) Zyklus (3-, 4-wöchig, regelmäßig oder unregelmäßig, zu häufig oder zu selten), Zyklusstörungen.
   c) Art der Blutung, Dauer und Stärke (wie lang, wie stark), Abgang von festen Bestandteilen wie Koagula, Gewebsfetzen, ob bettlägerig.
   d) Unregelmäßige Blutungen (Länge, Stärke, Dauer, Aussehen, Geruch).
   e) Molimina menstrualia (Schmerzen vor, während oder nach der Periode, Art der Schmerzen, kolikartig, andauernd oder mehr wechselnd, eventuell Ausstrahlungen in die Umgebung).
   f) Termin der letzten *(regelmäßigen)* Periode.
   g) Einwirkungen der Menstruation auf den übrigen Organismus (z. B. Schmerzen in den Brüsten, schlechtes Aussehen, Erbrechen, Hautausschläge).
5. Fluor (Menge, Beschaffenheit, weißlich, schleimig, eitrig-schleimig, rein eitrig, blutig, Geruch, Aussehen, zeitliche Verhältnisse, z. B. vor oder nach der Menstruation).
6. Gegenwärtige Beschwerden:
   a) Art und Charakter der Schmerzen (ziehend, stechend, kolikartig, bohrend, Senkungsgefühl usw.).
   b) Lokalisation und Ausstrahlungen.
   c) Abhängigkeit von äußeren Einflüssen (Stuhlgang, Urinieren, Kohabitation, Arbeit, Kleiderdruck usw.).
7. Das Verhalten der Nachbarorgane:
   a) Harnbeschwerden (Häufigkeit der Miktion, Schmerzen bei oder nach der Miktion, Beschaffenheit des Urins, Inkontinenz, Retention).
   b) Darmbeschwerden (Art und Beschaffenheit des Stuhls, Blut-, Eiter-, Schleimbeimengung, Schmerzen vor, während oder nach der Defäkation, Obstipation, Durchfall).
8. Allgemeinbefinden (Appetit, Gewichtsverhältnisse, Temperatursteigerungen, sexuelle Verhältnisse usw.).

Die allgemeine Untersuchung

Während die Aussprache mit der Patientin nur „unter vier Augen" erfolgen soll, ist es dringend geboten, bei allen Untersuchungen eine Hilfskraft, nach Möglichkeit eine Schwester, als *Hilfe,* aber auch als *Zeugin* aller durchgeführten Maßnahmen zugegen zu haben.
Damit wird jede Möglichkeit von Fehldeutungen, vor allem seitens psychopathischer Patienten, ausgeschaltet und die strenge Sachlichkeit der Unter-

suchungen gewahrt. Das gilt sowohl für klinische als auch für ambulante Untersuchungen.

Bei ambulanten Untersuchungen sollen Aussprache und Untersuchung möglichst in getrennten Räumlichkeiten stattfinden. Ist dies nicht möglich, muß der Raum wenigstens behelfsmäßig abgeteilt sein.

Stets ist darauf zu achten, daß sich die Patientin auf die Untersuchung vorbereiten kann. Sie soll sich nicht in Gegenwart des Arztes auskleiden und zur gynäkologischen Untersuchung herrichten. Zumindest müssen Auskleidenischen oder -schirme vorhanden sein.

Ist die Untersuchung abgeschlossen, dann läßt man die Patientin erst wieder sich ankleiden und herrichten, ebenfalls hinter einem Schirm oder besser in einer Kabine, erst dann findet die Aussprache statt.

Der Untersuchungsraum muß die Note strenger Sachlichkeit haben, er muß *sauber, hell* und *aufgeräumt* sein.

Es braucht wohl nicht besonders betont zu werden, daß sowohl Arzt als auch Hilfsperson gerade bei der gynäkologischen Untersuchung besonderen Wert auf saubere Kleider und Mäntel legen müssen. Auch die Apparate und Instrumente müssen sich in sauberem und ordentlichem Zustand befinden. Der Instrumententisch sollte sich möglichst nicht im Blickfang der Patientin befinden, um sie nicht vor der Untersuchung unnötig zu ängstigen.

Im Untersuchungszimmer sind, neben anderem Zubehör, unumgänglich nötig:

a. Ein Vorhang oder ein Schirm als Ecke zum Aus- und Ankleiden oder besser eine Umkleidekabine.
b. Eine Waage und eine Meßlatte.
c. Ein Untersuchungstisch oder -stuhl.
   Die im Handel befindlichen gynäkologischen Untersuchungsstühle sind gut brauchbar. Dabei ist es unwichtig, ob die Beine auf Stützen oder Beinauflagen ruhen. Wichtig ist, daß nach jeder Untersuchung die Hilfskraft die Gesäßunterlage wechselt, damit auch hier größte Sauberkeit gewahrt bleibt.
   Alle Abfälle und bei der Untersuchung gebrauchte Tupfer werden in einem Kasten oder in einem Eimer unter dem Tisch gesammelt.
d. Der Instrumententisch. Auf ihm befinden sich
   1. Eine Tupferschale oder -trommel,
   2. Kornzangen als Tupferträger,
   3. Kugelzangen,
   4. Pinzetten,
   5. Eine Schere,
   6. Ein scharfer Löffel mit langem Griff,
   7. Ein Gefäß mit Desinfektionslösung, darin Glas-, Metall- oder Gummikatheter,
   8. Spitzgläser für Urin,
   9. Platinösen im Ständer,
   10. Objektträger,
   11. Spekula in Form von Röhrenspekula Größe I—IV oder Plattenspekula (siehe später).
e. Eine Scheinwerferlampe als gute Lichtquelle.

Jeder gynäkologischen Untersuchung muß eine allgemeine Beurteilung vorausgehen, die den Körperzustand der Frau erfaßt. Dabei kann man sich des folgenden Schemas bedienen:
1. Körpergröße und Gewicht,
2. Konstitution,
3. Kräfte- und Ernährungszustand (Knochenbau, Muskulatur, Fettpolster),
4. Haut (Pigmentation, Ödeme, Varizen, Narben, Haaranomalien),
5. Hals (Struma),
6. Mammae (Beschaffenheit, Vorwölbungen, Einziehungen, Stand der Mamillen, Kolostrum),
7. Perkussion und Auskultation von Herz und Lungen,
8. Bauchdeckenbeschaffenheit (Rektusdiastase, Narben, palpable Resistenzen, Druckschmerzhaftigkeit, hyperästhetische Zonen, Meteorismus, Hernien),
9. Leberpalpation,
10. Messung von Körpertemperatur, Blutdruck und Puls,
11. Urinuntersuchung.
12. Blutbild: Hgb.-Bestimmung, Zählen der Erythrozyten und Leukozyten.

Diese allgemeine Untersuchung sollte auch dann vorgenommen werden, wenn die Fülle der Aufgaben die Zeit knapp erscheinen läßt. Durch Erfassen des Allgemeinbefundes sind wichtige Rückschlüsse auf den Status und auch auf die Konstitution der Patientin möglich. Dadurch erhält der Arzt Hinweise für richtige Diagnose, Therapie und Prognose.

Man wird die *vollweibliche, gesunde und gut gebaute Frau* an den typisch weiblichen Formen und Proportionen, der typisch weiblichen Behaarung, der Stimme und vielen anderen weiblichen Attributen mühelos erkennen können. Bei solchen vollweiblichen Patientinnen ist die Eierstocksfunktion gut und kräftig vorhanden und gegen alle schädigenden Einflüsse, wie Milieuwechsel, innere Erkrankungen und psychische Einwirkungen, widerstandsfähig. Schwangerschaft, Geburt und Wochenbett nehmen meist einen normalen und glatten Verlauf.

Zum Verständnis der Abweichungen von diesem Typus sei eine Übersicht über die Ovarialfunktion in ihrer vegetativen und generativen Komponente gegeben.

Ovarialfunktion

A. Vegetative Komponente
  Normal:
  Tube, Uterus, Scheide werden rechtzeitig funktionsbereit gemacht und erhalten.
  Die Sexualcharaktere werden herausgebildet.
  Der Gesamtkörper wird auf eine erhöhte Funktionsstufe gebracht.

Krankhaftes Defizit = vegetative Ovarialinsuffizienz:
Unbeeinflußbar: Infantilismus in allen seinen Formen.
Beeinflußbar: 1. Schrumpfungszustände an Tube, Uterus, Scheide, spitzwinkelige Anteflexio, Dysmenorrhoe, starke Regelblutung, Sterilität.
2. Herabsetzung der Gesamtfunktionsstufe des Körpers, endokrine Kompensationen. Vasomotorische, vegetative Symptome: Hypersekretion, Hypermotilitäten.

B. Generative Komponente (betrifft Follikel u. Corp. lut.)
Normal:
Eireifung, Eibett-Bildung, Schwangerschaftsvorbereitung, „Fehlschlag" = Menstruelle Blutung aus dem Wundbett der abgestoßenen Eibettschicht.
Krankhaftes Defizit = generative Ovarialinsuffizienz:
1. Tempostörungen der „Regel"blutung,
   zu häufige und zu seltene Regel.
2. Neigung zum Frühabort.
   Ungenügende Corp. lut. Protektion, schlechtes Eibett.
3. Follikelpersistenz:
   Glandulär-zystische Hyperplasie des Endometrium mit Dauerblutung.

Als abweichende Konstitutionstypen müssen gelten:
Die asthenische Frau zeigt alle Merkmale einer „reizbaren Schwäche". Charakteristisch ist eine allgemeine Muskel- und Bindegewebsschwäche mit Neigung zu Haltungsstörungen und Erschlaffungen. Die Schultern hängen, die Bauchwand sackt leicht durch. Der Beckenboden ist nur wenig tragfähig, so daß Senkungsbeschwerden, Rückenschmerzen und eine Anlage zu Bauchwandbrüchen häufig beobachtet werden. Das vegetative Nervensystem ist leicht reizbar und zeigt oft überschießende pathologische Reaktionen.
Als weitere Konstitutionsform muß der *athletische Typ* zählen, bei dem der Muskelanteil übermäßig hervortritt und so Ähnlichkeit im Körperbau und auch im übrigen Verhalten mit dem männlichen Geschlecht zeigt. Dabei werden oft Regelstörungen und Schwierigkeiten bei Konzeption, Schwangerschaft und Geburt und auch eine allgemeine Krankheitsanfälligkeit beobachtet.
Die Pyknika schält sich aus der normalen, typisch weiblichen Konstitution dadurch heraus, daß ihr Körperbau gedrungener und voller ausfällt. Sie weist ein starkes Fettpolster auf. Ihre Krankheitsabwehr ist nicht besonders zuverlässig, ihr Herzkreislaufsystem ist oft gefährdet. Außerdem bestehen oft Unterfunktionen der Ovarien mit Regelstörungen.
Schröder unterscheidet noch einen *dyshormonalen* Typ und versteht darunter ererbte und erworbene Fehlkonstitutionen, deren Ausbildung durch

Fehlsteuerungen im hormonalen System beruhen: Dysplasia adiposo-genitalis, Morbus Cushing, hypophysäre Magersucht, Schilddrüsen-Über- und -Unterfunktionen und schließlich das Bild des Infantilismus, eine starke und unbeeinflußbare Unterfunktion der Ovarien und des gesamten Endokrinium. Man versteht darunter einen unproportionierten infantilen Riesenwuchs: unproportioniert lange Extremitäten, kurzen Rumpf, flachen Thorax, hängende Schultern, schlechte Sexualcharaktere und sehr mangelhafte Sexualfunktion, wie späte Menarche, Zeichen der vegetativen und generativen Ovarialinsuffizienz, frühes Klimakterium, unzureichende Stoffwechselfunktion mit Fett- oder Magersucht, Müdigkeit, Trägheit (vgl. Regeltempostörungen).

DIE GYNÄKOLOGISCHE UNTERSUCHUNG

Die Lagerung der Patientin

Die gynäkologische Untersuchung wird zweckmäßig auf dem gynäkologischen Untersuchungsstuhl vorgenommen. Es gibt eine ganze Reihe von Modellen solcher Stühle, die im allgemeinen gut brauchbar sind.
Im Prinzip muß die Frau mit angezogenen Oberschenkeln auf einem Untersuchungstisch so gelagert werden können, daß die Lendenlordose völlig ausgeglichen ist und der Rücken flach auf dem Tisch aufliegt. Die Beine sind gespreizt, die Füße ruhen auf Fersenstützen oder auf flachen Fußtrittbrettern oder aber die Unterschenkel werden durch Kniestützen gehalten.
Welche Art des Stuhles gewählt wird, hängt davon ab, auf welche Methode sich der untersuchende Arzt eingestellt hat oder sich einstellen will.
Am Untersuchungstisch vorn unten ist ein kleines Trittbrett angebracht, damit der Fuß des Arztes durch Aufstellen des rechten Beines sein eigenes Körpergewicht abfangen kann und so bei der Untersuchung nicht durch eine Zwangshaltung vorzeitig ermüdet.
Von der Patientin müssen alle hindernden Kleidungsstücke vor der Untersuchung abgelegt werden. Das Gesäß soll den vorderen Rand des Tisches um etwa 5—6 cm überragen, damit auch mit dem Spekulum ein guter Zugang zum Introitus gewährleistet ist.
Die wichtigste Aufgabe des Arztes ist dann, die Patientin zu beruhigen, damit keine Verkrampfung oder Verspannung in den Bauchdecken oder am Beckenboden eintritt. Die Untersuchung erfolgt ohne Narkose, nur in besonderen Fällen muß sie im Rausch gemacht werden.
Wichtig ist die Forderung, daß die Frau vor der Lagerung stets angehalten wird, Wasser zu lassen. Durch eine *volle Blase* wird die innere gynä-

kologische Untersuchung nicht nur erheblich erschwert, es kann dadurch auch zu erheblichen Verlagerungen des Uterus und damit oft zu Fehldiagnosen kommen. Außerdem verursacht eine gynäkologische Untersuchung bei voller Blase oft Schmerzen, die vermieden werden können. Eine Entleerung des Darmes vor der Untersuchung ist ebenfalls wünschenswert.
Ist eine Spontanentleerung der Blase infolge psychischer Hemmungen nicht möglich, dann muß der Arzt vor der Untersuchung die Blase durch Katheterisieren entleeren:
Unter Beachtung strenger Aseptik und Desinfektion des Orificium ext. urethrae wird nach Spreizen der Vulva ein Gummikatheter in die Harnröhre eingeschoben und durch leichten Druck oberhalb der Symphyse mit der linken Hand des Untersuchers die Blase entleert.
Katheter aus Metall oder Glas sind nicht so zweckmäßig wie Gummikatheter. Sie sind bei der gynäkologischen Untersuchung aber durchaus erlaubt; unter der Geburt jedoch sind Katheter aus Metall oder Glas wegen der Gefahr von Verletzungen verboten.

Die äußere Untersuchung (Inspektion der Vulva)

Die Untersuchung beginnt mit der Besichtigung der Genital- und Dammgegend. Dabei ist eine gute Lichtquelle mittels einer Scheinwerferlampe unerläßlich.
Es werden erfaßt:
    Mons veneris (Fettpolster, Art der Behaarung, Pediculi?),
    Falten der Oberschenkel (Intertrigo-Ekzeme),
    Oberfläche der großen Labien (normales Epithelkleid, Vorwölbungen,
        Kraurosis, Varizen, Kondylome),
    Analring (Fissuren, Hämorrhoidalknoten, Prolaps).
Dann werden mit der durch einen sauberen Handschuh geschützten Hand die großen Labien gespreizt und die Inspektion fortgesetzt:
    Klitoris,
    Urethralfeld mit Harnröhrenmündung (Rötung, Entzündung, eitriges Sekret,
        Ektropien, Polypen),
    Skenesche Gänge,
    Kleine Labien (Kondylome, Entzündungen, Tumoren),
    Mündungsstelle des Ausführungsganges der Bartholinschen Drüse (Ent-
        zündungen, Vorwölbungen),
    Hymenalring (intakt oder defloriert),
    Introitus (Weite, Vorfall der Scheidenwände, Blutungen aus der Scheide,
        Tumoren).

Spekulumuntersuchung

Die Spekulumuntersuchung ist ein integrierender Bestandteil der gynäkologischen Untersuchung. In keinem Fall darf sie unterlassen werden oder etwa zugunsten der bimanuellen Palpation auf sie verzichtet werden.
Folgende Spekula sind heute für Untersuchungszwecke gebräuchlich:
   a. Das sich selbst haltende Spekulum (Entenschnabelspekulum, aufklappbares Metallspekulum, Trelat- oder Cuskospekulum).
   b. Das zweiblättrige Spekulum mit vorderem flachen, schmalen und hinterem kurzen, rinnenförmigen Blatt (Doyen, Sims).
   c. Das röhrenförmige Spekulum in Größen I—IV, angewandt je nach Weite der Scheide und des Introitus.

Jedes der Spekula hat Vorteile und Nachteile, so daß die Anwendung von der persönlichen Einstellung und Übung des Untersuchenden abhängig ist. Es ist grundsätzlich wichtig, daß bei der Spekulumuntersuchung die gesamte Scheidenoberfläche und die Portio gut übersehen und eingestellt werden kann.
Beim Einführen des Spekulum ist sorgfältig darauf zu achten, daß das Urethralfeld geschont und nicht berührt wird, weil dadurch Schmerzen verursacht werden. Schmerzen beim Beginn der gynäkologischen Untersuchung verursachen aber fast immer Abwehrreaktionen, wie Pressen, Spasmen der Bauchdecke, also Zustände, welche die weitere Untersuchung unmöglich oder zumindest sehr schwierig gestalten können.
Auch bei der Spekulumuntersuchung ist eine gute Lichtquelle unerläßlich. Die Portio muß gut zu Gesicht kommen. Sie muß genau besichtigt werden.

Der Muttermund ist grübchenförmig bei der Nullipara, er ist quergespalten bei der Frau, die geboren hat. Bei der Spekulumuntersuchung werden erfaßt:
   Beschaffenheit der gesamten Scheidenoberfläche,
   Beschaffenheit des Scheideninhalts,
   Sekret der Scheide,
   Scheidengewölbe,
   Portio,
   Muttermund,
   Absonderungen des Zervikalkanals (Schleimpfropf oder andere Absonderungen),
   Entzündungen, Neubildungen, Narben an der Portio vaginalis uteri.

Über zusätzliche Untersuchungsmöglichkeiten bei der Spekulumuntersuchung (Jodprobe, Kolposkopie, Abstrichentnahme siehe später).

Die bimanuelle Palpation

Möglich sind:
Die vaginale Untersuchung,
Die rektale Untersuchung,
Die kombinierte rekto-vaginale Untersuchung.

Die vaginale Untersuchung

Die vaginale Untersuchung wird grundsätzlich mit der durch den Handschuh geschützten Hand durchgeführt. Nach Blasenentleerung wird die Vulva gespreizt, so daß der Introitus gut zugängig ist.
Bei intaktem Hymen ist die vaginale Untersuchung unbedingt zu unterlassen und nur bei besonderer Indikation durchzuführen.
Je nach Weite des Introitus werden entweder nur der 2. oder der 2. und 3. Finger so eingeführt, daß das Urethralfeld *nicht berührt* wird. Dabei ist es durchaus möglich, daß die hintere Kommissur etwas nach rektal gedrückt wird. In vielen Fällen tut der Untersucher gut, den Handschuh anzufeuchten oder aber mit Öl oder Vasenol zu benetzen.
Ist der (oder die) Finger eingeführt, dann nimmt der Untersuchende die typische Stellung der Untersuchung ein, indem er sein Körpergewicht auf den auf einem kleinen Tritt am vorderen unteren Teil des Untersuchungstisches aufgestellten rechten Fuß verlegt. Er tastet mit dem inneren Finger die Scheidenwand rings herum einschließlich des Scheidengewölbes ab und sucht die Portio auf.
Ist das geschehen, dann tastet er mit der äußeren Hand von der Bauchdecke entgegen, so daß der Uterus zwischen beide Hände zu liegen kommt.
Jetzt ist es möglich, Aussagen zu machen über
Lage,
Haltung,
Stellung des Uterus
und gleichzeitig
Größe,
Form,
Konsistenz,
Oberfläche
und Beweglichkeit des Uterus zu bestimmen.
Außerdem läßt sich das Größenverhältnis zwischen Korpus und Kollum feststellen.

Normalerweise findet sich der Uterus in Anteflexio-Anteversio, d. h. seine Grundachse ist nach vorn gerichtet (Anteversio) und die Korpusachse ist gegenüber der Kollumachse ebenfalls nach vorn geneigt (Anteflexio).
Die Portio wird normalerweise in Höhe der Spinae ossis ischii, der Fundus uteri in Höhe des Beckeneingangs getastet. Damit ist die normale Größe des Uterus bestimmt.
Die Konsistenz des Uterus ist derb. Abweichungen in Form einer weicheren Konsistenz werden bei Schwangerschaft, aber auch bei Tumoren gefunden. Die Adnexe lassen sich kombiniert, vom Scheidengewölbe einerseits und von den seitlichen Partien der Bauchdecke des Unterbauches andererseits, her tasten. Sie gleiten bei geeigneter Untersuchungstechnik durch die tastenden Finger der äußeren und der inneren Hand hindurch. Entzündungen oder Neubildungen lassen die Adnexe verdickt erscheinen, Adhäsionen schränken ihre Beweglichkeit ein.
In gleicher Weise wird man Ovarialtumoren fühlen können. Außerdem lassen sich Aussagen über das Beckenbindegewebe, die Parametrien, machen. Während des gesamten Untersuchungsganges ist es zweckmäßig, mit der Patientin Kontakt zu halten und durch Unterhaltung oder durch Fragen ihre Aufmerksamkeit von der Untersuchung abzulenken, so daß sie schließlich völlig entspannt ist und damit eine Untersuchung bis in alle Einzelheiten möglich macht.
Gelangt man bei der gynäkologischen Untersuchung nicht zu voller Klarheit, dann ist eine Wiederholung der Untersuchung zweckmäßig; sie gelingt dann meistens besser. Ist auch dann keine Klarheit möglich, z. B. durch unwillkürliche unüberwindliche Bauchdeckenspannung, so kann sich die gynäkologische Untersuchung in Narkose nötig machen. In dringenden, lebensbedrohlichen Fällen, z. B. bei Verdacht auf Extrauterin-Gravidität, muß gelegentlich schon sofort zur Narkoseuntersuchung geschritten werden.
Man vergesse bei der vaginalen Untersuchung nicht die genaue Abtastung der vorderen Scheidengegend und auch die Beurteilung der Festigkeit der Blasenstütze. Außerdem soll eine Abtastung des Levator erfolgen. Dabei wird die Patientin aufgefordert, die Gesäßbacken zusammenzukneifen. Die Levatorschenkel werden dann beiderseits in Höhe des oberen Drittels der Scheide gefühlt werden.

Die rektale Untersuchung

Eine wertvolle Ergänzung der vaginalen Untersuchung stellt die rektale Untersuchung dar. Sie darf unter keinen Umständen mit dem gleichen Handschuh, der bei der vaginalen Untersuchung verwendet worden war, durchgeführt werden (Cave: Mastdarmgonorrhoe!).

Entweder muß ein Handschuhwechsel erfolgen, oder es muß über den Zeigefinger des bei der vaginalen Untersuchung benutzten Handschuhs ein Fingerling gezogen werden. Mit dem zusätzlichen Fingerling wird aber die Feinheit des Tastvermögens erheblich beeinträchtigt.
Nach Handschuhwechsel wird der mit Vaseline oder Salbe versehene Zeigefinger in das Rektum eingeführt. Dabei wird die Patientin aufgefordert, kräftig zu pressen.
Vom Rektum her lassen sich oft Ergänzungen des Genitalbefundes erheben, da dabei auch die Gegend seitlich oberhalb des Scheidengewölbes gut zu tasten ist.
Diese Tatsache muß vor allem dann ausgenutzt werden, wenn narbige und schwielige Veränderungen oder Schrumpfungen des Scheidengewölbes vorliegen. Bei allen Untersuchungen bei Verdacht auf Kollumkarzinom muß, zur genauen Beurteilung der Parametrien und der Beckenwände, die rektale Untersuchung außer der vaginalen Untersuchung vorgenommen werden.
Auch bei Untersuchungen nach Operationen oder strahlentherapeutischen Behandlungen wegen gynäkologischer Karzinome, besonders des Collum uteri, ist neben der vaginalen Untersuchung stets die rektale Untersuchung erforderlich.
Selbstverständlich tastet auch hier immer die äußere Hand von der Bauchdecke der inneren Hand entgegen.
Man vergesse nicht, vom Rektum her den Beckenboden, besonders die Levatorschenkel beiderseits, auf ihre Funktion und Tragfähigkeit zu prüfen.

Die rekto-vaginale Untersuchung

In wenigen Fällen werden vaginale und rektale Untersuchung trotz gut erschlaffter Bauchdecke nicht zu einem einwandfreien Untersuchungsergebnis führen, besonders dann nicht, wenn das Beckenbindegewebe stark verhärtet und sklerosiert ist. Dann wird die rekto-vaginale Untersuchung (2. Finger, mit Öl benetzt, in die Vagina, 3. Finger, mit Vaseline bestrichen, ins Rektum einführen) empfohlen. Dieser etwas kompliziert erscheinende Untersuchungsweg wird vor allem auch dann angewandt, wenn differentialdiagnostische Entscheidungen gefällt werden sollen: Myome und Ovarialtumoren, Adnex- oder Ovarialtumoren und Rektum- oder Sigmatumoren. Die äußere Hand tastet auch hier durch die Bauchdecke entgegen.

Dokumentation des Untersuchungsbefundes

1. *Die einfachste Möglichkeit* ist die schriftliche Fixation des Untersuchungsbefundes, sowohl der Spekulumuntersuchung als auch der Palpation. Diese

schriftliche Fixierung soll stets gemacht werden und im Krankenblatt mit leserlicher Schrift, am besten in Maschinenschrift, eingetragen werden. Der Nachteil des nur schriftlich festgelegten Untersuchungsbefundes ist die geringe Übersichtlichkeit und die umständliche Orientierung, besonders am Krankenbett.

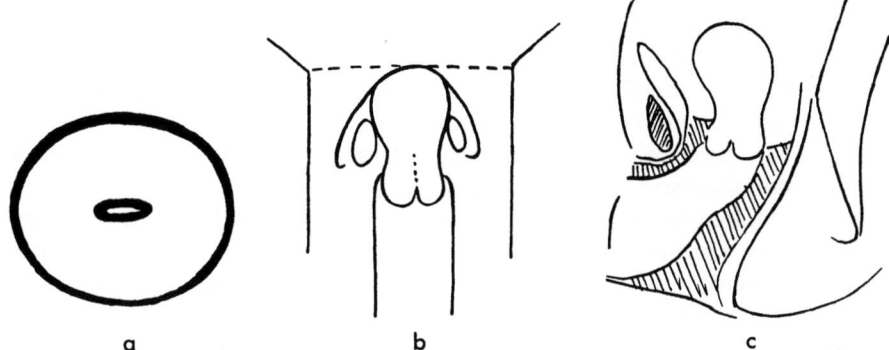

Abb. 10. Festhalten des gynäkologischen Untersuchungsbefundes durch maß- und proportionsgerechte Skizzen.
a) Portio, b) a.-p. Skizze des Uterus und der Adnexe, c) Uterus und Beckeninhalt seitlich

2. Von *Sellheim* (früher schon von *B. S. Schultze*-Jena) wurde daher empfohlen, den Untersuchungsbefund in vorgestempelte anatomische Schemata einzutragen, um dadurch eine schnelle optische Orientierung zu ermöglichen. Diese Methode hat viele Anhänger gefunden, hat jedoch den Nachteil, daß ein Befund nur schwer und mit Mühe in fertige Skizzen eingetragen werden kann. So bleibt diese Methode oft unzulänglich.
3. *Schröder* hat daher freie Skizzen zum Festhalten des Untersuchungsbefundes angewandt. Diese Skizzen müssen stets maß- und proportionsgerecht sein, sie müssen den Befund in zwei Ebenen darstellen (Abb. 10).
Bei der a.p.-Skizze ist es wichtig, daß die Begrenzung des normal großen Uterus die Beckeneingangslinie nicht überschreitet. Die normale Uterusform der geschlechtsreifen Frau verteilt sich auf 4 cm Korpus- und 3 cm Kollumabschnitt. Beim infantilen Uterus sind die Proportionen umgekehrt (3 cm Korpus- und 4 cm Kollumabschnitt).
Für die Portiooberfläche wird eine eigene Skizze angefertigt (Abb. 10a), in die auch evtl. erhobene kolposkopische Befunde (siehe später) eingetragen werden können.
Auf der a.p.-Skizze (Abb. 10b) kommen Scheibengewölbe und Portio wie auch die Adnexe zur Darstellung, während der Zervikalkanal nicht besonders dargestellt wird.

Die seitliche Skizze (Abb. 10c) legt die Haltung und die Stellung des Uterus im kleinen Becken fest. Hier lassen sich besonders Lageanomalien, wie Retroflexio uteri, Retroversio uteri und der Descensus uteri et vaginae gut zur Darstellung bringen.

Auch Fistelbildungen und die Verhältnisse am Damm sowie Tumoren lassen sich dabei gut einzeichnen. Pathologische Prozesse, vor allem Karzinome, kann man in ihrer getasteten Ausdehnung noch farbig darstellen, etwa mit Rotstift. Die Ausdehnung der Karzinome und damit die Stadieneinteilung ist aus den Skizzen ebenfalls leicht und eindeutig abzulesen, jedenfalls soweit sie durch die Palpation erfaßt werden können.

Auch früher durchgeführte Operationen lassen sich mit wenigen Strichen (Längs- oder Querschnitt) einzeichnen.

Dieses Festhalten der Befunde durch Skizzen hat den Vorteil, daß am Krankenbett eine rasche Orientierung über den erhobenen gynäkologischen Befund und seine Änderung während der klinischen Behandlung möglich ist. Gleichzeitig zwingt sich der Arzt, den Befund wirklich räumlich zu erfassen.

Spezialuntersuchungen auf der gynäkologischen Krankenstation und in der gynäkologischen Sprechstunde

1. Der Abstrich

a. Die Prüfung des Reinheitsgrades der Scheide
   Spekulumeinstellung ohne vorherige vaginale Untersuchung,
   Entnahme von Sekret aus dem hinteren Scheidengewölbe mit Platinöse,
   Ausstrich auf Objektträger,
   Lufttrocken-Fixieren über Flamme — Methylenblaufärbung.
   Lupenbetrachtung: Reinheitsgrad I. Epithelien — einzelne Döderlein'sche Stäbchen,
   Reinheitsgrad II. Epithelien, mehrere Leukozyten, Mischflora,
   Reinheitsgrad III. Wenig Epithelien, viele Leukozyten, reichlich Bakterien, besonders Kokken, evtl. Trichomonaden.

b. Der Abstrich bei Verdacht auf Gonorrhoe
   Vulva spreizen — Urethralfeld säubern. Ösenabstrich aus Urethra auf 2 Objektträger.
   Portio mit Spekulum einstellen und säubern.
   2 Ösenabstriche aus Zervikalkanal ohne Berührung der Portio-Oberfläche auf gleichen Objektträger, neben Urethralabstrich.
   Lufttrocknen — Färbung mit Methylenblau.

Betrachten mit Lupenvergrößerung:
   Wenn keine Leukozyten vorhanden sind, dann ist der Abstrich unverdächtig. Falls Leukozyten nachweisbar, Beurteilung des Abstriches mit Öl-Immersion.
   Falls intrazelluläre Diplokokken nachweisbar, dann zweiten Abstrich nach Gramfärben.
   Bei Kindern und Greisinnen auch Scheidensekret, bei Verdacht auf Go., untersuchen!
c. Der zytologische Abstrich (Vorwiegend Krebsfährtensuche)
   Stets ohne vorherige Palpation, Einstellen der Portio mit Spekulum,
   Entnahme von Sekret von der Portio (besonders von suspekten Stellen), durch Watteträger oder Holzspatel (evtl. der Portioform angepaßt),
   Entnahme von Sekret aus dem hinteren Scheidengewölbe,
   Ausstrich des Materials auf Objektträger.
   Sofortige Fixierung des Abstrichs (*ohne* Lufttrocknung) im Alkohol-Äther-Gemisch (1—2 Stunden),
   Abgabe an das zytologische Laboratorium. Sind Postsendungen nötig, dann Tropfen Glyzerin auf Objektträger und Gegenobjektträger, dann postfertige Verpackung.
   Name und Begleitschreiben mit Klinikdaten nicht vergessen!
   Anwendung des zytologischen Abstriches vorwiegend zur Krebsfährtensuche, außerdem zur Zyklusbestimmung (Follikel — Corpus-luteum-Phase).
   Literatur: Zinser „Cytodiagnostik in der Gynäkologie".

2. Die Go.-Kultur

Ösen-Abstrich aus Urethra,
Ösen-Abstrich aus Zervix. Beides möglichst ohne Verunreinigung durch die Umgebung der Entnahmestellen.
Ausstrich auf Blutwasser — Agar — Platte.
Brutschrank 48 Stunden.
Es bilden sich Go.-Kulturen bei positivem Befund.
Entnahme zum Ausstrich — Gram-Färbung.

3. Die Kolposkopie

Die Kolposkopie *(Hinselmann)* sollte bei jeder gynäkologischen Untersuchung während der Spekulumuntersuchung gemacht werden. Es handelt sich um eine Besichtigung der Scheidenoberfläche und der Portio mit einer lupenartigen binokularen Apparatur mit eingebauter starker Lichtquelle; Vergrößerung 12fach.

Einstellung der Portio mit Spekulum. Die Portio muß dabei gut zu übersehen sein.
Systematisches Absuchen der gesamten Portiooberfläche hinsichtlich Epithelanomalien oder beginnendem Karzinom.
Jodprobe nach Schiller: Betupfen der Portiooberfläche mit Jod-Jodkali-Lösung. Epithel färbt sich mahagonibraun (= jodpositiv).
Nicht gefärbt sind:
  a) Ektopien (Zylinderepithel),
  b) echte Erosionen (Defekte des Plattenepithels),
  c) Leukoplakien (= Hyperkeratosen),
  d) Karzinomgewebe.
Essigsäure-Probe: Betupfen der Portio-Oberfläche mit 3% Essigsäure:
Schleimbildendes Zylinderepithel des Ektropium ergibt perlmuttglänzenden Überzug (traubenförmiges Bild).
Kolposkopmodelle: Stativkolposkop, Untertischkolposkop.
Besondere Form der Kolposkopie: Kolpomikroskopie (besonders geeignet für wissenschaftliche Fragestellungen).
  Literatur: Mestwerdt „Atlas der Kolposkopie".

4. Untersuchungen des Zervixschleimes bei Sterilität

a. *Farnkrautmuster:* Entnahme von Zervixschleim mit Öse oder Pinzette, Ausstrich auf Objektträger. Beim Trocknen bilden sich Muster durch Kristallisation, sogenannte Farnkrautmuster.

b. *Untersuchung der Spinnbarkeit des Zervixschleimes:* Entnahme von Zervixschleim mit Öse oder Pinzette, Aufbringen auf Objektträger, Versuch mit Fadenbildung. Geringste Spinnbarkeit zur Zeit der Ovulation.

c. *Kurzrok-Miller-Test:* Entnahme von Zervixschleim während der Ovulationszeit, Zugabe von Spermien des Partners auf Objektträger, Beurteilung, ob Spermien in den Schleim eindringen und beweglich bleiben oder absterben.

5. Basaltemperaturmessung

Grundlage: Während der Follikelhormonphase, also bis zur Ovulation, liegt die Körpertemperatur der Frau um 0,5—0,7° niedriger als in der Corpus luteum-Phase. Die Temperaturerhöhung erfolgt zur Zeit der Ovulation.
Messung der Temperatur mit Spezialthermometer 10 Minuten vor dem Aufstehen frühmorgens axillar oder besser sublingual. Wichtig ist stets der gleiche Ort der Messung. Aufzeichnung auf besondere Kurve.

Die Basaltemperaturmessung ist unentbehrlich für die Sterilitätsberatung, da dadurch der Ovulationstermin, besonders bei Regeltempostörungen, ermittelt werden kann.

6. Abrasio oder Ausräumung bei Abort

Pat. nüchtern lassen.
Stets in Rauschnarkose (i. v. oder Inhalation).
Blase katheterisieren.
Stets nochmals gynäkologische Untersuchung in Narkose vor jedem intrauterinen Eingriff.
Messen der Sondenlänge durch Uterussondierung (nicht bei Abort!).
Dilatation bis Hegar 10, bei Abortausräumung bis Hegar 14 (Vom ersten Widerstand nicht mehr als 7 „Hegar"nummern weiter dilatieren).
Scharfe Curette bei Abrasio.
Stumpfe große Curette bei Abort (sonst Perforationsgefahr!).
Entfernung der Schleimhaut des Uterus oder des Uterusinhalts.
Strich neben Strich. Curette entleert nach jedem Strich das Material.
Alles Material *stets zur histologischen* Untersuchung.
Bei Verdacht auf Perforation Unterlassung jeder weiteren operativen Maßnahmen, Operation abbrechen und Chef oder erfahrenen Arzt benachrichtigen oder Klinikeinweisung.
Tamponade nach Abrasio meist nicht nötig.
Wenn Uteruskontraktion schwach, ist Uterus meist nicht völlig leer.
Ist Tamponade nötig, dann nicht länger als 12 Stunden liegen lassen, fraktioniert ziehen lassen!

Technik für die Erledigung des Abortus

1. Genaueste Palpation der Lage und Größe des Uterus.
2. Medikamentöse Wehenanregung:
    a) 1 Stunde und unmittelbar vor der Operation je 1½ Voegtlin-Einheiten Hypophysenpräparat i. m.
    b) Während der Ausräumung 1 ccm Secale-Präparat.
3. A) 4—6 Wochen nach letzter Regel.
    a) Zugang zur Eihöhle durch Dilatation mit Hegarstift 4—14.
    b) Lösung des Eies mit stumpfer Curette.
    c) Ausräumung des gelösten Eies mit der Curette oder Eizange (*nicht Kornzange*).
   B) 8—16 Wochen nach der letzten Regel.
    a) Zugang zur Eihöhle durch Hegarstift 4—16.
    b) Lösung des Eies mit der großen stumpfen Curette.
    c) Ausräumung des gelösten Eies mit der Eizange (*nicht Kornzange*).

7. Zervikalpolyp

Ein Zervikalpolyp wird abgedreht: Fassen mit langer, stumpfer Klemme oder Kornzange. Beim Abdrehen werden die zuführenden Gefäße torquiert, dadurch Blutstillung. Anschließend Sulfonamid-Puder in die Scheide. 2 Stunden Beobachtung, damit keine Nachblutung. Stets histologische Untersuchung veranlassen.

8. Probe-Exzision

a. *Klinisch sicheres Karzinom* = weiches bröckliges Gewebe an Portio oder Scheide: Oberflächenentnahme mit dem scharfen Löffel = Probe-Exkochleation. — Anschließend Sulfonamid-Puder in die Scheide. — Bei Blutung Tamponade. — Stets histologische Untersuchung.
b. *Bei harter fester Portio* Desinfektion. — Entnahme durch Keilexzision aus der verdächtigen Stelle (nicht ambulant). — Anschließend Situationsnähte — Sulfonamid-Puder — Histologische Untersuchung.
c. *Bei Konisation der Portio* Desinfektion. — Mit besonderem Messer oberflächliche Entfernung eines zirkulären Epithel-Spans (wie beim Schälen eines Apfels). — Sulfonamid-Puder — evtl. Tamponade — Histologische Untersuchung.

9. Aufrichten einer Retroflexio uteri

Zunächst stets Versuch ohne Narkose: Bequeme Rückenlage der Patientin. Herausdrücken des Uterus aus dem „Douglas" vom hinteren Scheidengewölbe aus, Spannen des hinteren Scheidengewölbes mit dem 3. Finger, Herabdrücken der Portio mit dem 2. Finger. Erfassen des Uterusfundus mit der äußeren und inneren Hand. Falls Tendenz des Zurückgleitens des Uterus besteht, Einlage eines Hodge-Pessar.

10. Einlage eines Pessar

Ziel: Uterus soll in Anteflexionshaltung gebracht werden, um den Hiatus genitalis abzuschließen.
Hodge-Pessar bei Nulliparen und bei engem Introitus, besonders bei Retroflexio uteri mobilis.
Ring-Pessar bei Frauen, die geboren haben, besonders bei weitem Introitus und weiter Scheide.
Schalen-Pessar bei alten Frauen mit großem Prolaps.
    Pessare werden nach Nummern bezeichnet. Die Nummern richten sich nach dem Durchmesser in mm.

Einlage: Aufrichten des Uterus, Benetzen des Pessar und des Introitus mit Öl, Spreizen der Vulva, Patientin auffordern, zu pressen (dadurch erweitert sich der Introitus), Einführen des Pessar schräg. Größe richtet sich nach Weite der Scheide und des Scheidengewölbes. Herstellen der richtigen Lage des Uterus und des Pessar, sobald der Ring eingelegt ist.
Frauen herumlaufen lassen, auch Treppen steigen lassen, um richtigen Sitz zu gewährleisten. — Kontrolle des Sitzes des Pessar alle 6 Wochen (Dekubitus-Kontrolle).

11. „Douglas"-Punktion und Kolpotomie

Narkose, Blase entleeren, gynäkologische Untersuchung. Wenn „Douglas" vorwölbt, Anhaken der hinteren Muttermundslippe, Zug derselben nach vorn, seitlich entgegengesetzt. Dadurch Anspannen des hinteren Scheidengewölbes. Mit großer Kanüle (daran 20 ccm Spritze) Eingehen in den Douglasraum und Aspirieren durch die Spritze.
Altes Blut spricht für Extrauteringravidität. Dann Laparotomie. —
Eiter spricht für „Douglas"-Abszeß, dann Kolpotomie: Eingang mit Skalpell oder scharfer Kornzange entlang der Punktionsnadel. Spreizen und Einlage eines Gummidräns und Gazedochtes.
Sulfonamid-Puder in die Scheide.
Zunächst *keine* Spülung des Abszesses, erst einige Tage Eiter ablaufen lassen. Kopfende des Bettes hochstellen! Achtung auf Bauchdeckenspannung in den ersten 2—3 Tagen.

12. Einlage eines „Fehling"-Röhrchens

Uterus vergrößert, weich. Kein Zeichen für Schwangerschaft. Bei Dilatation entleert sich reichlich Eiter = *Pyometra*.
Eiter abfließen lassen, Einlage eines „Fehling"-Röhrchens aus Glas in den Zervikalkanal, um Abfluß offen zu halten. Wechsel nach 3—4 Tagen.

13. Perflation = Tubendurchblasung

Mit der Tubendurchblasung wird eine Funktionsprüfung der Tuben durchgeführt. Einlage einer gut abdichtenden Olive in den Zervikalkanal. Einblasen von Luft oder CO_2 aus einer Spritze unter Kontrolle eines Manometer evtl. mit Registriergerät.
Ein Widerstand spricht für einen Verschluß der Tuben, eine kontinuierlich abfallende Druckhöhe spricht für Durchgängigkeit. Gleichzeitiges Abhören des Unterbauches mit Stethoskop läßt „Blasegeräusche" wahrnehmen.
Patientin fühlt bei Durchgängigkeit Schulterschmerz durch intraperitoneal eingebrachte Luftblase.

14. Methylenblauprobe zur Prüfung der Tubendurchgängigkeit

Injektion von Methylenblau- oder Prontosil-Lösung in den Uterus und über die Tuben in die Bauchhöhle. Anschließend „Douglas"-Punktion. Aspiration von blau oder rot gefärbter Flüssigkeit spricht für Durchgängigkeit der Tuben. Läßt sich keine Flüssigkeit aspirieren, ist ein Tubenverschluß wahrscheinlich.

15. Hysterosalpingographie

Hysterosalpingographie = röntgenologische Darstellung des Uterus und der Tuben. Anwendung bei Sterilität oder bei unklarem gynäkologischen Befund. Instrumentarium nach *Günter K. F. Schultze*.
Einlage einer Olive in den Zervikalkanal und Fixierung derselben durch Kugelzange.
Einbringen von Kontrastmittel (Jodipin-Öl) oder wasserlöslichem Kontrastmittel (Joduron U. S.) unter Röntgendurchleuchtungskontrolle in den Uterus und die Tuben.
Bei vollständiger Füllung Röntgenaufnahme, später Kontrollaufnahme, um festzustellen, ob Kontrastmittel auch wirklich in der Bauchhöhle verteilt ist.
Kontrollaufnahme nach Ölkontrastmittelfüllung 20 Stunden nach Füllung, nach wasserlöslichem Kontrastmittel ½ bis 1 Stunde nach Füllung. Zeitpunkt der Hysterosalpingographie kurz nach der Ovulation (16.—18. Tag des 4-wöchigen Zyklus).
Hysterosalpingographie hat auch therapeutischen Effekt bei Sterilität.

16. Douglaskopie

Peridural-Anästhesie.
Knie-Ellbogen-Lage.
Vorziehen des Uterus blasenwärts.
Eingehen in den Douglasraum mit stilettförmigem Mandrin.
Einführen der Optik.
Entfernung des Führungsrohres erst bei Rückenlage, damit Luft aus der Bauchhöhle entweichen kann.

17. Aszites-Punktion

Vor der Punktion stets nochmals prüfen, ob Aszites vorhanden ist: *Lagewechselprobe* (Abb. 11).
Eine Ausnahme bei der Lagewechselprobe bildet lediglich eine karzinomatöse Netzplatte, die einen großen Tumor vortäuscht und durch seitliche

Adhäsionen nicht verschieblich ist. Hier kann sich trotz negativer Lagewechselprobe unter der karzinomatösen Netzplatte viel Aszites verbergen. Die Lage der Punktionsstelle bei Aszites: Am Mittelbauch stark seitlich, Patientin liegt in Rückenlage.

Aszites

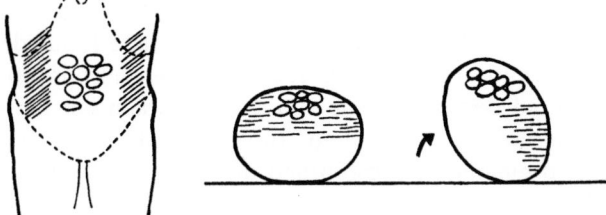

Änderung der Tympanie bei Lagewechsel der Patientin (Seitenlage)

Großer
zystischer Tumor
im Bauch

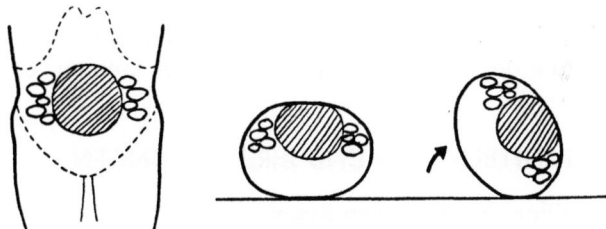

Keine Änderung der Tympanie bei Lagewechsel der Patientin

Abb. 11. Der Lagewechsel-Test zur Diagnose des Aszites

Technik der Aszites-Punktion

Kleine Hautanästhesie mit 2% Novocainlösung.
Hautschnitt 1 cm.
Eindringen mit dem Trokar bis in die Bauchhöhle.
Entfernen des Mandrin.
Ablassen der Flüssigkeit, leichter Seitenwechsel der Patientin, so daß die
 Punktionsstelle tiefster Punkt des Bauches wird.
Nach Schluß der Punktion Haut-Situationsnaht.

18. Knorrsche Ätzung

Anwendung besonders bei Harninkontinenz der Frau infolge Trigonum-Zystitis.

Technik der Knorrschen Ätzung
Einführung eines Metalltubus mit Mandrin in die Blase.
Entleeren der Blase durch Herausziehen des Mandrin.
Einführen eines Wattestäbchens, welches mit **2—5%iger** Argentum-nitricum-Lösung getränkt ist.
Herausziehen des Metalltubus und dann Herausziehen des Wattestäbchens.
Durch Kontraktion erfolgt erhöhter Sphinktertonus der Blase. Damit wird die Argentumlösung aus dem Wattestäbchen herausgepreßt. Sie wirkt vorzugsweise auf den Blasenhals und das Trigonum der Blase.
Wiederholung der Ätzung frühestens nach einer Woche, im ganzen höchstens dreimalige Durchführung dieser Behandlung.

Es ist nicht Aufgabe dieses Buches, die ausführliche Darstellung der Krankheitsbilder der Frauenheilkunde zu bringen. Das ist der Inhalt der Lehrbücher dieses Faches und soll dort nachgelesen werden. Hier seien lediglich die Hauptkapitel, die erfahrungsgemäß dem jungen Arzt Schwierigkeiten bereiten, herausgegriffen: Die Regelblutung und ihre Störungen, die Ursache des Fluor und das Problem der Genital- und Ovarialtumoren.

DIE REGELBLUTUNG UND IHRE STÖRUNGEN

Definition der normalen Regel
Eine Regelblutung stellt eine Blutung ex utero dar, die dadurch zustande kommt, daß eine durch die Wirksamkeit des Follikelhormon aufgebaute und durch das Corpus-luteum-Hormon im Sinne einer Sekretion umgewandelte Schleimhaut am Ende eines Zyklus zerfällt und unter den klinischen Zeichen einer Blutung abgestoßen wird.
Das Tempo der Wiederkehr der Regel wird bestimmt durch die Vorgänge im Ovar.
Das normale *Intervall* zwischen 2 Regelblutungen beträgt 4 Wochen. Es gibt aber auch Schwankungen mit kürzerer oder längerer Dauer. Die kürzeste Dauer zwischen dem 1. Tag der Regel und dem 1. Tag der nächsten Regel beträgt 16 Tage. Blutungen von kürzerer Wiederkehr können also keine Regel mehr sein und bedürfen anatomischer Klärung.
Die *Länge* der Regelblutung beträgt normalerweise 3—4 Tage. Sie darf 6—7 Tage nicht überschreiten. Die Länge der Regel ist abhängig vom Vorgang der Epithelisierung (Wundheilung) der Basalis.
Die *Stärke* der Regelblutung ist abhängig von der Kontraktionsfähigkeit der Uterusmuskulatur; sie soll 100 g Blutverlust insgesamt während der ganzen Regel nicht überschreiten.

Die *Beschwerden* bei der normalen Regel sollen sich in erträglichen Grenzen halten und keine Bettlägerigkeit bedingen.

Blutungsstörungen

Frühere Bezeichnungen:
    Eumenorrhoe   = regelrechte Regelblutung
    Oligomenorrhoe = zu seltene Regel
    Hypomenorrhoe = zu schwache Regel
    Polymenorrhoe = zu häufige Regel
    Hypermenorrhoe = zu starke Regel
    Amenorrhoe = primäres oder sekundäres Fehlen der Regel
    Dysmenorrhoe = schmerzhafte Regel.

Eine neuere Einteilung der Regelstörungen hat *R. Schröder* gegeben. Nach ihr unterscheiden wir
    Die starke und überstarke Regelblutung,
    Regeltempostörungen,
    Zusätzliche Blutungen,
    Azyklische Blutungen.

1. Die starke und überstarke Regelblutung

Blutungsquelle = basale Endometriumwunde nach Desquamation der Funktionalis, Dauer 6—7 Tage, Blutverlust aber insgesamt mehr als 100 ccm (Abb. 12).

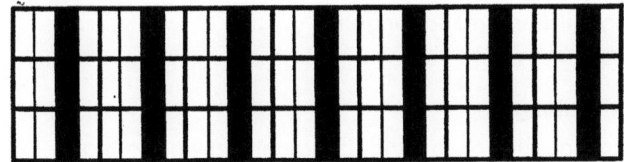

Abb. 12. Die starke und überstarke Regelblutung

Ursachen:
a) *Die Muskelkontraktion ist behindert*
    Durch Myome oder Adenomyosis 25%
    Durch entzündliche oder narbige Prozesse 30%
b) *Die Muskelkontraktion ist schwach*
    Asthenie, Lageanomalien 10%
    Hypoplasia uteri und spitzwinklige Anteflexio 10%

256 Gynäkologische Abteilung

    Postpuerperal 12%
    Myometritis 2%
  c) *Die Durchblutung des Uterusmuskels ist abnorm*
    Durch arteriellen Hochdruck 3%
    Durch venöse Stauung 3%

2. Regeltempostörungen

Das sind Störungen im Ablauf der Follikel- oder Corpus luteum-Phase. Kürzester Zyklus 16 Tage (Abb. 13).

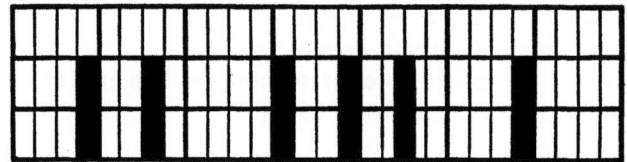

Abb. 13. Schema von Regeltempostörungen (zu häufige und zu seltene Regel)

Ursachen:
a) *Primäre Ovarialinsuffizienz*
    Vor dem 20. Lebensjahr 15%
    Nach dem 40. Lebensjahr 20%
    In der Geschlechtsreife 10%
b) *Sekundäre Ovarialinsuffizienz*
    Durch unzweckmäßige Lebensweise, Milieuschäden, Ernährung, Klimawechsel 10%
    Infolge Krankheiten des Körpers (Lunge, Infekte, endokrine Störungen) 10%
    Infolge genitaler Entzündungen 30%
    Postpuerperal 5%

3. Zusätzliche Blutungen

Hauptblutungsquelle = basale Endometriumwunde nach Desquamation der Funktionalis (Abb. 14).

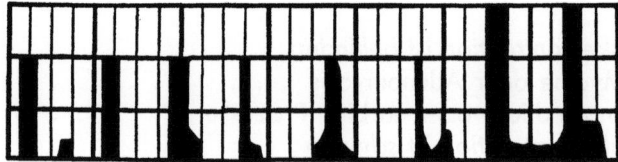

Abb. 14. Schema von Zusatzblutungen. Der Ablauf des Regelzyklus bleibt zu erkennen

Die Regelblutung 257

Zusätzliche Blutungsquelle durch
  a) Ovulationsblutung 8%
  b) Heilungsverzögerung der Desquamationswunde 6%
  c) Endometritis ohne Adnexprozesse 5%
  d) Endometritis mit Adnexprozessen 25%
  e) Korpus-Polypen 5%
  f) Zervix-Polypen 10%
  g) Submuköses Myom 18%
  h) Carcinoma colli uteri 10%
  i) Carcinoma corporis uteri 2%
  k) Erosion und Ektropium 5%
  l) Hypertonie oder Thrombopenie 4%
  m) Vaginal-Entzündungen oder Verletzungen 2%

4. Azyklische Blutungen

Eine Regelblutung ist nicht mehr erkennbar (Abb. 15)

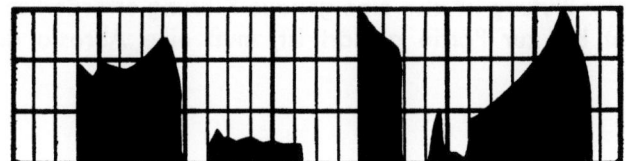

Abb. 15. Schema von azyklischen Blutungen

  a) Endometritis (besonders frische Aszensionen) 4%
  b) Submuköse Myome 10%
  c) Polypen 6%
  d) Karzinome (versteckt liegende) 10%
  e) Glandulär-zystische Hyperplasie mit Nekrose infolge Follikelpersistenz 70%

Indikation zur Abrasio

1. Die Blutung kommt aus der normalen menstruellen Wundfläche, deshalb ist *keine* Abrasio nötig:
    a) bei allen Fällen, deren Blutung in regelmäßigen oder unregelmäßigen Intervallen wiederkehrt und nicht über 6—7 Tage dauert.
    b) Das kleinste Intervall zwischen dem Beginn der Regelblutung darf jedoch nicht geringer als 16 Tage sein.

2. Die Blutungsquelle muß anatomisch durch Abrasio oder anderweitig geklärt werden:
a) Bei allen Nachblutungen nach der Regel.
b) Bei allen Zwischen- und Zusatzblutungen.
c) Bei allen nicht als zyklisch erkennbaren Blutungen.

Blutungen in der Menopause

Ursachen:
1. Maligne Tumoren 50%
2. Polypen 20%
3. Submuköses Myom 5%
4. Erosion der Portio 10%
5. Wiedergekehrte Regel 5%
6. Vaginitis, Endometritis, Pyometra 3%
7. Glandulär-zystische Hyperplasie 2%
8. Nicht restlos anatomisch geklärt (Gefäßrupturen usw.) 5%

Bei Blutungen in der Menopause sind bösartige Tumoren zu 50% die Ursache. Bei jeder Blutung ist also eine genaue Klärung erforderlich. Wenn die Ursache nicht bis zur Portio geklärt ist, muß eine Abrasio durchgeführt werden.

AUSFLUSS

Ursachen des Fluor genitalis

Psychogener Fluor nur bei biologisch gesundem Genitale anzunehmen. Stets objektive Untersuchung nötig.

1. Vestibularer Fluor
   a) Nervös durch Hypersekretion der Vulvadrüsen,
   b) Entzündlicher Fluor (Vulvitis),
   c) Durch Tumor (Karzinom usw.),
   d) Sekundär durch abnormen Zufluß von oben.
2. Vaginaler Fluor
   a) Primäre Vaginitis (Konstitutionell oder durch Schädigung, chemisch, mechanisch usw.),
   b) Durch Tumor,
   c) Desquamativkatarrh (durch Steigerung der normalen Desquamation),
   d) Sekundär durch abnormen Zufluß von oben oder abnormen Import von außen (Prolaps).

3. Zervikaler Fluor
   a) Bakteriell (Gonorrhoe),
   b) Mechanisch (weite oder ektropionierte Zervix),
   c) Erosion (infolge Zervixkatarrh),
   d) Durch Tumor (Polyp oder Karzinom),
   e) Nervös (Vagotonie, bei manchen psychogener Fluor).
4. Korporealer Fluor
   a) Pyometra (Stenose, Polyp, Carc. der Zervix),
   b) Tumor (Carc. oder Polyp).

GENITALTUMOREN

Zur Tumordiagnose ist zu beachten:
1. Lage,
2. Größe,
3. Form,
4. Oberfläche,
5. Konsistenz,
6. Beweglichkeit,
7. Druckempfindlichkeit,
8. Beziehung zur Umgebung.

Stadieneinteilung der Kollumkarzinome

Stadium I
Das Karzinom ist streng begrenzt auf die Zervix.

Stadium II
Das Karzinom infiltriert das Parametrium, hat jedoch noch nicht die Beckenwand erreicht.
Das Karzinom hat auf die Vagina übergegriffen, aber noch nicht das untere Drittel erreicht.

Stadium III
Die karzinomatöse Infiltration des Parametrium reicht bis zur Beckenwand. Rektal werden höckrige, derbe parametrane Infiltrationen gefühlt, zwischen Uterus und Beckenwand ist karzinomfreies Gewebe nicht mehr nachweisbar.
Das Karzinom greift auf die Vagina über und reicht bis in das untere Drittel.

Stadium IV
Das Karzinom greift auf Blase oder Rektum über oder hat bereits Metastasen außerhalb des Beckens gesetzt.

Die Wichtigkeit der gynäkologischen Untersuchung tritt besonders hinsichtlich der Frühdiagnose des häufigsten gynäkologischen Karzinoms, des Kollumkarzinom, hervor. Wir wissen, daß dieses Leiden häufig gerade relativ junge Frauen befällt, Frauen, die als Mutter ihrer kleinen Kinder besonders nötig gebraucht werden.
Die operative Behandlungsmöglichkeit und auch die strahlentherapeutischen Methoden mit Radium und Röntgenstrahlen sind sehr gut entwickelt und ausgebaut. Sie zeigen sehr gute Behandlungsergebnisse.
Die Erfolge liegen aber nicht in der Wahl dieser oder jener Methoden. Sie sind ausschließlich bestimmt vom Stadium der Erkrankung bei Beginn der Behandlung. Die operative Behandlung und die Strahlentherapie werden angepaßt dem einzelnen Erkrankungsfall (= elektive Therapie).
Für die Heilungsergebnisse ist daher die Frühdiagnose von besonderer Wichtigkeit, und gerade beim Kollumkarzinom ist eine Frühdiagnose möglich. Sie wird erzielt durch Vorsichtsuntersuchungen und Methoden der Krebsfährtensuche, der Kolposkopie und der Zytologie.
Bewiesen wird das Vorliegen eines Karzinom aber nicht durch diese Suchmethoden, sondern nach wie vor ausschließlich durch die histologische Diagnose. Erst wenn diese feststeht, darf die Intensivtherapie erfolgen.
Die Frühdiagnose liegt zum großen Teil in der Hand der Frau selbst, indem sie Vorsichtsuntersuchungen besucht oder mindestens bei Blutungsstörungen oder Ausfluß sofort den Arzt aufsucht.
Der Arzt darf durch richtige Anwendung seines Rüstzeugs keine kostbare Zeit versäumen, um zu einer klaren Diagnose zu kommen.
Für beide, Arzt und Patientin, ist daher Aufklärung dringend nötig. Für den Arzt kommt noch die dringende Forderung der Fortbildung hinzu.

OVARIALTUMOREN

1. *Epitheliale Tumoren: 70%*
   a) Pseudomuzinkystome . . . . 25 %
   b) papilläre Zystadenome . . . . 15 %
   c) Karzinome { primäre . . . . 20% } 30 %
                { sekundäre . . . . 10% }

2. *Hormonal aktive Tumoren: 2,5%*
    a) Granulosazelltumoren 1,6%
    b) Thecazelltumoren 0,7%
    c) Arrhenoblastome 0,1%
    d) Disgerminome (nicht hormonal aktiv) 0,1%
3. *Bindegewebstumoren: 9,5%*
    a) Fibrome, Fibroadenome.................. 0,8%
    b) Brenner-Tumoren 1,0%
    c) Sarkome 0,5%
4. *Teratoide Tumoren: 18%*
    a) Dermoide 17,7%
    b) Teratome (maligne) 0,3%
5. *Zysten (einschl. Schokoladenzysten)*
    Häufigkeit: Auf 2 Ovarialtumoren etwa 1 Zyste.

Leitsätze

Jeder 3. Ovarialtumor ist maligne. Es gibt keine Bestätigung für seine Gut- oder Bösartigkeit, außer durch Operation. Stieldrehungen und Ernährungsstörungen sind bei Ovarialtumoren häufig. Der Ovarialtumor wächst unaufhörlich weiter.
Daher: Jeder Ovarialtumor muß operativ entfernt und histologisch untersucht werden!

Bedenkt man, auf welchem „Glatteis" sich der junge Assistenzarzt oft bewegt, wenn er zum ersten Male Dienst auf der gynäkologischen Abteilung tut, dann erscheint es berechtigt, trotz vieler Lehrbücher und mancher guter Ratschläge, auf die „Passageengen" dieses wichtigen Fachgebietes aufmerksam gemacht zu haben. Das rechtzeitig entdeckte operable Karzinom und die damit verbundene freudige Aussage der Patientin: „Ich tue, was der Doktor rät!" bleiben der schönste Lohn.

GEBURTSHILFE

Der Geburtshelfer steht auf der Sonnenseite, sagt man und mit Recht! Wie außerordentlich schwer und verantwortlich seine Tätigkeit andererseits ist, weiß schon der Laie.
Neben ausgezeichneten fachlichen Kenntnissen, Liebe zum Beruf und viel Geschick in den Fingern gehört ein gutes Wissen um die vielen „Kleinigkeiten" auf geburtshilflicher Station unbedingt zum Rüstzeug des Assistenzarztes. Wir empfehlen dem jungen Kollegen dringend, sich mit der Sorge um das rechte Bett im Kreißsaal und mit den Problemen um die optimale Einrichtung der Wochenstation zu beschäftigen. Die Impulse für sinnvolle Änderungen des „Gesichtes der Station" kommen stets aus der Praxis und können nur durch eigene Erfahrungen gewonnen werden. Darum gilt auch hier das Wort: Habe helle Augen, aber Geduld und Vorsicht mit neuen Empfehlungen! Die erfahrene Stationsschwester oder die geübte Hebamme werden in praktischen Fragen nützliche Hinweise geben können, die nicht übersehen werden sollten!
Wenn aber der Arzt nach durchwachter Nacht im Kreißsaal der jungen Mutter das Neugeborene in den Arm legen kann, sind alle Sorgen und Mühen vergessen. Patientin und Arzt sind in der Geburtshilfe durch das Geschenk eines gesunden Kindes in Dankbarkeit einander verbunden.

So hat die Tätigkeit des Assistenzarztes im Gebärsaal und auf Wochenstation eine ganz besondere Note. Hier muß er die volle Verantwortung für Leben und Gesundheit von Mutter und Kind tragen.
Es kommt zunächst darauf an, die schwangere oder gebärende Frau zu untersuchen, um den geburtshilflichen Befund genau festzulegen, besonders hinsichtlich der Frage, ob Regelwidrigkeiten vorliegen oder nicht.
Dadurch ist die richtige geburtshilfliche Diagnose möglich, die den Arzt befähigt, Schwangerschaft, Geburt und Wochenbett für Mutter und Kind zu einem guten Ende zu bringen.
Zur Erfüllung seiner Aufgaben hat der Arzt eine gut ausgebildete Kraft zur Seite, die Hebamme.

Arzt und Hebamme

Die Arbeit der Hebamme ist mit großer Verantwortung verbunden. Sie kann deshalb eine so wichtige Aufgabe ausführen, weil sie nach ihrem Staats-

examen eine gründliche mehrjährige Ausbildung zu absolvieren hatte und ihr Können immer neu beweisen muß.
Dazu kommt noch ein anderer Faktor bei den meisten Hebammen: die Erfahrung. Oft steht die Saalhebamme in jahrelanger verantwortungsvoller Berufstätigkeit und beherrscht dadurch souverän alle Situationen, die sich in der Geburtshilfe für sie ergeben können.
Das Wirken der *Hebamme* hat aber eine scharfe Begrenzung. Es umfaßt alle normalen Vorgänge, schließt aber alle Pathologie aus. Die Hebamme ist verpflichtet, bei allen Regelwidrigkeiten den Arzt zu rufen, der dann die weitere Verantwortung für den Ablauf der Geburt übernehmen muß. Sie ist weiter verpflichtet, alle Wahrnehmungen und Untersuchungsergebnisse dem Arzt mitzuteilen, damit dieser einen lückenlosen Überblick über die bisherigen Maßnahmen und den bisherigen Verlauf der Geburt erhalten kann.
Der Arzt dagegen ist verpflichtet, sich durch Untersuchung ein eigenes Bild der gegenwärtigen Situation zu machen. Er darf unter keinen Umständen, aus Unsicherheit und Bequemlichkeit heraus, den von der Hebamme erhobenen Befund übernehmen, da er dann oft nicht in der Lage ist, weitere eigene Anordnungen zu treffen. Außerdem wertet die Hebamme dann sofort die Unterlassung der Untersuchung seitens des Arztes als Schwäche und gewinnt bald Oberwasser. Schließlich gerät der Arzt bei seiner weiteren Tätigkeit völlig in das Schlepptau der Hebamme, was so weit führen kann, daß die Hebamme auch die Indikation für operative Maßnahmen stellt und dann dem zur Gebärenden gerufenen Arzt gewissermaßen nur noch die Zange „in die Hand drückt".
Auf der anderen Seite darf der Arzt die Tätigkeit der Hebamme auch nicht schmälern oder unterschätzen. Die Hebamme hat ihre genaue Dienstanweisung, die sie zur Ausübung der Geburtshilfe bei allen normalen Vorgängen berechtigt. Ja, der Arzt ist sogar verpflichtet, zu jeder Geburt eine Hebamme hinzuzurufen.
Der Arzt darf daher eine normale Geburt nicht allein oder ohne Hebamme durchführen, wenn ihn nicht besondere Ereignisse, z. B. höhere Gewalt o. ä., dazu zwingen.

Der Dienst auf dem Kreißsaal

Wenn der Arzt für den Dienst auf dem Kreißsaal eingeteilt ist, dann muß er ganz besonders auf Sauberkeit achten. Alle an das Krankenbett herangetragenen Keime können für die Gebärenden schweren Schaden stiften und sogar Lebensgefahr für sie bedeuten.

Neben der eigenen Sauberkeit (Fingernägel!) muß der Arzt darauf achten, daß er vorher nicht mit Wunden oder fieberhaften Erkrankungen (Scharlach, Masern) in Berührung kam. Ist das doch der Fall gewesen, so muß in jedem Fall der Chef oder der Oberarzt davon in Kenntnis gesetzt werden. Eigene Wunden oder Schrunden an den Händen verbieten dem Arzt die Tätigkeit auf dem Gebärsaal.
Die Wäsche muß sauber sein, der Kittel soll mindestens jeden oder jeden zweiten Tag gewechselt werden. Die Schuhe und Hosen, die auf der Straße getragen wurden, müssen auf dem Saal gewechselt, zumindest Gummiüberschuhe getragen werden. Das Tragen von Ringen (auch Eheringen!) ist auf dem Kreißsaal verboten!

DIE GEBURTSHILFLICHE UNTERSUCHUNG

1. Die Aufnahme der Gebärenden auf dem Kreißsaal

Ehe die Gebärende in den Gebärsaal aufgenommen wird, muß sie durch den „Vorbereitungsraum" gehen. Die Hebamme nimmt ihr Wäsche und Gepäck zur sicheren Verwahrung ab.
Als erstes erhält die Patientin dann einen gründlichen Einlauf. Diese Maßnahme bewirkt einmal eine gute Reinigung des Darmes, die für die spätere Austreibungsperiode besonders wichtig ist. Zum anderen wirkt dieser Einlauf auch als kräftiges Wehenmittel.
Dann folgt, wenn die Blase noch steht, die Reinigung in einem warmen oder auch heißen Bad (38—40°). Ist die Blase gesprungen und geht womöglich Fruchtwasser ab, soll nur ein Abseifen und Abbrausen mit warmer Dusche erfolgen. Nur wenn sich die Frau bereits in der Austreibungsperiode befindet, muß auf das Bad und die Dusche verzichtet werden.
Während dieser Vorbereitungsmaßnahmen nimmt die Hebamme gleichzeitig die Anamnese auf. Hier, im Vorbereitungsraum, wird die Hebamme auch die geburtshilfliche Untersuchung einschließlich Urinuntersuchung und Blutdruckmessung durchführen.
Dann wird die Frau gelagert und der Arzt gerufen. Er nimmt den Bericht der Hebamme entgegen und überzeugt sich von der Richtigkeit und Vollständigkeit der Vorgeschichte und des geburtshilflichen Befundes.
Der Arzt ist verantwortlich für die richtige Eintragung der Vorgeschichte und des Befundes in das Krankenblatt.

2. Schema der geburtshilflichen Anamnese

a) Alter, Zivilstand, Beschäftigung
b) durchgemachte Erkrankungen oder ärztliche Behandlungen
   besonders: Abrasionen, Operationen, *Herzerkrankungen!*
c) Wann laufen gelernt (läßt evtl. auf überstandene Rachitis und damit enges Becken schließen)

d) Bisherige Geburten, ihr Verlauf, evtl. Eingriffe, Wochenbett, Größe der Kinder, leben diese?
e) Bisherige Fehlgeburten, operativ behandelt oder nicht, Ausräumungen, Fieber
f) Regelanamnese:
   1. Menarche.
   2. Wiederkehr der Regel (4-Wochen-Zyklus oder zu häufige [3 Wochen-] oder zu seltene [5—6 Wochen-] Regel).
   3. Dauer und Stärke der Blutung.
   4. *Termin der letzten normalen Regel!* (Notizen?)
   5. Waren früher Regelstörungen vorhanden?
   6. Blutungen während der jetzigen Schwangerschaft.
g) Wann erste Bewegungen gespürt?
h) Befinden während der ersten Hälfte der Schwangerschaft (Erbrechen, Speichelfluß, abnormer Appetit, Kalkhunger)
i) Hat sich die schwangere Gebärmutter bereits wieder gesenkt? Ist die Taille wieder freier geworden?
k) Fluor (vor und während der Schwangerschaft), Menge, Beschaffenheit und Farbe
l) Verhalten der Nachbarorgane (Blase, Darm), Beschwerden?
m) Gegenwärtiges Allgemeinbefinden (Appetit, Temperatursteigerungen, Rückenschmerzen)

3. Die Schwangerschaftszeichen

Man unterscheidet

a) *Unsichere* Schwangerschaftszeichen.
   Sie gehen vom *Allgemeinkörper der Mutter* aus!
   Frühzeichen: Übelkeit, Erbrechen am Morgen, Kreislaufstörungen, Ohnmachten, Appetitstörungen, Hitzegefühl, Kopfschmerzen, Obstipation.
   Spätere Zeichen: Striae, Pigmentationen, Varizen, leichte Ödeme, Druck auf Blase, Kreuzschmerzen, typische Körperhaltung.
b) *Wahrscheinliche* Schwangerschaftszeichen
   Sie gehen vom *Genitale* (oder von den Brüsten) der *Mutter* aus!
   Ausbleiben der Regel (Differentialdiagnose der Amenorrhoe s. unten).
   Vergrößerung des Uterus.
   Auflockerung von Uterus und Scheide, livide Verfärbung.
   Spannungsgefühl in den Brüsten.

Geburtshilfliche Abteilung

c) *Sichere* Schwangerschaftszeichen
Sie gehen *vom Kinde* aus!
Hören der kindlichen Herztöne (Frequenz 120—140 Schläge/min.) oder Nabelschnurgeräusch.
Fühlen oder Hören von Kindsbewegungen.
Biologische Schwangerschaftsreaktionen:
  Aschheim-Zondek-Reaktion (= AZR = Gonadotropinnachweis an infantilen Mäusen), Dauer des Versuchs 100 Stunden!
  Galli-Mainini-Test (=Gonadotropinnachweis an männlichen Fröschen), Dauer des Versuchs 2—4 Stunden.
Röntgenbild der Schwangerschaft (frühestens ab 5. Monat!)

Differentialdiagnose bei Amenorrhoe

a) Schwangerschaft
b) Laktation
c) Gynatresie durch Narben nach Entzündungen und durch Mißbildungen
d) Zerstörungen des Eibettes (der Schleimhaut)
   Verätzung, Radium, Tuberkulose.
e) Bei entferntem Uterus
f) Funktionelle Amenorrhoe. Ursache:
   Ovar: wenig Follikel, keine Reif-Follikel, keine Corpora lutea.
   Uterus: Hypoplasie, Atrophie.

4. Die körperliche Untersuchung

a) Allgemeine Beurteilung der Schwangeren oder der Gebärenden
   Die Körpergröße erlaubt Schlüsse auf Größe und Weite des Beckens: Frauen unter 150 cm Körpergröße erwecken stets den Verdacht auf ein allgemein verengtes Becken und damit auf Geburtsschwierigkeiten.
   Körperbau: Mager, schlank, muskulös, Fettansatz, Korpulenz.
   Konstitution: Vollweiblich, asthenisch, muskulös, pyknisch.
   Hautausschläge, Ödeme, Zyanose, Varizen.
   Behaarung des Körpers.
   Kyphosen, Betrachten der *Michaelisschen Raute*.
   Verhalten des Nabels (erhalten oder verstrichen!).
b) Eigentliche geburtshilfliche Beurteilung
   Bis zum mens IV: Untersuchung bimanuell auf dem gynäkologischen Untersuchungsstuhl (wie im Abschnitt Gynäkologie beschrieben), Spekulumuntersuchung, bimanuelle Palpation, digitale Austastung des Beckens.

Ab mens IV wird die 1. Untersuchung ebenfalls auf dem gynäkologischen Untersuchungstisch durchgeführt (Spekulumuntersuchung, vaginale Untersuchung, Beckenaustastung).
Dann weitere Untersuchungen auf Liegesofa:
  4 *Leopoldsche Handgriffe.*
  Herztöne hören (ab mens V); (Herztöne auf Seite des kindlichen Rückens in Höhe der Nabelgegend).
  Ausnahme bei Gesichtslage: Herztöne auf Seite der kleinen Teile!
  Leibesumfang messen.
  Externe Beckenmessung (wichtig besonders während der Gravidität).

Beurteilung des knöchernen Beckens der Frau

Für die Geburtsprognose hinsichtlich des räumlichen Mißverhältnisses sind zwei Faktoren maßgebend:
  a) Größe, Weite und Form des mütterlichen Beckens,
  b) Größe und Form sowie Einstellung des zur Geburt stehenden kindlichen Kopfes.

Während der Gravidität ist die Größe des später zur Geburt stehenden Kopfes noch nicht bekannt. Bekannt sind aber Größe und Weite des mütterlichen Beckens. Nimmt man normale Maße für den Kopf bei der späteren Geburt an, so ergibt sich bei normalen oder weiten Beckenmaßen eine gute räumliche Geburtsprognose: Deshalb äußere Beckenmessung während der Schwangerschaft.

Unter der Geburt sind beide Größen bekannt. Jetzt *Zusatzhandgriff* zu den 4 *Leopoldschen Handgriffen.*
Voraussetzungen: Es muß sich um eine Schädellage handeln. Der Kopf muß fest im Beckeneingang stehen.
Durchführung: Zwei Finger auf Symphyse, zwei Finger auf den Kopf = *funktionelle Beckenmessung*
Ergebnis: Drei Möglichkeiten (Abb. 16 a-c).

Innere Untersuchung

Jede Frau muß während der Schwangerschaft mindestens einmal vaginal untersucht werden. Dabei muß das Becken ausgetastet werden. Ist das Promontorium für den Untersuchungsfinger erreichbar, dann besteht Verdacht auf enges Becken. Die Technik der vaginalen Untersuchung gleicht den im Abschnitt Gynäkologie beschriebenen Maßnahmen.
Die vagiale Untersuchung wird in den letzten 8 Wochen unter voller Aseptik nur bei besonderer Indikation gemacht, *sonst in den letzten 8 Wochen nur rektal untersuchen!*

268 Geburtshilfliche Abteilung

a) *Kopf steht zurück:*
Prognose hinsichtlich räumlicher Verhältnisse gut.

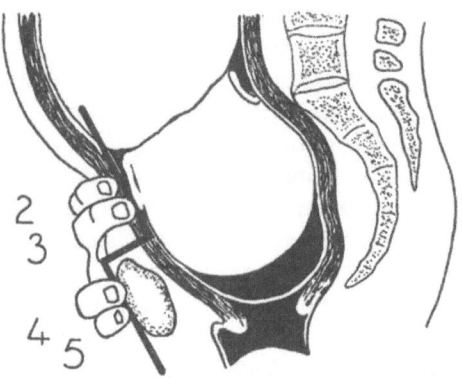

b) *Kopf steht mit Symphyse gleich:*
Prognose zweifelhaft, Spontangeburt möglich, hängt ab von: guter Wehentätigkeit, Konfigurabilität des Kopfes, Weichteildehnbarkeit, Scheitelbeineinstellung und Stehen der Blase.

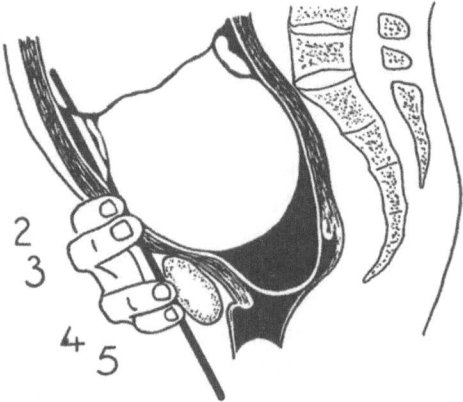

c) *Kopf steht über Symphyse über:*
Prognose ungünstig = Mißverhältnis.

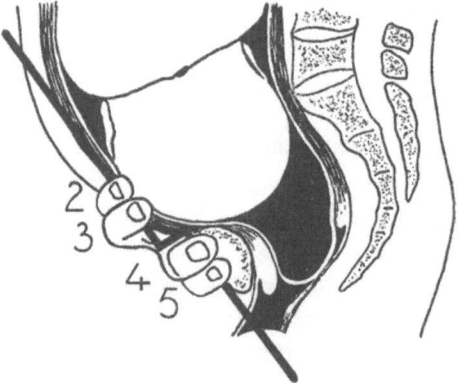

Abb. 16. Die drei verschiedenen Möglichkeiten beim Zusatzhandgriff

Cave: Bei rektaler Untersuchung versehentliches Eingleiten des Fingers in die Vagina! Finger stets von dorsal her in den After einführen!

Feststellungen bei der rektalen Untersuchung
a) Welches ist der vorangehende Teil?
b) Wo steht der vorangehende Teil?
Die Angaben „Beckeneingang — Beckenmitte — Beckenausgang" genügen nicht, um den Geburtsfortgang durch genaue Lagebezeichnung verfolgen zu können.
Zweckmäßigerweise wird der Beckenraum in vier Ebenen eingeteilt (Abb. 17).

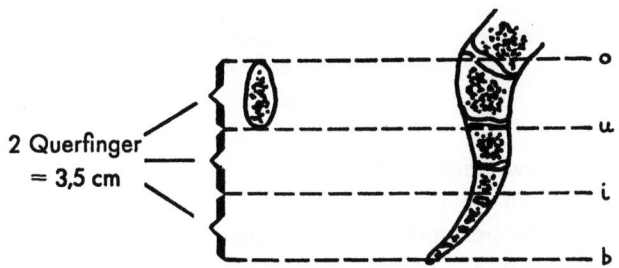

Abb. 17. Die Einteilung des kleinen Beckens in vier Ebenen

o = *obere Schoßfugenrandebene* entspricht der Beckeneingangsebene und deckt sich mit der Linea terminalis.
u = *untere Schoßfugenrandebene* läuft parallel zu o 2 Querfinger = 3,5 cm tiefer durch den *unteren Schoßfugenrand.*
i = *Interspinalebene,* wiederum parallel zu den beiden vorigen, wiederum 2 Querfinger = 3,5 cm tiefer als u, verläuft durch die Verbindungslinie der beiden Sitzbeinstachel.
b = *Beckenbodenebene* läuft parallel zu den 3 vorangegangenen, wiederum 2 Querfinger = 3,5 cm tiefer als i.

c) Die Weite des Muttermundes in cm Durchmesser.
d) Die Beschaffenheit des Muttermundes.
Portio 2 cm lang, erhalten,
Muttermund dickwulstig,
Muttermund dünnwulstig,
Muttermund scharfrandig.
e) Steht die Blase?
f) Wie steht die Pfeilnaht? Die Fontanellen?
oder bei BEL die Hüftbreite und die Geschlechtslinie?
Falls durch die äußere und die rektale Untersuchung nicht völlige Klarheit über die geburtshilfliche Situation erreicht werden kann, muß die *vaginale Untersuchung* durchgeführt werden.

270 Geburtshilfliche Abteilung

Unter der Geburt und 8 Wochen vor der zu erwartenden Geburt aber darf die vaginale Untersuchung nur unter völliger Aseptik, also nach Waschen des Untersuchenden wie zur großen Operation (15 Minuten) und Desinfektion und steriler Abdeckung des Introitus und seiner Umgebung, ebenfalls wie bei großen operativen Eingriffen, vorgenommen werden.

Die vaginale Untersuchung kann aber oft ersetzt werden durch Anwendung der geburtshilflichen Röntgendiagnostik, die bei strenger Indikationsstellung keinen Schaden, sondern stets nur großen Nutzen bringen wird.

5. Die geburtshilfliche Röntgendiagnostik

Technische Möglichkeiten: Übersichtsaufnahme,
seitliche Aufnahme,
Sitzaufnahme.

Indikation:

a) Während der Schwangerschaft
  Klärung: Gravidität oder Tumor.
  Alters- und Größenbestimmung des Kindes.
  Intrauteriner Fruchttod:
    Spaldingsches Zeichen   = dachziegelartiges Überlagern der Schädelknochen.
    Hornersches Zeichen   = Asymmetrie des Schädels.
    Klingelbeutelzeichen   = Auseinanderfallen der Schädelknochen.
  Abknicken der Wirbelsäule.
  Unscharfe Knochenzeichnung.
  Wichtig: Stets alle Zeichen und klinischen Befund für Diagnose auswerten!
  Mehrlingsschwangerschaft.
  Mißbildungen.
  Verdacht auf ausgetragene Extrauteringravidität.
  Placenta praevia (Kontrastmitteldarstellung von Blase oder Darm oder Weichteiltechnik).
  Übertragung.
  Während Gravidität ist Röntgendiagnostik *nicht* indiziert wegen Mißverhältnis oder zur Lagebestimmung.

b) Unter der Geburt
  Feststellung der Lage und der Einstellung.
  Mißverhältnis.
  Feststellung der verschiedenen Konstitutionsformen des Beckens (Abb. 18).
  Feststellung der vorderen Beckenhöhe.
  Feststellung, ob ein Assimilationsbecken (langes Becken) vorliegt.

c) Im Wochenbett
Symphysendehnungen oder Symphysenrupturen der Mutter.

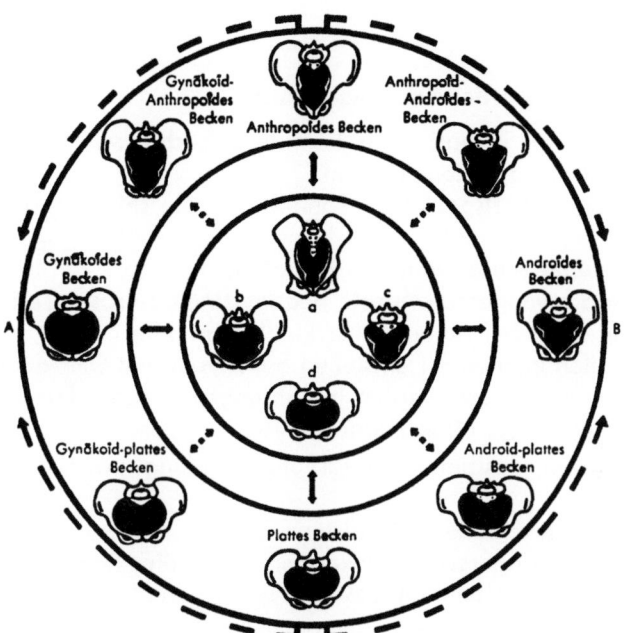

Abb. 18. Der Einfluß von entwicklungsmäßig bedingten Faktoren und von Sexualverschiedenheiten auf die verschiedenen Konstitutionsformen des Beckens (nach Caldwell, Moloy und D'Esopo)

Geburtsprognose: Vor allem bei Mißverhältnis ist durch das seitliche Röntgenbild eine Klarheit möglich.
Das Becken (Conjugata vera) muß 1,5 cm größer sein als der kindliche Kopf (biparietaler Durchmesser), damit eine Spontangeburt ohne Gefahr für das Kind möglich ist.

Gefahren durch die Anwendung der Röntgenstrahlen in der Geburtshilfe:
Möglichst nicht mehr als 1—2 Röntgenbilder während Schwangerschaft und Geburt durchführen!
Möglichst keine Röntgenaufnahme in der ersten Hälfte der Schwangerschaft, da die Frucht in den frühen Monaten besonders strahlenempfindlich ist!
Durchschnittliche Strahlenbelastung bei der *Sitzaufnahme* beträgt 0,13 r, gemessen im mütterlichen Darm.

Durchschnittliche Strahlenbelastung bei der *Übersichtsaufnahme* 0,3 r, gemessen im mütterlichen Darm.
Durchschnittliche Strahlenbelastung bei der *seitlichen Aufnahme* 0,95 r, gemessen im mütterlichen Darm.

6. Differentialdiagnose der Schwangerschaft

a) *Myom:* Das Myom ist hart, derb, kann aber auch Erweichung zeigen.
Keine entsprechenden Regelpausen.
Kein schwangerschaftsgerechtes, sondern nur ein sehr langsames Wachstum.
Kein Konsistenzwechsel während Palpation.
Biologische Schwangerschaftsteste negativ (Mäuse-Frosch-Test).
Röntgenbild zeigt bei Myom keine kindlichen Teile.
Schwierigkeiten können oft entstehen bei Myom und Schwangerschaft, dann aber meist Beschwerden (Ernährungsstörungen der Myome durch Gefäßtorquierung), dann Laparotomie.

b) *Ovarialtumoren:* Tastbefund zeigt Stufenbildung zwischen Uterus und Tumor.
Bei Palpation verschiedene Konsistenz ohne Konsistenzwechsel.
Biologische Schwangerschaftsreaktionen und später Röntgenbild.
Falls Diagnose Ovarialtumor bestätigt wird, dann Laparotomie.

c) *Intrauterine und extrauterine Schwangerschaft:* Bei der *Tubarruptur* keine Schwierigkeiten der Diagnose.
Tubarabort: Regel 2—3 Wochen überfällig, dann schwache Blutung.
Hgb.-Kontrolle, Leukozyten im Blut bestimmen.
Tastbefund-Kontrolle über längere Beobachtung, falls keine akuten Symptome.
Diagnose ergibt sich stets aus Beobachtung der Patientin.
Evtl. Douglas-Punktion (siehe gynäk. Teil). Bei Blutaspiration (alte Koagula) Laparotomie.
Zur Klärung der Diagnose auch Douglasskopie möglich.

7. Schwangerschaftsdauer

Berechnung des voraussichtlichen Geburtstermines durch
Naegelesche Regel = Termin 1. Tag letzte Regel minus 3 Monate, plus 7 Tage.
Achtung: Bei Abweichungen des Zyklus vom 28-Tage-Rhythmus ist es nötig, die Tage, um die der Zyklus zu kurz ist, der Schwangerschaftsdauer hinzuzuzählen, oder die Tage, die der Zyklus zu selten ist, abzuziehen (= *Ergänzung der Naegeleschen Regel*).

*Also 1. Tag der letzten Regel minus 3 Monate + 7 Tage
± X Tage (Pschyrembel)*
Wirkliche Schwangerschaftsdauer 263—269 Tage = Konzeptionstermin bis Geburt
Gesetzliche Empfängniszeit (= Tragzeit für ein lebendes Kind)
= 181—302 Tage
Es gibt aber auch länger dauernde Schwangerschaften für ein lebendes Kind, und zwar bis 323 Tage *(v. Schubert)*.
Äußerste bisher beobachtete Möglichkeit der Kohabitation für ein Kind mit den Zeichen der *Reife:* 229 Tage (49 cm, 2900 g, Fall Wimhöfer, Fall Heyn).

Beurteilung einer Gebärenden
1. Besteht eine Schwangerschaft?
2. I — oder m. P.?
3. Verlauf eventueller früherer Geburten.
4. Zeitpunkt der Schwangerschaft.
5. Allgemeinbefinden der Mutter.
6. Wehen: Beginn, Zahl und Dauer.
7. Blase gesprungen?
8. *Lage des Kindes*
    a) im ganzen,
    b) vorangehender Teil, Stellung im Becken.
       Wie? (Quer, schräg, gerade).
       Wo? (Beckeneingang, Beckenboden, Austrittsschlauch).
9. Größe des Kindes.
10. Leben des Kindes.
11. Weicher Geburtskanal.
    a) Gebärmutterkörper, dazu Bauchwand und Bauchhöhle,
    b) Halskanal,
    c) Scheide und Damm, Scheideninhalt.
12. Harter Geburtskanal — knöchernes Becken.
    Stets achten auf Ödeme,
                     Blutdruck RR,
                     Urinuntersuchung: Zucker, Eiweiß, Sediment!

WEHENMITTEL

Arten der Wehenmittel:
1. Physikalische Wehenmittel.
2. Wehenfördernde Stoffe: Chinin, Strychnin.
3. Rhythmische Kontraktion erzeugende Stoffe.

4. Dauertonus des Uterus erzeugende Stoffe.
5. Spasmenlösende Mittel.

1. Mechanische Wehenmittel

a) Alle Abführmittel, besonders die drastisch wirkenden Mittel wie Rizinusöl,
b) der Einlauf, besonders der hohe Einlauf wirkt als Wehenmittel,
c) alle Temperaturunterschiede wirken wehenanregend:
   Eisblase, Heizkissen, Wärmflasche, Wärmegürtel,
d) alles Reiben und Kneten am schwangeren Uterus kann wehenerregend wirken.

2. Als wehenfördernde Stoffe sind das Chinin und das Strychnin zu nennen.
Das Chinin erzeugt nicht eigentlich Wehen, es verstärkt eine bereits bestehende Wehenbereitschaft des Uterus, es fördert die Tonuslage des Uterus.
Das gleiche gilt vom Strychnin (Invocan).
   Man gibt 0,05 bis 0,1 Chinin per oral ein- bis zweimal in stündlichem Abstand oder einmalig 0,001 Strychnin. nitr. i. m.
   Cave: Höhere Dosen von Strychnin dürfen nicht gegeben werden!
   Hohe Dosen von Chinin wirken als *Wehenbremse!*

3. Das Mittel, welches rhythmische Kontraktion des Uterus erzeugt, ist der Hypophysenhinterlappenextrakt = Hypophysin.
Es enthält *Oxytoxin* und *Vasopressin*.
   Bei hohem Blutdruck darf nur reines Oxytoxin = Orasthin oder Myopituigan verabreicht werden, diese Stoffe enthalten Vasopressin nicht.
   Dosierung in Voegtlin-Einheiten.
   1 Ampulle = 3 VE.
Achtung! Es gibt auch Ampullen, die 10 VE Oxytoxin enthalten.
   Stets Ampulle vor Injektion kontrollieren!
   Arzt hat Verantwortung!
Während der Eröffnungsperiode Höchstdosis 1,5 VE i. m.
Während Nachgeburtsperiode Höchstdosis 2—3 VE i. m.
Vor der Geburt des Kindes ist intravenöse Injektion *verboten!*
Während der Nachgeburtsperiode darf die Hälfte der Dosis, das ist 1,5 VE i. v., injiziert werden!

4. Einen Dauertonus des Uterus erzeugende Stoffe

Uterustonika = *Secale-Präparate*.

Secale enthält hauptsächlich zwei Alkaloide:
 a) Ergobasin — wasserlöslich, wirkt schnell, aber nicht anhaltend
    (= Methergin),
 b) Ergotamin — wasserunlöslich, wirkt langsam, aber lang anhaltend
    (= Gynergen),
    Neo-Gynergen = Ergobasin + Ergotamin.
Achtung: Secale-Präparate erst dann verabfolgen, wenn der *Uterus völlig leer ist!*
Ausnahme: Methergin; kann schon während der Nachgeburtsperiode, ja sogar, sobald der Kopf geboren ist, gegeben werden, auch i.v., da Wirkung schnell einsetzt und schnell abklingt.

5. Spasmenlösende Mittel

Sie greifen am Verschlußapparat, also am Collum uteri, an und bewirken ein Lösen von Verkrampfungen:
 a) Belladonna — Suppositorien,
 b) Avacan, Buscopan, Spasmonal, Efosin, Tokorectal, besonders als Supp.,
 c) Morphium 0,02 i.m. oder Dilaudid 0,002 (subcutan).

Grundsätzliches zur Anwendung von Wehenmitteln

Es gibt eine primäre und eine sekundäre Wehenschwäche.
Bei der *primären Wehenschwäche* ist meist die Geburt noch nicht richtig in Gang gekommen. Es handelt sich oft nur um Vorwehen, die durch unzweckmäßige Wehenmittelgaben forciert worden sind. Wehenmittel sind also hier nicht indiziert. Der Geburtshelfer muß abwarten, bis die Eröffnungswehentätigkeit in Gang kommt.
Die *sekundäre Wehenschwäche* ist eine Ermüdungswehenschwäche. Wehenmittel sind hier falsch. Der Uterus muß sich ausruhen. Evtl. Morphium 0,02 i.m. geben und Patientin schlafen lassen. Wenn Wehen bei sekundärer Wehenschwäche durch Wehenmittel forciert werden, besteht die Gefahr der Atonie nach Geburt des Kindes.
Wehenmittel sollen nur dann angewendet werden, wenn eine *strenge Indikation* dafür vorliegt. Eine Wehenschwäche ist nur in den seltensten Fällen eine Indikation zur Verordnung von Wehenmitteln, am allerwenigsten dürfen Wehenmittel aus Ungeduld und zur beschleunigten Geburtsbeendigung verabfolgt werden.
Die Gabe von Wehenmitteln ist nur nach genauester äußerer und rektaler Untersuchung erlaubt. (Cave: Geburtshindernis! Cave: Gebärunmögliche Situation!)

Einleiten der Geburt durch Wehenschema
Rizinus, Einlauf,
heißes Bad,
0,05—0,1 Chinin,
½ Std. später 1,5 VE Hypophysin oder Orasthin i. m.,
½ Std. später 0,05—0,1 Chinin,
½ Std. später 1,5 VE Hypophysin oder Orasthin i. m.
Hypophysin bzw. Orasthin kann auch als Dauertropf verabfolgt werden. Dann laufen 2 VE in 2 Stunden intravenös ein, aber stets nur unter Kontrolle eines Tokometer oder Tokographen.

Die „Steinsche Kur" oder das „Henkel-Schema"
gibt nach Einlauf und Bad 3 x 0,3 Chinin und steigend von 0,1, 0,2, 0,3, 0,4, 0,5 ccm Hypophysin oder Orasthin i. m. im Abstand von je 20 Minuten. (1 ccm Hypophysin oder Orasthin = 3 VE.)
Hypophysin oder Orasthin *intravenös nur nach Geburt des Kindes,* besonders während der Plazentarperiode.
Secale-Präparate nur nach vollständiger Entleerung des Uterus.

VORBEREITUNG UND INDIKATION ZUM OPERATIVEN HANDELN IN DER GEBURTSHILFE

1. Indikation zur Episiotomie
Vorbedingung: vorangehender Teil muß gut sichtbar sein.
  a) mütterliche Indikation:
    drohende zentrale Dammruptur,
    akute und lebensbedrohliche mütterliche Veränderungen bei sichtbarem Kopf oder Steiß,
  b) kindliche Indikation:
    anhaltende Irregularität der kindlichen Herztöne und bei Schädellage Abgang von mekoniumhaltigem Fruchtwasser.

2. Indikation zum Forceps
Vorbedingungen:
  a) Muttermund muß vollständig eröffnet sein.
  b) Kopf muß mit seinem größten Durchmesser die engste Stelle passiert haben.
  c) Es darf kein Mißverhältnis zwischen Kopf und Becken bestehen.
  d) Der Kopf muß zangengerecht stehen, d. h. für die Zange erreichbar sein.
  e) Die Blase muß gesprungen sein oder gesprengt werden.
  f) Das Kind muß leben.

Möglichst Episiotomie schneiden!
a) *mütterliche Indikation.* Gefahr für die Mutter:
akuter Kollaps,
Lungentuberkulose,
Herzerkrankungen (Mitralstenose!),
Myopie,
Fieber unter der Geburt, Pneumonie,
Toxikose, Eklampsie,
Nephritis, Nephrose,
lange Geburtsdauer (Kopf länger als 2 Stunden sichtbar),
rigide Weichteile.
b) *kindliche Indikation:*
Schlechte Herztöne, besonders wenn die Frequenz in mehreren Wehenpausen unter 100 Schläge/Minute bleibt und bei Schädellage mekoniumhaltiges Fruchtwasser abgeht.
Übermäßig lange Geburtsdauer (stets gleichzeitig der Mutter 10—20 mg Karan i. m. injizieren!).
Nabelschnurvorfall.
Blutung aus Vas aberrans bei Insertio velamentosa.
Nach Zangenentbindung stets Muttermund einstellen und Zervikalkanal austasten!

3. Indikation zur Vakuum-Extraktion
Die gleiche wie bei Forceps, jedoch nicht bei kindlicher Asphyxie, hier wegen möglichen Zeitverlustes Zangenentbindung.
Die Anwendung des Vakuum-Extraktors ist besonders bei Wehenschwäche und Geburtsstillstand angezeigt.
Die *Spekulum-Entbindung* hat die gleiche Indikationsstellung wie die Vakuum-Extraktion.

4. Indikation zur Kopfschwartenzange
Vorwiegend bei lebendem Kind, Anlegen an tiefstem Punkt, nicht länger als 2 Stunden liegen lassen.
a) Placenta praevia partialis nach Blasensprengung und Wehenmittelgabe zur Stillung der Blutung aus dem bereits gelösten Teil der Plazenta,
b) bei Armvorfall (Schädellage) nach Reposition.

5. Indikation zur Sektio
Vorbedingungen: Geburtskanal und Operationsfeld müssen keimfrei sein!
Gute Technik der Operation muß gewährleistet sein!

a) Mütterliche Indikation: alle gebärunmöglichen Situationen:
Mißverhältnis,
Querlage,
Hoher Gradstand,
Stirnlage bei ausgetragenem großem Kind,
Mento-posteriore Gesichtslage,
Eklampsie (therapieresistent),
Placenta praevia centralis,
Vorzeitige Lösung der normal sitzenden Plazenta,
Verdacht auf Uterusruptur.

b) Kindliche Indikation:
Armvorfall,
Nabelschnurvorfall,
Beckenendlage (Erstgebärende und großes Kind),
Rh-Inkompatibilität, dringendster Kinderwunsch, steigender Antikörpertiter, schon geschädigtes Kind geboren (wenn Sectio gemacht wird, dann möglichst in der 38. Woche!).

6. Drohende Uterusruptur

Ursache: Überdehnung oder Wandschädigung des Uterus.
Gebärunmögliche Situation:
Mißverhältnis,
Querlage,
hoher Gradstand,
Stirnlage bei großem Kind,
Mento-posteriore Gesichtslage,
Mißbildung des Kindes: Hydrozephalus.
Verlegung des Geburtskanals durch Tumoren:
  Am Becken,
  Myome,
  Ovarialtumoren.
Nicht dehnungsfähige Weichteile (Karzinome).
Verletzungsrupturen bei Wendungen oder anderen geburtshilflichen Maßnahmen.
Narbenruptur.

Symptome:
Wehensturm,
Druckempfindlichkeit des Uterus besonders zwischen Nabel und Symphyse (Kontraktionsring),

Hochsteigen des Kontraktionsringes (evtl. schräg), Anspannen der Ligamenta rotunda,
Allgemeine Unruhe, Schweiß, Puls-Anomalien, Erbrechen.

Symptome, wenn Uterusruptur eingetreten ist:
(Möglich komplette oder nicht komplette Ruptur, je nachdem ob das Peritoneum mit eingerissen ist oder nicht).
Starker plötzlicher Schmerz.
Aufhören der Wehen und der Spannung.
Kollaps, Anaemie.
Blutung aus der Scheide.
Kind oft besser durch Bauchdecke zu fühlen als vorher.

Therapie:
Rechtzeitiges Erkennen der Gefahr bei geburtsunmöglichen Situationen.
Rechtzeitiges geburtshilfliches Eingreifen.
Bei drohender Uterusruptur schonendste Entbindung, möglichst Sectio und Revision des Uterus, auch in seinem Zervixabschnitt.

7. Nabelschnurvorfall

Nabelschnurvorliegen = bei stehender Blase Nabelschnur vor dem vorangehenden Teil.

Nabelschnurvorfall = bei gesprungener Blase Nabelschnur vor vorangehendem Teil.

Der Nabelschnurvorfall stellt stets eine sehr ernste Komplikation und Gefahr für das Kind dar.

Ursachen: Vorangehender Teil dichtet nicht genügend ab, Lücke zwischen Becken und vorangehendem Teil.
Häufig bei
Querlage, Fußlage und Steißlage.
Selten bei Kopflage, dann nur möglich bei hohem Gradstand.

Häufigkeit: 0,5—0,7% aller Geburten.
Die *Gefahr* für das Kind ist am größten bei Schädellage,
bei Querlage am geringsten.

Symptome:
Schlechte Herztöne nach Blasensprung,
Verlangsamung der Herztöne nach jeder Wehe.
Ist Nabelschnur sichtbar, dann mit sterilem Handschuh Pulsation prüfen!

Maßnahmen sofort:
Beckenhochlagerung der Patientin, am besten in der maximalen Form, der *Knie-Ellenbogenlage.* Dadurch sinkt der vorangehende Teil in den Bauchraum zurück und Nabelschnur bleibt frei.
Kein Repositionsversuch.
Bleibt auch bei Beckenhochlagerung (Knie-Ellenbogenlage) der Kopf auf Beckeneingang aufgepreßt, dann Eingehen mit sterilem Handschuh in die Vagina und Hochschieben des Kopfes, Knie-Ellbogenlage bleibt *(Pschyrembel).* Sauerstoffatmung der Patientin.
  Ist Muttermund vollständig, dann Forceps.
  Ist Muttermund nicht vollständig, vorbereiten — Sectio.

8. Blutungen in der Gestation
Ursachen der Blutungen
Stets möglich sind: Erosionsblutung der Portio.
                    Polypen.
                    Submuköses Myom des Kollum.
                    Karzinom des Kollum oder der Vagina.

Außerdem:

A) *Gravidität*
  I. *Hälfte*
    1. Abort
    2. Varixknoten

  II. *Hälfte*
    1. Placenta praevia
    2. Vorzeitige Ablösung der Plazenta
    3. Varixknoten

B) *Geburt*
  I. *Eröffnung und Austreibung*
    1. Placenta praevia
    2. Vorzeitige Ablösung der Plazenta
    3. Zerreißung eines Vas aberrans
    4. Insertio velamentosa

  II. *Plazentar-Periode*
    1. Placenta partim accreta
    2. Atonie des Uterus
    3. Verhaltung der Plazenta
       a) volle Blase
       b) Krampf des inneren Muttermundes
    4. Rißblutung

C) *Post-Partum*
  1. Plazentar-Rest
  2. Atonie des Uterus
  3. Rißblutung

D) *Wochenbett*
  1. Plazentar-Rest
  2. Granulierende Rißwunde
  3. Endometritis puerperalis

9. Placenta praevia

Der unterste Eipol wird entweder völlig von Plazenta gebildet = *Placenta praevia totalis,*
oder nur zum Teil von Plazenta überdeckt = *Placenta praevia partialis.*

Symptome: Blutung in der Eröffnungsperiode.

Es blutet bei *Placenta praevia totalis* bei *geschlossenem Muttermund* (zu Beginn der Eröffnungsperiode).

Es blutet bei *Placenta praevia partialis* bei bereits etwas *eröffnetem Muttermund* (während der Eröffnungsperiode).

Frühgeburten sind sehr häufig, die Gefahr für Mutter und Kind ist sehr hoch. Daher jeden Fall in Klinik entbinden!

Rektale Untersuchung nur sehr vorsichtig durchführen!

Jede Blutung muß geklärt werden! Zur Ursachenklärung Spekulumeinstellung! Hgb-Kontrolle, Blutersatz in jedem Fall, auch wenn Blutung zunächst gering erscheint, bereitstellen!

a) Placenta praevia totalis:
Bei anhaltender Blutung und beginnender Anämie (trotz Blutersatz) muß die Sectio gemacht werden. Die Schnittentbindung so spät wie möglich machen, um Frühgeburten zu vermeiden.

b) Placenta praevia partialis:
Einstellung mit Spekulum.
Es blutet bei bereits eröffnetem Muttermund:
Muttermund 2—3 cm weit. Fruchtblase einstellen.
Blase sprengen und Wehenmittelgabe: 1½ Einheiten Orasthin i. m. Bei anhaltender Blutung Kopfschwartenzange.
Im weiteren klinischen Verlauf Blutbildkontrolle und evtl. Blutersatz.

10. Häusliche und klinische Geburtshilfe

I. Geburtsfälle für die Hebamme	II. Arzt-Fälle für die häusliche Geburtshilfe	III. Arzt-Fälle für die klinische Geburtshilfe
Alle normalen Fälle	1. Der unkomplizierte Abortus 2. Alle regelrechten und regelwidrigen Kopflagen bei normalem Raumverhältnis (Zange resp. Wendung + Extrakt. bei Erfüllung der Vorbedingung). 3. Beckenendlagen mit Ausnahme der reinen Steißlage bei Erstgebärenden. 4. Unkomplizierte Querlagen. 5. Zwillingsschwangerschaft. 6. Nachgeburtsblutung (manuelle Plazentarlösung besser in der Klinik). 7. Dammrisse I. und II. Grades. 8. Blutungen außer der Geburt bei dünnsäumigem, mindestens klein-handtellergroßem Muttermund (Blasensprengung).	1. Die künstliche Unterbrechung der Schwangerschaft. 2. Der septische Abort. 3. Hyperemesis gravid. (schwere Fälle), Schwangerschaftstoxikose, Eklampsie, Blasenmole, Chorionepitheliom. 4. Primäre Wehenschwäche mit vorzeitigem Blasensprung bes. bei älteren Erstgebärenden. 5. Alle Fälle von Mißverhältnis zwischen Frucht und Becken (enges Becken, Hydrozephalus etc. sehr straffe Weichteile, Tumor). 6. Alle durch Einklemmung der Frucht verschleppten Fälle. Alle fieberhaften Fälle, die durch die klassischen Entbindungsmethoden nicht erledigt werden können. 7. Placenta praevia (alle Blutungen in der II. Hälfte der Schwangerschaft und unter der Geburt cf II, 8). 8. Blutende Zervixrisse und totale Mastdarmdammrisse.

11. Asphyxie-Behandlung des Neugeborenen

Leichter Grad = blaue Asphyxie
Schwerer Grad = weiße Asphyxie

Bei Asphyxie ist die Atmung behindert oder ausgesetzt, der Puls beschleunigt oder verlangsamt und der Muskeltonus herabgesetzt oder gar fehlend.

Ursachen: Schädigung des Kindes während der Austreibungsperiode.

Eine besondere Gefahr entsteht
  bei Anästhesie der Mutter,
  bei vorzeitiger Lösung der Plazenta,
  bei Kompression oder Dehnung der Nabelschnur,
  bei Wehensturm des Uterus,
  bei allgemeiner Hirndruckerhöhung infolge Mißverhältnisses,
  bei intrazerebraler Blutung.

Therapie:
  Ausstreichen der Nabelschnur zum Kinde zu (nicht jedoch bei Antikörperfällen).
  Sauerstofftherapie, besonders mit Überdruckbeatmung (Baby-Pulmotor).
  Achtung vor Erschütterungen, bei gleichzeitig bestehenden Hirnblutungen große Gefahr!
  Freimachen der Atemwege mit Trachealkatheter (Kugelaspirator) geschieht blind oder mit dem Laryngoskop unter Sicht.
  Aspiration: Schleim absaugen.
  Im Notfall Mund-zu-Mund-Beatmung.
  Dann manuelle Kompression des Thorax im Sinne einer künstlichen Atmung.
  Wechselbad.
  Wiederbelebung fortsetzen, solange Herzschlag vorhanden ist.
  Lobelin 0,5 cm (= 0,0015 g) i. m., besonders sobald Atmung eingesetzt hat, evtl. Cardiazol 4 Teilstriche.

DER RH-FAKTOR IN DER GEBURTSHILFE
Rh-Inkompatibilität
Während Schwangerschaft: Anamnese (frühere Geburten, Aborte, Bluttransfusionen, Hauttransplantationen).
Rh-Faktor und Antikörpergehalt bestimmen.
  Bei Befund: rh-negativ (cde, cde) oder Antikörper.
  Wiederholte Kontrollen während der Schwangerschaft.
  Kausale Therapie bisher nicht möglich.
Geburt:
Hämoglobin- und Bilirubinbestimmung im kindlichen Blut.
Race-Coombs-Test (= Nachweis von Antikörpern im kindlichen Blut):
  Entnahme von 5 ccm Nabelschnurblut.
  Wenn positiv, dann Austauschtransfusion über Nabelschnurvene.
  Spenderblut rh-negativ (cde) und ohne Antikörper.
  Menge etwa 700—900 ccm.
  Danach laufend Hgb-Kontrolle und Überwachung mindestens 3 Wochen.

Möglicher Grad der Schädigung der Kinder:
Anaemia neonatorum,
Ikterus gravis neonatorum, (evtl. mit Kern-Ikterus),
Hydrops fetus congenitus,
Mazeration mit Leberzirrhose.

INFEKTIONSKRANKHEITEN IN DER GEBURTSHILFE

1. Toxoplasmose

Erreger: Toxoplasma gondii, häufig in ländlichen Gegenden.
Übertragung durch Tierkontakt, meist latende Infektion der Mutter.
Diagnose:
   a) Sabin-Feldmann-Test,
   b) durch Komplementbindungsreaktion,
   c) durch Intrakutantest.

Nur aus allen drei Reaktionen ist Verdachtsdiagnose möglich. Titer unter 1 : 200 ist *nicht* beweisend!
Besonderer Verdacht besteht bei isoliertem Hydrozephalus, dann Liquoruntersuchung.
Obduktion bei allen Verdachtsfällen, besonders bei intrauterinem Fruchttod.
Placentastück steril einsenden zur Gewebskultur.
Therapie: Versuch mit Daraprim (englisches Präparat) oder Supronal.

2. Listeriose

Verdacht bei fieberhaften Schwangerschaftserkrankungen, vor allem Pyelitis.
Erreger: Listeria monocytogenes (Grampositives Stäbchen).
Diagnose: Blutkultur aus Venenblut besonders bei Fieberanstieg entnehmen,
   oder aus Katheterharn (vor Beginn der Therapie),
   oder aus Mekonium des Kindes.
Prognose: Rezidiv in der Gravidität möglich!
Cave: Frühgeburt!
Therapie: Antibiotika, Sulfonamide.

3. Lues connatalis

WaR möglichst vor Ablauf des IV. Schwangerschaftsmonats bei unklaren Fällen.
2. WaR in der 2. Schwangerschaftshälfte.
Bei Verdachtsfällen stets Nabelvenenblut unter der Geburt für WaR entnehmen.
Chediak reicht in der Schwangerschaft *nicht* aus!

Bei anamnestischer Lues stets Sicherheitskur während Gravidität. Bei unzureichender Behandlung der Mutter Sicherheitskur des Kindes in den ersten Lebensmonaten.
Bei allen Verdachtsfällen laufend Beobachtung des Kindes bis zum 2. Lebensjahr.

RICHTLINIEN ZUR BEHANDLUNG DER EKLAMPSIE

(in Anlehnung an die Angaben von *Kyank*)

1. Lagerung der Patientin in ruhigem Raum, so daß man außer von beiden Seiten auch vom Kopfende des Bettes (Sauerstoff-Flasche) an die Patientin heran kann. Keil bereit halten, Gebiß entfernen.
2. Blutdruckmessung. Die Manschette bleibt im Arm liegen.
3. Entleerung der Blase mittels Dauerkatheter.
4. Im Anfall kurzer Chloräthylrausch.
5. 2 g Magnesium sulfuricum langsam i. v.
6. Anschließend Anlegen eines intravenösen Dauertropfes mit 500 bis 1000 ccm 6%iger Traubenzuckerlösung. In den Tropf kommen 50 mg Atosil und 50 mg Megaphen, bei Hypertonie 25 mg Nepresol, ca. 5—8 g Magnesium-sulfat. Anfangs kann die Tropfenfolge schneller erfolgen, später etwa 20 Tropfen pro Minute.
7. Ständige Überwachung des Blutdruckes, der Pulsfrequenz und der Atemfrequenz sowie der Patellarsehnenreflexe.
Sinkt der Blutdruck unter systolisch 110 ab, oder treten Atemstörungen oder eine starke Tachykardie auf, so wird der medikamentöse Dauertropf vorübergehend durch einen indifferenten Tropf mit alleiniger 6%iger Traubenzuckerlösung ersetzt, bis der medikamentöse Tropf wieder notwendig erscheint.
8. Sofortiger Beginn mit Sauerstoffbeatmung.
9. Bereitlegen einer injektionsfertigen Spritze mit Calciumchlorid oder Calcium-Glukonat (Antidot des Magnesium-Sulfates) zur intravenösen Injektion bei Überdosierungserscheinungen von Magnesiumsulfat. Magnesiumsulfat kann bei Überdosierung zu Atemstörungen führen. Vorher verschwinden die Patellarsehnenreflexe, die jedoch bei manchen Eklampsien von vornherein fehlen.
10. Bereithalten einer Ampulle Coffein 0,25 oder Theophyllin oder Euphyllin als Gegenmittel des Megaphen bei Überdosierung.
11. 1 Mill. E. Depot-Penicillin i. m. oder anderes Antibiotikum zur Bronchopneumonieprophylaxe.

12. Bei Verschleimung Auswischen des Mundes und Rachens mit Stieltupfer. Befeuchten der Lippen mit 20%igem Borglycerin. Immer auf freie Atemwege achten. Bei Schnarchen und mechanischer Asphyxie Lagerungswechsel.
13. Nach Einlaufen des medikamentösen Dauertropfes kann dieser unter Umständen wiederholt werden oder man gibt Magnesiumsulfat sowie die anderen Medikamente weiter, etwa 2,5—5,0 g Magnesiumsulfat alle 6 Stunden. 20 g Magnesium sulfuricum gelten als Höchstdosis pro die. Bei gleichzeitiger Anwendung von Megaphen dürfte die Dosis tiefer liegen.
14. Die Urinausscheidung ist ständig in ccm zu kontrollieren, der Blutdruck halbstündlich, später stündlich zu messen. Urinsediment und Blutentnahme für chemisches Blutbild.

NACHGEBURTSPERIODE

Leitsatz: (Ahlfeld) „Hände weg vom Uterus"!
Dieser Leitsatz gilt auch heute noch und gerade jetzt besonders!
Neuere Untersuchungen haben bewiesen, daß nach mechanischer Schädigung des Uterus (Kneten, Drücken) eine jeglicher Therapie resistente Afibrinogenämie folgen kann.
Dauer der Nachgeburtsperiode bis 2 Stunden.

1. Lösungszeichen der Plazenta

a) Kantungszeichen nach Carl Schröder,
b) Ahlfeldsches Lösungszeichen,
   Vorrücken der Nabelschnurmarke,
c) Küstnersches Lösungszeichen,
   Zurückziehen der Nabelschnur bei Druck mit der Hand hinter der Symphyse,
d) Strassmannsches Lösungszeichen,
   rechte Hand faßt Nabelschnur,
   linke Hand drückt Uterus vom Fundus her aus.
   Druckwelle pflanzt sich nur bei noch nicht gelöster Plazenta fort = Telegrafenzeichen.
   Lösungsmodus nach B. S. Schultze: Kindliche Seite geht voran.
   Lösungsmodus nach Duncan: Mütterliche Seite geht voran.
   Stets genaue Prüfung der Plazenta auf Vollständigkeit, sowohl von mütterlicher als auch von kindlicher Seite her.

Bei Zweifel an der Vollständigkeit kann die Auffüllung der Plazenta mit Milch von der Nabelvene her gemacht werden. Blutverlust normal 200 ccm bis maximal 400 ccm.
Gefahr: Stärkere Blutung!

2. Es blutet in der Nachgeburtszeit

I. Weil die Plazenta gelöst ist, aber nicht heraus kann:
  1. Infolge voller Harnblase,
  2. Infolge Krampf des inneren Muttermundes.
II. Weil die Plazenta nur teilweise gelöst ist:
  1. Infolge Wehenschwäche.
  2. Infolge teilweiser Verwachsung (Placenta accreta resp. increta).
III. Blutungen wegen Störung der Blutgerinnung (Afibrinogenämie).

Maßnahmen bei Blutungen in der Nachgeburtsperiode
1. Blase entleeren.
2. Wehen anregen.
   a) Mechanisch.
   b) Medikamentös (Hypophysenpräparate).
3. *Credéscher Handgriff* (evtl. forciert).
4. Tiefe Narkose.
5. *Credéscher Handgriff in Narkose.*
6. Manuelle Lösung der Placenta.

3. Blutungen post partum

A. Wenn Uterus gut kontrahiert = Rißblutungen.
   Einstellen, Naht.
B. Wenn Uterus schlaff: Atonische Blutung.
   1. Blase entleeren.
   2. Wehen anregen:
      a) Mechanisch.
      b) Medikamentös: Extractum secale fluid. oder Ersatzpräparate: Ergometrin, Neo-Gynergen.
   3. T-Kompressionsverband.
   4. Kalte (10—15° C) Uterus-Spülung 50% Alkohol.
   5. Utero-Vaginaltamponade und T-Kompressionsverband.
   6. Parametrane Abklemmung.
   7. Aortenkompression.
   8. Exstirpation des Uterus.

Dammnaht. Narkose: Möglichst Rauschnarkose, nur in Ausnahmefällen, wenn keine Hilfskraft zur Verfügung steht, Lokalanästhesie.

Technik: Riß möglichst vor Naht nicht berühren.
Strengste Aseptik!
Naht schichtweise, Wundgrund gut fassen.
Sorgfältige Blutstillung, da sonst Hämatom und Nachblutung möglich!
Wundspannung durch Subkutannaht nehmen. Haut muß sich vor ihrer Naht schon gut und ohne Spannung adaptieren.
Zervixriß zur Naht übersichtlich einstellen!
C. Blutungen wegen Störungen der Blutgerinnung.
Achtung auf Afibrinogenämie.

WOCHENBETT

Entlang des Wochenflusses wandern in den ersten Tagen nach der Geburt Keime aus der Scheide in das Cavum uteri hinauf und *besiedeln* die Wundfläche des Corpus uteri etwa am 3. oder 4. Tage.
Falls keine Berührung vor oder unter der Geburt mit pathogenen Keimen stattgefunden hat, sind das harmlose Keime, die lediglich die typische Beschaffenheit des Lochialflusses bedingen = *Besiedlung des Endometrium*.
Sind pathogene Keime im Spiele, so kommt es zur *Infektion* der Schleimhautwunde.
A. Besiedlung des Endometrium: klinisch normales Wochenbett.
B. Infektion des Endometrium: Endometritis puerperalis.
 I. Ohne transuterine Komplikation:
 Endometritis puerperalis, Wochenflußzersetzung, evtl. Lochiometra (passive Bakteriämie).
 II. Mit transuteriner Komplikation:
 a) Anaerobier-Sepsis (Thrombusweg, bes. bei Plazentaresten),
 b) Aerobier,
  1. lymphogene Ausbreitung = parametrane Exsudate,
  2. peritoneale Entzündung:
  lokal oder diffus, Durchwanderung oder Abszeßdurchbruch,
  3. Hämatogene Ausbreitung: (aktive Bakteriämie),
  akute Sepsis: Einbruch eines Wundabszesses in die fließende Blutbahn,
  ohne Thromben: lymphangitische Herde, periphlebitische Abszesse,
  mit Thrombophlebitis:
   Thrombus ist weich und zerfällt: ohne Metastasen,
   Thrombus ist hart: mit Metastasen,

4. Intrakanalikulärer Weg = Adnextumoren bes. Salpingitis und Peritonitis (meist gonorrhoisch).

85% aller Wochenbetten verlaufen völlig glatt und normal.

Die Lochien sind anfangs blutig, dann blutig-eitrig, dann eitrig, dann eitrig-serös, dann rein serös und schließlich, etwa am 10. Tage, serös-schleimig.

Der Fundusstand gibt Auskunft über die Rückbildung des Uterus. Der Fundus steht zu Beginn des Wochenbettes am Nabel, er läßt sich jeden Tag einen Querfinger tiefer tasten, er soll nach 10 Tagen hinter der Symphyse verschwunden sein.

Therapie der Lochialstauung.

Mischspritze, enthaltend 0,5 mg Atropin + 2 VE Hypophysin i. m., evtl. an 2 oder 3 Tagen hintereinander. Dazu Eisblase auf den Uterus.

13% aller Wöchnerinnen zeigen extragenitale Komplikationen, Fieber, besonders Fieber infolge Pyelitis oder Mastitis.

Bei Fieber daher stets auch Brüste und Urin untersuchen.

2% aller Wöchnerinnen zeigen genitale Komplikationen, wenn man alle kleinen Fieberzacken, auch solche von kurzer Dauer bis 38° einbezieht. Bei diesen Komplikationen sind auch Heilungskomplikationen von Nähten mit enthalten.

Aufstehen

Das Aufstehen schon im frühen Wochenbett wird empfohlen. Nach glatter Geburt Pendeln der Beine aus dem Bett am 2. oder 3. Tag und dann aufstehen. Sind Geburtskomplikationen vorausgegangen, später, etwa am 4., 5. Tage Aufstehen, nach Sectio am 9. oder 10. Tag.

Thrombose und Embolie

Eine besondere Gefahr für das Wochenbett stellt die Thrombose und die Embolie dar.

Eine Saphena-Thrombose wird bei etwa 5% aller Wöchnerinnen beobachtet, eine Fermoralisthrombose ist seltener.

Beckenvenenthrombosen sind besonders gefährlich, da sie oft symptomarm verlaufen, oder aber die Symptome werden nicht beachtet. (Pulsanomalien, Schmerzen, Ausstrahlen in ein Bein, evtl. schmerzhafte Schwellung eines Beines).

Durch die geringen Symptome bei Beckenvenenthrombose erfolgt die Embolie von dort aus scheinbar ohne jegliche Vorwarnung.

Therapie

Thrombose: Bettruhe und Lagerung des betreffenden Beines auf Schiene, möglichst für 3 Wochen nach Entfieberung. Während dieser Zeit organisiert sich der Thrombus, er wird an die Venenwand fixiert.

Unterstützende Maßnahmen: Anlegen von Blutegeln, evtl. Heparin geben, dabei aber Nachblutung ex utero möglich. Butazolidin.

Embolie: Sofort bei Eintritt der Embolie Morphium 0,02 i. m. Gleichfalls sofort Sauerstoffatmung.
Größte Ruhe um die Patientin!
Möglichst 30 000 E. Heparin i. v., außerdem Euphyllin i. v. Bei Eintritt der Embolie Leukozytenwerte im Blut zählen (Werte meistens über 15 000!).
Beste Prophylaxe der Thrombose und Embolie
Frühaufstehen, Wochenbettgymnastik bereits ab 1. Wochenbettstag, beginnend mit Übungen der Unterarme und Unterschenkel, dann der Oberarme und Oberschenkel. Ab 4. Tag auch Rumpfübungen.
Entlassung der Wöchnerinnen zwischen dem 8. und 10. Tage.
Dabei genaue Nachuntersuchung einschl. Spekulumeinstellung der Portio und vaginale Untersuchung!

Genaue Abgangsuntersuchung auch des Kindes!
Patientin wird zur Nachuntersuchung nach 6 Wochen wiederbestellt.

Wie in den Tagen der Famulatur wurde dem jungen Assistenzarzt erneut gezeigt, daß Gynäkologie und Geburtshilfe zwei engverbundene Fachgebiete sind, deren Aufsplitterung in unseren Tagen weitgehender Spezialisierung sehr gefährlich wäre. Gynäkologie und Geburtshilfe müssen untrennbar in einer Hand vereint bleiben, wenn die Arbeit des Frauenarztes von Segen sein soll. Die Gründe einer solch engen Verbindung zweier großer Fachgebiete der Medizin werden von *Martius* mit folgenden Worten gekennzeichnet: „Ihre Zusammengehörigkeit liegt darin begründet, daß viele Frauenkrankheiten mit den Fortpflanzungsvorgängen bei der Frau im Zusammenhang stehen und umgekehrt die Fortpflanzungsfähigkeit der Frau durch angeborene oder erworbene Frauenkrankheiten gestört sein kann."
Die hohe Verantwortung für Frau, Mutter und Neugeborenes schützen den Frauenarzt, eine umgrenzte und einseitige Organmedizin zu treiben und umschließen die große Beglückung seines Berufes.

ASSISTENZARZT IN DER INFEKTIONSABTEILUNG

Ein Wort zuvor

Als richtungweisend für die Arbeit auf einer Infektionsstation gilt für den Assistenzarzt folgende Forderung: *Nichts gedankenlos! Nichts übersehen!* Die Gefahren für die eigene Person sind hier nicht größer als anderswo im täglichen Leben auch! Allerdings kommen Unachtsamkeit, schlechte Gewohnheiten in der Desinfektion oder der eigenen Hygiene schneller ans Licht und können oft mehr Schaden anrichten. Der Assistenzarzt kann es häufig erleben, wie sich der schwere akute Anfangszustand einer Infektionskrankheit unter rechter Sorge und Pflege des Kranken zum Guten wendet und überraschend schnell, ähnlich einem Sommergewitter, abzieht. Die Betreuung Infektionskranker gehört zu den befriedigendsten Aufgaben des Arztes!
Infektionskrankheiten erfordern besondere Isolierungsmaßnahmen, um eine Weiterverbreitung der Infektionen zu vermeiden. Je nach der Größe des zu versorgenden Gebietes ist daher ein zentrales Infektionskrankenhaus zu errichten oder eine Infektionsabteilung im allgemeinen Krankenhaus. Hier sind etwa 10% der Gesamtbettenzahl für Infektionsbetten bereitzustellen. Außer Abteilungen für die einheimischen Infektionen, also für Masern, Scharlach, Diphtherie, Poliomyelitis, Typhus, Salmonellosen, Ruhr, Tuberkulose u. a. sind noch besondere, von allen anderen Abteilungen getrennte Isolierungsmöglichkeiten für Fälle der im Reichsseuchengesetz vom 30. 6. 1900 (Seuchengesetz der BRD, 1961) genannten, „gemeingefährlichen Krankheiten" vorzusehen. Des weiteren ist eine Beobachtungsstation erforderlich.

Bau und Einrichtung der Infektionsstation

Da auch der Infektionsarzt von den besonderen Forderungen, die an Infektionsstationen zu stellen sind, Kenntnis haben muß, scheint es uns notwendig, diese zunächst zu erwähnen. Jede Isolierabteilung muß einen eigenen Zugang und Ausgang besitzen, an welchen sich die Bäder und die Schleuseneinrichtung für das Personal befinden. Des weiteren müssen Schleusen an den Verbindungsgängen zwischen 2 Stationen vorhanden sein. Die Schleusen müssen auch 2 Zugangstüren und Einrichtungen für Händedesinfektion und Mantel- bzw. Oberkleiderwechsel besitzen. Alle Speisen und Gegenstände sind vom Stationsvorraum aus durch Schiebefenster zu reichen bzw. nach den oberen Stockwerken durch gesonderte Aufzüge zu befördern. Der Verkehr mit dem nicht stationseigenen Personal und den Besuchern ist nur durch die Schiebefenster gestattet!

Im Krankenzimmer einer Infektionsstation sollen höchstens 4 Betten stehen. Des weiteren müssen reichlich Zwei- und Einbettzimmer zur Verfügung sein. Die Beobachtungsstation besteht aus Einbettzimmern, im Kinderkrankenhaus auch aus Einzelboxen. Die Fenster und Türen sollen breit sein, um eine optimale Belüftung und zugleich auch eine optimale Besonnung des Raumes zu gewährleisten. Gardinen sind unzweckmäßig. Bei zu starker Sonnenstrahlung ist der Lichteinfall durch verstellbare Jalousien zu regeln.

Um Staub- und somit auch Keimablagerung zu vermindern sowie auch aus Gründen der besseren Reinigungs- und Desinfektionsmöglichkeit müssen die Wände glatt und leicht abwaschbar, d. h. mit stoßfesten und gegen Desinfektionsmittel unempfindlichen Anstrichen versehen sein, ohne daß diese in einem eintönigen oder tristen Farbton gehalten zu sein brauchen. Aus krankenpsychologischen Gründen sollen vielmehr bunte, lebhafte Farben gewählt werden. Auf Kinderstationen empfiehlt es sich, die Wände mit aufgemalten lustigen, für das Kindesalter geeigneten Bildern zu versehen. Auf zusätzlichen beweglichen Wandschmuck ist jedoch zu verzichten. Der Fußboden muß ebenfalls glatt, wasserdicht und fugenlos — am besten mit einer entsprechenden Auflage, z. B. Linoleum, belegt — sein. Fußbodenkehle und Ecken zwischen Fußboden und Wand sind, ebenfalls aus den bereits erwähnten Gründen, auszurunden. Alle überflüssigen Kanten und Ecken sollen fehlen. Der Türschluß ist staubdicht zu gestalten.

In jedem Krankenzimmer sind Waschbecken mit getrenntem Mundspülteil, mit fließendem kaltem und warmem Wasser, Desinfektionsbecken und Handtuchhalter vorzusehen.

Außer den Krankenzimmern ist auf jeder Infektionsstation noch eine Reihe anderer Räume notwendig: ein Raum oder mehrere getrennte Räume für ärztliche Zwecke, Instrumentensterilisation und kleinere Laboratoriumsuntersuchungen; von Fall zu Fall auch ein Operationsraum sowie Räume für künstliche Atmung mit zentralem Sauerstoffanschluß, mit eiserner Lunge usw.; ein Tagesraum; eine Stationsküche mit stationseigenem Geschirr, in welcher die Möglichkeit gegeben ist, kleine Diätspeisen zuzubereiten — wünschenswert wäre auch, insbesondere für Tbc-Stationen, eine vollautomatisierte Anlage zum Spülen und gleichzeitigen Desinfizieren des Eßgeschirrs; mehrere Badezimmer; ein ausreichend großer und gut lüftbarer Raum für die Entleerung, Reinigung und Desinfektion der Stechbecken, Uringläser, Speigläser usw. sowie für schmutzige und zu desinfizierende Wäsche, evtl. mit glattrandigen, leicht desinfizierbaren, staub- und geruchdicht verschließbaren Wäscheschächten, die in einen abschließbaren Wäschesammelraum im Keller münden — die Wäsche wird in diesem Fall in verschlossenen, desinfizierbaren Säcken abgeworfen; ein Abstellraum für saubere Wäsche; mehrere auch im Vorraum abgetrennte Aborte und ein bis zwei Schwesternzimmer. Für die Stationsschwester, die auf der Abteilung wohnt, ist ein eigenes Bad und ein eigener Abort erforderlich.

Ganz allgemein sei noch erwähnt, daß es zweckmäßig ist, in allen Krankenzimmern, in welchen Kranke mit aerogen übertragbaren Infektionskrankheiten liegen, UV-Leuchten zu installieren sowie auch alle Räume, die der Sterilisation und Desinfektion dienen, mit UV-Ausleuchtungsanlagen und Vorschleusen zu versehen.

Des weiteren sind Infektionsstationen möglichst so anzulegen, daß die Grenzen der Pflegebereiche, ohne ihre Trennung aufzuheben, verschiebbar sind, so daß zwischen stark und schwach belegten Pflegebereichen ein Ausgleich geschaffen werden kann

und evtl. auch die Benutzung eines Pflegebereiches für Nichtinfektionskranke möglich ist.
Schließlich bliebe noch zu erwähnen, daß außer breiten Veranden und Balkons für jedes Infektionshaus auch ein großer abgeschlossener Garten vorhanden sein muß, um den Kranken und dem Pflegepersonal möglichst viel Frischluft zuzuführen.

Da es sich bei den Infektionsabteilungen um Isolierstationen handelt, dürfen natürlich auch Angehörige der Kranken das Innere der Station nicht betreten, sondern nur von außen, durch Glasscheiben getrennt, mit dem Kranken in Verbindung treten. Nur in seltenen Ausnahmefällen kann den Angehörigen — mit Ausnahme von Kindern — unter Einhaltung der Schutzmaßnahmen Zutritt gewährt werden. Der Besuchende hat sich dann mit Schutzmantel und Gummischuhen zu bekleiden und nach Beendigung des Besuches die Hände zu desinfizieren.
Wir wollen es bei den hier aufgeführten wichtigsten Forderungen im Rahmen dieser Betrachtung, die nur einen allgemeinen Überblick geben soll, bewenden lassen. Natürlich können bzw. müssen diese noch entsprechend den jeweiligen Infektionsstationen modifiziert werden.

Desinfektionsmaßnahmen
Aus der bisherigen Darstellung ergibt sich zwangsläufig, daß die Einhaltung der Desinfektionsmaßnahmen die wichtigste seuchenhygienische Forderung auf der Isolierstation ist. Alle infektiösen Ausscheidungen und Absonderungen der Kranken (siehe folgende Tabelle) und Gegenstände, die mit ihnen in Berührung gekommen sind, sowie auch die Krankenzimmer und übrigen Räume der Station sind zu desinfizieren. Als oberster Grundsatz gilt, daß nichts die Station verlassen darf, was nicht desinfiziert worden ist, mit Ausnahme des der Dampfdesinfektion zuzuführenden Materials, welches jedoch „sicher verschlossen" zu transportieren ist (siehe unten). Außerdem erfolgt noch die Desinfektion aller Krankenhausabwässer vor Einführung in das städtische Kanalisationsnetz durch eine zentrale Desinfektionsanlage.
Alle täglichen Reinigungen des Inventars und der Räume müssen mit Zusatz von Desinfektionsmitteln, z. B. Kresollösung, Sagrotan, Zephirol, auf Virusstationen mit Phendesin oder einem anderen viruziden Desinfektionsmittel in der vorgeschriebenen Konzentration vorgenommen werden.
Bekanntlich wird zwischen der laufenden Desinfektion am Krankenbett, die außer den bereits erwähnten infektiösen Ausscheidungen, Absonderungen und Gegenständen auch die Kranken selbst, Ärzte, Wärter und das Pflegepersonal erfaßt, und der Schlußdesinfektion unterschieden. Letztere erfolgt, wenn der Patient endgültig das Krankenzimmer verlassen hat. Sie erfaßt zwar auch Gegenstände, die bei der laufenden Desinfektion entkeimt wer-

den, erstreckt sich aber auch auf die bis zu diesem Zeitpunkt noch nicht desinfizierten Gegenstände.

Übersicht über die bei einigen Infektionskrankheiten zu desinfizierenden Ausscheidungen

Infektionskrankheiten	Zu desinfizierende Absonderungen und Ausscheidungen
Rachendiphtherie, übertragbare Genickstarre, Keuchhusten, Scharlach, Masern, Grippe	Auswurf, Erbrochenes, Gurgelwasser
Übertragbare Gehirnentzündung, übertragbare Kinderlähmung	Auswurf, Erbrochenes, Gurgelwasser, Faeces und Urin
Typhus, Paratyphus, bakterielle Lebensmittelvergiftung, Ruhr, Weilsche Krankheit, Hepatitis epidemica	Faeces, Urin
Lungentuberkulose Darmtuberkulose Nierentuberkulose Hauttuberkulose	Auswurf Faeces Urin Hautabgänge und -sekrete
Papageienkrankheit	Auswurf, Rachenschleim, Gurgelwasser, Nasenschleim
Rotz	Wund- und Geschwürsausscheidungen, Auswurf, Rachenschleim, Gurgelwasser, Nasenschleim,
Hautmilzbrand Lungenmilzbrand Darmmilzbrand	Wund- und Geschwürsausscheidungen, Auswurf, Rachenschleim, Gurgelwasser, Nasenschleim Faeces
Aussatz, Cholera, Pest, Pocken	Auswurf, Rachenschleim, Gurgelwasser, Faeces, Urin, Erbrochenes, Wund- und Geschwürsausscheidungen, Nasenschleim, Hautabgänge (Schorf, Schuppen usw.)

Sowohl die laufende als auch die Schlußdesinfektion werden als chemischmechanische Scheuerdesinfektion vorgenommen. Die früher vielfach geforderte, mit Hilfe des Breslauer Apparates durchgeführte zusätzliche Formaldehydgasdesinfektion, durch welche nur oberflächlich liegende Keime erfaßt werden, ist u. E. überflüssig geworden und, wenn überhaupt, bestenfalls nur noch bei aerogen übertragbaren Viruskrankheiten sinnvoll. Zweckmäßig dagegen ist die Kombination von Scheuerdesinfektion und Dampfdesinfektion. Die zu den Dampfdesinfektionsapparaten zu schaffenden Gegenstände sind in mit Kresolseifenlösung, Karbolsäure oder einem anderen Desinfektionsmittel getränkte Tücher einzuschlagen oder — wie bereits erwähnt — in mit diesen Präparaten durchfeuchtete Säcke zu stecken und in gut schließenden, innen mit Blech ausgeschlagenen Kästen oder ähnlichem zu befördern.

Bei der praktischen chemisch-mechanischen Desinfektion werden die Wände in der Umgebung von Bett, Bettstelle, Nachttisch, Stuhl usw. mit einer wirksamen Desinfektionslösung von oben nach unten senkrecht und waagerecht besprüht und die Tropfen mit einem Lappen verrieben. Matratzen, Wolldecken usw. werden ebenfalls besprüht und anschließend gebürstet. Der Fußboden wird mit einer Desinfektionslösung geschrubbt. Alle Wäsche wird, sofern sie nicht der Dampfdesinfektion zugeführt wird, für mindestens 2 Stunden — mit Tbc-Bakterien infizierte Wäsche bis zu 12 Stunden — in eine Desinfektionslösung gelegt, die, um wirken zu können, die Wäsche auch bedecken muß.
Hinsichtlich der Verfahren und einiger Mittel für die laufende und Schlußdesinfektion siehe auch die nachstehende Tabelle.
Es sei in diesem Zusammenhang jedoch betont, daß nicht alle Desinfektionsmittel auf Tbc-Bakterien und Viren wirken, sondern daß für diese Fälle besondere Desinfektionsmittel zu verwenden sind, so z. B. zur Desinfektion von Tbc-Sputum Spezialpräparate wie Alkalysol, Parmetol. Diese vermögen auch dickballiges Sputum infolge ihres hohen Alkaligehaltes aufzulösen; zur Desinfektion von Viren nimmt man Formalin oder die neuen Präparate Havisol und Phendesin, die eine spezielle viruzide Wirkung haben.

Verfahren und einige Mittel für die laufende und Schlußdesinfektion
(Unter Benutzung der Desinfektionsanweisung, auszugsweise)

1. Ausscheidungen der Kranken: a) Auswurf, Rachenschleim, Gurgelwasser	Auffangen in bis zur Hälfte mit 2%iger Sagrotanlösung, 3%iger Kresolseifenlösung, 2%iger Rohchloraminlösung, bei Virusinfektion mit Formalinlösung, 1%iger Phendesinlösung u. a. gefüllten Gefäßen. Einwirkungszeit 2 Stunden. Bei tuberkelbakterienhaltigem Auswurf Alkalysol, TB-Bacillol, Parmetol, Rohchloramin in 5%iger Lösung verwenden. Einwirkungszeit 4 Stunden. Oder Auffangen des tuberkelbakterienhaltigen Sputums in mit Wasser + 2% Soda gefüllten Gefäßen, die dann mit Inhalt entweder ausgekocht oder im Dampfdesinfektionsapparat desinfiziert werden. Oder Auffangen des tuberkelbakterienhaltigen Auswurfes in brennbarem Material und Verbrennung desselben mit Inhalt.

b) Erbrochenes, Faeces, Urin	Auffangen in Nachtgeschirren, Stechbecken usw. Mit gleichen Teilen einer 5%igen Lysollösung, Kalkmilchlösung, Chlorkalkmilchlösung, 2%igen Caporitlösung, 2%igen Rohchloraminlösung versetzen. Umrühren. Einwirkungszeit 2 Stunden. Bei tuberkelbakterienhaltigen Faeces und Urin tuberkelbakterienwirksame Präparate verwenden wie unter 1a).
c) Blut sowie blutige, eitrige und wäßrige Wund- und Geschwürsausscheidungen, Nasenschleim, bei Sterbenden aus Mund und Nase hervorquellende schaumige Flüssigkeiten	Auffangen mit Wattebäuschchen, Leinen-, Mull- und Zellstoffläppchen. In Gefäße mit Desinfektionslösung wie unter 1a legen. Einwirkungszeit 2 Stunden. Oder verbrennen.
d) Hautabgänge (Schorfe, Schuppen und dergleichen)	wie unter 1c.
2. Waschbecken, Spuckgefäße, Nachtgeschirre, Stechbecken, Badewannen und dergleichen	Nach Desinfektion des Inhaltes (siehe unter 1 und 8) gründlich mit Sagrotan-, Bactol-, Chlor- bzw. Rohchloraminlösung, bei Virusinfektion mit Formalin-, Phendesinlösung u. a., bei Tuberkuloseinfektion mit den unter 1a genannten Präparaten ausscheuern und mit Wasser ausspülen.
3. Eß- und Trinkgeschirre, Tee-, Eßlöffel und dergleichen	15 Minuten in Wasser mit 2% Sodazusatz auskochen, gründlich spülen. Messer, Gabeln und sonstige Geräte, die das Auskochen nicht vertragen, in 1%ige Zephirollösung, 1%ige Quartamonlösung, 1%ige Rohchloraminlösung oder 1%ige Formaldehydlösung (= 3%ige Formalinlösung) legen. Einwirkungszeit bis zu 4 Stunden.
4. Bett- und Leibwäsche, für Kranke benutzte Tücher, waschbare Kleidungsstücke und dergleichen	In Seifenlösung kochen. Oder in 2%ige Sagrotanlösung, 5%ige Kresolseifenlösung, 2%ige Rohchloraminlösung (Achtung, keine bunte Wäsche!) legen. Die Lösungen müssen die Wäsche bedecken. Einwirkungszeit 2 Stunden. Anschließend waschen. Bei Wäsche Tuberkulöser Alkalysol, Tbc-Bacillol, Parmetol in 2%iger Lösung u. a. verwenden. Einwirkungszeit bis zu 10 Stunden. Oder Dampfdesinfektion.

5. Nichtwaschbare Kleidungsstücke, Federbetten, wollene Decken, Matratzen ohne Holzrahmen, Polster, Bettvorleger, Gardinen, Teppiche, Tischdecken, Möbelbezüge aus Plüsch und dergleichen	Mit 2%iger Sagrotanlösung, 3%iger Formalinlösung u. a. besprayen; abbürsten. Oder Desinfektion im Unterdruckapparat (Dampf mit Formalinzusatz) oder im Heißluftapparat (+ 80° C).
6. Gegenstände aus Leder und Gummi (Lederschuhe, Gummischuhe) und dergl.	Mit einem mit einer Desinfektionslösung getränkten Lappen abreiben. Sonst wie unter 5.
7. Haar-, Nagel-, Zahn-, Kleiderbürsten, Kämme, Schwämme und dergleichen	In 2%ige Zephirollösung, 3%ige Rohchloraminlösung, 1%ige Formaldehydlösung (=3%ige Formalinlösung) legen. Einwirkungszeit 2 bis 4 Stunden.
8. Badewässer von Kranken	Mit Kalkmilchlösung — 5 Liter auf 100 Liter Wasser, rotes Lackmuspapier wird deutlich und dauernd blau gefärbt — oder mit durch Absetzen bzw. Abseihen geklärter Chlorkalkmilchlösung — 200 ml auf 100 Liter Wasser; Wasser muß nach Chlor riechen — oder mit Caporitlösung — Konzentration 0,2%ig — oder Rohchloraminlösung — Konzentration 2%ig. Einwirkungszeit 2 Stunden.
9. Aborte	Türklinken, Innenwände bis zu 2 m Höhe, Sitzbrett, Deckel, Griff der Wasserspülung und Fußboden mit 5%iger Kresolseifenlösung, 2%iger Sagrotanlösung, 3%iger Formalinlösung, 1%iger Rohchloraminlösung, 1%iger Phendesinlösung abreiben oder bespritzen und abreiben.
10. Speisereste	Verbrennen oder mehrmals aufkochen oder in Desinfektionslösung werfen.
11. Infektiöse Leichen	In mit 5%iger Sublimatlösung, 5%iger Kresolseifenlösung, 3%iger Karbolsäurelösung, 5%iger Chloraminlösung oder anderen Desinfektionsmitteln getränkte Tücher hüllen, alsdann in dichte Särge legen, die am Boden mit einer reichlichen Schicht Sägemehl, Torfmull oder anderen aufsaugenden Stoffen bedeckt sind.

Anmerkung: Bei der Desinfektion tuberkelbakterienhaltigen Materials sind nur tuberkelbakterienabtötende Präparate, bei der Desinfektion virushaltigen Materials nur viruzide Präparate zu verwenden.

Unabhängig von den bisher erwähnten Desinfektionsmaßnahmen sind in besonderen Fällen, z. B. zur Verhütung von Superinfektionen auf Infektionsstationen, oft zusätzlich noch raumluftdesinfektorische Maßnahmen notwendig, die mit Hilfe von UV-Strahlen oder auch durch chemische Luftdesinfektionsmittel durchgeführt werden können. Wir hatten bereits eingangs erwähnt, daß UV-Anlagen zweckmäßigerweise in den Krankenräumen vorzusehen sind. Es sind die Strahlen mit einer Wellenlänge von 254 bis 281 mμ, die den bakteriziden Effekt, der in einer Denaturierung des Eiweißmoleküls und Koagulation des denaturierten Eiweißes besteht, bewirken. Die Anwendung der UV-Strahlung zur Entkeimung der Raumluft kann entweder als Direktbestrahlung oder als indirekte Bestrahlung erfolgen. Im ersteren Falle wird der gesamte Luftraum durchstrahlt, im letzteren nur der obere Teil; in den unteren Teil gelangen nur gestreute bzw. reflektierte Strahlen. Um evtl. Schäden, wie Erytheme, Konjunktivitis u. a., zu verhindern, schlägt das „Council of Physical Therapy" für die indirekte Bestrahlung eine Bestrahlungsstärke von 0,5 μW/cm^2 bei 8stündiger bzw. 0,2 μW/cm^2 bei 24stündiger Verweildauer vor. Der bakterizide Effekt in den indirekt bestrahlten Räumen wird unterschiedlich beurteilt. Besseres leistet die chemische Raumluftdesinfektion. Von den hierzu geeigneten chemischen Desinfektionsmitteln stehen die Glykole, insbesondere das Triäthylenglykol (TAG), an erster Stelle, das entweder in den Geräten *Tagator* bzw. *Tatex* verdampft oder als Aerosol, z. B. mit Hilfe des *Drägergerätes MK II* versprayt, d. h. mechanisch ultrafein verteilt wird. Oberhalb der Sättigungsgrenze fallen die verdampften Glykole in der Luft als Nebel aus. Der Aerolisierung gegenüber ist die Verdampfung des Glykols zu bevorzugen, da sie technisch einfacher ist als die Aerolisierung und der Triäthylenglykoldampf wirksamer als das Aerosol. Am schnellsten werden die Keime bei einer Glykolsättigung der Luft von 60 bis 100% bei einer relativen Feuchtigkeit von 10 bis 40% vernichtet. Abgetötet werden alle in der Luft schwebenden vegetativen Bakterien sowie verschiedene Viren, nicht aber Sporenträger. Das Präparat ist unschädlich. Auch *Resorcin-Aerosol* hat eine gute abtötende Wirkung auf Staphylokokken, Diphtheriebakterien, Bact. coli, Prodigiosusbakterien, Hefepilze und auch Milzbrandsporen (Kliewe). *Aerosept* tötet hämolysierende Streptokokken bei einer Konzentration von 100 γ/l Luft, Streptokokken bei 200 γ/l Luft, Bact. coli bei 400 γ/l Luft innerhalb von 15 Minuten ab.

Daß luftdesinfektorische Maßnahmen *allein* nicht ausreichend sind, um die „Crossinfection" zu verhindern, sei nochmals betont. Sie müssen also durch alle anderen desinfektorischen Maßnahmen der laufenden und Schlußdesinfektion sowie durch eine strenge persönliche Hygiene aller mit den Infektionskranken in Berührung kommenden Personen usw. ergänzt werden. Die

Vermeidung von Superinfektionen ist letzten Endes auch eine Frage der Disziplin des Krankenhauspersonals.

Obwohl die Spritzensterilisation nicht spezifisch für eine Infektionsabteilung ist, sondern für *jede* Abteilung, also allgemeine Bedeutung hat, soll sie in diesem Abschnitt im Anschluß an die desinfektorischen Maßnahmen Erwähnung finden. Grundsätzlich wäre zu der Frage Spritzensterilisation festzustellen, daß eine Sterilisation, d. h. eine Abtötung aller vegetativen Bakterienformen *und* Sporen, also absolute Keimfreiheit, nur in Hochdrucksterilisatoren durch Autoklavierung bei +112°C (½ Atü) in 1½ Stunden, bei +120°C (1 Atü) in ½ Stunde und bei +134°C (2 Atü) in 10 Minuten bzw. im Heißluftsterilisator durch 60 Minuten lange Einwirkung von +160°C heißer Luft erreicht wird. Man sollte im Krankenhausbetrieb grundsätzlich immer, d. h. sowohl für Injektion als auch zur Blutentnahme, mit sterilen Spritzen und Kanülen arbeiten und auf sog. Behelfsverfahren zur Desinfektion gebrauchter Spritzen und Kanülen, also auf 20 bis 30 Minuten langes Auskochen derselben mit Soda oder mit Formalinzusatz sowie auf ihre Desinfektion in antiseptischen Lösungen verzichten, da durch die letzteren Verfahren Sporen nicht bzw. nicht sicher abgetötet werden. Daß Spritzen und Kanülen nach Gebrauch *vor* der Sterilisation durch Durchspülen mit einer geeigneten Desinfektionslösung mechanisch zu reinigen sind, ist selbstverständlich. Des weiteren sei noch darauf hingewiesen, daß auch Schnepper bzw. Skalpelle für die Blutentnahmen aus Finger oder Ohrläppchen ordnungsgemäß sterilisiert sein müssen. Keineswegs genügt ein einfaches Abwischen des gebrauchten Instrumentes mit Äther, Alkohol oder einem Desinfektionsmittel.

Autoklavierte Glasgeräte sind nicht pyrogenfrei. Pyrogenfreiheit läßt sich jedoch mit Sicherheit im Heißluftsterilisator bei Temperaturen von +200° bis +250°C erzielen. Im praktischen Bluttransfusionsbetrieb z. B. verfährt man nach *Rudat* am zweckmäßigsten so, daß Glasgeräte, Kanülen, Ansatzstücke und Gummischläuche, die auch pyrogenhaltig sein können, zunächst mit Leitungswasser gründlich ausgewaschen, dann in Kaliumpermanganat, Alkali- oder Säurelösung gekocht und mit pyrogenfreiem Wasser ausgespült werden. Anschließend werden die Geräte im Autoklaven bzw. im Heißluftsterilisator sterilisiert. Pyrogenfreies Wasser wird nach besonderen Verfahren hergestellt. Nach dem üblichen Verfahren hergestelltes Aqua destillata bzw. bidestillata ist nicht pyrogenfrei.

Sterilisiertes Instrumentarium wird vor Gebrauch am besten in sterile Tücher eingeschlagen, d. h. in trockener, keimdichter Verpackung oder in kleinen sterilen Metallbehältern aufbewahrt. Eine Aufbewahrung *steriler* Instrumente und Spritzen in antiseptischen Lösungen bzw. Alkohol ist nicht zu empfehlen. Daß Infektionsstationen durch laufende Bekämpfungsmaßnahmen auch frei von Fliegen gehalten werden müssen, sei abschließend noch erwähnt.

Wie bereits erwähnt, erstrecken sich die Desinfektionsmaßnahmen auch auf Arzt, Pflege- und Stationspersonal, damit der genannte Personenkreis selbst vor der Infektion geschützt ist und nicht zum Überträger der Keime wird, der die Infektion weiter verschleppt. Hierzu dienen der Mantel- und evtl. auch Schuhwechsel in der Schleuse. Die Untersuchung des Rachens von Infektionskranken, bei welchen die Erreger mit den Absonderungen aus dem Nasen- und Rachenraum oder mit dem Sputum ausgeschieden werden, sollte hinter einer Schutzscheibe vorgenommen werden. Die sorgfältige Händedesinfektion muß, den Vorschriften entsprechend, auch tatsächlich 5 Minuten lang unter Benutzung der Bürste in 2%iger Sagrotanlösung, 0,5%iger Quartamonlösung, 1%iger Havisollösung oder einem anderen wirksamen Desinfektionsmittel durchgeführt werden oder es ist mit Gummihandschuhen zu arbeiten, die nach Gebrauch zu desinfizieren sind.

Schutzimpfungen

Arzt, Pflege- und Stationspersonal sollen gegen Infektionskrankheiten, die sie zu behandeln oder zu betreuen haben, aktiv schutzgeimpft sein, sofern es eine wirksame Schutzimpfung gibt bzw. wenn sie nicht bereits spezifisch immun sind. Hier wäre insbesondere die Schutzimpfung gegen Diphtherie zu nennen, wenn der Di-Antitoxingehalt im Serum des Betreffenden $<1/10$ AE/ml ist, sowie die Schutzimpfungen gegen Poliomyelitis, gegen Typhus-Paratyphus und in Epidemiezeiten gegen Virusgrippe.

Bei der Immunisierung mit Diphtherietoxoidadsorbatimpfstoff sind erstmalig 2 Injektionen im Abstand von frühestens 4 Wochen erforderlich, wobei zu beachten ist, daß bei Erwachsenen wegen der Möglichkeit starker lokaler Reaktionen nur geringe Dosen — 0,1 bis 0,2 ml pro injectione — subcutan zu injizieren sind. Der Impferfolg kann durch die Bestimmung des Di-Antitoxingehaltes im Serum vor der Immunisierung und 3 bis 4 Wochen nach der 2. Impfung kontrolliert werden. Intrakutane Schutztestungen sind hierzu nicht geeignet, da sie keine quantitative Analyse erlauben. Weitere Injektionen, und zwar jeweils eine, sind evtl. nach Jahren erforderlich und jeweils von der Höhe des Di-Antitoxingehaltes des Blutes — $1/10$ AE/ml Serum ist als Grenzwert des Schutzes anzunehmen — abhängig zu machen. Eine früher durchgemachte Diphtherie ist kein Grund, die Schutzimpfung zu unterlassen. Entscheidend für die Impfung ist, und das sei nochmals betont, einzig und allein die Höhe des Di-Antitoxingehaltes im Serum.
Für den behandelnden bzw. betreuenden Personenkreis von Poliomyelitisstationen mit Patienten im infektiösen Krankheitsstadium ist die Schutzimpfung ebenfalls angezeigt. Im Gegensatz zur Diphtherie ist ihre Durchführung jedoch nicht vom spezifischen, durch die KBR bestimmbaren Antikörpergehalt abhängig zu machen, da zwischen komplementbindenden Antikörpern und Immunität keine Parallelität besteht. Wenn wir für die Poliomyelitisschutzimpfungen des Personals trotz des niedrigen Kontagionsindexes der Krankheit und der meist durch stille Feiung erwor-

benen Immunität eintreten, so hat dies seinen Grund insbesondere darin, daß wir schwerste Poliomyelitiserkrankungen bei Arzt und Personal von Poliomyelitisstationen sahen. Die Poliomyelitisschutzimpfung mit *Salk*-Impfstoff wird erstmalig ebenfalls zweimal im Abstand von mindestens 4 Wochen durchgeführt. Einige Jahre später wird eine Erinnerungsspritze zur Aufrechterhaltung des Immunitätszustandes gegeben. Neuerdings wird auch die orale Immunisierung mit lebenden abgeschwächten Viren empfohlen.

Die Impfung mit bakteriellem Typhus-Paratyphusimpfstoff erfolgt beim Personal von Typhusstationen ebenfalls unabhängig vom spezifischen O- und H-Agglutiningehalt des Serums, auch dann, wenn die Betreffenden bereits früher eine Typhusbzw. Paratyphuserkrankung überstanden haben. Die erste Schutzimpfung umfaßt 3 Injektionen in Abständen von je 5 Tagen mit steigenden Dosen: 0,5 / 1 / 1,5 Milliarden Keime. Wichtig ist jedoch, daß evtl. auftretende Reaktionen erst abgeklungen sein müssen, bevor die nächste Injektion erfolgt. Die Schutzimpfung muß halbjährlich mit einer Injektion — Dosis 1 Milliarde Keime — wiederholt werden. Eine H-Agglutinin-Titerkontrolle ist nicht erforderlich.

Die Grippeschutzimpfung ist problematischer. Sie führt nur zum Erfolg, wenn mit einem Impfstoff geimpft wird, der die epidemieeigenen Stämme enthält. Die Impfstoffe sind also entsprechend zu variieren, indem jeweils die Typen der letzten Epidemie als Antigene für den Impfstoff mitverwendet werden. Die Impfung selbst kann per injectionem — zweimal im Abstand von 8 Tagen — oder endonasal durchgeführt werden. Für das Krankenhauspersonal ziehen wir die Injektionsimpfung als „sichere" Maßnahme vor. Die Schutzimpfung ist erst jeweils bei drohender Grippewelle vorzunehmen, da die erzielte Immunität verhältnismäßig kurz ist, d. h. nur einige Monate anhält.

Von den weiteren Impfungen, die noch erforderlich sein könnten, sei vor allem die BCG-Impfung gegen Tuberkulose genannt, die natürlich nur dann durchzuführen ist, wenn die intrakutane Tuberkulintestung nach *Mendel-Mantoux*, die bei allen auf Tuberkulosestationen arbeitenden Personen vorgenommen werden muß, negativ ist. Der Erfolg der Impfung ist durch einen 4 Wochen post injectionem durchzuführenden Tuberkulintest, der dann positiv sein muß, zu kontrollieren. Des weiteren sei noch darauf hingewiesen, daß die unterste Altersgrenze für Tuberkulin-positive Personen, die auf Tbc-Stationen tätig sind, 21 Jahre beträgt.

Schutzimpfungen gegen Ruhr können, wenn erforderlich, mit antitoxisch-antibakteriellen Impfstoffen mit verschiedenen Antigentypen bzw. mit dem Endotoxin-Toxin-Adsorbatimpfstoff (ETA-Impfstoff) oder auch mit dem peroralen Impfstoff Dysperos durchgeführt werden. In letzterem Falle ist an drei aufeinander folgenden Tagen je 1 Tablette morgens nüchtern zu nehmen. Die Immunisierung ist nach mehreren Monaten zu wiederholen.

Die übrigen Impfungen zum Schutz gegen Cholera, Pocken, Pest u. a. gemeingefährliche Erkrankungen sind nur dann durchzuführen, wenn die seuchenhygienische Situation es erfordert. Grundsätzlich sollte jedoch darauf geachtet werden, daß nur Personen mit testierter erfolgreicher Pockenschutzimpfung auf Infektionsstationen beschäftigt werden, damit nicht durch einzelne eingeschleppte Pockenfälle die Krankheit auf das Klinikpersonal übertragen wird. Der tragische Zwischenfall in Heidelberg (1958), wo eine in der Jugend nicht gegen Pocken schutzgeimpfte Ärztin sich tödlich mit Pocken infizierte, sollte ein warnendes Beispiel sein!

Wichtig ist, daß der Impfschutz nicht sofort nach der aktiven Immunisierung einsetzt, sondern sich erst nach 10—20 Tagen entwickelt. Auch bei den Adsorbatimpfstoffen entwickelt sich innerhalb von 3 Wochen nach der 1. Injektion eine Grundimmunität, die durch die 2. Injektion sowohl bezüglich der Höhe des Antikörpergehaltes als auch der Immunitätsdauer gesteigert wird. Der Dienst auf der Infektionsstation kann also erst *nach* dieser Zeit aufgenommen werden. Liegen die Verhältnisse jedoch so, daß noch keine aktive Immunisierung erfolgt ist, die Möglichkeit einer Infektion aber bereits besteht, so ist zur Erzielung eines sofortigen Schutzes Immunserum, unter Berücksichtigung der weiter unten aufgeführten Vorsichtsmaßnahmen, zu geben. Die aktive Immunisierung könnte gegebenenfalls angeschlossen werden. Voraussetzung für die passive Immunisierung ist jedoch, daß auch ein wirksames Immunserum für die Vernichtung der betreffenden Erreger bzw. für die Neutralisation ihrer Toxine zur Verfügung steht.

Weiter ist von Bedeutung, daß der durch die aktive Schutzimpfung erzielte Immunitätszustand je nach der Art der Impfung unterschiedlich ist. So schützt z. B. die Diphtherieschutzimpfung vor Erkrankung, während die Typhusschutzimpfung die Erkrankung nicht verhindert, wohl aber den Krankheitsverlauf mildert und die Letalität herabsetzt. Aber auch ein spezifisch sicherer Schutz kann zu jeder Zeit bei massiver Infektion durchbrochen werden. Die Schutzimpfung darf also keinesfalls zu einer nur oberflächlichen Befolgung der Desinfektionsvorschriften, die im übrigen für jede Infektionsstation als Anweisung zu fixieren sind, in bezug auf die eigene Person verleiten, wie man es nicht selten erlebt. Letzten Endes geht es nicht allein um den Schutz der eigenen Person, sondern vor allem auch, wie oben bereits ausgeführt wurde, um die Vermeidung der Weiterverschleppung der Keime. Leider wird die persönliche Schutzimpfung oft von den Ärzten vernachlässigt, teils aus einer mehr psychologischen Abneigung gegen den körperlichen Eingriff überhaupt, teils aus der Vorstellung heraus, daß nur ein unsicherer Schutz erworben wird, teils aber auch auf Grund der Annahme, daß die persönliche Impfung bei Einhaltung der Desinfektionsvorschriften, im Zeitalter der Serum- bzw. Sulfonamid- und Antibiotikatherapie, überflüssig geworden ist. Hierzu ist zu sagen, daß trotz aller Problematik bei gewissen Impfungen immerhin eine erhöhte spezifische Abwehrbereitschaft des Organismus durch die Immunisierung erreicht wird, auf welche man bei der täglichen Infektionsmöglichkeit in der Klinik nicht verzichten sollte! Schließlich ist noch zu bedenken, daß auch für die moderne Sulfonamid- und Antibiotikatherapie bzgl. der Empfindlichkeit und somit Erfaßbarkeit der Keime Grenzen bestehen. Darauf kann hier jedoch nicht näher eingegangen werden. Ihre schnelle Anwendung im Erkrankungsfalle bewirkt auch bei günstigem Ausgang keine Förderung der Immunität, auf welche es aber beim Personal der Infektionsstationen ankommt; schließlich ist ihre Anwendung durchaus nicht harmlos und Schäden können verursacht werden. Auf die Gefahren der

Seruminjektion, die z. B. im Falle einer möglichen Diphtherieinfektion erforderlich wäre, kommen wir noch später zu sprechen. Es sei jedoch bereits erwähnt, daß bei schweren toxischen Fällen auch die neutralisierende Antikörperwirkung nicht selten zu spät kommt, und daß sie schwere Myokardschäden, Lähmungen oder sogar den tödlichen Ausgang nicht zu verhindern vermag. Mir sind noch aus früheren Jahren einige Fälle von Ärzten in lebhafter Erinnerung, die ohne aktive Immunisierung auf der Diphtheriestation tätig waren, sich infizierten und einen schweren Myokardschaden erwarben. Ein Fall endete tödlich.

Die aktive Immunisierung auch der Ärzte ist also erforderlich. Ihre Durchführung ist letzten Endes eine Frage der Krankenhausdisziplin. Was soll von dem nicht ärztlichen Personal einer Infektionsklinik erwartet werden, wenn der Arzt sich selbst seuchenhygienischen Forderungen unter „fadenscheinigen Ausflüchten" entzieht?

Natürlich gibt es echte *Kontraindikationen.*
So sind aktive Schutzimpfungen bei Personen mit Myokard- und Kreislaufschäden, Nierenerkrankungen, Tbc usw. nicht durchzuführen. Personen mit derartigen gesundheitlichen Schäden sollten auch nicht auf Infektionsstationen tätig sein! Eine Ausnahme bilden lediglich tuberkulöse Erkrankte, gegen deren Einsatz auf Tuberkulosestationen, sofern sie arbeitsfähig sind, keine Bedenken bestehen.

Ätiologische Diagnostik der Infektionskrankheiten

Nach diesen kurz aufgeführten allgemeinen seuchenhygienischen Anforderungen an Infektionsstationen und deren Personal wollen wir uns Fragen der ätiologischen Diagnostik der Infektionskrankheiten zuwenden. Die ätiologische Diagnostik unterscheidet sich von der klinischen Diagnostik, die auf der Kenntnis von der Reaktionsweise des infizierten Organismus auf den spezifischen Erreger bzw. dessen Toxin hin beruht und letzten Endes wie die ätiologische Diagnostik auch die Frage nach dem Erreger zu beantworten sucht, lediglich durch das Objekt und durch die Methode der Untersuchung. Aber nicht immer ist eine typische Krankheitsform für einen bestimmten Erreger charakteristisch. So kann z. B. — wir folgen den Gedankengängen *Gundels* — ein typhös verlaufendes Krankheitsgeschehen durch verschiedenartige Erreger verursacht werden. Auch Mischinfektionen können vorliegen, die sich klinisch nicht in ihre Komponenten aufteilen lassen. Schließlich können auch bestimmte Erreger sehr verschiedenartige Krankheitsbilder erzeugen, entsprechend ihrer Eintrittspforte bzw. ihrer Ausbreitung im Organismus, oder klinisch identische Krankheitsbilder können durch verschiedene

Erreger bedingt sein. Als Beispiel für den ersteren Fall wollen wir die Pestbakterien als Erreger der Beulenpest, der Lungenpest und Pestsepsis, und das Tuberkelbakterium als Erreger der verschiedenen Organtuberkulosen und der Miliartuberkulose nennen, als Beispiel für den letzteren Fall die Meningitis, die sowohl durch Meningokokken, als auch durch Pneumokokken, Influenzabakterien usw. hervorgerufen werden kann. So lassen sich viele Fälle ohne mikrobiologische bzw. serologische Diagnose ätiologisch nicht klären. Da jedoch die moderne ätiologische Untersuchungsmethodik sowohl große Fachkenntnisse voraussetzt, als auch spezialisierte Einrichtungen und Methoden erfordert, sollte sie nur in besonderen Speziallaboratorien bzw. Instituten durchgeführt werden. Für das Stationslabor eignen sich nur einfache Untersuchungen wie z. B. der mikroskopische Erregernachweis im gefärbten Ausstrichpräparat, Antibiotikaresistenzprüfungen u. a.

Praktisch ist also eine enge Zusammenarbeit zwischen Kliniker und Mikrobiologen erforderlich, um Optimales in der ätiologischen Diagnostik zu leisten. Das bezieht sich sowohl auf die einwandfreie Entnahme des richtigen Untersuchungsmaterials, in vielen Fällen auch auf den richtigen Zeitpunkt der Entnahme während des Krankheitsverlaufes, auf Angabe bestimmter klinischer Daten, die für die mikrobiologische und serologische Diagnostik von Bedeutung sind usw., also auf alle wichtigen Voraussetzungen für die Erhebung einer einwandfreien ätiologischen Diagnose, als auch auf die richtige klinische Bewertung der Laboratoriumsbefunde. Zu letzterem sei gesagt, daß der Mikrobiologe niemals eine Krankheitsdiagnose stellt, sondern lediglich ein Ergebnis — z. B. Diphtheriebakterien oder Typhusbakterien positiv oder Typhus-O-Widal 1:400 positiv usw. — mitteilt, dessen klinische Verwertung allein durch den behandelnden Arzt, durch den Kliniker, erfolgen kann. So spricht der Nachweis von echten Diphtheriebakterien im Rachen bzw. der Nachweis von Typhusbakterien in den Faeces oder im Gallensaft noch nicht für das Vorliegen einer Diphtherie- oder einer Typhuserkrankung, da die Erreger auch bei den epidemiologisch zwar bedeutungsvollen, aber klinisch gesunden Keimträgern nachweisbar sind. Desgleichen spricht eine positive serologische Reaktion noch nicht immer für das Vorliegen eines aktiven Infektionsgeschehens. Andererseits ist ein positiver Erregernachweis bei typischem und insbesondere bei unklarem Krankheitsgeschehen entscheidend für die Krankheitsdiagnose. Nicht selten ist es das einzige sichere „Symptom", auf welchem sich die Krankheitsdiagnose aufbauen läßt.

Es sei in diesem Zusammenhang auch daran erinnert, daß der Nachweis *eines echten* Tuberkelbakteriums z. B. im Sputum schlagartig die Diagnose „offene Lungentuberkulose" erhärtet, da es keinen gesunden Ausscheider von Tuberkelbakterien gibt.

Aber nicht immer gelingt der Erregernachweis. Bei Viruskrankheiten ist er zum Teil so schwierig, daß er für die Routineuntersuchungen entfällt, bei manchen ist er überhaupt noch nicht geglückt. Auch bei bakteriellen Infektionen gelingt der Erregernachweis immer nur in einem gewissen mehr oder weniger hohen Prozentsatz der Fälle, der u. a. vom Untersuchungsmaterial, vom Zeitpunkt der Materialentnahme während des Krankheitsverlaufes, vom Zeitpunkt der Überimpfung nach der Entnahme und insbesondere auch von der Qualität der Untersuchungsmethodik abhängig ist.

Beim Typhus lassen sich z. B. die Bakterien im Blut und im Knochenmark in der ersten Krankheitswoche bis zu 90% der Fälle, in der zweiten Woche bis zu 80% und in der dritten Woche bis zu 25% nachweisen, während nach *Preuß* bei Verwendung optimaler Tetrathionat-Anreicherungsverfahren die Typhuskeime in den Faeces in der ersten Krankheitswoche bis zu 58,3% der Fälle, in der zweiten, dritten und vierten Krankheitswoche bis zu 50% bzw. 66,7% bzw. 60% und insgesamt bis etwa 90% nachweisbar sind. Bei Anwendung älterer Verfahren liegen die positiven Prozentsätze tiefer. Insbesondere in der ersten Krankheitswoche, in welcher die Keimausscheidung in den Faeces noch nicht massiv ist, sind ohne moderne Anreicherungsverfahren nur selten Typhusbakterien aus den Faecesproben züchtbar. Im Urin gelingt der Typhusbakteriennachweis in der zweiten Krankheitswoche seltener, in der dritten Woche in ungefähr 50% der Fälle, mitunter auch in der vierten bis sechsten Woche.

Bei den durch Salmonellen verursachten Enteritiden sind die diarrhoeischen Ausscheidungen meist sofort infektiös. Nach einigen Tagen oder 1—2 Wochen sind die Faeces meist Salmonellen-negativ. In der 3. Krankheitswoche werden die Erreger nur noch in wenigen Fällen nachgewiesen. Im Blut und Urin gelingt der Erregernachweis selten. In allen Fällen einer reinen Intoxikation, also nur bei Aufnahme der beim Zerfall der Erreger im infizierten Nahrungsmittel gebildeten Endotoxine, läßt sich der spezifische Erregernachweis in den Faeces natürlich nicht führen.

Bei der Ruhr ist der Erregernachweis aus den Faeces infolge der leichten Zerstörung der Keime durch Phagenwirkung erheblich schwieriger. So gelingt der Shigella-dysenteriae-Nachweis oft nur bei einem Teil der Fälle, der Nachweis der Erreger der Flexner-Guppe und der Sh. sonnei ist jedoch häufiger. Bei sofortiger Überimpfung der Ausscheidungen, d. h. bei Verimpfung direkt am Krankenbett, auf vorgewärmte optimale Anreicherungssubstrate und Elektivplatten und anschließender Bebrütung derselben bei 37° C ist der positive Prozentsatz erheblich höher. Wegen der Unsicherheit des spezifischen Nachweises ist daher bei schleimigen und blutigen diarrhoeischen Ausscheidungen ohne positiven Bakteriennachweis — und auch ohne positiven Ruhrwidal, der ebenfalls nur in einem gewissen Prozentsatz der Fälle positiv ist — die klinische Diagnose „Ruhr" zu stellen.

Während der Erregernachweis bei vorliegenden klinischen Symptomen ein eindeutig verwertbares Ergebnis für die ätiologische Diagnose ist, kann sich die Bewertung serologischer Reaktionen, also der Agglutinationsproben im Sinne der Widalschen Reaktion, der Komplementbindungsreaktion (KBR) u. a., die nicht selten die einzige Möglichkeit des Spezifitätsnachweises darstellen, schwierig gestalten. Allen Seroreaktionen kommt als spezifische Immunitätsreaktion des Organismus auf den Erreger hin nur eine indirekte Beweiskraft zu, die von der Reaktionsfähigkeit des Organismus abhängig ist. Schwere des Krankheitsbildes und Titerhöhe gehen durchaus nicht parallel, obwohl in vielen Fällen eine bestimmte Titerhöhe einen gewissen Rückschluß auf das Vorliegen eines spezifischen Krankheitsprozesses zuläßt. Diese ist natürlich unterschiedlich, und bei früher schutzgeimpften oder erkrankt gewesenen Personen liegt sie höher als bei Ersterkrankungen nicht Schutzgeimpfter. So gilt im allgemeinen ein Typhus-O-H-Titer 1:100 als positiv für den Ersterkrankungsfall, während für den Fall der Typhuserkrankungen nach stattgehabter Schutzimpfung bzw. vorheriger Typhuserkrankung nach *Lodenkämpfer* der Typhus-O-Grenztiter mindestens 1 : 1600 beträgt und der H-Titer nicht zu bewerten ist. Andererseits wird auch empfohlen, eine Widalsche Reaktion auf Typhus-Agglutinine bis zur Dauer von 10 Monaten nach erfolgter Schutzimpfung nicht zu bewerten.

Wichtig für die Annahme des Bestehens einer Erkrankung ist vor allem der Titeranstieg bei wiederholten Untersuchungen oder der Nachweis einer über längere Zeit konstanten Titerkurve mit als positiv geltenden Werten. Bei echter Virusgrippe z. B. beträgt die Titerdifferenz zwischen einer im Beginn der Erkrankung und 14 Tage später ausgeführten serologischen Untersuchung sowohl bei Anwendung des Hämagglutinationshemmungstestes nach *Hirst* als auch bei Anwendung der spezifischen KBR mindestens 4 Stufen. Bezüglich der Titerhöhe bestehen jedoch zwischen beiden Reaktionen, die auf dem Nachweis qualitativ verschiedener Antikörper — in diesem Fall der Hämagglutinine und der komplementbindenden Antikörper — beruhen, Unterschiede, die bei allen Bewertungen zu berücksichtigen sind.

Entscheidend für die Diagnose ist also im Zweifelsfall immer die serologische Verlaufsanalyse. Keinesfalls darf ein *einmaliges* Ergebnis selbst eines hohen Titers im diagnostisch positiven Sinne bewertet werden.

Titeranstiege, die unspezifisch als anamnestische Reaktion auf einen heterologen Antigenreiz hin erfolgen können, sind meist geringer. Sie können jedoch bei Nichtbeachtung zu Fehlbeurteilungen Anlaß geben. Des weiteren können sogenannte Mitagglutinationen die Bewertung des Ergebnisses erschweren. Ihre Kenntnis ist daher für den Kliniker ebenfalls erforderlich. In diesem Fall agglutiniert das Krankenserum nicht nur die homologen Bakterien, welche die Infektion bewirken, sondern auch auf Grund einer bestehenden partiellen Antigengemeinschaft biologisch nahe verwandte Keime, ein Typhusserum z. B., außer S. typhi evtl. auch S. paratyphi A, S. paratyphi B und S. enteritidis *Gärtner*, die gemeinsame O-Partialantigene besitzen. Der sonst meist niedrige Paratyphus- (Mitagglutinations-) Titer kann anfangs sogar höher als der Typhustiter sein, ohne jedoch weiter anzusteigen. Der Hinweis auf einen bestimmten Typ ist erst dann durch die etwas später auftretende H-Agglutination möglich. Die Unterscheidung zwischen Mitagglutination und Mischinfektion, die auch bei solchen Befunden vorliegen kann, ist mit Hilfe des *Castellani*schen Absättigungsversuches zu treffen.

Des weiteren sei zum Beispiel Typhus noch erwähnt, daß der sogenannte Vi-*Widal* für die Krankheitsdiagnose praktisch bedeutungslos ist, jedoch für die Erfassung von Keimausscheidern eine nicht unwesentliche Rolle in dem Sinne spielt, daß Personen mit einem Vi-*Widal* $\geq 1:5$ auf Typhusbakterienausscheidung verdächtig sind. Es ist eine Verdachtsdiagnose. Ob die betreffende Person tatsächlich Ausscheider ist, wird einzig und allein durch den Typhusbakteriennachweis in den Faeces, im Urin und Gallensaft (Duodenalsonde) festgestellt. Der durch den positiven Vi-*Widal* gegebene Hinweis sollte jedoch zu sorgfältigen häufigeren Kontrolluntersuchungen bei der betreffenden Person Anlaß geben.

Schließlich bliebe noch zu erwähnen, daß in einer Reihe von Fällen bei schlechter Immunitätslage auch niedrige Titer Ausdruck eines aktiven spezifischen Prozesses sein können. Selbst negative serologische Befunde kommen bei aktivem Krankheitsgeschehen vor. Das Fehlen sogenannter charakteristischer positiver serologischer Reaktionen bei typischem klinischem Krankheitsverlauf berechtigt also keineswegs zum Zweifel an der klinischen Diagnose! Bei atypischem klinischem Verlauf können unter diesen Bestimmungen natürlich erhebliche, z. T. unüberwindliche Schwierigkeiten entstehen.

Die Bedeutung der positiven serologischen Reaktionen liegt also darin, daß sie indirekt, frühestens gegen Ende der ersten bzw. von der zweiten Krankheitswoche ab, die ätiologische Diagnose ermöglichen. Zur Frühdiagnose sind sie nicht geeignet, aber in allen Krankheitsfällen, in denen der Erregernachweis bisher nicht gelang und das klinische Bild nicht eindeutig ist, sind sie von unschätzbarem Wert. Des weiteren ermöglichen sie ätiologische Rückschlüsse auf überstandene Infektionskrankheiten.

Bezüglich des einzusendenden Untersuchungsmaterials für den Erregernachweis sowie der zu erwartenden positiven Titerergebnisse für die serologische Diagnostik siehe die Tabelle (Seite 320 ff.), welche auch wichtige Daten über Erreger, Inkubationszeit, Infektionsquelle und -weg, Anzeigepflicht usw. aller wichtigen Infektionen — auch derjenigen, die den Rahmen einer Infektionsstation überschreiten — enthält.

Der *Erregernachweis* wird mit Hilfe der mikroskopischen, kulturellen, kulturell-biochemischen und serologischen Untersuchungsmethodik sowie durch den Tierversuch geführt. Die serologische Untersuchung der Erreger dient der Erfassung ihrer Antigenstruktur.

Die anzuwendende Methodik ist von Fall zu Fall unterschiedlich, sie richtet sich nach der Art des nachzuweisenden Erregers sowie nach den zur Verfügung stehenden Möglichkeiten der Untersuchungsmethoden. Die Entscheidung über die anzuwendenden Verfahren liegt beim Laborarzt. Für das Stationslabor einer Infektionsstation eignen sich, wie bereits betont, bestenfalls nur einfache mikroskopische Untersuchungen, die mit dem gewöhnlichen Lichtmikroskop durchgeführt werden.

Frisches ungefärbtes Material, z. B. Gewebssaft, Blut, wird für Dunkelfelduntersuchungen benötigt. Sonst untersucht man gefärbte Präparate. Zu ihrer Herstellung wird z. B. bei Eiter, Sputum, Sekret, Urin usw. entweder eine Öse oder ein Tupfer unverdünnten Materials — bei Sputum Eiterkörperchen, sogenannte Linsen — oder Sediment auf dem Objektträger gleichmäßig ausgestrichen. Für den „dicken Tropfen", der zum Nachweis von Blutparasiten dient, wird ein im oder kurze oder längere Zeit nach dem Fieberanfall entnommener Blutstropfen mit einer Glasnadel etwa pfennigstücksgroß auf einem Objektträger ausgebreitet. Die dem gleichen Zweck dienenden Blutausstrichpräparate werden nach dem Deckglasausstrichverfahren angefertigt.
Die Ausstrichpräparate werden an der Luft getrocknet und fixiert. Für die üblichen Bakterienfärbungen reicht die Hitzefixierung aus. Hierzu werden die luftgetrockneten Präparate mit der Schichtseite nach oben 3mal langsam durch die Flamme gezogen. Empfindliche Präparate, z. B. Blutausstriche mit Protozoen, werden unter Verwendung von absolutem Alkohol, Metylalkohol, Sublimat, Chromsäure, Formalin, Caliumchromat, Pikrinsäure usw., meist in Kombination, fixiert.
Die Färbung der fixierten Präparate erfolgt auf einer Färbebank durch Auftropfen der Farblösung. Nach Abschluß der Färbung wird das Präparat meistens mit Wasser abgespült und gründlich zwischen Fließpapier getrocknet, ohne jedoch die gefärbte Schicht abzureiben. Auf dem trockenen Präparat wird ein Tropfen Zedernöl oder — bei Aufbewahrung des Präparates — Kanadabalsam aufgetragen. Mikroskopiert wird bei geöffneter Blende mit Ölimmersion. Nach Verwendung des Immersionssystems ist stets die Immersionsflüssigkeit von der Tauchlinse zu entfernen.
Zur einfachen Übersichtsdiagnostik reicht die Färbung mit *Loefflerschem* Methylenblau (30,0 ml gesättigte alkoholische Methylenblaulösung + 1,0 ml 1%ige Kalilauge + 99,0 ml Aqua dest.) oder mit 1:10 verdünntem Karbolfuchsin aus. Die Färbedauer ist von der Dicke des Präparates abhängig und beträgt 5—45 Sekunden.
Als weitere wichtige Färbungen seien noch die *Gram*-Färbung, die *Neisser*-Färbung, die *Ziehl-Neelsen*-Färbung, die Auramin-Färbung nach *Hagemann* und die *Giemsa*-Färbung erwähnt.

Mit Hilfe der sog. *Gramfärbung* lassen sich grampositive und gramnegative Bakterien erkennen, deren Unterscheidung diagnostisch von großer Wichtigkeit sein kann, z. B. zur Trennung von Meningokokken und Pneumokokken im Liquorsediment. Nach der Originalmethode wird das hitzefixierte Präparat 3 Minuten lang mit filtrierter Gentianaviolett-Lösung (10,0 ml Gentianaviolettstammlösung + 2,5 ml Acid. carbolicum liquet. + 90,0 ml Aqua dest.) gefärbt, danach, ohne abzuspülen, mit *Lugolscher* (Jodjodkalium-) Lösung versetzt und, ohne abzuspülen, mit absolutem Alkohol oder Acetonspiritus behandelt, bis keine Farbwolken mehr vom Präparat abgeschwemmt werden. Anschließend wird mit verdünntem Karbolfuchsin nachgefärbt. Die grampositiven Keime erscheinen dunkelblauviolett, die gramnegativen Keime rot.

Die *Neisser*-Färbung dient zur Darstellung der Polkörperchen der Korynebakterien. Sie werden mit einem Farbstoffgemisch aus Methylenblau mit Eisessig = Lösung I (1,0 g. Methylenblau + 20,0 ml absol. Alkohol + 950,0 ml Aqua dest. + 50,0 ml Eisessig) und Kristallviolett-Lösung II (1,0 g Kristallviolett + 10,0 ml absol. Alkohol + 300,0 ml Aqua dest.) gefärbt. Vor Gebrauch werden 2 Teile der Lösung I und 1 Teil der Lösung II gemischt. Das Gemisch ist die *Neisser*-Lösung A. Zur Nachfärbung dient der Azofarbstoff Chrysoidin (2,0 g Chrysoidin in 300,0 ml heißem [+ 100° C] Aqua dest. gelöst) als *Neisser*-Lösung B. Nach der Originalmethode beträgt die Färbedauer mit Lösung A 2—15 Sekunden, mit Lösung B 3—15 Sekunden. Nach beiden Färbungen kann — im Gegensatz zur Originalvorschrift — das Präparat mit Wasser abgespült werden. Die Polkörperchen sind dunkelblauviolett, der Bakterienleib ist braun gefärbt.

Die *Ziehl-Neelsen*-Färbung dient zur Darstellung der Tbc-Bakterien. Die Färbung erfolgt mit Karbolfuchsin-Lösung (100,0 ml gesättigte alkoholische Fuchsinlösung + 90,0 ml 5%ige Acid. Carbolicum liquef.), welche auf dem Präparat mit Hilfe der Bunsenflamme 5 Minuten lang auf + 80° C erhitzt wird. Das Präparat wird sofort mit Wasser abgespült und mit Salzsäurealkohol (1,0 ml 25,0%iges HCl auf 100 ml Äthylalkohol) bis zum Entschwinden des Farbstoffes entfärbt. Nach ausreichender Wässerung des Präparates in einem Trog unter 1—2maliger Erneuerung des Wassers wird mit *Loefflers* Methylenblaulösung etwa ½ Minute nachgefärbt. Die säurefesten Stäbchen sind leuchtend rot gefärbt auf blauem Grund.

Nach *Hagemann* werden die hitzefixierten Präparate 15 Min. lang mit Phenolauramin-Lösung gefärbt, dann mit Leitungswasser abgespült, 3 Min. mit Salzsäurealkohol entfärbt, wiederum mit Wasser abgespült und an der Luft getrocknet. Die Betrachtung des Präparates erfolgt ohne Deckglas mit Trockenobjektiv im Fluoreszenzmikroskop bei UV-Bestrahlung. Säurefeste Stäbchen fluoreszieren goldgelb.

Bei der zur Darstellung von Blutparasiten aus Blutausstrichen Verwendung findenden *Giemsa*färbung wird das vorher mit Methylalkohol fixierte Präparat mit *Giemsa*gebrauchslösung, welche unmittelbar vor Benutzung aus einem Tropfen *Giemsa*-Stammlösung mit 1 ml gepufferten destillierten Wassers hergestellt wird, gefärbt. Bei lege artis ausgeführter Färbung erscheint das Präparat rötlich-malvenfarbig.

Die mikroskopische Untersuchung des Frischmaterials dient lediglich der Orientierung. Sie ist durch die kulturellen, biochemischen, serologischen Verfahren und evtl. durch den Tierversuch zu erweitern. In bestimmten Fällen kann jedoch bereits durch sie allein die mikroskopische Diagnose gestellt werden, z. B. durch den mikroskopischen Nachweis bestimmter Parasiten im

312 Infektionsabteilung

Blut, durch den mikroskopischen Staphylokokken-, Streptokokken-, Pneumokokken-, Meningokokken- und Tbc-Bakterien-Nachweis im Liquor. Bei Tonsillenabstrichen gelingt mikroskopisch im *Giemsa*präparat mit einiger Sicherheit auch der Nachweis der fusiformen Stäbchen und Spirillen bei *Plaut-Vincent*scher Angina.
Der mikroskopische Streptokokken- und Diphtheriebakteriennachweis ist unsicher. Hier entscheidet allein die kulturelle Untersuchung. Auch läßt sich Art und Typ der Streptokokken nur durch die kulturell-biochemische und serologische Untersuchung ermitteln. Desgleichen läßt sich die Entscheidung darüber, ob es sich bei den Corynebakterien um echte Diphtheriebakterien, Paradiphtheriebakterien oder Pseudodiphtheriebakterien handelt sowie auch darüber, welche Wuchsform — Var. gravis, intermedius, mitis — vorliegt, nur durch kulturell-biochemische Untersuchungen, z. B. *Schröer*satz, treffen. Dem Toxizitätsnachweis dient außerdem die *Elek*platte oder der Tierversuch. Vor der alleinigen Anwendung sogenannter Schnellverfahren zur Diphtheriebakteriendiagnostik, die immer wieder erstrebt werden, sei ausdrücklich gewarnt, da keines der bisher angegebenen Verfahren (u. a. die *Folger*sche Tupfermethode, die Schnellmethode nach *Sordelli* und *Manzullo*, die Schnellmethode nach *Helmreich*) zufriedenstellende Ergebnisse liefert. Keinesfalls darf auch die Einleitung der spezifischen Therapie — Serumgaben — erst von dem bakteriologischen Untersuchungsergebnis abhängig gemacht werden, da dann kostbare Zeit verloren gehen würde. Bei klinisch bestehendem Diphtherieverdacht ist daher sofort antitoxisches Serum i. m. zu injizieren. Der bakteriologische Befund dient in diesem Falle mehr zur Bestätigung des klinischen Verdachtes als zur Stellung der Frühdiagnose.

Da es manchmal wünschenswert ist, bei durch Pneumokokken verursachten Pneumonien sich schnell über den Typ des Erregers zu informieren, soll auch noch kurz die *Neufeld*sche Kapselquellungsreaktion, die leicht in jedem Stationslaboratorium durchgeführt werden kann, erwähnt werden.
Hierzu wird ein hitzefixierter Sputumausstrich zunächst mit Methylenblau gefärbt. Von pneumokokkenhaltigem Sputum mischt man auf einem Objektträger 4 Tropfen einer Sputumflocke mit je 1 Tropfen alkalischer Methylenblaulösung und spezifischen Immunserums der Typen 1, 2 und 3. Der letzte Tropfen des Methylenblau-Sputum-Gemischs wird mit 1 Tropfen NaCl-Lösung (Kontrolle) versetzt. Die gemischten Tropfen werden mit einem Deckglas bedeckt. Die Reaktion wird nach 5 Minuten bzw. endgültig nach ½ Stunde mikroskopisch abgelesen. Im positiven Fall zeigen die Keime in dem betreffenden typenspezifischen homologen Serum eine starke Aufquellung. Ist in keinem der typenspezifischen Seren eine Reaktion eingetreten, so gehören die Keime, sofern es sich um echte Pneumokokken handelt, der Sammelgruppe X an. Im letzteren Fall wiederholt man die Quellungsreaktion mit sog. Mischseren, die mehrere Typen oder Typengruppen enthalten, und prüft anschließend mit den einzelnen Typen-, bzw. Typengruppen-, bzw. abgesättigten Faktorenseren des positiven Mischserums. Bei nur vereinzelten Pneumo-

kokken im Sputumpräparat kann man die Keime zunächst in der Maus anreichern, indem man eine in NaCl-Lösung gewaschene Sputumflocke einer Maus i. p. einspritzt und dieser nach 6—12 Stunden mit einer Kapillare etwas Bauchhöhlensediment entnimmt, mit welchem die *Neufeld*sche Reaktion durchgeführt wird. Die Kapselreaktion hat nur orientierenden Charakter.

Voraussetzung für eine einwandfreie mikroskopische bzw. serologische Diagnostik im Speziallaboratorium bzw. Institut ist eine einwandfreie, d. h. sterile Entnahme und sterile Versendung des Untersuchungsmaterials. Leider wird beides nicht immer genügend berücksichtigt. Oft wird das Material von unzulänglich geschultem Hilfspersonal unter Außerachtlassung der Regeln der Sterilität entnommen und schlecht verpackt, so daß auch die Angestellten des Laboratoriums beim Öffnen der Untersuchungsgefäße gefährdet sind, z. T. wird auch falsches Material entnommen (siehe hierzu Tabelle 3). Es sollte deshalb Wert darauf gelegt werden, daß die Entnahme des Untersuchungsmaterials durch den Stationsarzt selbst vorgenommen wird.

Die Entnahme von Rachenabstrichen hat vor dem Gurgeln mit Desinfektionslösung oder der Rachendesinfektion mit keimtötenden Dragées zu erfolgen, da Abstriche nach diesen Maßnahmen steril sein würden. Blut, Liquor, Sekrete, Exsudat, Eiter, Sputum, Urin, Faeces usw. sind mit sterilen Instrumenten in sterile Röhrchen zu füllen. Eiter kann auch mit sterilem Tupfer entnommen werden. Anstelle von Faecesproben können auch Analabstriche zur Untersuchung kommen. Die Faecesgefäße sind mit einem kleinen am verschließenden Korken befestigten Löffel versehen. Eine Faecesprobe, die der Größe des Löffels entspricht, reicht für die Untersuchung aus. Auch bei diarrhoeischen Faeces genügt eine Menge, die den Boden des Untersuchungsglases bedeckt. Unter allen Umständen ist zu vermeiden, daß die Gefäße mit Faecesproben voll gefüllt werden, da dann durch Gärungsprozesse nicht selten der Korkverschluß beim Auspacken gesprengt und das infektiöse Material verspritzt wird. Von Eiter aus tuberkulösen Prozessen und Sputum Tuberkulöser sind ca. 5 ml zum Erregernachweis einzuschicken, von Katheterurin 5—10 ml, von Exsudaten, Sekreten und Liquor einige Milliliter.

Für serologische Untersuchungen und für die WaR sind 3 bis 5 ml Blut erforderlich, zum Toxinnachweis ca. 10 ml defibriniertes oder mit Citrat versetztes Blut, für den *Sabin-Feldman*-Test — zwecks Vermeidung eines Titerverlustes — 1 bis 2 ml inaktiviertes, d. h. ½ Stunde bei 56° C im Wasserbad erhitztes Serum.

Keinesfalls darf dem Material zur bakteriologischen Untersuchung, z. B. Faeces u. a., Desinfektionsflüssigkeit zur Konservierung hinzugesetzt werden, da hierdurch die Erreger absterben.

Die Untersuchungsgefäße sind mit sterilem Kork- bzw. Gummistopfen fest zu verschließen. Bei Verschluß mit Zellstoff oder Mulltupfer wird flüssiges Material

aufgesogen. Es ist auch darauf zu achten, daß die Gefäße außen nicht mit infektiösem Material beschmiert werden. Jedes Glasgefäß wird mit dem Namen des Patienten, von dem das Untersuchungsmaterial stammt, entweder durch Beschriftung mit einem Fettstift oder durch Aufkleben eines beschrifteten Etiketts versehen. Anschließend werden die Glasgefäße in Blechhülsen, deren Boden mit etwas Watte ausgefüllt ist, gesteckt, die dann mit dem ausgefüllten Untersuchungsbogen in einen passenden Holzköcher kommen. Auf den Holzköcher wird nochmals der Name des Patienten mit Bleistift — nicht mit Tinte, Farb- oder Kopierstift! — geschrieben, dann erfolgt der Versand im Versandbeutel, der mit der Anschrift des zuständigen Untersuchungsinstitutes, des Absenders und der Aufschrift: Vorsicht! Infektiöses Material! zu versehen ist. Hinsichtlich der besonderen Vorschrift bei der Versendung von Untersuchungsmaterial Cholera-, Pest-, Tularämie- und Rotzkranker, das nur in bestimmten Laboratorien untersucht werden darf, siehe Tabelle auf Seite 322/323!
Wichtig ist auch, daß die Begleitzettel korrekt und leserlich ausgefüllt sind und daß die auf diesen Scheinen gestellten Fragen bezüglich des Materials, der klinischen Symptome oder der klinischen Diagnose beantwortet werden, da sie für den Laborarzt wichtige Hinweise für Art und Umfang der einzuleitenden Untersuchungen darstellen. Von der Sorgfältigkeit dieser Arbeit hängt zum großen Teil die gute Zusammenarbeit zwischen Klinik und Laboratorium ab. Sterile Gefäße, Holzköcher und Versandbeutel werden von den Laboratorien bzw. Instituten zur Verfügung gestellt.
Auch das Ansetzen einer Blutkultur bei Septikämie soll noch kurz besprochen werden. Am zweckmäßigsten wird so vorgegangen, daß das unter sterilen Kautelen frisch aus der Armvene entnommene Blut mit Traubenzuckerbouillon entweder in einer Venüle oder im Kölbchen im Verhältnis 2 bis 3 ml Blut zu 25 bis 30 ml Bouillonsubstrat gemischt wird. Gleichzeitig werden am Krankenbett mehrere Blutagargußplatten angelegt. Hierzu werden je 2 ml Patientenblut mit Agar, der durch Kochen vorher verflüssigt und dann auf $+45°$ C abgekühlt wird, gemischt. Anschließend wird das Blutagargemisch zu Platten ausgegossen. Bei Verwendung bestimmter Blutproben kann die Keimzahl pro ml Blut bestimmt werden. Für das Ansetzen von Bluttraubenzuckerbouillonkulturen empfiehlt es sich, das Blut vorher entweder durch Ausschütteln mit Glasperlen zu defibrinieren oder mit 1% Zitrat bzw. mit 0,2% Oxalat zu versetzen, welche gerinnungshemmend wirken. Besonders bewährt hat sich der Zusatz von Liquoid, das gerinnungshemmend und antikomplementär wirkt, also zugleich die Blutbakterizidie aufhebt.
Anschließend wird die Blutkultur zur Bewertung und weiteren Bearbeitung auf schnellstem Wege in das zuständige Laboratorium bzw. Institut geschickt.

Therapeutische und prophylaktische Hinweise

Von den therapeutischen Maßnahmen auf der Infektionsstation seien lediglich die Seruminjektionen und die Antibiotikamedikation erwähnt.

Zur Vermeidung von Überempfindlichkeitsreaktionen sowohl nach Serum-Erstinjektionen als auch nach Reinjektionen ist der Arzt verpflichtet, vor jeder Seruminjektion zu prüfen, ob die betreffende passiv zu immunisierende Person eine Überempfindlichkeit gegen die zu injizierende Serumart besitzt. Mit solchen Überempfindlichkeiten ist sowohl bei allergischer Anamnese als auch bei nicht vor allzu langer Zeit vorausgeganger Seruminjektion zu rechnen. Fehlen diese beiden erwähnten Voraussetzungen, so ist ein Schock nicht sehr wahrscheinlich. Mit dem Auftreten einer Serumkrankheit ist jedoch zu rechnen. Die Anamnese hat sich also auf die sorgfältige Ermittlung vorausgegangener Seruminjektionen sowie auf das Vorliegen einer allergischen Diathese — Asthma, Heufieber, Urtikaria, angineurotisches Ödem (*Quincke*), Ekzem, Migräne usw. — beim Erkrankten, bei seinen Geschwistern, Eltern oder Großeltern zu erstrecken. Bei Verdacht auf Überempfindlichkeit ist der Sensibilitätsgrad mit Hilfe des Kutantestes, des Intrakutantestes und des Ophthalmotestes festzustellen.

Beim Kutantest wird die Epidermis am Arm leicht geritzt und 1 Tropfen 1:10 verdünnten Serums auf der Impfstelle verrieben. Auf dem anderen Arm wird in gleicher Weise physiologische Kochsalzlösung als Kontrolle verimpft. Die Kutanprobe ist positiv, wenn bei negativer Kontrolle innerhalb von 10 Minuten eine Schwellung, Rötung und Quaddelbildung an der Impfstelle auftritt.
Beim Intrakutantest wird mit 0,05 ml 1:100 bzw. 1:10 verdünnten Serums eine Injektionsquaddel gesetzt. In gleicher Weise wird eine Kontrolle mit physiologischer Kochsalzlösung durchgeführt. Der Test ist positiv, wenn innerhalb von 15 Minuten die gleiche Reaktion wie beim Kutantest entsteht.
Beim Ophthalmotest wird 1 Tropfen des 1:10 verdünnten nativen Serums in den Konjunktivalsack des einen Auges und 1 Tropfen physiologischer Kochsalzlösung als Kontrolle in den Konjunktivalsack des anderen Auges getropft. Der Test ist positiv, wenn es bei negativer Kontrolle innerhalb von 15 Minuten zur Rötung, zu Jucken, Tränenfluß und Lidödem kommt.
Dieser Test hat sich am zuverlässigsten erwiesen.

Bei Verdacht auf *Überempfindlichkeit* wird des weiteren die Durchführung einer Probeinjektion empfohlen (*H. Schmidt*). Bei voraufgegangener Seruminjektion werden 0,2 ml unverdünnten Serums, die sog. „Trial Dose", subkutan injiziert. Beim Fehlen einer Allgemeinreaktion innerhalb der folgenden 30 Minuten kann nach Ablauf dieser Zeit das übrige Serum intramuskulär injiziert werden. Bei Verdacht auf allergische Diathese werden zunächst 0,2 ml 1:10 verdünnten Serums subkutan und nach ½ Stunde — beim Fehlen einer Allgemeinreaktion — 0,2 ml unverdünnten Serums subkutan eingespritzt. Der Rest des Serums wird wiederum beim Ausbleiben einer Allgemeinreaktion nach ½ Stunde langsam intramuskulär gegeben.
Von den *Desensibilisierungsmaßnahmen*, die eine kurz dauernde Herabsetzung der Überempfindlichkeitsschwelle bewirken, seien u. a. — ohne auf sie näher einzugehen — die Verfahren nach *Besredka*, *Mackenzie* und *Stolte* erwähnt. Während ihre Anwendung bei sekundär, d. h. durch vorausgegangene Seruminjektionen überempfindlich gewordenen Personen möglich ist, sollte bei Personen mit primärer Pferdeeiweißüberempfindlichkeit wegen der sehr großen Gefährlichkeit auf sie verzichtet werden (*H. Schmidt*). Die

Desensibilisierungsmaßnahmen bilden jedoch keinen ausreichenden Schutz vor Schockreaktionen. Auch die vielfach empfohlene Injektion von Serum in der Narkose schützt nicht vor Schock. Wichtig ist, daß der Arzt den Patienten nach verabfolgter Seruminfektion erst dann verlassen soll, wenn die Schockgefahr nicht mehr besteht. Bei Injektion an den Extremitäten wird zweckmäßigerweise oberhalb der Injektionsstelle eine Staubinde angelegt, die bei Auftreten von Überempfindlichkeitserscheinungen sofort anzuziehen ist. Oberhalb der Staubinde werden 0,5—1,0 ml Suprarenin 1:1000 verdünnt i. m. injiziert.

Schließlich bliebe noch zu erwähnen, daß bei bereits passiv immunisierten Menschen zwecks *Vermeidung von Überempfindlichkeitserscheinungen* die Serumart gewechselt werden kann. Auch die Verabfolgung von eiweißarmem Serum, von hochgereinigtem konzentriertem Serum und von fermentativ abgebautem Serum, bei welchem die Eiweißstoffe, die insbesondere Überempfindlichkeitsreaktionen verursachen, herabgesetzt bzw. entfernt sind, dient der Vermeidung von Überempfindlichkeitsreaktionen. Es muß jedoch betont werden, daß es auch bei Verwendung solcher Seren, wenn auch viel seltener, zu Schockreaktionen kommen kann.

Von den *prophylaktischen Maßnahmen zur Vermeidung der Serumkrankheit* sei kurz erwähnt, daß sowohl die empfohlene Eigenblutinjektion, die innerhalb von 12—24 Stunden nach der Seruminjektion durchgeführt werden muß, als auch Rekonvaleszentenserumgaben, d. h. Serumgaben von Menschen, die sich am 4.—8. Tage nach einer durchgemachten Serumkrankheit befinden, keinen sicheren Erfolg verbürgen. Solche Maßnahmen sind auch überflüssig.

Was die Antibiotikatherapie betrifft, so soll an dieser Stelle nur darauf hingewiesen werden, daß, sofern die Möglichkeit besteht, zunächst die Antibiotikaempfindlichkeit der Erreger zu prüfen ist. Von den hierzu zur Verfügung stehenden Testen — u. a. Röhrchentest, Plattentest, Loch-, Zylinder-, Blättchen- und Streifentest — soll nur letzterer kurz besprochen werden, da dessen Durchführung auch im Stationslabor möglich ist.

Der Streifentest, ein Diffusionstest, wird in der Weise durchgeführt, daß nach strichförmiger Beimpfung mit den zu untersuchenden Keimen ein mit einem Antibiotikum bekannter Konzentration getränkter Filterpapierstreifen von 7 cm Länge und 0,5 cm Breite senkrecht dazu längs des Plattendurchmessers auf den Nährboden gelegt wird. Die Antibiotikalösungen enthalten nach *Kohn* bei Penicillin 50 bis 100 I. E./ml, bei Streptomycin 500 γ/ml und bei Chloramphenicol ebenfalls 500 γ/ml. Ein empfindlicher Kontrollstamm ist mitzuführen, um einen evtl. Wirkungsverlust des Antibioticums feststellen zu können. Nach 18—24stündiger Bebrütung wird im Vergleich zu dem Teststamm die Hemmung des Bakterienwachstums im Bereich des Streifens abgelesen. Sind die Keime bis an den Streifen herangewachsen, gelten sie als resistent. Das Wirkungsspektrum der Antibiotika ist in Abb. 19 dargestellt.

Antibiotika 317

		Sulfonamide	Penicillin	Streptomycin	Chloramphenicol	Terramycin/Aureomycin	Carbomycin u. Erythromycin	Bacitracin	Tyrothricin	Polymixin	Neomycin	Viomycin
Große Viren	Gruppe der kleinen Viren					▓						
	Primär atyp. Pneumonie					■						
	Psittacosis	■				▓						
	Lymphogranuloma inguinale	■				▓						
Rickettsien	R. prowazeki (Brill)											
	R. akari											
	R. burneti											
	R. tsutsugamushi											
	R. conori											
	R. rickettsi											
	R. mooseri											
	R. prowazeki											
gramnegative Bakterien	Salmonella typhosa				■	▓					▓	
	Salmonellen					▓					▓	
	Proteus vulgaris	■				▓					▓	
	Pseudomonas pyocyaneus										▓	
	Klebs. pneumoniae (Friedländer)	■		■	■	▓					▓	
	Haem. pertussis/Haem. influenzae	■			■	▓		▓				
	Shigellen	■			■	▓						
	Brucellen	■		■	■	▓						
	Aerobacter. aerogenes					▓						
	Escherichia coli	■		■	■	▓					▓	
gramnegative Kokken	Neisseria meningitidis	■	■	▓	■	▓		▓			▓	
	Neisseria gonorrhoeae	■	■	▓	■	▓		▓				
grampositive Kokken	Staphylococcus aureus et albus		■	▓	■	▓	▓	■			▓	
	Streptococcus faecalis		▓	▓	■	▓	▓					
	Diplococcus pneumoniae	■	■	▓	■	▓	▓					
	Streptococcus pyogenes	■	■	▓	■	▓	▓					
grampositive Bakterien	Bacillus anthracis	■	■	▓	■	▓		▓			▓	
	Clostridien		■		■	▓		▓			▓	
	Corynebacterium diphtheriae		■	▓	■	▓	▓	▓			▓	
Spirochaeten	Spir. pallida		■	▓	■	▓						
	Spir. recurrentis		■	▓	■	▓						
	Leptospiren		▓	▓	■	▓						
Aktinomyzeten	Aktinomyces hominis et bovis	■	■	▓	■	▓						
Protozoen	Entamoeba histol.				■	▓						
Mykobakterien	M. tuberculosis			■							▓	■
	M. Leprae	■										

Abb. 19. Wirkungsspektrum der Antibiotika (aus *Wildführ*, Medizinische Mikrobiologie, Immunologie und Epidemiologie. Leipzig 1959)

Gesetzliche Bestimmungen

Am Schluß unserer Betrachtung wollen wir noch darauf hinweisen, daß auf Grund bestehender gesetzlicher Bestimmungen (RSG vom 30. Juni 1900, Gesetz zur Bekämpfung der Papageienkrankheit u. a. übertragbarer Krankheiten vom 3. 7. 1934 und Verordnung betr. Bekämpfung übertragbarer Krankheiten vom 1. 12. 1938) auch bei Krankenhausaufnahme und erneut bei Entlassung eine Anzeigepflicht besteht.

Im übrigen sind dem zuständigen Gesundheitsamt unverzüglich anzuzeigen:

1. Jede Erkrankung, jeder Verdacht einer Erkrankung und jeder Sterbefall bei
   Aussatz (Lepra), Cholera (asiatische), Fleckfieber (Flecktyphus), Gelbfieber, Pest (orientalische Beulenpest), Pocken (Blattern), Papageienkrankheit, Kindbettfieber nach standesamtlich meldepflichtiger Geburt und nach Fehlgeburt, übertragbarer Kinderlähmung, bakterieller Lebensmittelvergiftung, Milzbrand, Paratyphus, Rotz, übertragbarer Ruhr, Tollwut (auch Bißverletzungen durch tollwütige oder tollwutverdächtige Hunde), Tularämie, Typhus, ansteckender Lungen- und Kehlkopftuberkulose, Hauttuberkulose, Tuberkulose anderer Organe.

2. Jede Erkrankung und jeder Sterbefall bei
   Bang'scher Krankheit, Diphtherie, übertragbarer Gehirnhautentzündung, übertragbarer Genickstarre, Keuchhusten, Körnerkrankheit, Malaria, Rückfallfieber, Scharlach, Trichinose, Weil'scher Krankheit.

3. Jede Person, die, ohne selbst krank zu sein, die Erreger der bakteriellen Lebensmittelvergiftung, des Paratyphus, der übertragbaren Ruhr oder des Typhus ausscheidet.

In der Entlassungsanzeige ist anzugeben, ob der Entlassene geheilt ist oder ob er die Erreger einer übertragbaren Krankheit noch ausscheidet.
Die Entlassung aus der Isolierstation erfolgt im allgemeinen nach der Gesundung des Kranken, sofern er keine Erreger mehr ausscheidet. So kann der Typhus- bzw. Paratyphuskranke nach eingetretener klinischer Gesundung entlassen werden, wenn 3 aufeinanderfolgende, in Abständen von je 8 Tagen untersuchte Faeces- und Urinpoben negativ sind. Darüber hinaus bestehen z. T. noch abweichende landesgesetzliche Bestimmungen.
Scheidet jedoch der klinisch Genesene vom Zeitpunkt der überstandenen Infektionskrankheit ab den Erreger noch länger als 10 Wochen aus, so ist er zum Dauerausscheider geworden und kann aus der Isolierung entlassen werden, untersteht aber der weiteren Kontrolle durch das Gesundheitsamt.
Die gleichen Richtlinien gelten auch für die an bakterieller Lebensmittelvergiftung (Enteritis) durch Salmonellen und an Ruhr Erkrankten.
Die Entlassung Diphtheriekranker nach eingetretener klinischer Genesung erfolgt nach dreimaliger in zweitägigen Abständen durchgeführter, negativ

ausgefallener bakteriologischer Untersuchung des Rachen- und Nasenabstriches. Unter den gleichen Bedingungen erfolgt auch die Wiederzulassung von erkrankt gewesenen Kindern zur Schule, frühestens jedoch 4 Wochen ab Krankheitsbeginn. Auf Grund der Bestimmungen ist auch bei noch positivem bakteriologischem Befund 8 Wochen nach Genesungsbeginn die Wiederzulassung zur Schule möglich, da eine Virulenzabschwächung der Keime angenommen wird. Wir empfehlen jedoch, in allen Zweifelsfällen die Toxizitätsprüfung der Keime vorzunehmen und die weiteren Maßnahmen von ihrem Ergebnis abhängig zu machen.

Die Entlassung von Genesenen, die an übertragbarer Genickstarre erkrankt waren, erfolgt nach zweimaliger in dreitägigem Abstand vorgenommener bakteriologischer Untersuchung (Abstrich mit gebogenem Tupfer hinter der Uvula!) mit negativem Ergebnis. Die Wiederzulassung zur Schule ist 4 Wochen nach Krankheitsbeginn möglich.

Bei übertragbarer Kinderlähmung beträgt die Behandlungsdauer 4 Wochen, bei Scharlach 6 Wochen. Im Falle der Penicillintherapie mit Durchschleusung ist sie kürzer. Keinesfalls ist die Krankenhausentlassung vom Fehlen β-hämolytischer Streptokokken, der Begleitflora des Virus im Rachenabstrich, abhängig zu machen.

Zum weiteren Studium der hier erwähnten Fragen sei auf die Fachliteratur hingewiesen.

In den folgenden Seiten wird, anhand einer Tabelle, auf das einzusendende Untersuchungsmaterial für den Erregernachweis hingewiesen sowie auf Titerergebnisse und andere Daten.

Krankheit	Erreger	Inkubationszeit	Infektion durch	Untersuchungsmaterial (Erreger- bzw. Toxinnachweis)	Serologische Diagnose	Anzeigepflicht	Besonderes
Diphtherie	Corynebacterium diphtheriae	2–5 (bis 7) Tage	Tröpfcheninfektion (Erkrankte, Keimträger, Dauerausscheider), selten durch Nahrungsmittel.	Abstriche von Tonsillen, Kehlkopf, Nase, Wunden, Vulva, Konjunktiva.		Erkrankungs- und Sterbefall	
Listeriose	Listeria monocytogenes	1–4 Wochen	Schmutz- und Schmierinfektion, direkter Kontakt mit infizierten Tieren sowie durch Staub, Milch, Fleisch usw. Durch intrauterine diaplazentare Übertragung wird Foet infiziert.	Blut (Blutkultur), Sternalpunktat, Exzisionsmaterial, Punktate, Liquor, Eiter, Nasen-, Rachen-, Konjunktivalabstriche, Menstrualblut, Vaginalabstriche, Katheter-Urin, Plazentargewebe, Lochien, Muttermilch, Fruchtwasser, Nabelschnurblut, Mekonium, Sektionsmaterial, Fleisch, Milch (unpasteurisiert) usw.	*Widal:* spezifisch für Listerieninfektion O-Titer ab 1:200, H-Titer ab 1:400, Entscheidend ist serologische Verlaufsanalyse, Titeranstieg. Komplementbindungsreaktion: starke Reaktionen in den Verdünnungen 1:5 bzw. 1:10 sind nach Seeliger u. a. bereits als spezifisch zu bewerten.	Erkrankungs- und Sterbefall	
Typhus abdominalis und Paratyphus	Salmonella typhi, Salmonella paratyphi A, B, C	(3) bis 8–12 bis (23) Tage	Faeces und Urin von Erkrankten, Rekonvaleszenten, Dauerausscheidern, Keimträgern (Schmutz- und Schmierinfektion) sowie durch Nahrungsmittel, Trinkwasser, Abwasser, übertragende Fliegen.	In 1. Krankheitswoche Blut in Galle, Sternal- bzw. Iliakalpunktat, Faeces (Tetrathionat-Anreicherung); ab 2. Krankheitswoche Faeces und Urin zum Erregernachweis.	*Widal* (ab 2. Krankheitswoche): O-H-Titer ab 1:100 verdächtig, ab 1:200 positiv. Ausschlaggebend jedoch serologische Verlaufsanalyse, Titeranstieg. Bei schutzgeimpften oder früher erkrankt gewesenen Personen: O-Titer ab 1:1600 verdächtig, ab 1:3200	Verdachts-, Erkrankungs- und Sterbefall	Vi-*Widal* ab 1:5 = Verdacht auf Typhusdauerausscheider. In diesen Fällen Kontrolluntersuchung der betr. Personen auf Bakt.-Ausscheidung in Faeces, Urin, Gallensaft

Bakterienruhr	Shigella dysenteriae, Shig. flexneri, Shig. boydii, Shig. sonnei	2–7 Tage (bei Nahrungsmittelinfektionen 5–6 Std.)	Diarrhöische Faeces (in 1. Krankheitswoche): besonders blutig-eitrige Fetzen.	Urin, Faeces von Erkrankten, Rekonvaleszenten, Keimausscheidern (Schmutz- und Schmierinfektion) oder indirekt durch infizierte Gegenstände, Nahrungsmittel, Trinkwasser, übertragende Fliegen.	Bei Shig. dysenteriae Widal ab 5.–7. Krankheitstag, Titer 1:100 positiv. Entscheidend Titeranstieg (2.–4. Woche 1:200–1:1600). Absinken des Titers meist ab 5. Woche. Bei Flexnerruhr etwa bei 1/3 der Fälle Titer über 1:200, bei E-Ruhr in etwa 40% Titer von 1:50–1:100. Entscheidend ist Titeranstieg. Cave Anstieg durch andere Erkrankungen: Amöbenruhr usw.	Verdachts-, Erkrankungs- und Sterbefall	Bei klinisch bestehendem Ruhrverdacht – blutig-schleimige Ausscheidungen – jedoch negativem Erregernachweis: Meldung als „Klinische Ruhr". Untersuchungsmaterial am besten am Krankenbett direkt überimpfen bzw. auf schnellstem Wege körperwarm (Thermosgefäß) einschicken.
		einigen Tagen	Milch, Enteneier, Fische usw.; übertragende Fliegen.	Nahrungsmittelreste.	Titer ab 1:50 positiv.	kungs- und Sterbefall	
Amöbenruhr	Entamöba histolytica	2–4 Wochen	Faeces (blutige Schleimflocken) Erkrankter: akut Nachweis der Gewebsform. In subakuten- oder chronischen Fällen: Nachweis von Minutaformen und Cysten. Im Zweifelsfall Kultur und Tierversuch (rektale Infektion von jungen Katzen).	Direkten Kontakt mit Fäkalien (verunreinigte Hände, Fingernägel usw.) oder indirekt (verunreinigte Lebensmittel, Trinkwasser, Fliegen!)	Widal (nur zur Differentialdiagnose gegen Bakterienruhr).	Verdachts-, Erkrankungs- und Sterbefall	Mikroskop. Amöbennachweis aus körperwarmen Faeces sofort am Krankenbett vornehmen (geheizter Objekttisch).

Krankheit	Erreger	Inkubations-zeit	Infektion durch	Untersuchungsmaterial (Erreger- bzw. Toxin-nachweis)	Serologische Diagnose	Anzeige-pflicht	Besonderes
Cholera	Vibrio comma	(3–) 24–48 Stunden bis 3–4 Tage	Infektion durch Fäkalien Erkrankter, durch infizierte Nahrungsmittel, Wasser usw.	Faeces (Schleimflocken) Leichenmaterial: Darmschlinge aus unterem Dünndarmabschnitt.	*Widal* ab 10. Krankheitstag. *Pfeifferscher* Versuch zum Nachweis vibriolytischer Antikörper.	Verdachts-, Erkrankungs- und Sterbefall	Untersuchungsmaterial sicher verpackt als dringendes Paket mit Aufschrift „Vorsicht! Menschliche (tierische) Untersuchungsstoffe!" an besonders genehmigtes Untersuchungslabor schicken, welches vorher telegraphisch bzw. telephonisch zu benachrichtigen ist.
Tetanus	Clostridium tetani	2½–42 Tage	Verletzungen durch verschmutzte Holzsplitter, rostige Nägel sowie Infektion von Schürf- und sonstigen Wunden.	Erde, Holzsplitter, Wundsekret, Wundausschnitte usw. Blut zum Toxinnachweis zu Beginn der Erkrankung.		Krankheits- und Sterbefall	
Milzbrand	Bacillus anthracis	1–4 Tage	Kontakt mit erkranktem Vieh und Kadavern sowie mit Lumpen, Fellen, Haaren, Häuten, infizierten Abwässern sowie auch durch Kontakt (Tröpfcheninfektion)	Bei Lungenmilzbrand: Sputum; Darmmilzbrand: Darminhalt; Milzbrandseptikämie: Blut; Milzbrandkarbunkel: Sekret.		Verdachts-, Erkrankungs- und Sterbefall	

		Beulenpest. 1–3 (bis 10) Tage: Lungenpest	Rekonvaleszenten, Keimträger (Sputum, Faeces, Urin, Buboneneiter). Infizierte Gegenstände.	nen; Lungenpest: Sputum; Pestseptikämie: Blut, evtl. Sputum, Faeces, Urin. Aus Rattenkadavern Milz, Leber, Lunge. Von Leichen Blut, Milzstücke, -punktate.	positiv. Komplementbindungsreaktion zeigt gute Übereinstimmung mit Widal.	kungs- und Sterbefall	Untersuchungsmaterial siehe unter „Cholera".
Tularämie	Pasteurella tularensis	1–3–10 Tage	Direkten Kontakt mit infizierten Tieren oder indirekt durch Tierbiß, Zeckenbiß, infiziertes Wasser, Lebensmittel, infizierte Gegenstände, Staub.	Defibriniertes Blut (ab Mitte der 1. bis Ende der 2. Krankheitswoche), Lymphknotenpunktate, Sternalpunktat. Von Tieren Faeces, Organe.	Nach 10–14 Tagen Auftreten von komplementbindenden Antikörpern und Agglutininen, Höchsttiter in 4.–5. Krankheitswoche. Agglutiningrenztiter 1:50–1:100. Komplementbindungsreaktion wird diagnostisch kaum verwendet.	Verdachts-, Erkrankungs- und Sterbefall	Bzgl. Materialeinsendung siehe „Cholera".
Brucellose	Brucella abortus Bang, Brucella melitensis	2–3 Wochen (Bang). 8–20 Tage (Melitensis)	Ausscheidungen infizierter Tiere, infizierte Lebensmittel, Wasser usw., Staub.	Blut, Sternalpunktat, Gewebe, Se- und Exkrete.	*Widal* ab 10. Tag post infectionem, Grenztiter bei etwa 1:100. Komplementbindungsreaktion (Höchstwerte nach 30 Tagen), Titer ab 1:10 positiv.	Erkrankungs- und Sterbefall	
Rotz	Actinobacillus mallei	4–8 Tage (bis 3 Wochen)	Kontakt mit infektiösem Material (Nasensekret, Eiter) kranker Tiere und Menschen. Beim Tier Infektion durch infiziertes Wasser und Futter.	Pustelinhalt, Geschwürs- und Abszeßeiter, Nasensekret, Sputum, Blut.	*Widal* in der 1. Krankheitswoche. Titer ab 1:400 verdächtig, ab 1:800 positiv. Komplementbindungsreaktion ab Ende der 2. Krankheitswoche positiv.	Verdachts-, Erkrankungs- und Sterbefall	Untersuchungsmaterial wie unter „Cholera" beschrieben einsenden.

Krankheit	Erreger	Inkubationszeit	Infektion durch	Untersuchungsmaterial (Erreger- bzw. Toxinnachweis)	Serologische Diagnose	Anzeigepflicht	Besonderes
Toxoplasmose	Toxoplasma gondii	bei postnataler Toxoplasmose einige Tage	Diaplazentare Übertragung, Schmutz-, Schmier- und Tröpfcheninfektion (Kontakt mit Tieren, insbes. mit erkrankten Hunden, Katzen, Kaninchen, Schweinen, Kanarienvögeln) evtl. durch Lebensmittel.	Liquor, Ventrikelpunktat, Blut, Urinsediment, Sputum oder durch Biopsie bzw. durch Sektion gewonnenes Material (Lymphknoten, Muskel, Leber, Milz, Knochenmark, Hautstücke von Papeln, Gehirnsubstanz).	Serofarbtest nach Sabin und Feldman: positive Werte bereits einige Tage post infectionem (connatale T.: meist niedere Titer z. B. 1:64; postnatal erworbene T.: meist hohe Titer z. B. 1:1000). Komplementbindungsreaktion: positiv meist 2–4 Wochen post infectionem. Titer ab 1:50. Maßgebend für beide Reaktionen jedoch serologische Verlaufsanalyse.	Erkrankungs- und Sterbefall	Zum Serofarbtest nur inaktiviertes Serum einsenden.
Malaria	Plasmodium vivax, P. malariae, P. falciparum	11–14–21 Tage, 23–42 Tage, 7–12 Tage	Erkrankte (Neu- und Rezidivkranke), latente Plasmodienträger, chronisch Erkrankte: über weibliche Anophelesmücken; evtl. auch durch Bluttransfusion. Diaplazentare Infektion?	Blutausstriche: dicker Tropfen (Giemsa-Färbung).	Komplementbindungsreaktion soll 6–7 Tage nach Blutbefall positiv werden. Praktisch ohne Bedeutung. Melaninflockungsreaktion nach Henry: nicht spezifisch für Malaria.	Erkrankungs- und Sterbefall	Zum Parasitennachweis Blut auf der Höhe des Fiebers entnehmen.
Virusgrippe	Influenza-Virus	1–4 Tage	Erkrankte, latent infizierte Personen bzw. Inkubationskeimträger (Tröpfcheninfektion) Staubinfektion?	Rachen- bzw. Nasenspülwasser (sterile Bouillon) innerhalb der ersten 3 Krankheitstage. Auch Trachealsekret, Trachealschleimhaut, Lungengewebe.	Hirst-Test: Einsendung zweier Blutproben im Abstand von 10 Tagen (2. Probe erst nach 12. Krankheitstag entnehmen) erforderlich. Titerveränderung um mindestens 4 Stufen	Erkrankungs- und Sterbefall	Nasen- und Rachenspülwasser sind auf schnellstem Wege (in mit Trockeneis beschickter Thermosflasche) einem

Übertragbare Genickstarre (Meningitis cerebrospinalis epidemica)	Neisseria meningitidis	2–5 Tage	Tröpfcheninfektion (Erkrankte, Keimträger).	Liquor, Blut.	änderungen um 4 Stufen bzw. Anti-S-Titer ab 1:20 und Anti-V-Titer ab 1:40 gelten als positiv.	Erkrankungs- und Sterbefall	Bei Rachenabstrichen, die gegebenenfalls bei Umgebungsuntersuchungen durchzuführen sind, Material mit gebogenem Tupfer hinter Uvula entnehmen. Blutuntersuchung am besten als Blutkultur am Krankenbett. Alles Material schnellstens versenden.
Encephalitis epidemica	Virus?	2–10–30 Tage	Tröpfcheninfektion von Mensch zu Mensch, wahrscheinlich auch gesunde Virusträger.			Erkrankungs- und Sterbefall	
Keuchhusten (Pertussis)	Bordetella pertussis	7–14 Tage (seltener bis zu 5 Wochen)	Erkrankte (besonders im katarrhalischen Stadium, weniger im konvulsiven Stadium). Tröpfcheninfektion (direkte Kontakt- bzw. indirekte Schmierinfektion von geringer Bedeutung).	Sputum und Rachenschleim	Widal mit Antigenstämmen der S-Phase ab (2.) bzw. 4. Krankheitswoche. Komplementbindungsreaktion mit Antigen aus Phase-S-Stämmen: zu 70% in der 3., zu 100% in der 5.–9. Krankheitswoche positiv. Bei Säuglingen bis zu 6 Monaten häufig negativ.	Erkrankungs- und Sterbefall	Erregernachweis durch „Hustenplatte"

Krankheit	Erreger	Inkubationszeit	Infektion durch	Untersuchungsmaterial (Erreger- bzw. Toxinnachweis)	Serologische Diagnose	Anzeigepflicht	Besonderes
Aseptische Meningitis	ECHO-Viren	5–15 Tage	Schmutz- und Schmierinfektion (Fäkalien), Trinkwasser?	Faeces, Rachenabstriche, Rachenspülflüssigkeit, Liquor in erster Krankheitswoche.	Komplementbindungsreaktion, Neutralisationstest.		Neben Erregernachweis ist zur Diagnosestellung auch Antikörpernachweis im Serum erforderlich.
Coxsackie-Virusinfektionen	Coxsackie-Viren	2–9 Tage (durchschnittlich 3–5 Tage)	Erkrankte sowie gesunde Personen (Faeces): Schmierinfektion. Abwasser.	Faeces, Rachenabstriche, Rachenspülwasser, Liquor, Blut, Abwasser.	Komplementbindungsreaktion und Neutralisationstest.	Erkrankungs- und Sterbefall	
Poliomyelitis	Poliomyelitis-Virus	(3–) 9–17 (bis 30) Tage	Erkrankte, Virusträger (Faeces, evtl. Tröpfcheninfektion). Evtl. über Insekten.	Faeces, Rachenabstriche, Liquor, Gewebe des ZNS.	Komplementbindungsreaktion. Neutralisationstest.	Verdachts-, Erkrankungs- und Sterbefall	
Tollwut	Lyssa-Virus	10 Tage bis 7 (durchschnittlich 1–3) Monate	Kontakt mit infektiösem Speichel (durch Biß, Kratzen oder Belecken von erkrankten Hunden, Dachsen, Füchsen, Katzen, Rindern, Schweinen, Schafen, Pferden, evtl. auch Menschen).	Speichel. Kopf des erkrankten Tieres in mit Sublimat durchfeuchteten Tüchern oder Gehirn in verschlossener, mit verdünntem Glyzerin gefüllter Glasflasche zum Nachweis der Negrischen Körperchen bzw. zum Erregernachweis durch Tierversuch.		Verdachts-, Erkrankungs- und Sterbefall	Kopf und Gehirn müssen an bestimmte Untersuchungsinstitute, z. B. Robert-Koch-Institut Berlin, gesandt werden.
Hepatitis epidemica	H.-E.-Virus	20–31 Tage	Erkrankte, Rekonvaleszenten, Dauerausscheider (Ausscheidung in Faeces). Infizierte Nahrung,		Bei anikterischen und subklinischen Fällen Transaminase-Reaktion: Anstieg auf das	Erkrankungs- und Sterbefall	Diagnose wird klinisch gestellt.

Homologer Serumikterus	H.-S.-Virus	2–4½ Monate und länger	Übertragung durch nicht einwandfrei sterilisierte Kanülen, Spritzen, Schnepper sowie durch Transfusionen.		Erkrankungs- und Sterbefall	Diagnose wird klinisch gestellt.
Gelbfieber	Virus	3–6 Tage	Mückenstich (Aedes) von Mensch zu Mensch.	Blut (in ersten drei Krankheitstagen), Sektionsmat.: Leber	Verdachts-, Erkrankungs- u. Sterbefall	(Keimungshemmung von Pilzsporen und Pollenkörnern); Hämagglutination von Mac. rhesus-Erythrocyten (nach Morrison). Titer > 1:8. Der Wert der beiden letzten Teste ist fraglich.
Weilsche Erkrankung	Leptospira icterohaemorrhagiae	5–12 Tage	Mit Rattenharn verunreinigtes Wasser, Abwasser, Erde, Schlamm usw. Indirekt durch Bißverletzung durch Ratten, durch verspritzten Rattenharn.	Blut bis zum 4. (8.) Krankheitstag mehrere Male einsenden, im Urin Erregernachweis in 2–3. Krankheitswoche, im Liquor zwischen 7. und 10. Tag nachweisbar. Ab 17. Tag Erregernachweis im Urin.	Erkrankungs- und Sterbefall	Schneller Versand des Untersuchungsmateriales erforderlich. Sauren Urin neutralisieren. Bei Materialabnahme und bei Laborarbeiten äußerste Vorsicht (Gummihandschuhe).
Sumpf- od. Feldfieber (Erbsenpflückerkrankheit)	Leptospira grippotyphosa	5–14 Tage	Kontakt mit durch Harn infizierter Feldmäuse verunreinigtem Boden, Wasser usw.			Agglutinationslysisreaktion ab 8.–10. Krankheitstag (mehrmalige Seromeinsendungen). Titer ab 1:400 verdächtig. Liquortiter ab 1:4 verdächtig.
Schweinehüterkrankheit	Leptospira pomona		Kontakt mit Schweinen.			
Stuttgarter Hundefieber	Leptospira canicola		Kontakt mit Hunden.			

Krankheit	Erreger	Inkubations-zeit	Infektion durch	Untersuchungsmaterial (Erreger- bzw. Toxin-nachweis)	Serologische Diagnose	Anzeige-pflicht	Besonderes
Psittakose	Psittakosis-Virus	7–14 Tage, selten bis zu 4 Wochen	Kontakt, insbesondere mit Papageien oder papageienartigen Vögeln (Nasensekret, verstäubte Exkremente, selten durch Biß) sowie durch Kontakt mit erkrankten Personen.	Blut (in ersten 3 Krankheitstagen), Sputum, Lungenpunktate, Organmaterial (Lunge, Leber, Milz).	Komplementbindungsreaktion (ab 12. Krankheitstag). Titer ab 1:16 positiv, jedoch Titeranstieg um mindestens 4 Stufen maßgebend (Lymphogranuloma inguinale-Infektionen sind auszuschließen).	Verdachts-, Erkrankungs- und Sterbefall	Virusnachweis wird nur in bestimmten Laboratorien, z. B. im Bernhard-Nocht-Institut, Hamburg, durchgeführt.
Ornithose	Ornithosis-Virus	s. Psittakose	Kontakt, insbesondere mit Tauben, auch mit Puten, Kanarienvögeln, Hühnern, Enten usw.	s. Psittakose.	s. Psittakose.	s. Psittakose	s. Psittakose.
Lymphogranuloma inguinale	Miyagawanella lymphogranulomatis	3–21 Tage	Kontakt mit erkrankten Personen (Geschlechtsverkehr) oder mit Drüseneiter.	Lymphknotenpunktate.	Komplementbindungsreaktion (Psittakose-Ornithose-Infektionen sind auszuschließen).	Wie sonstige venerische Infektionen	Zur Diagnose auch Freischer Intrakutantest mit sterilem Buboneneiter als Antigen oder mit im Dottersack gezüchtetem Virusmaterial.
Rückfallfieber	Borrelia recurrentis	5–7 (bis 12) Tage	Biß von Läusen, Zecken (evtl. Wanzen), durch Blut Fieberkranker.	Blut (Entnahme während Fieberanfall).		Erkrankungs- und Sterbefall	

					zwischen 4. und 6. Krankheitstag. Grenztiter 1:100, Titer von 1:200 sehr verdächtig. 1:400 positiv. Oder spezifischere Komplementbindungsreaktion: 1. positive Ergebnisse ab 5.–6. Krankheitstag, höchste Titer ab Ende der 2. Woche. Titer ab 1:10 positiv. Maßgebend ist Titeranstieg.	kungs- und Sterbefall	
Q-Fieber	Coxiella burnetii	2–4 Wochen	Zeckenkot, Blut, Fleisch, Organe geschlachteter Tiere. Sputum, Urin erkrankter Menschen.	Blut, Sputum, Urin.	Komplementbindungsreaktion (ab 8. Krankheitstag). Titer ab 1:20 positiv. Entscheidend ist Titeranstieg.	Verdachts-, Erkrankungs- und Sterbefall
Pocken	Variola-Virus	9–12 Tage	Erkrankte oder latent Infizierte (Tröpfcheninfektion). Auch durch Staub infizierte Gegenstände. Pockenschorfe.	Auf Objektträgern angetrocknetes Bläschen- und Pustelmaterial zum mikroskopischen Erregernachweis sowie zum *Paul*schen Versuch und evtl. zum kulturellen Erregernachweis (Eierbeimpfung). In Kochsalzalbuminlösung aufgeschwemmte Pockenschorfe, Blut; evtl. Rachenabstriche zu Beginn der Erkrankung.	Komplementbindungsreaktion ab 10. Krankheitstag. Titer ab 1:16 gelten als positiv.	Verdachts-, Erkrankungs- und Todesfall, Störungen des Impfverlaufes	Bei Komplementbindungsreaktion muß evtl. vorgenommene Pockenschutzimpfung mindestens 1 Jahr zurückliegen.

Krankheit	Erreger	Inkubationszeit	Infektion durch	Untersuchungsmaterial (Erreger- bzw. Toxinnachweis)	Serologische Diagnose	Anzeigepflicht	Besonderes
Lues	Treponema pallidum	1. Inkubationszeit: 3–5 Wochen (Meist zwischen 25. u. 28. Tag post infect.); Primäraffekt 2. Inkubationszeit: 7.–8. Woche post inf.: Eruptionsstadium. Nach Latenzzeit Heilung oder Tertiärstadium. Nach Latenz von 10–20 (selten 2–3) Jahren p. inf. Metalues mit Tabes u. Paralyse.	Erworbene L.: Geschlechtsverkehr, Kuß, Bluttransfusionen, Ammen, Gemeinsame Benutzung von Eß- und Trinkgeschirren, Blasinstrumenten usw. Connatal-Inf. gegen Ende der 1. Schwangerschaftshälfte.	Reizserum von Primäraffekt: Dunkelfeld-Untersuchung.	Eine Woche nach Schankerbeginn: Nachweis der Spirochäteneiweiß-Antikörper mit Pallidareaktion (bei Neurolues im Blut und Liquor). Zwischen 2. und 11. Woche post inf.: Lipoid-Antikörper (Reagine): Nachweis mit Komplementbindungsreaktionen (WaR) und Flockungsreaktionen. Im späten 2. und im 3. Stadium Bildung von Immobilisinen: Nachweis mit Nelson-Test. Dieser ist bes. zur Erfassung der Lues latens geeignet.	Wie sonstige venerische Infektionen	Cave unspezifische Reaktionen bei WaR durch Infektionskrankheiten wie Scharlach, Malaria, Frambösie, Tbc, Hepatitis, Viruspneumonie, infektiöse Mononukleose usw. sowie im Prämenstruum während Gravidität sowie bei Tumoren usw.
Kindbettfieber	Staphylokokken, Streptokokken, versch. Anaerobier, Bact. coli		Kontakt mit unsauberem Material.	Blut zur Blutkultur, Sekrete aus den Geburtswegen.		Verdachts-, Erkrankungs- und Sterbefall	

	tuberculosis		infektion), Ausscheidungen bei Darmtuberkulose, Eiter tuberkulöser Geschwüre und von Knochenprozessen, Urin, Milch (Kontakt- und Schmierinfektion). Weiterhin Staubinfektion (Wohnungsstaub). Auch Kontakt mit infizierten Kleidern, Wäsche usw.	sichert Diagnose), Urin, Faeces, Blut (auch Menstrualblut), Liquor. Oft mehrfache Einsendung notwendig.	gänzungsuntersuchung! Komplementbindungsreaktion (Luesreaktionen müssen negativ sein): mehrfache Untersuchungen in 14tägigem Abstand, Titeranstieg wesentlich. Reaktion in 80% der chronischen Lungen-Tbc.-Fälle positiv, in frühen Stadien häufig negativ. Bei extrapulmonalen Prozessen in vielen Fällen negativ, außer bei Nieren-Tbc. (bis zu 75% positiv). Hämagglutinations-Reaktion nach *Middlebrook* und *Dubos*: besonders für ausgedehnte im Zerfallsstadium befindliche Prozesse. Titer ab 1:8 positiv, jedoch auch häufig unspezifische bzw. negative Reaktionen. Agglutinationstest nach *Arloing* und *Courmont*: nur bei klinisch begründetem Verdacht verwertbar *Paul-Bunnell*-Reaktion: Titer ab 1:64 positiv.	kungs- und Sterbefälle an ansteckender Lungen- und Kehlkopf-Tuberkulose, Hauttuberkulose, Tuberkulose anderer Organe.
Mononukleosis infectiosa	fragl. Virus	7–8 Tage			
Scharlach	Streptokokken? Virus? bzw. Symbiose zwischen beiden Erregern?	2–5–8 Tage	Tröpfcheninfektion (Erkrankte, gesunde Keimträger), sekundär infizierte Nahrungsmittel (Milch).	Evtl. Rachenabstriche auf hämolysierende Streptokokken.		Erkrankungs- und Sterbefall

Krankheit	Erreger	Inkubations-zeit	Infektion durch	Untersuchungsmaterial (Erreger- bzw. Toxin-nachweis)	Serologische Diagnose	Anzeige-pflicht	Besonderes
Lepra	Mycobacterium leprae	3–5–10–20 Jahre	Direkter Kontakt mit infizierten Personen. Indirekte Übertragung durch infizierte Gegenstände nur selten.	Nasenschleim. Ausgepreßter Gewebssaft exzidierter Hautstücke, Untersuchung des Inhaltes von durch CO_2-Schnee auf verdächtigen Hautstellen erzeugten Blasen auf säurefeste Stäbchen.	Komplementbindungsreaktion (Tbc-Erkrankungen vorher ausschließen): unspezifische Reaktionen in etwa 1%. Leprareaktion nach *Rubino*.	Verdachts-, Erkrankungs- und Sterbefall	
Trachom	Chlamydia trachomatis	8–9 Tage	Enger Kontakt von Mensch zu Mensch sowie durch infizierte Gegenstände und Fliegen.	Bindehautgeschabsel, exprimierter Follikelinhalt.		Erkrankungs- und Sterbefall	
Keratoconjunctivitis epidemica	identisch mit Typ 8 der Adeno-Viren	5–7 Tage	Schmierinfektion, ärztliche Instrumente usw.			Erkrankungs- und Sterbefall	Diagnose wird klinisch gestellt, da virologische Routineuntersuchungsmethoden bisher fehlen.
Botulismus	Clostridium botulinum	mehrere Stunden	Konserveninhalt, Inneres von Schinken, Speck, Wurst usw.	Verdächtige Nahrungsmittel, Erbrochenes, Mageninhalt. In ersten Krankheitstagen defibriniertes Blut oder Serum zum Toxinnachweis.	Evtl. bei unklaren Fällen ab 2. Woche Serum zum Antitoxinnachweis.	Verdachts-, Erkrankungs- und Sterbefall	Keine Faecesproben einschicken!
Trichinose	Trichinella spiralis	2–7, durchschnittlich 2–4 Tage	Rohes (Schweine-) Fleisch.	Blut (Untersuchung auf Wurmlarven), evtl. tierische Fleischproben.	Komplementbindungsreaktion (Ausschluß sonstiger Nematodeninfektionen erforderlich).	Verdachts-, Erkrankungs- und Sterbefall	

**ASSISTENZARZT
IN ANDEREN KLINISCHEN ABTEILUNGEN**

Wir haben in den vorhergehenden Kapiteln praktische Hinweise und einen kurzen Überblick über die Arbeit des Assistenzarztes auf den verschiedenen „großen" Fachstationen gegeben. Der Mutter der Heilkunde, der *Inneren Medizin*, kam dabei der größte Teil zu. Ausgehend von der Praxis wurde der Versuch unternommen, auf die Zusammenhänge hinzuweisen, die einen harmonischen Verlauf des Dienstes auf einer Krankenstation garantieren sollen.

Weitere Aufgabe wäre nun sinngemäß, die einzelnen Spezialgebiete der modernen Medizin zu besprechen und das eigene Gesicht der jeweils zu beschreibenden Fachabteilung zu umreißen. Ein solcher Versuch aber würde die Grenzen dieses „Lesebuches" sprengen. Es gibt keine „zweitrangigen und schmalspurigen" Nebenzweige in der Medizin, sondern nur ein von verschiedenen Seiten her notwendiges Handeln, dem ein gemeinsames Wissen um den kranken Menschen und die unermüdliche Suche nach Heilung übergeordnet bleibt.

Wenn trotzdem auf zwei Fachgebiete eingegangen wird, dann haben diese Kapitel, im Hinblick auf das Ganze, *nur teilweise* ihre Gültigkeit. — Die Auswahl fiel auf die Tätigkeit des Assistenzarztes in der Nervenabteilung und in der Kinderstation, da es sich hier um Kranke handelt, die sich von den Patienten anderer Krankenstationen erheblich unterscheiden.

Schon auf der Semesterbank lernten wir verstehen, daß die Lehre von den *Nerven-* und *Geisteskrankheiten* das Problematischste der Sonderfächer der Medizin ist, und daß sich dem Lernenden immer mehr Frage-, Ausrufungszeichen und Rätsel entgegenstellen, die mit zunehmendem Eindringen in das Fachgebiet wachsen.

Die *Kinderheilkunde*, die das Verstehen des kranken Kindes von der Stunde der Geburt bis zur Geschlechtsreife umschließt, muß als eines der wichtigsten Fächer für den Arzt angesehen werden. „Der Arzt, der in der Verhütung und Heilung der Kinderkrankheiten" und, so dürfen wir ein Wort P. *Diepgens* erweitern, in der Krankenstation des Kindes „nicht Bescheid weiß, der nichts von den Maßnahmen versteht, die den wachsenden Körper ertüchtigen lassen, beladet sich auch mit Schuld gegenüber der Mutter, die das Kind mit Mühe getragen und mit Schmerzen geboren hat und die an ihm mehr hängt, als am eigenen Leben." —

Das Gemeinsame der Arbeit auf beiden Stationen ist, daß von dem Assistenzarzt zusätzliche Liebe für den Patienten und noch mehr Geduld, Verstehen und Einfühlen verlangt werden.

ASSISTENZARZT IN DER PSYCHIATRISCHEN UND NEUROLOGISCHEN ABTEILUNG

Ein Wort zuvor

Psychiatrie und Neurologie üben auf den jungen Assistenten, der sich überlegt, welche Laufbahn innerhalb der Medizin für ihn in Frage kommen könnte, erfahrungsgemäß nur eine geringe Anziehungskraft aus. Der Wunsch nach aktiver, praktischer ärztlicher Tätigkeit, der nach 12 Semestern eines fast ausschließlich theoretischen Studiums den Grad einer gewissen Ungeduld erreicht hat, fühlt sich durch die Aufgaben der anderen medizinischen Disziplinen, vor allem der operativen Fächer und der Inneren Medizin, mehr angesprochen, als von einem Fach, das auch heute noch in dem — wenn auch sachlich nicht mehr gerechtfertigten — Rufe praktischer Hilflosigkeit steht. Hinzu kommt bei den Überlegungen des jungen Mediziners häufig die meist noch lebhafte Erinnerung an die eigentümliche „Andersartigkeit" vor allem der Psychiatrie, in deren Kollegs ihn seine bisherigen, für alle anderen Fächer gültigen Erkenntnisse oft weitgehend im Stich ließen. So beschränkt das Gros der jungen Kollegen nur allzu bereitwillig seinen Ehrgeiz von vornherein auf das Einpauken eines mehr oder weniger toten psychiatrischen Vokabulars in den letzten Wochen vor dem Staatsexamen, getragen von der halb erleichterten, halb resignierenden Überzeugung, daß es sich hier um eine esoterische Wissenschaft für Außenseiter handele.
An dieser Einstellung ist soviel richtig, als jedenfalls die Psychiatrie in der Tat eine besondere, eigene Stellung innerhalb der übrigen medizinischen Fächer einnimmt. Sie stellt nicht, oder doch nicht nur, eine im Hinblick auf bestimmte Organe oder Krankheitsgruppen spezielle Anwendung der allgemeinen pathologischen Anatomie und Physiologie dar, wie sie zu der Entstehung aller übrigen Fächer geführt hat, sondern sie befaßt sich mit den psychischen Erkrankungen. Deren Symptomatologie und Systematik aber entziehen sich nun ihrem Wesen entsprechend den in der „körperlichen" Medizin bewährten und gewohnten objektiven Methoden und erfordern eigene, psychologische Untersuchungsmethoden und Ordnungsprinzipien. Die Psychiatrie erschließt sich also dem Studenten, der es gewohnt ist, auch in neuen Spezialfächern doch stets nur neuen Anwendungsbereichen schon bekannter Methoden zu begegnen, tatsächlich nur durch eine erneute geistige Anstrengung.
Wer dieser Anstrengung jedoch aus dem Wege gehen will, sollte sich dar-

über klar sein, daß er auf mehr verzichtet, als auf die Bekanntschaft mit einer abseitigen Spezialdisziplin. Auf die Gefahr hin, den Verdacht zu erwecken, diese Feststellung sei nichts als ein besonders sinnfälliges Beispiel für die übliche Überschätzung des eigenen Faches, sei hier behauptet, daß erst die Kenntnis der psychiatrischen Untersuchungsmethodik — nicht unbedingt ihre Beherrschung — dazu befähigt, *wirklich Arzt des „ganzen Menschen" zu sein.*

Die heutige Medizin unterscheidet sich von der sog. klassischen, naturwissenschaftlich orientierten Epoche neben allen sachlichen Fortschritten in ihrem Wesen grundlegend durch die Erkenntnis, daß auch die banale körperliche Krankheit mehr ist als die Pathophysiologie eines bestimmten Organs, mehr auch als ein kompliziertes Wechselspiel funktioneller Rückwirkungen, von denen grundsätzlich immer der ganze Organismus betroffen ist. Wir sind heute aus guten Gründen der Ansicht, daß wir es als Ärzte nicht mit Krankheiten zu tun haben, sondern mit erkrankten Menschen, daß wir, um ein Beispiel zu nennen, fehlgeleitet werden können, wenn wir etwa die Angaben und Beschwerden des Patienten, wie es so oft geschieht, als Symptome übernehmen und unserer Diagnose zugrunde legen, anstatt sie als Stellungnahme einer bestimmten Persönlichkeit zu ihrer Krankheit zu verstehen und entsprechend zu beurteilen.

Diese Einstellung, die völlig unabhängig ist von irgendwelchen psychosomatischen oder anderen Theorien, ist nicht neu. Neu ist lediglich ihre bewußte Hervorkehrung als notwendige Reaktion auf eine betont naturwissenschaftlich-materialistische Medizin. Der gute, der „geborene" Arzt hat diese Einstellung seit eh und je gehabt. Er war schon immer daran zu erkennen, daß er nicht nur das Symptom sah, sondern auch den kranken Menschen in seiner individuellen Einstellung, und daß er das Symptom erst im Rahmen dieser Gesamtschau bewertete. Aber „geborene Ärzte" sind nicht allzu dicht gesät; zudem droht dieser ärztliche Instinkt in einer Zeit zunehmender Technifizierung der Medizin mehr und mehr zu verkümmern. Die objektiven Symptome, die von immer raffinierter ausgeklügelten chemischen, physikalischen und elektronischen Hilfswissenschaften schwarz auf weiß geliefert werden, können, wie die klinische Erfahrung zeigt, denjenigen im Stich lassen und trotz ihrer Objektivität irreführen, der vergißt, daß Gesundheit mehr ist als das Fehlen solcher Befunde, und daß auch Krankheit etwas grundsätzlich anderes ist, als das Wechselspiel ihrer Kombinationsmöglichkeiten.

Bei dieser Frage der praktischen Ausbildung zum Arzt kann eine Bekanntschaft mit der Psychiatrie jedem jungen Mediziner nur dringend empfohlen werden. Der Grund ist gerade die Schwäche der Psychiatrie — von den übrigen Fächern aus gesehen —, die Unmöglichkeit, die Symptome der Krankheiten, um die es hier geht, zu messen und objektiv zu registrieren.

Dieser Umstand hat nämlich die natürliche Folge gehabt, daß — in Ermangelung anderer Möglichkeiten — der Umgang mit dem Patienten, seine Befragung, das Studium seines Verhaltens, nicht zuletzt auch die kritische Bewertung seiner Äußerungen (unter dem Gesichtspunkt ihrer individuellen Vieldeutigkeit) in diesem Fache zu einer Kunst entwickelt worden sind, die freilich nicht theoretisch gelehrt, sondern nur in persönlicher Erfahrung erlernt werden kann. Hierzu genügen 6 Monate, besser 1 Jahr, an einer Psychiatrischen Klinik. Man ist dann noch kein Psychiater, aber die Zeit macht sich auf andere Weise bezahlt. Wer einmal in diesem Milieu gearbeitet hat, ist auch in seinem eigenen Fache, welches es auch sei, im Umgang mit seinen Patienten, in seinen allgemeinen ärztlichen Fähigkeiten um wesentliche Erfahrungen bereichert!

Die Befähigung zum Nervenarzt

Wer aber ist zum Psychiater oder Neurologen begabt, welche Eigenschaften sind es, die einen Arzt als befähigt für diese Fächer erscheinen lassen? Grundsätzlich läßt sich eine solche Frage natürlich nicht beantworten. Aber angesichts der besonderen, mit der Eigentümlichkeit dieser Disziplinen zusammenhängenden Anforderungen lassen sich doch einige allgemeine Richtlinien angeben.
Speziell in der Psychiatrie wird wirklich Gutes nur leisten können, wer über eine gewisse Sprachbeherrschung verfügt. Diese Forderung ist nicht so abwegig, wie der erste Eindruck denken lassen könnte. In der Psychiatrie geht es ja zunächst einmal um die immer erneute, möglichst anschauliche und möglichst exakte Beschreibung menschlichen Verhaltens, erschwert noch dadurch, daß es sich um krankhafte Verhaltensweisen handelt. Die Protokolle derartiger Beschreibungen sowie zusätzlicher psychologischer Leistungsprüfungen bilden die umfangreichen psychiatrischen Krankengeschichten, das in diesem Fach entscheidende empirische Material. Die Qualität dieses Materials, seine Zuverlässigkeit für diagnostische (und damit auch therapeutische) Überlegungen und erst recht wissenschaftliche Interpretationen hängt ausschließlich davon ab, ob der Untersucher richtig gefragt, die Äußerungen des Patienten in allen ihren Nuancen richtig verstanden und diese wie das Verhalten des Untersuchten schriftlich so fixiert hat, daß alles Wesentliche festgehalten wurde. Aber auch ein glänzender Journalist wäre nun noch kein guter Psychiater. Die geistige Verarbeitung des genannten „Materials" für die Zwecke von Diagnose, Therapie und Forschung verlangt eine ausgesprochene Neigung zu abstraktem, logischem Denken, im Idealfall philosophische Neigungen und eine entsprechende Begabung. Das ist vielleicht, im konkreten Bereich der klinischen Tätigkeit, der kennzeichnendste

Unterschied zu den übrigen Fächern, daß bei ihnen der Schwerpunkt der Tätigkeit durch die sichtbare, praktische Aktion gebildet wird, während sich die eigentliche „Tätigkeit" des Psychiaters als abstrakter Gedanke in seinem Kopf abspielt. Damit ist auch bereits das Naturell angedeutet, das zur Beschäftigung mit der Psychiatrie führen kann, wie man umgekehrt im allgemeinen auch vorhersagen kann, daß ein zu aktiver Tätigkeit hinneigender Mensch sich mit Wahrscheinlichkeit in der Psychiatrie langweilen wird, sobald die Faszination des Unheimlich-Anziehenden als Folge von Gewöhnung und klinischer Routine einmal verblaßt ist.

Anders, in mancher Hinsicht sogar genau umgekehrt, liegen die Verhältnisse in der Neurologie. Während die Psychiatrie sicher die abstrakteste der medizinischen Fächer ist, kann die Neurologie mit Recht die exakteste, die naturwissenschaftlichste aller medizinischen Disziplinen genannt werden. Voraussetzung für gute Leistungen in der Neurologie ist neben großer Erfahrung in der Untersuchungstechnik und der Beurteilung der klinischen Befunde die Beherrschung der Anatomie, insbesondere der topographischen Anatomie und der Anatomie des Nervensystems. Die Genauigkeit der lokalisatorischen Diagnostik, die bei diesen Voraussetzungen möglich ist, etwa die nahezu auf den Millimeter genau erfolgende Lokalisation eines kleinen Gefäßherdes im Hirnstamm auf Grund einer einmaligen körperlichen Untersuchung, setzt den Anfänger immer wieder, mit Recht, in Erstaunen und ist auch kennzeichnend für das Wesen dieses Faches. Hinzu kommen die Hilfsmittel der Röntgenologie (Enzephalographie, Arteriographie), der Elektroenzephalographie, Elektromyographie, letzten Endes alle Methoden der allgemeinen klinischen Medizin (serologische und bakteriologische Untersuchungen bei Neuritiden und Enzephalitiden) bei den entsprechenden Grundkrankheiten, schließlich noch das Spezialfach der Neurohistopathologie, so daß für eine der jeweiligen Neigung entsprechende Spezialisierung auch innerhalb der Neurologie ein weiter Spielraum bleibt.

Der Aufgabenbereich des Nervenarztes

Hier muß die Frage erörtert werden, warum denn nun diese beiden Fächer, die Psychiatrie und die Neurologie, noch immer zu einer Disziplin vereinigt sind, obwohl sich ihre Methoden und Hilfsmittel, wie wir eben festgestellt haben, so grundsätzlich voneinander unterscheiden. Viele der Gründe, die zur Abtrennung der übrigen Fächer, etwa der Kinderheilkunde, der Bakteriologie, der Dermatologie usw., von dem ursprünglich einheitlichen Gebiet der Humanmedizin geführt haben, ließen sich ja tatsächlich auch für eine solche Trennung von Psychiatrie und Neurologie ins Feld führen. So etwa die stetig anwachsende, immer schwerer zu übersehende und zu beherrschende Zahl von Hilfswissenschaften, diagnostischen und therapeutischen Methoden, die in der Regel in beiden Fächern ganz verschieden sind: Hier psychologische Tests, das weite Gebiet der psychotherapeutischen Versuche, neuerdings die pharmakopsychiatrische („neuroleptische") Therapie, in der psychopathologischen Forschung vor allem das weite Gebiet der Anthropologie. Dort Elektromyographie, Neurophysiologie, Virologie oder Elektrophorese. In der Tat hat der Zwang zur Spezialisierung heute auch innerhalb der Nervenheilkunde schon dazu geführt, daß die *wissenschaftliche* Arbeit des Einzelnen sich entweder auf die Psychiatrie oder auf die Neurologie zu konzentrieren pflegt. Aus den Unterschieden im Wesen beider Fächer und den sich daraus ableitenden Unterschieden auch im Hinblick auf ihre Anziehungskraft auf verschiedene Temperamente, Neigungen und Begabungen ergibt sich außerdem erfahrungsgemäß von vornherein meist ein überwiegendes Interesse des Nervenarztes entweder für die eine oder aber die andere Seite seines Tätigkeitsbereiches. Aber trotz aller dieser Gründe ist die klinische Trennung der Nervenheilkunde in die Psychiatrie und Neurologie bisher nicht erfolgt, und sie wird, von Ausnahmen abgesehen, auch in Zukunft nicht erfolgen können, einfach deshalb nicht, weil sie sachlich gar nicht möglich ist.

Es ist leicht einzusehen, daß ein Psychiater, der die klinische Neurologie nicht beherrsche, hilflos wäre. Der Psychiater hat es ja nicht nur mit Schizophrenen oder Depressiven zu tun — die nur einen relativ kleinen Teil seiner Patienten bilden — sondern tagtäglich auch mit geistigen Störungen und psychischen Veränderungen, welche durch organische Hirnerkrankungen (Tumoren, Enzephalitiden usw.) hervorgerufen werden. In diesen und fast allen anderen Fällen aber ist auch der psychiatrisch tätige Arzt auf die neurologischen Untersuchungsmethoden angewiesen. Er muß die Technik der neurologischen Untersuchung beherrschen, um feststellen zu können, ob eine organische Störung vorliegt, und er muß über eine hinreichende klinisch-neurologische Erfahrung verfügen, um eine solche Störung lokalisieren und die notwendigen therapeutischen Entscheidungen treffen zu können. Ohne die Hilfsmittel der Neurologie wären dem Psychiater auch in seinem ureigensten Gebiet beide Hände gebunden.
Das gleiche gilt vice versa auch für den Neurologen, wenn die Gründe hier für den Außenstehenden auch nicht offen auf der Hand liegen mögen. Gewiß, die periphere Neurologie, die Pathologie und Klinik der Erkrankungen des peripheren Nervensystems, der Neuritiden und Polyneuritiden, auch noch der Rückenmarkerkrankungen, können ausschließlich neurologisch betrieben werden, ohne daß der Bereich des empirisch begegnenden Materials eingeengt würde. Aber schon bei den neurologischen Systemerkrankungen,

z. B. der Friedreichschen Krankheit, oder gar der Huntingtonschen Chorea, greift der degenerative Prozeß ja auf das Zentralnervensystem selbst über, mit der unausbleiblichen Folge auch krankhafter psychischer Veränderungen bei diesen Prototypen neurologischer Krankheitsbilder. Erst recht gilt das natürlich für alle anderen neurologischen Krankheitsprozesse, die sich am Gehirn selbst abspielen oder bei denen das Gehirn mit betroffen ist, von der einfachen Gehirnerschütterung bis zum Hirntumor, bei der Enzephalitis, bei zerebralen Gefäßerkrankungen oder allen Formen epileptischer Anfallsleiden mit ihrer charakteristischen Neigung zur organischen Wesensänderung, zur Demenz oder psychischen Ausnahmezuständen. Das kann auch gar nicht anders sein. Sicher, der Krankheitsprozeß selbst, der sich in diesen Fällen am Nervensystem abspielt, ist körperlicher Natur, er ist mit klinisch-neurologischer Methodik zu erfassen, zu lokalisieren und zu behandeln. Aber eben deshalb, weil er sich am Zentralnervensystem abspielt, gehören zu den klinischen Symptomen der als Beispiele angeführten Krankheitsbilder wesentlich auch psychische Veränderungen, deren Erkennung, differentialdiagnostische Bewertung und therapeutische Beeinflussung psychiatrische Kenntnisse und Erfahrungen voraussetzen.

Wer Nervenheilkunde betreiben will, muß folglich neurologisch *und* psychiatrisch klinisch ausgebildet sein. Die Vereinigung dieser beiden ihrer Methodik nach so grundsätzlich verschiedenen Fächer zu einer Disziplin ist mehr als ein medizingeschichtlicher Zufall, sie ist im Grunde nichts anderes, als die zwangsläufige Folge der Besonderheit des menschlichen Zentralnervensystems. Die Erkrankungen dieses Organs führen seiner Funktion entsprechend eben nicht nur zu körperlichen, neurologischen Störungen, sondern zugleich auch immer zu psychischen Veränderungen. Man könnte sagen, daß die trotz aller methodischen Gegensätzlichkeit empirisch sich ergebende Untrennbarkeit von Psychiatrie und Neurologie nur gleichsam die Eigentümlichkeiten des Leib-Seele-Paradoxons wiederspiegelt, auf das man notwendig stößt, sobald man sich den Krankheiten des Zentralnervensystems zuwendet.

Der Tagesablauf des Stationsarztes

Der Tageslauf des Stationsarztes einer Wachabteilung beginnt mit der Durchsicht der Nachtberichte des Pflegepersonals, die für jeden Patienten gesondert auf einem Blatt geführt werden, das bei der Entlassung in die Krankengeschichte eingeheftet wird. Meist ist auch eine Rücksprache mit dem jeweiligen Arzt vom Nachtdienst erforderlich. Die Aufnahmen erfolgen gerade auf einer Wachabteilung während aller Stunden des Tages. Da im Beginn psychischer Krankheiten oft nachts akute Erregungszustände auftreten, da auch Selbstmordversuche mit Schlafmitteln oft in den Abendstun-

den erfolgen, findet man als Stationsarzt in der Regel morgens akut kranke oder auch bewußtlose Patienten vor, deren ärztliche Versorgung durch den diensthabenden Kollegen bereits eingeleitet wurde. Dann folgt die Visite.
Der Rest des Vormittags vergeht mit der psychiatrischen Untersuchung, der „Exploration", sowie der körperlichen und neurologischen Untersuchung neu aufgenommener Patienten. Außerdem sind zur Kontrolle des Verlaufes regelmäßige Nachexplorationen der behandelten Patienten erforderlich. Ein weiterer beträchtlicher Teil des Tages ist mit schriftlichen Arbeiten ausgefüllt. Die psychiatrischen Krankengeschichten sind ja durch ihren Umfang berüchtigt! Das ist aber nicht anders möglich, da hier, wie schon besprochen, nicht in Zahlen oder kurzen Worten objektive Befunde registriert werden können, sondern jeder Arzt gezwungen ist, Verhalten und Äußerungen seiner Patienten in allen wesentlichen Teilen zu beschreiben und schriftlich festzuhalten. Der Zwang, das am Patienten Beobachtete schriftlich zu formulieren, dient in der Psychiatrie überdies der notwendigen Schulung und Selbstkontrolle. Gerade in diesem Fach ist die Gefahr, sich in unverbindliche Spekulationen und „intuitiven" Diagnosen zu verlieren, besonders groß, wenn man sich nicht festzulegen braucht und der Notwendigkeit enthoben ist, seine Beobachtungen zum Zwecke einer anschaulichen, überzeugenden Darstellung nochmals zu durchdenken. Aber auch die Korrespondenz mit Angehörigen und Behörden nimmt in diesem Fach einen relativ breiten Raum ein. Die Patienten können den Angehörigen in der Regel nicht selbst mitteilen, wie es ihnen geht, ob die Behandlung Erfolg hat und wie der behandelnde Arzt den weiteren Verlauf beurteilt.
Und die Behörden? Nun, einmal verursachen die juristischen Vorgänge bei der Unterbringung eines Geisteskranken oft einen beträchtlichen Papierkrieg, vor allem dann, wenn neben dem zuständigen Vormundschaftsgericht sich auch das Gesundheitsamt, die Heimatgemeinde, und womöglich auch noch ein von wohlmeinenden, aber falsch informierten Verwandten alarmierter Rechtsanwalt bemüßigt fühlen, sich davon zu überzeugen, daß hier nicht „wieder einmal ein Unschuldiger" als Opfer irgendwelcher verhängnisvoller Mißverständnisse — oder gar böser Intrigen! — zu unrecht in die Klinik gebracht wurde. (Wieso eigentlich „Unschuldiger"? Sind die psychisch Kranken denn „schuldig"? Aber so heißt es bezeichnenderweise!)
Der Schriftverkehr mit Behörden spielt aber auch deshalb eine so große Rolle in der Psychiatrie, weil ein wesentlicher Teil der psychiatrischen Betreuung einfach in einer individuellen sozialen Fürsorge besteht. Immer wieder steht man vor der Aufgabe, etwa einen Patienten aus einem ungünstigen Milieu entfernen zu müssen, man muß also ein Zimmer beschaffen oder einen neuen Arbeitsplatz. Oder man muß sich darum kümmern, was aus den unversorgten Kindern einer Witwe wird, deren akute Einweisung nach

einem Selbstmordversuch erforderlich war. Man muß gelegentlich auch darauf achten, daß ein alter Patient, der verwirrt aufgenommen wurde, nicht daheim von den lieben Verwandten ausgeplündert wird, bevor die Pflegschaftsverhältnisse gerichtlich geregelt sind. Natürlich gibt es für alle diese typischen Situationen die jeweils zuständigen Behörden. Diese müssen aber verständigt und über die Besonderheiten des jeweiligen Falles informiert werden.

Das Pflegepersonal

Eine sehr wichtige Rolle spielt auf einer psychiatrischen Station das Pflegepersonal. Es gibt, vielleicht von Kindern abgesehen, kaum einen Patienten, der dem ihn betreuenden Menschen mehr ausgeliefert wäre als der Geisteskranke. Aber auch für den psychiatrisch tätigen Arzt sind die Erfahrung und die Gewissenhaftigkeit des Pflegepersonals unentbehrliche Hilfsmittel. Der Stationsarzt einer Wachabteilung macht abends und morgens seine Visite. Diese ist zwar besonders auf der Wachabteilung meist langwierig, da ja neben der psychiatrischen Verlaufsbeobachtung auch Pflege und körperlicher Zustand der Patienten überwacht und kontrolliert werden müssen, auch wenn sie von sich aus keine Beschwerden äußern. Aber das Verhalten während der 24 Stunden des Tages, beim Essen, die Einstellung zu den Mitpatienten, plötzliche Stimmungsschwankungen, Benehmen bei der Arbeit oder beim Spiel, all das übersieht und beobachtet lückenlos nur das Pflegepersonal, das Tag und Nacht mit den Patienten zusammen ist. Interesse, Intelligenz und Erfahrungen von Pflegern und Schwestern sind daher für Diagnostik und Therapie nicht zu entbehren. Ein guter, erfahrener Pfleger „riecht" einen Selbstmordversuch, ehe er stattfindet, er macht seinen Stationsarzt auf einen bevorstehenden Erregungszustand aufmerksam, ehe ein Patient sich oder anderen Schaden zufügen kann. Leider wird, das soll hier ruhig einmal gesagt werden, das psychiatrische Pflegepersonal trotz der besonderen Anforderungen oft so schlecht bezahlt, daß es immer schwieriger wird, geeignete Persönlichkeiten für diesen schweren Beruf zu finden.

Die Krankenstation

Aufbau und Organisation einer Nervenklinik, die stets aus einer neurologischen und einer psychiatrischen Abteilung besteht, sollen nun kurz besprochen werden. Auf die Arbeitsweise in einer neurologischen Abteilung brauchen wir nicht im Einzelnen einzugehen. Hier werden prinzipiell die gleichen diagnostischen und therapeutischen Methoden angewandt, wie sie

auch in den übrigen medizinischen Fächern gebräuchlich sind, wenn z. T. natürlich auch abgewandelt im Hinblick auf die speziell neurologischen Erfordernisse. So unterscheidet sich auch eine neurologische Krankenabteilung weder äußerlich, etwa für einen Besucher, noch für den Arzt selbst, also im Hinblick auf die tägliche Arbeit, in irgendeiner Weise von der Station einer beliebigen anderen Klinik.
Anders liegen die Verhältnisse auf der psychiatrischen Station. Neben der selbstverständlichen Trennung in Männer- und Frauenabteilungen ist eine psychiatrische Krankenabteilung organisatorisch in der Regel in drei, mindestens aber zwei Stationen geteilt. Hier gibt es zunächst die jede psychiatrische Klinik oder Anstalt kennzeichnende sog. „unruhige Abteilung" (in Anstalten auch als sog. „festes Haus"), den „Wachsaal". Der Wachsaal hat seinen Namen daher, daß hier die Patienten untergebracht sind, die ständiger Beaufsichtigung („Bewachung") bedürfen. Diese Notwendigkeit ergibt sich, im Gegensatz zu einem weit verbreiteten Vorurteil, im allgemeinen keineswegs durch eine besondere Gefährlichkeit der hier behandelten Geisteskranken — derartige Patienten gibt es natürlich auch —, sondern in den meisten Fällen ist die ständige Beaufsichtigung zum Schutze der Patienten selbst notwendig. Ein wichtiger Grund ist vor allem die große Selbstmordgefahr bei vielen Geisteskranken, vor allem aber bei schweren Gemütsleiden, den häufigen krankhaften („endogenen") Depressionen. Außerdem gibt es viele, vor allem ältere, verwirrte und unruhige Patienten, die bei allen Verrichtungen der Aufsicht und Pflege bedürfen, weil sie sonst ständig in Gefahr wären, sich zu verletzen. Die Wachabteilungen sind selbstverständlich verschlossen. In den meisten Kliniken und Anstalten sind die Fenster vergittert. Heute geht man dazu über, durch die Verwendung unzerbrechlicher Gläser und drehbarer, schmaler Fenster den gleichen Schutz zu erreichen, so daß die geschlossene Abteilung durch Fenstergitter keinen gefängnisartigen Charakter erhält. Überhaupt ist es die Tendenz der modernen Geisteskrankenpflege, die zum Schutze der Patienten selbst unvermeidliche Isolierung und Beaufsichtigung so unauffällig und psychologisch schonend wie möglich durchzuführen.
Das erscheint selbstverständlich. Die Sorge vor einem Selbstmord auf der Abteilung oder einer tätlichen Auseinandersetzung zwischen Patienten stand jedoch noch bis vor wenigen Jahren so im Vordergrund aller Erwägungen, daß die geschlossenen Abteilungen alten Stils ein recht spartanisches und oft genug auch düsteres Aussehen hatten. Bilder (wegen der Scherben), Vasen oder Blumentöpfe (als mögliche Wurfgeschosse), Gardinen (an denen man sich erhängen kann), Porzellangeschirr oder gar Messer und Gabeln waren von diesen Stationen streng verbannt. Wer einmal einen Selbstmord auf einer geschlossenen Abteilung erlebt hat — für den der Arzt nicht nur recht-

lich, sondern auch moralisch die Verantwortung tragen muß —, wer andererseits weiß, mit welcher Zähigkeit und Überlegung manche dieser Patienten Selbstmordversuche von langer Hand vorbereiten und auf die unerwartetste Art und Weise durchführen können, der wird sich hüten, solche Vorbeugungsmaßnahmen leichthin zu kritisieren. Inzwischen haben wir aber doch gelernt, mit immer geringeren Einschränkungen dieser Art auszukommen. Wenn auch, in ausgesprochenem Gegensatz zu einer weit verbreiteten Ansicht, die überwiegende Zahl der Patienten einer geschlossenen Abteilung infolge ihrer krankhaften psychischen Verfassung ihre Umgebung viel zu wenig beachtet, um etwa an der Tatsache ihrer Isolierung oder den konkreten Umständen ihrer Umgebung Anstoß zu nehmen, so legen wir heute doch den größten Wert darauf, die Umgebung, das psychologische „Milieu", auch auf einer Wachabteilung so „normal" wie nur möglich zu gestalten. Man verspricht sich davon aus guten Gründen einen zusätzlichen therapeutischen Effekt, außerdem aber halten wir es für selbstverständlich, daß gerade diese Patienten einen besonderen Anspruch auf die Respektierung ihrer menschlichen Würde haben, die sich nicht zuletzt auch in solchen Äußerlichkeiten dokumentiert. Diese Wandlung der Anschauungen in der Pflege Geisteskranker hängt schließlich auch damit zusammen, daß eine erfolgversprechende Behandlung dieser Patienten erst in den letzten 20 Jahren möglich geworden ist. Der Schwerpunkt lag früher in erster Linie auf allen Maßnahmen der Sicherung und Bewahrung, weil dies die einzigen Maßnahmen waren, die man in der Psychiatrie überhaupt kannte.

Das hat sich, dank der therapeutischen Methoden, die der Psychiatrie heute zur Verfügung stehen, grundlegend geändert. Neben den schon als klassisch zu bezeichnenden Methoden des Insulin- und Elektroschocks haben in den letzten Jahren völlig neue pharmakologische Substanzen, die sog. „Neuroleptica" (Phenothiazine, Reserpin u. a.), einen erheblichen Fortschritt gebracht, der nicht zuletzt in einer entscheidenden Erleichterung der Pflege geisteskranker Patienten besteht und damit zu einer völligen Umwandlung der Atmosphäre auf den geschlossenen psychiatrischen Stationen geführt hat. Es ist mit diesen neuartigen Medikamenten, von ihrem therapeutischen Effekt einmal ganz abgesehen, in fast allen Fällen möglich, die Unruhe, Verwirrtheit und die affektiven Spannungen dieser Patienten zu dämpfen, ohne sie gleichzeitig zu narkotisieren, wie es bei der Anwendung der bisher gebräuchlichen Schlaf- und Betäubungsmittel der Fall ist. Das bedeutet praktisch, daß es möglich ist, die Patienten ruhigzustellen, ohne daß der mitmenschliche Rapport, die Möglichkeit des ärztlichen Gespräches, beeinträchtigt würde. Sie können sich unter der Wirkung dieser Mittel auch selbst versorgen; von großer Bedeutung ist aber vor allem die Tatsache, daß es unter dieser Behandlung möglich ist, sie sinnvoll zu beschäftigen. Alle

diese Umstände, sowohl die erwähnten modernen psychiatrischen Behandlungsmethoden als auch, Hand in Hand mit diesen medizinischen Fortschritten, die oben angedeuteten Wandlungen in der Einstellung zu den besonderen Problemen der Unterbringung, haben den Erfolg gehabt, daß sich die Atmosphäre in den psychiatrischen Kliniken und Anstalten grundlegend geändert hat. Die Gitter sind in den modernen Kliniken verschwunden, ein geschmackvolles Mobiliar, Gardinen, Raumschmuck und Beschäftigungsspiele gelten jetzt auch hier, wie auf jeder anderen Krankenabteilung, als selbstverständlich. Trotzdem ist die Zahl ernsterer Zwischenfälle viel geringer geworden.
Angegliedert an den Wachsaal ist in der Regel eine „ruhige" geschlossene Abteilung. Hier finden die Patienten Aufnahme, die zwar nicht ohne Aufsicht bleiben können, deren Verhalten jedoch die Umgebung nicht stört und denen die Unterbringung unter unruhigen oder äußerlich auffälligen Geisteskranken nicht zugemutet werden kann. Neben älteren, pflegebedürftigen Menschen sind das meist Gemütskranke, die zwar bei „klarem Verstande", jedoch unter dem Eindruck ihrer depressiven Stimmung selbstmordgefährdet sind. Auf diese ruhige Abteilung werden auch die Patienten aus dem Wachsaal verlegt, sobald die Besserung ihres Zustandes es gestattet.
Schließlich gibt es noch die offene psychiatrische Beobachtungsstation. Sie ist für die Patienten der beiden anderen Abteilungen die letzte Station vor der Entlassung. Hier, unter Verhältnissen, die denen in jedem anderen Krankenhaus gleichen, mit der Möglichkeit freien Ausgangs in den Garten und die Stadt, wird beobachtet, wie weit die letzten psychischen Auffälligkeiten verschwunden sind, und wird abgewartet, ob die durch die Behandlung erreichte Besserung Bestand hat. Behandelt werden auf dieser Station die leichten Fälle, das große Heer der Nervösen, die funktionellen und neurotischen Patienten, Schlafstörungen und ähnliche Fälle. Aufgenommen werden hier auch die zahlreichen Begutachtungs- und Beobachtungspatienten.

Zur Therapie

Die Häufigkeit von internistischen Komplikationen gerade bei unruhigen Geisteskranken, von Pneumonien, Thrombosen, Kreislaufversagen und Austrocknungserscheinungen bei schweren Erregungszuständen, erfordert vom klinisch tätigen Psychiater eine möglichst solide allgemein-medizinische Grundlage. Er muß wenigstens genau wissen, was er selbst behandeln kann und wann er den Internisten hinzuziehen muß.
Die eigentliche psychiatrische Therapie selbst verlagert sich neuerdings immer mehr auf die medikamentöse Anwendung der sog. Neuroleptica. Die

Insulinkur — bestehend in über mehrere Wochen hinweg täglich künstlich herbeigeführten hypoglykämischen Komazuständen — wird heute kaum noch angewandt. Ihre Einführung, kurz vor dem letzten Kriege, bedeutete seinerzeit bei bestimmten, vor allem schizophrenen Psychosen, einen entscheidenden Fortschritt. Wir erreichen heute aber die gleichen therapeutischen Erfolge mit der wesentlich gefahrloseren, praktisch tatsächlich risikofreien neuroleptischen Behandlung. Auch der Elektroschock, der „Heilkrampf", wird, was die Häufigkeit seiner Anwendung betrifft, von der modernen neuroleptischen Behandlung immer mehr in den Hintergrund gedrängt. Vollständig verzichten können wir auf diese Methode aber noch keineswegs. Es ist bisher auch noch fraglich, ob die neuroleptische Therapie wirklich in allen Fällen das gleiche leistet. Der Elektroschock ist nichts anderes, als die künstliche Auslösung eines echten epileptischen Anfalles durch elektrischen Strom, was bei jedem Menschen möglich ist. Warum ein solcher Anfall bei vielen, ganz verschiedenen psychischen Krankheitszuständen hilft, weiß bis heute niemand genau. Daß er hilft, oft in überraschendem Maße, steht dagegen einwandfrei fest. Durch die Anwendung von muskelerschlaffenden Medikamenten und die Behandlung im Evipanrausch ist es möglich geworden, die Komplikationsmöglichkeiten des Elektroschocks praktisch zu beseitigen und seine Anwendung für den Patienten auch fast aller Unannehmlichkeiten zu entkleiden. Man muß einmal gesehen haben, mit welcher Selbstverständlichkeit, ja Gelassenheit sich die Patienten zur „Schock"-Behandlung auf das Untersuchungsbett legen, falls sie nicht etwa aus wahnhaften Gründen in jeder ärztlichen Maßnahme eine Bedrohung erblicken.
Die Psychotherapie, das wird manchen vielleicht überraschen, gehört nicht zum therapeutischen Rüstzeug des Psychiaters. Trotz aller Presse- und Illustriertenberichte und trotz gelegentlicher entsprechender Veröffentlichungen in Fachzeitschriften gibt es bis heute nicht einen einzigen gesicherten Fall der Heilung einer echten Geisteskrankheit durch Psychotherapie. Geisteskrankheiten sind keine Neurosen, auch keine besonders schweren Fälle neurotischer Verirrung! Nach allem, was wir heute wissen, sind auch die Geisteskrankheiten körperliche, biologische Störungen, wenn wir andererseits auch zugeben müssen, daß wir über die Natur dieser körperlichen Funktionsstörungen nach wie vor so gut wie nichts wissen. Dem Anfänger und dem Nichtpsychiater muß ferner gesagt werden, daß, auch von der Frage einer eigentlichen, schulgerechten Psychotherapie einmal abgesehen, gar keine Möglichkeit besteht, den Verlauf psychischer Krankheiten psychologisch oder durch Umgebungseinflüsse zu verändern.

Der Patient, seine Angehörigen und sein Arzt

Die Entstehung der Geisteskrankheiten hat in der Regel nichts mit seelischen Belastungen, Schreckerlebnissen, Enttäuschungen und ähnlichen Vorkommnissen zu tun. Wohl keine andere psychiatrische Feststellung stößt so regelmäßig auf ungläubiges Erstaunen und unbelehrbaren Widerspruch von Seiten der Angehörigen, denen vom behandelnden Arzt auf ihre Fragen wahrheitsgemäß geantwortet werden muß, daß die Krankheit des Patienten nicht die Folge von Liebeskummer (beruflicher Enttäuschung, furchtbaren Kriegserlebnissen, Überarbeitung usw.), sondern daß sie „von innen heraus" (endogen, konstitutionell) entstanden ist. Diese Feststellung scheint dem gesunden Menschenverstand zu widersprechen. So ist auch die Ablehnung, die man mit derartigen Erläuterungen fast immer bei den Angehörigen seiner Patieten erntet, keineswegs überraschend. Bei ihnen kommt noch hinzu, daß die Bezeichnung einer Krankheit als konstitutionell in den Augen des Laien meist auf eine „schlechte Veranlagung" hinzudeuten scheint, wodurch sie sich dann auch noch selbst mit einem Male betroffen fühlen. Die entsprechende Erklärung des Arztes wird daher in der Regel sofort bestritten, meist mit dem Hinweis auf die besondere Leistungsfähigkeit, die Intelligenz oder Gesundheit des Patienten vor dem Ausbruch der Psychose. Daß das kein Argument gegen eine bestimmte konstitutionelle Disposition ist, sieht ein Laie nur schwer ein. Ein weiteres Motiv dieses Widerspruchs, daß irgend ein seelischer Anlaß die Ursache einer geistigen Störung sein müsse, ist die jedem Menschen angeborene Tendenz, das Verhalten seiner Mitmenschen zu psychologisieren. Diese Tendenz ist ein fundamentaler menschlicher Wesenszug und im normalpsychologischen Bereich, im alltäglichen Leben, auch die Voraussetzung zu der Möglichkeit mitmenschlichen Zusammenlebens. Wir alle sind gewiß, daß die Handlungen unserer Mitmenschen durch Wünsche und Befürchtungen, durch Sympathie und Antipathie, daß sie, kurz gesagt, durch *Motive* veranlaßt und bestimmt werden. Es ist uns möglich, diese Motive aus den Äußerungen, Mienen und Taten unserer Mitmenschen *abzulesen* und zu *verstehen*. Daß es psychische Zustände geben könnte, in denen diese elementaren Gesetze der psychologischen Kommunikation mit den Mitmenschen nicht mehr gelten, erscheint dem Laien unfaßbar; auch der Psychiater muß es erst lernen. Immer wieder ertappt man sich bei der klinischen Tätigkeit auch nach Jahren noch bei dem Versuch, einem Depressiven seine Trauer, für die er in Wahrheit kein Motiv hat, „ausreden" zu wollen. Das ist deshalb unmöglich, weil diese Trauer kein Motiv hat, weil sie garnicht psychologisch verständlich, sondern das Symptom einer inneren, biologischen (vegetativen) Funktionsstörung ist.
Geisteskrankheiten sind abnorme menschliche Zustände, in denen die oben

angedeuteten Gesetze zwischenmenschlicher Beziehung nicht mehr gelten. Diese Einsicht aber ist dem Unbefangenen, dem Nichtpsychiater, verständlicherweise nicht ohne weiteres möglich.

Aus all diesen Gründen gelingt es auch nur selten, den Angehörigen die wahre Natur der Erkrankung des Patienten klarzumachen. Wer erst entsprechende Erfahrungen auf diesem Gebiete gesammelt hat, verzichtet nach einigen tastenden Versuchen dann auch ganz von allein auf eine solche Aufklärung. Wem nützt sie schon? Oft ist es vielleicht auch nur ein Trost, eine letzte Hoffnung der bestürzten Familie, die sie glauben läßt, daß es sich nur um eine Überarbeitung, um einen „Nervenzusammenbruch" auf Grund äußerer Sorgen handelt. Wer sich darauf versteift, die medizinische Ansicht in solchen Situationen durchzusetzen, wird bald feststellen, daß er nur Mißtrauen erntet und das immer etwas schwierige Verhältnis zu der Familie seines Patienten unnötig zusätzlich belastet. Natürlich darf man diesen Kompromiß aus menschlicher Rücksichtnahme auch nicht so weit treiben, daß man die Familie in ihrer falschen Ansicht noch bestärkt. Wirkliches Vertrauen läßt sich auf diese Weise auch nicht gewinnen. Mißlich wird die Lage allerdings dann, wenn die Situation einen dazu zwingt, auch den Angehörigen gegenüber die zutreffende, medizinische Auffassung von der Natur der Erkrankung eines psychotischen Patienten zu vertreten. Das aber ist bei vielen Begutachtungsfällen garnicht zu vermeiden.

Aus dem oben Gesagten geht hervor, daß neben anderen seelischen Anlässen auch Kriegserlebnisse oder Verkehrsunfälle (Kopf- und Hirnverletzungen), die dem Ausbruch psychischer Krankheiten in kürzerem oder längerem Abstand vorausgehen, von den Angehörigen oft als auslösende Ursache der seelischen Störung angesehen werden. Der Psychiater weiß auf Grund täglich bestätigter klinischer Erfahrung, daß der Zusammenhang in diesen Fällen, jedenfalls dann, wenn es sich um endogene Psychosen (Schizophrenien oder krankhafte Gemütsleiden) handelt, nur zeitlich und zufällig, und daß die Auslösung oder Entstehung von solchen Psychosen durch äußere, seelische oder körperliche Einwirkungen nicht möglich ist. Wenn dann die Familie des Erkrankten den Antrag auf eine Kriegsbeschädigtenrente oder Schadenersatz durch den Urheber des Unfalles stellt, muß der Psychiater, wenn es sich um eine endogene Psychose handelt, einen medizinischen Zusammenhang zwischen dem angeschuldigten Ereignis und der psychischen Krankheit ablehnen. In diesen Fällen kommt man garnicht darum herum, sich auch mit den Angehörigen, die solch eine Entscheidung dann nicht verstehen können, in oft nicht endenwollenden Korrespondenzen oder mündlichen Aussprachen auseinanderzusetzen. Die ehrliche Verständnislosigkeit des Laien angesichts einer solchen ärztlichen, gutachtlichen Entscheidung mündet nicht selten auch in den Verdacht, daß es bei der Begutachtung nicht mit rechten Dingen zugegangen sei, daß der Arzt entweder etwas übersehen oder falsch beurteilt habe, oder gar, daß er, als Angestellter oder Beamter, nicht objektiv, sondern im Interesse der — meist ja staatlichen — Versicherungsgesellschaften urteile. Angesichts der ohnehin von vielen Vorurteilen belasteten Stellung der Psychiatrie in der Öffentlichkeit — auf die wir ihrer sozialen Bedeutung wegen gleich noch zu sprechen kommen müssen — wäre es psychologisch unklug und ärztlich falsch, wenn man sich solchen Einwänden und Vorwürfen, so unberechtigt sie auch sind, nicht mit Geduld, Offenheit und Takt stellen würde. Bei solchen Verhandlungen muß man sich immer wieder ins Gedächtnis zurückrufen, wie schwer es einem selbst als Anfänger fiel, die wirklichen Zusammenhänge der Entstehung einer psychischen Krankheit nicht nur zu lernen, sondern wirklich auch zu verstehen. Dabei ist noch zu berücksichtigen, daß der nahe Angehörige eines Patienten hier in einer besonders schwierigen Situation ist.

Die Folge des gleichen natürlichen Vorurteils sind auch die Befürchtungen der Angehörigen vor einem ungünstigen Einfluß der Umgebung in einer Nervenklinik auf den Gesundheitszustand des Patienten. Wie oft bekommen wir bei der Einlieferung eines Patienten von dessen Familie die Bedingung gestellt, der Neuaufgenommene dürfe aber auf keinen Fall unter Geisteskranke oder hinter verschlossene Türen gelegt werden, „denn da kann er ja nicht gesund werden". Es ist oft verblüffend und auch rührend, wenn man erlebt, daß dieses Argument auch von den Angehörigen eines schwer erregten Patienten vorgebracht wird, der so unruhig ist, daß er seine Umgebung nicht zur Ruhe kommen lassen wird. Man muß den Angehörigen, die schon durch die psychische Krankheit eines ihnen nahestehenden Menschen verstört sind, auch diese Sorge zu nehmen versuchen. Wird den ärztlichen Versicherungen, daß derartige Befürchtungen nicht begründet und durch Erfahrung widerlegt sind, kein Glauben geschenkt, so genügt meist der Hinweis darauf, daß der Patient ja daheim, in seiner Familie, erkrankte, und daß täglich Patienten entlassen werden, denen es genau so erging und die dann in der Klinik wieder gesund wurden.

Wer psychiatrisch arbeitet, wird überhaupt bald feststellen, daß die Psychiatrie und alle mit ihr in Berührung kommenden Menschen und Institutionen ständig einer Fülle von Vorurteilen und Mißverständnissen gegenüber stehen. Die ernsthafte Analyse dieser Vorurteile und die Mitarbeit an ihrer Aufklärung und Beseitigung ist ebenfalls ein Teil der ärztlichen Aufgabe des Psychiaters, auch wenn sie als solche kaum offiziell genannt wird.
Da ist die Erfahrung anzuführen, daß eine psychische Krankheit in den

Augen der Umgebung nur selten Mitleid, in vielen Fällen dagegen eine instinktive Ablehnung oder Spott hervorruft. Der mit einer körperlichen Krankheit behaftete Patient genießt in jedem Falle das Mitleid seiner Umgebung und Rücksichtnahme, Fürsorge und Zuspruch. Der psychisch Kranke dagegen ist in einer sehr viel ungünstigeren Situation. Es ist auch dem modernen Menschen noch nicht möglich, eine psychische Krankheit objektiv und als eine Krankheit wie jede andere, wenn auch besonderer Art, zu sehen und zu beurteilen. Obwohl das Interesse der Öffentlichkeit für medizinische Darstellungen vielleicht noch nie so groß gewesen ist wie heute, und obwohl wir mit medizinischen Tatsachenberichten und allgemeinverständlichen Vorträgen förmlich überschwemmt werden, mutet die Einstellung der meisten Menschen zu einem Geisteskranken auch heute noch mitunter mittelalterlich an. Gewiß, eine Geisteskrankheit ist etwas grundsätzlich anderes als ein Beinbruch oder eine Lungenentzündung. Diese körperlichen Krankheiten sind Leiden, die den Menschen befallen, ihn selbst als Persönlichkeit aber unberührt lassen. Die zumindest vorübergehende Zerstörung der Persönlichkeit eines Menschen dagegen, als die eine Geisteskrankheit in Erscheinung tritt, löst bei den Mitmenschen eine Art Schock aus, führt zu einer Erschütterung des Vertrauens, oft auch zu bleibenden Zweifeln gleichsam an der „Mitmenschlichkeit" des Patienten. Auch im psychiatrischen Kolleg erkennt man die Anfänger in der Regel an ihren entsetzten Gesichtern oder auch an einer spöttischen Miene, die oft nur eine Art von Abwehr gegen das sich aufdrängende Gefühl des Grauens ist. Leider ist mit dieser gleichsam instinktiven Reaktion des laienhaften Betrachters oft auch die Tendenz verbunden, eine psychische Erkrankung nicht als Schicksalsschlag, wie jede andere Krankheit, zu sehen, sondern sie moralisch zu werten. Das allgemeine Vorurteil der breiten Öffentlichkeit, daß ein psychisch Kranker in irgendeiner Weise selber Schuld an seiner Krankheit haben müsse, daß diese die Folge irgendwelcher Verfehlungen, zumindest aber die Folge irgendeiner „Minderwertigkeit" sei, ist anscheinend nicht auszurotten. Die soziale und damit auch ärztlich bedeutungsvolle Folge dieses Vorurteils ist die Tatsache, daß sich der wieder gesundete, aus der psychiatrischen Klinik oder Anstalt entlassene Patient häufig nicht der Rücksichtnahme und Fürsorge, sondern dem Unverständnis, ja dem Mißtrauen und der Ablehnung seiner bisherigen Umgebung gegenübersieht. Auch wenn sich die bisherigen Arbeitskollegen, Freunde und Bekannten nicht von ihm zurückziehen, so dauert es doch lange, bis sie ihm wieder unbefangen und natürlich begegnen, bis er sich in ihrer Gemeinschaft wieder selbstverständlich und geborgen fühlen kann. Dies ist ein bitteres Erlebnis für viele unserer ehemaligen Patienten, eine seelische Belastung, der nicht alle ohne weiteres gewachsen sind. Dieses Erlebnis aber führt nicht zu Rückfällen in die psychische Krankheit: Hier gilt die schon besprochene klinische Erfahrung, daß psychologische Faktoren den Verlauf einer psychischen Krankheit in keiner Richtung beeinflussen können. Es überrascht auch den Erfahrenen, wie oft es vorkommt, daß ein psychisch Kranker, vor allem im Beginn seiner Krankheit, aus eigenem Antrieb eine psychiatrische Klinik aufsucht. Da diese Patienten ja keine Krankheitseinsicht haben, wie wir sagen, da sie vielmehr fest davon überzeugt sind, daß sie wirklich verfolgt, durch „Fernhypnose gelenkt" oder von geheimnisvollen „Stimmen" inspiriert werden, daß ihnen eine revolutionierende Erkenntnis offenbar geworden oder eine religiöse Berufung auferlegt worden ist, so kommen sie nicht zu uns als dem Azt, der ihnen ärztlich helfen könnte. Der Grund ist offensichtlich der, daß diese Patienten die Erfahrung machen, daß sie hier Verständnis finden, daß sie als Menschen — wenn auch nicht unbedingt in ihren Ansichten — ernstgenommen und sachlich behandelt werden, während sie gleichzeitig spüren, daß die nichtpsychiatrische Umwelt sie als Ausgestoßene ansieht und auch behandelt.

Die psychiatrische Tätigkeit erstreckt sich also nicht nur auf die eigentliche ärztliche Behandlung. Zu ihr gehören ausgesprochen fürsorgerische, soziale Betreuungsmaßnahmen und nicht zuletzt auch eine gewisse „Öffentlichkeitsarbeit". Diese beschränkt sich in der Regel auf den ärztlichen Kontakt mit den Angehörigen und anderen Besuchern des Patienten, bei denen der psychologische Boden für die Rückkehr des geheilten (oder gebesserten) Patienten in sein heimatliches Milieu vorbereitet werden muß. Damit sei zuletzt noch ein kurzes Wort gesagt zu der Frage der Erfolgsaussichten, der Erfolgsmöglichkeiten der heutigen psychiatrischen Therapie.
Wir sagten eingangs schon, daß der in weiten Kreisen immer noch vorherrschende Ruf einer mehr oder weniger vollständigen Hilflosigkeit der Psychiatrie als ärztlicher Disziplin heute sachlich nicht mehr gerechtfertigt ist. Gewiß sind die Fortschritte in diesem Fache mühsamer und weniger dramatisch als etwa in der Chirurgie oder auch der Inneren Medizin. Aber sie können sich doch sehen lassen und sie sind immerhin so beträchtlich, daß auch der Psychiater heute bei den meisten seiner Patienten die Befriedigung erlebt, wirklich helfen, wenn nicht sogar heilen zu können. Die Zahl derer, die in der Klinik verbleiben oder als chronische Fälle in Anstalten verlegt werden müssen, ist sicher nicht größer als 5—10% aller behandelten psychiatrischen Patienten. Die weitaus überwiegende Mehrzahl aller Patienten kann dagegen nach einigen Wochen, höchstens Monaten, wieder nach Hause entlassen werden, geheilt oder in wesentlich gebessertem, meist berufsfähigem Zustand. Von diesen, den eigentlich Betroffenen, die es besser wissen müßten, beklagt sich nachträglich niemand über die Behandlung, auch dann nicht, wenn an ihrem Beginn die Zwangseinweisung stand.

Gewiß kann man die Befriedigung, helfen und heilen zu können, in jedem ärztlichen Fache erleben, man kann auf sie in den anderen Fächern wahrscheinlich auch heute noch mit größerer Zuverlässigkeit rechnen. Aber größer dürfte diese Befriedigung kaum sein als in den Fällen, in denen es gelingt, einen Menschen von Wahn und geistiger Umnachtung zu befreien. Geduld und Mühe werden dadurch belohnt, daß es keinen dankbareren und anhänglicheren Patienten gibt, als den geheilten Geisteskranken.

ASSISTENZARZT IN DER KINDERABTEILUNG

Ein Wort zuvor

Die Zeiten sind vorüber, da ein Einzelner ein größeres Fachgebiet der Medizin zu überblicken, geschweige denn zu beherrschen vermag. Das liegt nicht nur in der allgemeinen Ausweitung der wissenschaftlichen Erkenntnis der gesamten Medizin begründet. Auch die einzelnen Wege zur Erkenntnis und weiter zu jeglicher Kontrolle des Heilungsverlaufes sind an eine kaum zu übersehende Zahl von Methoden und Gerätschaften mit entsprechend langjährig geschulten Mitarbeitern gebunden, so daß eine dem Fortschritt angepaßte Gesamtschau besonders hierin seine Begrenzung findet.
Diese Gesichtspunkte drängen sich besonders demjenigen auf, der sich der modernen Kinderheilkunde widmet. Sie ist zudem das einzige Fach, in dem der Lernende sich dem ganzen Menschen gegenübergestellt findet, während in den anderen Fächern der Patient vielfach „in Teilen" behandelt wird. Nach *Escherich* stellt die Pädiatrie „ein alle Störungen der Lebensvorgänge umfassendes, in seiner Universalität von keinem anderen Spezialgebiet der Medizin erreichtes Lehrgebäude" dar. Dadurch verlangt die Kinderheilkunde vielseitige Kenntnisse, die auch die Gebiete der Chirurgie, der Augen-, Hals-Nasen-Ohrenheilkunde, der Hautkrankheiten, der Psychologie, Neurologie und Psychiatrie, der Inneren Medizin und Röntgenologie und vor allem auch der pränatalen Medizin betreffen. Der Aufgabenkreis und der Wissensstoff sind somit derartig erweitert, daß sie neben dem Reizvollen und Befriedigenden zuweilen recht bedrückend zu wirken vermögen. Dabei ist zu beachten, daß das Kind vom Frühgeborenen bis zum vierzehnjährigen Adoleszenten einem körperlichen und seelisch-geistigen Wandel unterworfen ist, der zwangsläufig entsprechend ausgerichtete Kenntnisse der Altersdisposition bedingt.
Unter diesen Umständen vergegenwärtigt sich die Pädiatrie bereits bei den meisten Studenten als ein weithin offener Raum, in dem sich die als spärlich empfundenen Einzelkenntnisse winzigen Inseln gleich bewegen. Die Beziehungen der nosologischen Einzelheiten scheinen ihnen vorerst, wenn überhaupt, nur sehr lose untereinander verknüpft. Es trennt sie vielfach ein scheinbarer Mangel an deduktiv erfaßbarem Wissensstoff. Hinzu kommt, daß die diesem Fach eigenen, vielen Lehrsätze häufig als personengebundene Behauptungen und somit schwer eingängig, wenn nicht gar als bestreitbar angesehen werden. Die Wissenschaft wird hierbei besonders häufig von dem Dunkel der fehlenden Kennerschaft verhüllt. Zum anderen sind den

Lernenden dieses Alters auf Grund des noch vorherrschenden Subjektivismus rückblickende, vergleichbare eigene Kindheitsvorstellungen noch nicht zugänglich, so daß der Student im allgemeinen dem Kind, insbesondere dem kranken Kind, wesentlich befangener als dem kranken Erwachsenen gegenübertritt.

Diese Dinge spiegeln sich dem Prüfer der Kinderheilkunde im Staatsexamen, oft ihm selbst verwunderlich und nicht begreifbar, in der regelmäßig stattlichen Unterschriftensammlung der anderen Prüfer auf dem Prüfungsbogen, die seiner eigenen voranzugehen pflegt. Die Pädiatrie wird in dem Zensurenparcours vom Kandidaten meist als Kanonensprung gewertet und mit entsprechenden abergläubischen Mutmaßungen ausgestattet. Selbst der hochherzigste Prüfer der Pädiatrie entgeht selten den Auswirkungen dieses „studentischen" Lehrsatzes.

Auch der *junge Assistent* trägt vielfach noch unbewußt an der Bürde der herkömmlichen studentischen Konzeption der Kinderheilkunde. Sie gewinnt noch an Gewicht durch die seiner ärztlichen Unsicherheit gemäßen Empfänglichkeit für die Tatsache, daß Kindern in den ersten Jahren durch den Mangel an Sprache die Verständigungsmöglichkeit eingeengt ist. Wie ihm jetzt zuweilen die Erfahrung lehrt, scheint sie durch das angstgeborene Schreien oder Schweigen der kleinen Patienten völlig zunichte gemacht. So fühlt er sich den oft irreführenden Angaben und Fehlbeurteilungen der Angehörigen überlassen und bei der Suche nach handgreiflichen, objektiven Krankheitssymptomen unter Umständen ganz und gar verlassen.

Aus diesen Gründen und vor allem aus dem unbewußten Gefühl einer noch mangelhaft entwickelten Befähigung zur Kontaktaufnahme mit dem Kinde, schreckt der Assistent vielfach vor der Arbeit auf einer Kinderabteilung zurück. Seinen altersgleichen Kolleginnen sind solche Hemmungen fast immer erspart. Verlegen betrachtet er das instinktsichere Auftreten und mütterliche Verhalten seiner Berufsgenossinnen im Umgang mit Kindern. Sofern der junge Assistent nicht selbst einer kinderreichen Familie entstammt, was ihm natürlich das Eingehen auf die altersgemäß wechselnde Psyche des Kindes ungeheuer erleichtert, wirkt er leicht „flapsig" oder versucht sich in einem geschraubt onkelhaften Wesen. Dabei wird nicht selten die intellektuelle Altersstufe des Kindes erheblich unterschritten. *Das vielfach noch unsicher wirkende Verhalten des Assistenten gegenüber dem Kind entspricht aber der Regel; es verrät durchaus nicht eine mangelhafte Berufung zum Pädiater!* Es gibt in der Kinderheilkunde keine pflichtgemäßen Gefühle und Verhaltensweisen. Woher sollte er auch in diesen Dingen geübt sein? Das psychologische Geschick hat, neben einer gewissen Reife der eigenen Person und neben der Begabung, Übung und Erfahrung zur Voraussetzung. Es ist daher verständlich, wenn der Arzt zu Beginn einer klinischen Tätigkeit von dem anregenden Fluidum der operativen Fächer zunächst mehr angesprochen wird; auch sieht er den Niederschlag seiner Tätigkeit zumindest in einer sauber geknüpften Fadenreihe sowie in eindrucksvollen Verbänden und Gipsen. Die häufig lapidare, aber ereignisreiche Kürze der Krankenblätter und auch das Fehlen von mühsamen Laboruntersuchungen entbehren selten seiner Zustimmung. Kurzum, seine ehemalige, jungenhafte Vorstellung von der Tätigkeit eines Arztes scheint hier ein gewisse Bestätigung zu erfahren. Er übersieht jedoch vielfach, daß auf den Chirurgen ein körperlich und seelisch außerordentlich belastetes Leben mit wenig Freizeit und vielen Enttäuschungen wartet, das neben Wissen und Geschick einer immerwährenden Entschlußfähigkeit und hohen Mutes bedarf.

So gelangt der junge Assistent vielfach erst dann, wenn er die anderen Abteilungen durchlaufen hat, auf die Kinderabteilung, sofern nicht Planung oder ortsgebundene Verhältnisse seinen Wünschen Eintrag tun.

Im Gegensatz zu der Ruhe, die auf allen mit Erwachsenen belegten Stationen vorherrscht, ganz gleich, welcher Fachrichtung sie zugeordnet sind, fällt dem neuen Arzt auf der Kinderabteilung zunächst die große Zahl von Schwestern und deren meist laute Betriebsamkeit auf. Vermischt mit den von Natur aus lauten Lebensäußerungen der Kinder, sei es bei Spiel, Unterhaltung oder bei Säuglingen vor den Mahlzeiten, ertönt es ihm oft als ausgesprochener „Krach". Hinzu kommt die anscheinend „internationale", unausrottbare Angewohnheit, die Türen vernehmlich zuzuschlagen. Sie wird ausgelöst durch die Schwesternvorschrift, bei Tragen von Gegenständen die Türen mit dem Ellenbogen zu öffnen, unterhalten wird sie durch die Tatsache, daß Kinder keine Beschwerdebücher führen. Die Kinderabteilung weist gegenüber der Erwachsenenpflege einen weit höheren Pflegeschlüssel auf, da die Betreuung und Beobachtung des kranken Kindes allein schon eine Unzahl von Handgriffen erfordert. Ebenso sind ärztliche Verordnungen und die Hilfe bei ärztlichen Untersuchungen und Eingriffen an eine große Zahl von Schwestern gebunden. Die Kinderschwester ist in erhöhtem Maße dazu ausersehen, eine Vermittlerrolle zwischen dem kranken Kinde und dem Arzt zu übernehmen. Das bedingt eine wesentlich engere Zusammenarbeit zwischen Arzt und Schwester, als es auf Abteilungen mit erwachsenen Patienten der Fall ist. Das zeigt sich u. a. besonders bei der ärztlichen Visite, bei der die Stations- und die jeweilige Zimmerschwester regelmäßig wegen ihrer Beobachtungen befragt, oft auch um ihre Ansichten und ihren Rat gebeten werden. Als junger Assistent kann man gar nichts besseres tun, als sich die Ratschläge und Erfahrungen einer guten Kinderschwester zu eigen zu machen. In Assistentenkreisen dieses Faches gilt daher der Satz: *Man kann sich erst ab Facharzt mit einer Stationsschwester zanken.* Für stationär untergebrachte Kinder ist ein schlechter Stationsarzt bei einer guten Stationsschwester leich-

356 Kinderabteilung

Krankengeschichte

Krankenblatt Nr. .... 19...... Station: ....

Letztes Klin.-Kr.-Blatt
Nr. .... 19......
Poliklin.-Kr.-Blatt
Nr. .... 19......
Geburtsdatum:
.... 19...... Std. ....
Jahre: ....
Monate: ....
Aufnahmealter:
Tage: ....
Stunden: ....

Name: ....
Geburtsort: ....
Name d. (Pflege-)Eltern: ....
Vorname d. Vaters: geb .... Beruf: ....
Vorname d. Mutter: geb .... Beruf: ....
Anschrift: ....
Fernmündlich erreichbar unter Nr.: ....
Wo beschäftigt: ....
Kostenträger: ....

Aufnahme
Tag: .... 19......
Stunde: ....
Entlassung?
Tag: .... 19......
Wohin? ....
geheilt, gebess., ungeheilt — nach Abschluß der Beobachtung — gegen Revers — gestorben

Aufnehmender Arzt: Dr. med. ....
Eingewiesen oder Mitteilung erbeten von Dr. med. .... in ....
Einweisungs-Diagnose: .... Mitteilung an den Arzt am .... 19......

Kinderheim/-hort: .... Schule: .... Klasse: ....

Klin. Hauptdiagnose: Nebendiagnosen: Obduktionsdiagnosen: | Diagnosenverzeichnis

Gesundheitsamt - Anmeldung: .... 19...... Gesundheitsamt - Abmeldung: .... 19......

Anamnese: (nach Angabe de ....)   Einverstanden mit Aufnahmebestimmungen, Operationen und allen ärztlicherseits notwendig erachteten Eingriffen

Familien-Geschichte: Unterschrift: ....

Vater (28 Jahre alt) Krankheiten: ....   Blutformel: ....

Mutter (28 Jahre alt) Krankheiten: .... Blutformel: ....

Geschwister in Geburtenfolge (Alter, gesund oder krank, wann und woran gestorben):

Erbl. u. konstitutionelle Besonderheiten: ....   Inf. verner: ....

Mutter: Erkrankung in der Schwangerschaft: ....   Tierkontakt: ....

Röntgenbestrahlungen: ....   Bluttransfusionen: ....

Wohnung: ....

Häusliche Verhältnisse (bd. Eltern berufstätig/erwerbslos): ....

| Röntgen: | Foto: | Vorlesung: | Publikation: |

Infektionen und Tbc in der Umgebung des Kindes: ....
Geburt: .... Geburtslage: .... erwart. Termin: .... Geburtsgewicht: ....
Verlauf: .... welche Klinik: .... Geburtslänge: ....
Dauer: .... Kunsthilfe: .... WaR im Schwangersch. Monat: ....
Ernährung: wie lange.................. teilgestillt: .... wann Obst/................. wann 1. Brei? ....
   vollgestillt   Gemüse?
künstlich: ....
(Zahl, Menge und Zusammensetzung der Mahlzeiten)

....

....

zuletzt 1. ....   4. ....

   2. ....   5. ....

   3. ....   6. ....

Ges. Milchmenge am Tag: .... Rohe Milch: .... Letzte Nahrungsaufnahme: .... Uhr
Rachitisprophylaxe: .... mal/wann.......................... Welche Mütter-.............................
             zuletzt   beratungsstelle:
Bisherige Entwicklung: ....
Besondere Anfälligkeit: ....
Erster Zahn: .... Erstes Sitzen: .... Erstes Laufen: ....
Sprechen mit: .... Bettrein mit: ....
BCG-Schutzimpfg. am: .... Tuberkulin-Probe: .... am: ....
Di-Schutzimpfg. am: .... Pe-Schutzimpfg. am: .... Te-Schutzimpfg. am: ....
Pock. Schutzimpfg. am: .... Wiederimpfg. am: .... weitere Impfungen am: ....
Serumabgabe am: .... Bluttransfusion am: .... Rö-Bestrahlung am: ....
Infektions-Krankheiten: Masern: .... Scharlach: .... Diphtherie: ....
Windpocken: .... Keuchhusten: .... Mumps: .... Röteln: ....
Ruhr: .... Typhus: .... Gelbsucht: .... Kinderlähmung: ....
Tuberkulose: ....
Sonstige Krankheiten: ....
Angina: .... Mittelohrentzündung: .... Lungenentzündung: ....
Frühere Anstaltsbehandlung: ....
Jetzige Erkrankung (Beginn, Vorkrankheit, Verlauf: Fieber, Schmerzen, Schlaf, Stimmung, Appetit, Erbrechen, Stuhl, Urin, Husten, Schnupfen, Atemstörungen, Heiserkeit, Auswurf, Bewußtsein, Krämpfe, Lähmungen, Hautfarbe, Hautausschläge, Blutungen, Schwellungen).

....

....

....

Bisherige Behandlung: ....

ter zu ertragen als ein guter Arzt bei einer schlechten Stationsschwester. Unter diesen Umständen gereicht Bescheidenheit einem Arzt nicht nur zur Zierde, sondern sie stellt eine unabdingbare Voraussetzung dar, ohne die eine wirksame ärztliche Tätigkeit nicht möglich ist. In keinem anderen Fach führt Arroganz so rasch zum Scheitern wie in der Kinderheilkunde.

Ein krankes Kind wird stationär eingewiesen

Bei der Aufnahme eines Kindes auf die Kinderabteilung ist es üblich, daß der diensthabende Arzt sich vorstellt und den Eltern und auch dem Kind, sofern es wenigstens im Kleinkindalter ist, die Hand gibt. Oft ist es notwendig, vorerst dem Kind einige freundliche Worte und vor allem der Mutter tröstenden Zuspruch angedeihen zu lassen. Bei sogenanntem Hochbetrieb liegt die Gefahr nahe, daß die erhebliche seelische Belastung, die eine Trennung für Mutter und Kind bedeutet, übersehen wird und einer unangebrachten Eile und Sachlichkeit weicht. Man stelle sich daher immer wieder vor, was es für die Mutter oder den Vater bedeutet, ihr krankes Kind einer lieblosen und eiligen Betreuung ausgesetzt zu wissen. Man werde nicht ungeduldig, wenn die Angehörigen des Kindes die einzelnen Krankheitserscheinungen kopflos durcheinander vorbringen oder nicht zur Sache gehörende Vorkommnisse überbewerten. Auch mag es vorkommen, daß die Eltern nach scheinbar schlechten Erfahrungen mit Ärzten ihr mangelndes Vertrauen und ihre Enttäuschung in unpassenden Worten äußern. Man merke sich: *Ein Kinderarzt ist grundsätzlich nicht zu beleidigen!* Die Mutter eines kranken Kindes ist vielfach ihrer Sinne nicht mehr mächtig und verdient daher stets Nachsicht. Die Behandlung eines kranken Kindes hat zwei wesentliche Dinge zur Voraussetzung: Die *Diagnose* und die *Gewinnung und Erhaltung des Vertrauens* von Eltern und Kind. Diese beiden Aufgaben gibt es zwar bei jeder Untersuchung eines Patienten. Jedoch sind gerade in der Kinderheilkunde Diagnose und oft auch Behandlung ohne vorheriges Vertrauen der Eltern und des Kindes in Frage gestellt. Man denke hierbei nur an die Vielzahl von Milieuschäden, insbesondere Fehlerziehungen und Fehlernährungen.

Bei der *Aufnahme der Krankheitsvorgeschichte* ist es von Bedeutung, ob sie in Anwesenheit des Kindes oder besser allein von den Eltern erfragt wird. Es muß dies jedem einzelnen Fall angepaßt werden. Oft vermag die Mutter im Beisein selbst ihres lautschreienden Säuglings wesentlich geordnetere Auskünfte zu erteilen, als wenn das kranke Kind bereits auf die Station gebracht worden ist. Ebenso oft ist aber die Sachlage umgekehrt. Manchmal ergeben sich auch bereits bei der Befragung der Eltern aus dem Verhalten des Kindes wertvolle Hinweise für die Diagnose. Bei suggestiv beeinflußbaren oder gar aggravierenden Kindern, ebenso bei Kindern mit Milieuschädigungen ist es empfehlenswert, die ärztliche Niederschrift nicht in Gegenwart des Kindes vorzunehmen. Bei einiger Übung ist es meist möglich, dies ohne die Entfernung des Kindes zu vollziehen, es ist auch für das spätere Vertrauensverhältnis zum Kind wesentlich günstiger. Unumgängliche Fragen, die nicht für das Kind geeignet sind, lassen sich später leicht nachholen. Ebenso hebt man sich manche Fragen, die man bei älteren Kindern besser von diesen selbst erfährt, bis nach dem Weggang der Eltern auf. Dies gilt besonders für überängstliche oder sehr strenge Eltern. Oft wird ein Kind in eine Kinderabteilung gebracht, nicht weil es krank ist, sondern weil die Eltern die Verhaltungsweise ihres Kindes, gemessen an ihren Erwachsenenmaßstäben, als krankhaft ansehen. Kinder zeigen selten Neigung, die von ihnen selbst wahrgenommenen Auffälligkeiten zu übersteigern, sie wollen, im Gegensatz zu vielen erwachsenen Patienten, nicht als krank betrachtet werden.

Die Krankheitsvorgeschichte eines Kindes muß alle anatomischen und physiologischen Besonderheiten der verschiedenen Entwicklungsstufen berücksichtigen, soll sie Hinweise für die Diagnose bringen. Selbst pränatale Ereignisse, besonders der Schwangerschaftsverlauf, können für Verhaltensstörungen des späten Kindesalter von Bedeutung sein. Die Erbkrankheiten spielen in der Kinderheilkunde eine ungleich größere Rolle als in der Erwachsenenmedizin.

Es ist daher die Regel, daß auf den meisten Kinderabteilungen Krankenblätter zur Verwendung kommen, in denen die anamnestischen Fragen für das gesamte Kindesalter vorgedruckt sind, da sonst erfahrungsgemäß manches Wichtige vergessen wird.

Als Beispiel sei ein Krankenblatt wiedergegeben, das sich in der Praxis bewährt hat (Seiten 356, 357).

Die Untersuchung

Die Untersuchung eines kranken Kindes gestaltet sich meist schwieriger als die eines Erwachsenen. Der Erfolg hängt davon ab, ob es gelingt, die Scheu, Angst oder den Widerstand des Kindes zu überwinden. Auch hier gibt es keine Regel, ob die Mutter besser anwesend ist oder nicht. Bei sehr jungen Kindern ist das Halten oder Ausziehen des Kindes durch die Mutter wünschenswert. Falls die Mutter zu aufgeregt ist und das Kind unentwegt schreit, untersucht man den Patienten besser allein.

Man soll es sich zur Regel machen, das Kind in unbekleidetem Zustand zu untersuchen, da sonst leicht wesentliche Feststellungen unterbleiben. Ob das in Abschnitten, zu verschiedenen Zeiten vorgenommen wird, muß jeweils von Kind zu Kind entschieden werden; denn in völlig entkleidetem Zustand fühlen sich manche Kleinkinder besonders hilflos in der neuen Umgebung und bekunden das durch anhaltendes Strampeln und Geschrei. Oft muß man auch das ausgeprägte Schamgefühl mancher Kinder in Rechnung stellen. Bei der Reihenfolge der Untersuchung richtet man sich nach dem Alter und der Stimmung des Kindes. Schmerzhafte Eingriffe gehören stets an den Schluß einer Untersuchung, sofern sie nicht unbedingt sofort notwendig sind. Man nimmt sie am besten vor, wenn sich das Kind auf Station eingelebt hat. Es ist empfehlenswert, das Kind auf einen gepolsterten, abwaschbaren Untersuchungstisch zu verbringen, der von allen Seiten gute Beobachtung und freien Zutritt gewährt. Dabei wird zweckmäßigerweise das Kind von einer Schwester gehalten, unterhalten und getröstet. Der Arzt sucht in jedem Fall durch freundlichen Zuspruch, Scherz oder Ablenkung oder aber durch Erklärung der einzelnen Maßnahmen das Vertrauen des Kindes zu gewinnen. Grundsätzlich soll man dabei niemals ein Kind belügen, es verspotten oder bedrohen. Bei unaufhörlich sich wehrenden und schreienden Kindern soll man in gleichbleibend freundlicher Weise die Untersuchung zu Ende führen. Die Untersuchung der einzelnen Körperabschnitte und Organsysteme wird am besten im Krankenblatt wiedergegeben. Im Unterschied zur Inneren Medizin wird dabei neben den altersentsprechenden Körperbefunden auch auf das altersgemäße Verhalten des Kindes Wert gelegt.

Jede Untersuchung schließt mit einer *vorläufigen Diagnose*. Man sollte sich stets zu ihr entschließen. Es unterbleiben dadurch vielfach unnötige, aus Verlegenheit angesetzte Spezialuntersuchungen. Der kindliche Organismus ist weit weniger als der des Erwachsenen in der Lage, zu lokalisieren und seine Krankheitserscheinungen an einzelnen Organen widerzuspiegeln. Bei Erkrankungen, die für den Erwachsenen oft nur geringes Unbehagen verursachen, kommt es bei Kindern vielfach zu schweren, allgemeinen Störungen des gesamten Organismus, wobei die Hauptsymptome oft verdeckt werden. Doch gibt es hierfür bei Laboruntersuchungen oft nur geringe Anhaltspunkte. Die *endgültige Diagnose* läßt sich daher vielfach nur mosaikartig, aus zahlreichen, häufig unscheinbaren Einzelerscheinungen zusammensetzen.

Das Kind auf Station

Die nach Aufnahme des Kindes auf die Station und nach Stellung einer vorläufigen Diagnose sich ergebenden Maßnahmen sind vom Zustand des Kindes abhängig. Es ist selbstverständlich, daß bei bedrohlichen Situationen sofort eingeschritten werden muß, notfalls ohne Diagnose. Bei schwerstkranken Kindern bestehen oft Zweifel, was dringlicher ist: das Vorantreiben einer Diagnose oder eine Soforthilfe ins Ungewisse. Bei diesem Schweben in der Agnosie sind alle Untersuchungen auf ein Minimum einzuschränken, denn hierbei wird eine vollständige Diagnose möglicherweise mit dem Tode des Kindes bezahlt. Infolge der überaus großen Hilflosigkeit des kranken Kindes in der ihm fremden Krankenhausumgebung sind äußerste Einsatzbereitschaft, Hingabe und größte Sorgfalt unabdingbare Forderungen an Ärzte und Schwestern, um der zwangsläufigen seelischen Vereinsamung und der Krankheit des Kindes zu steuern.

Obwohl die große Ansteckungsfähigkeit vieler Kinderkrankheiten eine wesentlich gesteigerte pflegerische Hygiene bedingt, darf das Krankenzimmer, selbst die Infektionsboxe, nicht den Charakter einer Gesundheitskaserne annehmen. Bei der Ausgestaltung der Krankenzimmer sollte auch dem kindlichen Fassungs- und Anschauungsvermögen Rechnung getragen werden. Selbst die tägliche ärztliche Visite darf nicht daran vorbeigehen, daß kranke Kinder zwar wenig Wünsche, aber viele Nöte und Ängste haben.

Die Visiten, wie überhaupt alle ärztliche Untersuchungen und Eingriffe auf der Kinderabteilung, sind weit mehr an bestimmte Tageszeiten gebunden, als auf Stationen mit Erwachsenen, da die Hilflosigkeit des kranken Kindes, seine Pflege, seine Fütterung und die täglichen diagnostischen und therapeutischen Maßnahmen eine Unzahl von Handgriffen erfordern. Dabei soll dennoch dem Kind ein möglichst biologischer Tagesablauf gewährleistet werden.

Vor allem muß auf der Kinderabteilung der Hauptteil der diagnostischen und therapeutischen Eingriffe auf den Vormittag verlegt werden, soll ihnen Erfolg beschieden sein. Nicht nur, daß in der Pädiatrie das Rüstzeug der gesamten inneren Untersuchungsmethoden selbstverständlich ist, die Eingriffe gestalten sich auch infolge der kindlichen Ausmaße und der lebhaften Abwehrreaktionen des Patienten meist wesentlich schwieriger. Allein schon das häufige Weinen der Kinder und die selten fehlende Unruhe, oft aus panischer Angst geboren, stellen eine erhebliche Nervenbelastung dar. Die Mittel zum Beruhigen der Kinder sind daher, dem wechselnden Alter entsprechend, sehr vielfältig, aber auch sehr zeitraubend. Mit Recht sagt man daher, ein Kinderarzt muß gut ausgeschlafen sein, soll er diesen Anforderungen genügen. Denn bereits am Nachmittag, besonders aber am Abend sinken die Treffsicherheit und Behutsamkeit bei technischen Eingriffen, vor allem die Entschlußkraft dazu, erheblich ab. Es ist daher auf einer Kinderabteilung üblich, bei Operationen, denen man an bestimmten Tagen nicht gewachsen zu sein scheint, rechtzeitig einen erfahrenen Kollegen um Übernahme des Eingriffes zu bitten.

362 Kinderabteilung

Röntgen auf der Kinderabteilung

Die vorerwähnten Schwierigkeiten der kindlichen Untersuchung, vor allem auch die weitgespannten Anschauungen und Hoffnungen der Eltern über die Möglichkeiten der Röntgendiagnostik verleiten den Assistenten nicht selten, ungeeignete und viel zu häufige Röntgenaufnahmen vorzunehmen. Andererseits lassen sich die vielseitigen Erkrankungen der Luftwege, des Verdauungstraktes sowie die häufigen Skeletterkrankungen des Kindesalters erst röntgenologisch erfassen. Nur eine mehrjährige kinderärztliche Erfahrung erlaubt einem röntgenologisch tätigen Arzt, dem laufend wechselnden körperlichen Zustand seiner unterschiedlich großen Patienten gerecht zu werden und einen angemessenen Gebrauch der Röntgenstrahlen zu machen.

Man überlege sich stets, daß auf ein Kind noch ein langes Leben wartet und noch manche Durchleuchtung und Röntgenaufnahme notwendig werden kann, aber alle Strahlen sich summieren!

Die Krankenblattführung auf der Kinderabteilung

Im Gegensatz zur Führung von Krankengeschichten auf Abteilungen, die mit Erwachsenen belegt sind, bedingt die nur auf objektive Feststellungen gerichtete Krankenblattaufzeichnung von Kindern ganz andersartige Vordrucke. Die Vielzahl der heute üblichen Schriftstücke dieser Art beweist einerseits ihre Bedeutung in der Kinderheilkunde, zum anderen aber auch deren relative Unvollkommenheit. Nicht nur, daß selbstverständlich Puls, Atmung, Temperatur, sämtliche hämatologischen, serologischen, chemischen, bakteriologischen und anderweitige Laboruntersuchungen, sowie sämtliche diagnostischen und therapeutischen Maßnahmen darin enthalten sein müssen, es gehört bei Kindern wenigstens noch ein laufend sich veränderndes Somatogramm, durchgemachte Infektionskrankheiten, Impfungen, Rachitisprophylaxe, Nahrungsveränderungen und Aufzeichnungen der Stuhlbeschaffenheit dazu vermerkt. Der Verlauf einer Krankheit ist wesentlich besser zu ersehen, wenn die ärztlichen Eintragungen zeitentsprechend auf der sogenannten Fieberkurve in einer darin vorgesehenen Spalte stattfinden. Die Eintragung des Krankheitsverlaufes in das Krankenblatt führt meist zu nachträglichem „Dichten", dessen Anregungen doch nur aus der Fieberkurve entnommen werden können.

Selbst kurze ärztliche Bemerkungen über den Zustand eines Kindes auf der laufenden Kurve sind wesentlich aufschlußreicher als summarische Krankenblattnachträge. Am besten bewähren sich die Kurven aus Universitäts-Kinderkliniken, da deren größere finanzielle Mittel ein häufiges, dem modernen

Stand der Kinderheilkunde angepaßtes Umarbeiten der Vordrucke gestatten.
Nach Abschluß der Behandlung erfordert jede Krankengeschichte eine *Abschlußdiagnose mit Nebendiagnosen und eine Epikrise.* Es ist empfehlenswerter, dem einweisenden Kollegen die kurzgefaßte, auf das Wesentliche gerichtete Epikrise zu übersenden, als einen persönlich gehaltenen Arztbrief zu schreiben, der doch noch zusätzlich eine Epikrise erfordert.
Im Gegensatz zu erwachsenen Patienten müssen stationär untergebrachte Kinder wesentlich häufiger einem sogenannten „Status" unterzogen, d. h. vollständig untersucht werden. Einmal, weil Kinder, sofern sie in der Lage dazu sind, körperliche Beschwerden anzugeben, sich scheuen, diese mitzuteilen; sie fürchten, dadurch ihren Krankenhausaufenthalt zu verlängern. Zum andern wechseln bei Kindern die Krankheitserscheinungen sehr rasch. Oft vermag ein Kind mit schweren Erkrankungen noch scheinbar munter im Bett herumzuturnen. In der Pädiatrie spiegelt die Kurve das Können des Assistenten! Besonders in Verbindung mit der Nahrungskurve der Säuglinge sind die Fähigkeiten des Stationsarztes fast im Diagramm dargestellt. Eine sehr bunte Nahrungskurve mit schwankendem Gewichtsverlauf, ein sogenannter „Teppich", lassen Unsicherheit und Ungeduld erkennen.

Therapeutische Hinweise

Die Behandlung kranker Kinder unterscheidet sich in vieler Hinsicht von der der Erwachsenen. Vor allem ist das kranke Kind weit mehr von der ihm zuteil werdenden Körperpflege, der Ernährung, dem Einfluß von Luft, Licht und Bewegung sowie Lagerung abhängig. Jede Therapie ist deshalb an eine Sicherstellung bestimmter hygienischer Maßnahmen, altersgemäßer Wartung, Pflege, Ernährung und Unterhaltung und deren Beherrschung durch den Stationsarzt gebunden. Erst in zweiter Linie kommt die Anwendung von Arzneimitteln in Betracht, deren laufend sich ändernde Wirkung und Dosierung vermehrte Sorgfalt erfordert. Besondere Aufmerksamkeit gebührt auch der Bekämpfung des Hospitalismus, einer aus der widernatürlichen Massenpflege sich ergebende seelische und körperliche Schädigung, da nur durch dessen Hintanhalten eine schnellstmögliche Überwindung der Krankheit gegeben ist.

Besuchszeit und Rücksprache mit Angehörigen

Die Besuchszeit auf der Kinderstation wird meistens als eine notwendige, aber lästige Unterbrechung des Klinikbetriebes aufgefaßt. Man sollte sich

demgegenüber stets vor Augen halten, was es für die Eltern und die Kinder bedeutet, sich nur zweimal in der Woche eine kurze Zeit durch eine Glasscheibe zu sehen. Ob man manchen Besuchern den Zutritt in das Krankenzimmer oder nur das Sehen und Sprechen an der offenen Türe gestattet, hängt ganz von dem Alter und der Krankheit der Kinder, der Belegzahl des Zimmers und den Angehörigen ab. Mitunter trägt ein Kind, das seine Eltern täglich bei sich haben darf, längst nicht so schwer an seiner Krankheit und dem Krankenhausaufenthalt. Es fügt sich auch wesentlich williger allen Verordnungen. Die dabei vorkommenden kleinen Unzuträglichkeiten lassen sich in der Regel meist abstellen. Die Dauer und die Häufigkeit des Besuches hängt sehr von der Schwesternzahl ab; denn während der Besuchszeit steht der Klinikbetrieb still, die versäumte Zeit, die versäumten Mahlzeiten, pflegerischen, diagnostischen und therapeutischen Maßnahmen müssen aber unbedingt nachgeholt werden. Während der Besuchszeit ist es üblich, daß der Stationsarzt die Angehörigen begrüßt und ihnen Auskunft über ihr Kind erteilt. Ob er zu diesem Zwecke die Eltern in einem gesonderten Raum empfängt oder die Auskunft auf dem Flur gibt, hängt von der Zahl der Besucher und der Art der Krankheit des Kindes ab. Auch bei Kindern darf die ärztliche Schweigepflicht nicht übersehen werden. Das ist besonders bei wechselndem Besuch von ganzen Familiengruppen eines Kindes zu beachten; zumal bei geschiedenen Eltern sind juristische Entscheidungen oft nicht leicht mit der menschlichen Seite in Einklang zu bringen.
Die Eltern oder die erziehungsberechtigten Angehörigen des Kindes sollen gewissenhaft über die einzelnen Untersuchungs- und therapeutischen Maßnahmen unterrichtet werden. Man vermeide aber eine zu weitgehende Schilderung und Besprechung einzelner Erfordernisse, da sonst leicht die Gewohnheit einer fehlorientierten Kritik seitens der Angehörigen Platz greift.
Drei Dinge wünschen die Angehörigen meist zu erfahren: *Die Dauer des Klinikaufenthaltes, die Diagnose und die Prognose.*
Man hüte sich in jedem Fall, die Verweildauer im Krankenhaus genau angeben zu wollen! Das ist ein Fehler, den man nur anfangs macht. Die Eltern nageln den Stationsarzt auf den Kalendertag fest und Mißstimmung oder Entlassungen gegen Revers sind die Folge.
Die Diagnose sollte niemals vorenthalten werden!
Die Eltern haben ein Recht darauf. Man darf jedoch bei sehr schweren, tödlich endenden Krankheiten die Diagnose unter Hinweis auf weitere Untersuchungen und deren mögliche Fehlerquellen vorerst in Andeutungen bekanntgeben, bis die Angehörigen sich innerlich darauf eingestellt haben.
Grundsätzlich gebe man sich zu keiner Lüge her! Ein Überfallen der Eltern mit einer ungünstigen Diagnose und Prognose ist in jeder Hinsicht unmöglich.

Die Stellung der Prognose ist abhängig von den persönlichen und fachlichen Eigenschaften des Arztes. Soweit als möglich sollte man den Eltern etwas Hoffnung lassen; selten nehmen sie dem Arzt eine schonende Auskunft übel. Besonders bei der Auskunft über schwachsinnige Kinder sei man zurückhaltend, nicht nur, weil man sich irren kann, sondern weil die Betreuung dieser Kinder in der Familie vielfach eine bessere ist, wenn die Prognose noch Hoffnung ausdrückt. Die Auskunft, daß ein Leiden in Idiotie ausgehe oder eine Krankheit unheilbar ist, sollte niemals erteilt werden! Lieber lasse man sich den Vorwurf der Unkenntnis gefallen! Der Eintrag ins Krankenblatt sollte dem Arzt genügen. Wer, um sich zu sichern, regelmäßig eine zu ernste Prognose stellt, handelt unärztlich.

Der Tod des Kindes

Keinem Pädiater bleibt das Erleben des Sterbens und der Tod eines Kindes erspart. Je älter ein Kind ist und je länger es auf Station lag, um so schwerer ist das Mitleiden des Arztes und der Schwester. Der Tod eines hoffnungsvollen kindlichen Lebens ist erschütternder als der eines alten Menschen. So wie eine Krankheit bei jedem Kinde verschieden verläuft, so ist auch jedes Sterben ein anderes. Jedes sterbende Kind stirbt einen persönlichen Tod, dem sich kein Arzt entziehen kann. Das Sterben eines Kindes ist um so schwerer für den Stationsarzt, je mehr das Kind seinen Tod ahnt und seiner unendlichen Verlassenheit und seiner Angst vor der Vernichtung Ausdruck gibt. Oft schämen sich selbst sterbende Kinder ihrer Angst und schicken die Eltern kurz vor ihrem Tod aus dem Krankenzimmer oder wollen ihnen wenigstens ihr Sterben ersparen, während Schwester und Arzt als Begleiter ihrer Not erwünscht sind. Selten ringt ein Kind seelisch mit dem Tod, es gibt sich ihm meist ohne Erwartungen hin. Es kann vorkommen, daß ein vom Tod gezeichnetes Kind seine Habe unter seine ehemaligen Zimmergefährten verteilt, wobei oft eine beschämende Großmut gezeigt wird. Kinder wissen manchmal erstaunlich gut über ihren Krankheitszustand und ihre Prognose Bescheid. Beim sterbenden Kind erfährt man zuweilen das Wissen, das sich ihm aus vielen Andeutungen und Vergleichen zusammengefügt hat. Man sollte daher selbst mit lateinischen Worten am Krankenbett älterer Kinder so vorsichtig wie möglich sein! Oft lesen sie ihr Schicksal aus kleinsten Gesten. Schon ein ungewohntes, hoffnungsloses Sinkenlassen der Fieberkurve kann ihnen ihr Schicksal verraten. Das Sterben eines fehlgebildeten Frühgeborenen löst andere Gefühle aus, als das bewußte Sterben eines älteren Kindes. Dennoch sollten alle notwendigen Maßnahmen mit gleichbleibender Hingabe und Sorgfalt bis zum Tode vorgenommen werden.

Kinderabteilung

Bereits bei auffälliger Verschlechterung im Befinden eines Kindes sind die Eltern zu benachrichtigen. Bei unerwarteten Todesfällen ist zur Schonung der Eltern eine sofortige Schlechtmeldung erlaubt, der kurz danach eine Todmeldung folgen soll.

ASSISTENZARZT IN DER RÖNTGENABTEILUNG

„Ich dachte nicht, — ich untersuchte." (W. C. Röntgen)

Ein Wort zuvor

Quer durch das Fach der Röntgenologie geht ein neuer Sog. Die Uhren laufen heute schneller als früher. Die Fortschritte in der ärztlichen Diagnostik sowie zahlreiche technische Verbesserungen der röntgenologischen Untersuchungsmethoden machen es dem jungen Arzt, der als „Neuling" in der diagnostischen Röntgenstation Dienst verrichtet, anfangs schwer, up to date zu sein. Das Röntgeninstitut bildet einen entscheidenden Schwerpunkt im Gesamtbild der klinischen Diagnostik. Es stellt große Anforderungen an Arzt, Personal, Raum, elektrische Energie und gerätemäßige Anlage.
Um nicht, wie es heißt, mit der Tür ins Haus zu fallen, ist es für den Assistenzarzt ratsam, vorerst einmal außerhalb des laufenden Betriebes einen Gang durch die gesamte diagnostische Anlage zu machen. Es lohnt, vorher eine möglichst klare Vorstellung von einer solchen Krankenhauseinheit sich verschafft zu haben, um die wichtigsten Grundzüge und Bedingungen zu verstehen, die für den organisatorischen Ablauf, für die bestmögliche Leistung und für die günstigsten Arbeitsbedingungen erforderlich sind. Unsere nachfolgenden Ausführungen versuchen, im Sinne eines Wegweisers durch die diagnostischen Röntgenräume, auf wichtige Einzelheiten hinzuweisen, Richtlinien zur Vorbereitung verschiedener diagnostischer Maßnahmen zu geben und auf gesetzliche Bestimmungen aufmerksam zu machen. Bei der Fülle des sich aufdrängenden Stoffes kann nur ein Gerüstwissen vermittelt werden, welches aber die Zusammenhänge erkennen lassen soll.

Röntgenstrahlen, Hochspannungserzeugnis, Röntgenrohre und Röntgenaufnahme

Während der Arbeit mit den ein Jahr zuvor von *Lenard* in Heidelberg entdeckten Kathodenstrahlen beobachtete Röntgen in seinem Würzburger Institut eine Strahlenart, die er als „X-Strahlung" bezeichnete und die ihm zu Ehren in Deutschland als Röntgenstrahlung bezeichnet wird.
Es handelt sich dabei um elektromagnetische Schwingungen oder Wellen, die sich von den bekannten Rundfunk- oder Lichtwellen lediglich durch ihre

kürzere Wellenlänge unterscheiden. Je kürzer die Röntgenwellenlänge ist, um so „härtere" Strahlen liegen vor. Die verhältnismäßig längeren Strahlen, die als „weiche" Strahlen bezeichnet werden, finden vorwiegend in der Diagnostik Anwendung. In der Röntgentherapie werden härtere Strahlen mit größerem Durchdringungsvermögen benutzt.

Nach Röntgens berühmtem Vortrag im Jahre 1896 veröffentlichte er in den folgenden Jahren seine Untersuchungsergebnisse. Die Elementareigenschaften der Röntgenstrahlen sind, mit Ausnahme der biologischen Wirkung, von Röntgen selbst erkannt worden. Es handelt sich dabei um folgende Strahleneigenschaften: Die Fähigkeit, die für das Auge undurchsichtigen Körper zu durchdringen, die Fluoreszenzerregung, die Fotoschicht zu verändern, die Ionisation von Gasen und die Entstehung von Sekundär- und Streustrahlen.
Röntgens Abhandlungen über die nichthomogene Röntgenstrahlung (Gemisch verschiedener Strahlenqualitäten mit unterschiedlichem Durchdringungsvermögen) enthalten weitere Angaben über die Abhängigkeit des Durchdringungsvermögens seiner Strahlen von Dichte, Dicke und Atomgewicht der durchstrahlten Stoffe, der Intensität der Strahlung von der an der Entladungsröhre liegenden Spannung und von der Beschaffenheit des Materiales der Antikathode. Mit der Entdeckung der Brechung der Röntgenstrahlen an Liniengittern (1924) war zwar die Zeit des Grundstudiums abgeschlossen, aber die Weiterentwicklung hält noch bis zum heutigen Tage an. Für eine abendliche Mußestunde des Röntgenarztes lohnt es, die geschichtliche Entwicklung, die mit so großem Schwung und so großen Opfern voranging, nachzulesen!

Sehen wir ab von der physikalischen Wirkung der Röntgenstrahlen, die hauptsächlich in der Strahlenintensitäts-, Härte- und Dosismessung Anwendung findet und im wesentlichen auf der Auflösung von Elektronen aus Atomen bzw. Molekülen verschiedener Substanzen besteht, dann sind folgende Eigenschaften beim *Aufbau des diagnostischen Röntgenbildes* wirksam:
„1. Die Durchdringungsfähigkeit der Röntgenstrahlen entsprechend ihrer Härte oder mittleren Wellenlänge, wie sie durch die an die Röhre gelegte Spannung bedingt ist.
2. Die Schwächung, welche sie innerhalb des zu durchleuchtenden Körpers entsprechend seiner Zusammensetzung nach Dicke, Dichte und Ordnungszahl seiner Atome (im periodischen System der Elemente) erfahren.
3. Die allseitig geradlinige Ausbreitung vom Orte ihrer Entstehung (dem Brennfleck der Röhre) aus.
4. Die Erregung von Fluoreszenz.
5. Die Einwirkung auf fotografische Schichten.
6. Die (störende) Erzeugung sekundärer Strahlen beim Durchgang durch ein Medium *(J. Eggert)*."

Will man exakt mit Röntgenstrahlen arbeiten, so ist es erforderlich, zu wissen, mit welcher Strahlenmenge man im einzelnen zu tun und zu rechnen hat. Wie bei den bekannten Längenmaßen das Meter als Einheit gebraucht wird, findet die Bestimmung der Röntgenmenge durch Einführung und Anwendung des „r" (= 1 Röntgen) eine festgelegte Größe.

Maßeinheiten unterhalb des Millimeters:
1 μm = 1 Mikrometer	= 1/1000 mm =	1/10 000 cm	= $1 \cdot 10^{-4}$ cm
1 nm = 1 Nanometer	= 1/1000 μm =	1/10 000 000 cm	= $1 \cdot 10^{-7}$ cm
1 Å = 1 Angström-Einheit	= 1/10 nm =	1/100 000 000 cm	= $1 \cdot 10^{-8}$ cm
1 X = 1 X Einheit	= 1/1000 Å =	1/100 000 000 000 cm	= $1 \cdot 10^{-11}$ cm

„Ein r" ist eine elektrostatische Einheit je ccm Luft. Die internationale Definition für das r lautet: r = die Menge von Röntgen- oder Gammastrahlen, die innerhalb von 1,293 mg Luft (= 1 ccm Luft bei 760 mm Quecksilberdruck und 0 Grad C Temperatur) durch die von ihr hervorgerufene Korpuskularemission Ionen erzeugt, die insgesamt eine Elektrizitätsmenge von einer elektrostatischen Einheit beider Vorzeichen tragen.

Während sich die Röntgenstrahlen geradlinig fortpflanzen, entstehen bei ihrem Aufprall auf einen im Strahlenkegel liegenden Gegenstand neue, andere Strahlen, die sogenannten Streustrahlen. Diese sind abgelenkte Teilstrahlungen und haben nur einen kleinen Teil der Energie der ursprünglichen Strahlenart der Primärstrahlung. *Streustrahlen* entstehen immer dann, wenn während der Verabfolgung von Röntgenstrahlen diese einen Gegenstand oder den Organismus durchdringen; bei letzterem gibt jede Körperstelle des bestrahlten Patienten von sich aus neue Streustrahlen ab. Das ist der wesentlichste Grund dafür, weshalb alle im Röntgenbetrieb Arbeitenden sich vor diesen, auf die Dauer gesehen nicht ungefährlichen Streustrahlen zu schützen haben und die Unfallverhütungsvorschriften genau beachten müssen.

Es ist nicht Aufgabe dieses Beitrages, eine allgemeine Röntgenkunde und theoretische Grundlagen zu vermitteln. Neben der Kenntnis von den Elementareigenschaften der Röntgenstrahlen muß sich der Assistenzarzt in der Röntgenabteilung intensiv mit anderen Strahleneigenschaften, wie Änderung der Strahlung in Stoffen, d. h. Fragen der Absorption, der Streuung, Ionisation und Meßbarkeit beschäftigen.

Die physikalische Voraussetzung für die praktische Gewinnung einer Röntgenstrahlung ist das Vorhandensein freier Elektronen, einer hohen Spannung, die sie zu beschleunigen vermag, einer freien Bahn, die die Beschleunigung erlaubt, und einer geeigneten Bremsfläche. Letztere ist meist aus Wolfram hergestellt.

Die Röntgenapparatur besteht im Prinzip aus dem Schalttisch, einem Hochspannungserzeuger (Induktor, Transformator, Kondensator), der den aus dem Wechselstromnetz entnommenen Strom niederer Spannung in einen solchen hoher Spannung umzuwandeln imstande ist, und aus der *Röntgenröhre* (Entladungsrohr) mit Durchleuchtungsstativ, Aufnahmetisch und vielem Zubehör. Vom Schalttisch aus kann man die gewünschten Stromspannungen und die Zeitdauer des Stromflusses beliebig einstellen und regulieren. Bei hoch-

leistungsfähigen Apparaturen wird zwischen Röntgenröhren und Transformator eine Anzahl von Glühventilen oder Sperrschichtgleichrichtern geschaltet, die den elektrischen Strom gleichrichten.
Die Röntgenstrahlungen werden in verschiedenen *Röntgenröhren* erzeugt. Im Gegensatz zu der früher verwendeten Ionenröhre benutzt man heute nur noch die Elektronenröhre.
Diese Röhre besteht ebenfalls aus einem fast luftleeren Glasrohr (Hochvakuum von unter 0,001 mm Quecksilbersäule, konstant) und hat an beiden Enden zwei elektrische Pole, einen negativen Pol *(Kathode)* und einen positiven Pol *(Anode)*. Die Kathode ist aus Wolframmetall hergestellt und wird mit Hilfe einer kleinen Drahtspule durch einen Heizstrom zum Glühen gebracht. Dadurch entstehen an ihr elektrische Entladungen *(Elektronen)*. Bekanntlich ziehen ungleichnamige elektrische Ladungen einander an, während sich gleichnamige abstoßen. Die an der Kathode entstehenden Elektronen fliegen also mit großer Geschwindigkeit (etwa halbe Lichtgeschwindigkeit) nach der elektrisch positiv geladenen Anode und werden beim Aufprallen am sogenannten Brennfleck zu einem Teil in Röntgenstrahlen verwandelt. Der weitaus größere anfallende Teil der Energie an der Anode wird in Wärme umgesetzt. Die entstandenen Röntgenstrahlen haben alle bereits geschilderten Eigenschaften und breiten sich geradlinig aus.
Um die Röhre nicht zu überhitzen, muß die Anode gut gekühlt werden, damit keine Erwärmung über 1000 Grad C eintritt. Geschähe dies, würden ebenfalls an der Anode Elektronen ausgedampft werden. Die Röntgenröhre würde in der verkehrten Richtung für Strom durchgängig, d. h. von der Anode zur Kathode. Die Folge einer solchen „Rückzündung" ist die unweigerliche Zerstörung der Röhre. Interessant ist zu wissen, daß von der Elektronenmenge der Kathodenstrahlen nur 0,1 bis 0,5% in Röntgenstrahlen umgesetzt werden und daß die übrige Energie in Wärme überführt wird.
Während früher Fest- und Stehanoden mit geringer Belastbarkeit verwandt wurden, findet heute fast ausschließlich die Drehanode Anwendung, bei der die Tourenzahl einige Tausend Umdrehungen in der Minute beträgt.

Neuere Typen sind die *Doppelfokusröhre* und die *Doppelwinkelröhre*.
Durch diese läßt sich ohne Leistungsminderung die Zeichenschärfe verbessern, ferner werden die Belastbarkeit ohne Steigerung der Materialbeanspruchung und Höchstleistungen bei gleichzeitigem Betrieb beider Brennflecke ermöglicht. Als Kühlung bei hochbelastbaren modernen Röntgenröhren benutzt man heute Öl oder Preßluft, wogegen man früher Wasser-, Rippen- oder Schweranodenkühlung gebrauchte.
Es wurde bereits darauf hingewiesen, daß die an der Kathode ausgestrahlten Elektronen auf der Anode im sogenannten Aufprallpunkt oder auch im

Brennfleck auftreffen. Dieser Brennfleck spielt bei der Bildschärfe eine große Rolle und ist bei Diagnostikröhren, um technisch optimale Bildwiedergaben zu bekommen, möglichst klein zu halten. Bei Therapieröhren ist die Größe des Brennfleckes von weniger ausschlaggebender Bedeutung. Die aus Wolfram bestehende Anodenstirnfläche erträgt auf 1 mm^2 eine Belastung von 200 Watt für die Dauer von 1 Sekunde. Läßt man die Belastung nur $^1/_{10}$ Sekunde einwirken, so entspricht das einer Belastbarkeit von 300 Watt oder 72 Kalorien. Schmilzt das Wolfram an einer Stelle (Schmelztemperatur 3350 Grad C), dann spricht man von einem „angestochenen Brennfleck".

Neben diesen einführenden technischen Daten interessieren den Assistenzarzt noch die Möglichkeiten, die zur *Erzielung optimaler Röntgenaufnahmen* führen. Besondere Beachtung verdient zunächst die sorgfältige und richtige *Lagerung* des Kranken vor der Aufnahme, wobei der aufzunehmende Körperteil so gelegt werden muß, daß er in der gewünschten Projektion zur Darstellung kommt. Oberstes Gebot bleibt bei der Lagerung die schonendste Behandlung des Kranken!
Janker u. a. haben die richtige Aufnahmetechnik und die bewährten, „normierten" Einstellungen in einprägsamer und übersichtlicher Form monographisch dargestellt. Gut und lehrreich für den Anfänger ist der häufige Vergleich des gewonnenen und zu beurteilenden Röntgenbildes mit Aufnahmen sogenannter Standardeinstellungen und mit normalen Befunden. Das fleißige Studium der klassischen Werke der Diagnostik normaler Befunde, vor allem der Bücher von *Grashey* und *Alban-Köhler,* sind für die exakte Befundung unerläßlich. Kompendiumwissen ist hier wie überall sehr gefährlich und führt zu Fehldiagnosen.
Während der Aufnahme muß der Patient völlig ruhig und entspannt liegen. Die Röntgenassistentin verbindet deshalb die Aufnahmeauslösung mit einem Atemkommando. Auch andere Hilfsmittel (Spreu-, Sandsäcke, Mullbinden, Kissen, Schaumgummi, Holzklötze) ermöglichen die Fixation des betreffenden Körperteils und helfen, durch Bewegung bedingte Aufnahmeunschärfen zu vermeiden. Nach der Größe des darzustellenden Objektes richtet sich die Auswahl des zu verwendenden Filmes.

Die gebräuchlichen Abkürzungen für die häufigen Aufnahmerichtungen sind:

a.p.	antero-posterior	von vorn nach hinten
p.a.	postero-anterior	von hinten nach vorn
d.v.	dorso-ventral	vom Rücken in Richtung Bauch
v.d.	ventro-dorsal	vom Bauch in Richtung Rücken
d.v.	dorso-volar	vom Handrücken in Richtung Handfläche
d.pl.	dorso-plantar	vom Fußrücken in Richtung Fußsohle

Von Bedeutung ist die genaue *Einstellung des Zentralstrahles* oder Zielstrahles (= Strahl, der vom Brennpunkt der Röhre ausgeht und durch die Mitte der unteren Tubusöffnung verläuft) für das Gelingen der Röntgenaufnahme. Im allgemeinen gilt die Faustregel: der Zentralstrahl soll senkrecht auf Kassette und Film auftreffen. Natürlich läßt sich diese Forderung nicht immer einhalten, da in bestimmten Situationen unangenehme Überlagerungen durch andere Knochenteile auftreten. Bei bestimmten Einstellungen müssen deshalb gewisse geometrische Verzeichnungen in Kauf genommen werden.

Bei der Aufnahme ist der *Fokus-Film-Abstand* so groß wie möglich zu wählen. Um eine größengerechte Wiedergabe des Aufnahmeobjektes zu haben, wird als grobes Entfernungsmaß meist das Fünffache der Objektdicke angegeben. Die Verzeichnung beträgt etwa 20%, wobei zu erinnern ist, daß sich die geometrische Unschärfe umgekehrt proportional zum Film-Fokus-Abstand verhält, während bekanntlich die notwendige Belichtungszeit mit dem Quadrat des Fokus-Film-Abstandes zunimmt. Auf Mitteilung einzelner Belichtungszeiten haben wir in diesem Zusammenhang verzichtet. Die scharfe Wiedergabe des Objekts ist in erster Linie von der Größe des *Brennfleckes* abhängig.

Während für Kurzzeitaufnahmen Drehanodenröhren benutzt werden, empfehlen die Röntgenphysiker für die Darstellung der knöchernen Strukturen des Skelettsystems bei Doppelfokusröhren immer den Gebrauch des Feinfokus. Arbeitet man mit hohen Röhrenspannungen, um bei der Aufnahme bewegter Organe (Herz-, Magen-, Darmuntersuchungen) kurze Belichtungszeiten verwenden zu können, dann muß auf eine wirksame *Streustrahlenblende* geachtet werden (das für eine Aufnahme nötige mAs-Produkt nimmt etwa mit der 4ten und 5ten Potenz der Spannung ab).

Die *Kassette,* die Folien und Röntgenfilm einschließt, muß bildsicher sein, d. h., sie muß alle aufnahmetechnischen Erfordernisse erfüllen. Durch Federn wird der gleichmäßig an die Verstärkungsfolien angepreßte lichtdichte Film in der Kassette verwahrt. Der Kassettendeckel sollte mit einer Bleifolie versehen sein, um von der Kassettenunterlage keine bildtrübende Streustrahlung (Rückstreuung) zu bekommen.

Die *Verstärkerfolien* verringern die erforderliche Belichtungszeit um den 10ten bis 25ten Teil und verbessern außerordentlich den Bildkontrast. Die Folien (= Verstärkungsschirme) sind Pappen, die meist mit einer aus wolframsaurem Kalium begossenen chemischen Schicht bestehen, kurzwellige Strahlenenergie absorbieren und dafür langwellige Strahlen (Licht) abgeben. Sie leuchten bei der Aufnahme stark auf und verstärken somit die Strahlenwirkung auf dem Film. Das vordere Folienblatt absorbiert infolge seiner Dünne weniger Strahlen, die dann noch durch das hintere Folienblatt zur

Wirkung kommen können. Daraus resultiert folgende Anordnung von Folie und Film: Röntgenröhre — Aufnahmeobjekt — vorderer Kassettenteil — vorderes Folienblatt — Film — hinteres Folienblatt — hinterer Kassettenteil.
Es werden folgende Foliensorten unterschieden:
1. Grobkornfolie: Verstärkung sehr gut, Schärfe schlecht.
2. Mittelkornfolie: Verstärkung gut, Schärfe leidlich.
3. Feinkornfolie: Verstärkung leidlich, Schärfe sehr gut.
Anwendungsgebiet der einzelnen Foliensorten:
Grobkornfolie: Für Herzfernaufnahmen, Magen-Darmaufnahmen, Schwangerschaftsaufnahmen, Wirbelsäulenaufnahmen bei Korpulenten und Schichtaufnahmen.
Mittelkornfolie: Bei Apparaten geringer bis mittlerer Leistung für Aufnahmen aller Art („Universalfolie").
Feinkornfolie: Für Knochenaufnahmen und, bei leistungsstarken Apparaten, für die gesamte Diagnostik — abgesehen vom Magen-Darmapparat! *(Eschbach)*.
Die Behandlung der hochempfindlichen und nicht billigen Folien, insbesondere die Pflege und Reinigung, haben mit größter Sorgfalt und Erfahrung zu geschehen. Kleine Knicke, Risse oder Flecken machen die Folien wertlos, deshalb dürfen diese nie mit nassen Fingern oder mit Chemikalien in Berührung kommen. Beim Filmwechsel ist es ratsam, die Röntgenassistentin darauf hinzuweisen, daß die Folien nicht an den Ecken hochgehoben werden dürfen, denn dabei entstehen leicht kleine Knicke.
Die technisch besten Aufnahmen macht man bei Verwendung eines nicht überalterten und hochempfindlichen *Filmmaterials*. Im Routinebetrieb sollen Röntgenfilme nicht länger als 3—4 Monate aufbewahrt werden. Auf trockene und sachgemäße Lagerung des unbelichteten Filmmaterials ist zu achten!
Der richtig belichtete Film und die beste Aufnahme- und Einstelltechnik ergeben aber nur dann ein gutes Röntgenbild, wenn genaue Arbeit in der *Dunkelkammer* geleistet wird. Die Güte des aus der Dunkelkammer in die Hand des Arztes weitergegebenen Röntgenfilms und damit die exakte Diagnosestellung ist abhängig von folgenden Faktoren:
1. Aufnahmematerial (Filmqualität, Verstärkungsfolien),
2. richtige Einstelltechnik des zu röntgenden Körperabschnittes,
3. guter Schwärzungsgrad (Kontrast) benachbarter Bildabschnitte (Knochen und Weichteile),
4. Zeichenschärfe (Ruhighalten während der Röntgenaufnahme, richtiger Abstand von Film und Objekt usw.),
5. exakte Dunkelkammerarbeit *(Janker)*.

Merke:
Der Röntgenfilm stellt eine wichtige Urkunde dar und ist als solche zu behandeln. *Daher: größte Schonung des Röntgenfilms!*

Die *Kymographie* und besonders die *Röntgen-Kinematographie* sind weitere Entwicklungen auf dem Gebiet der Röntgentechnik und haben die röntgenologische Funktionsdiagnostik ermöglicht.
Diese Hinweise sollen eine Vorstellung vermitteln und zum Nachlesen ausführlicher Bücher auf dem Gebiete der Röntgentechnik anregen. "Superflua non nocent". Es ist interessant und lohnend, den „roten Faden" auch innerhalb der Röntgenabteilung zu verfolgen und dem Unbekannten mit Eifer nachzuspüren. Es wäre ein trauriges Lied, auf der halben Strecke zu bleiben!

Die Röntgendiagnostikräume
Beachtenswertes in Stichworten

1. Bedienungsraum
   Arbeitsplatz der Assistentin
   Zweckmäßige, nicht unpersönliche Einrichtung.

Ausstattung	Verdunklungsvorrichtung
	Schalttisch
	(wenn nur ein Schalttisch vorhanden, dann steht dieser beim Aufnahmeraum — gute Sicht auf den Patienten —, nicht beim Durchleuchtungsraum)
	Tisch für Befunddiktat (Diktiergerät) und Ablage
	Regal oder Wandschrank für Filmkassetten
	(Unterteilung: Belichtet, Unbelichtet, Format)
Beobachtung des Patienten	Bleiglasgesichertes Fenster mit Verdunklungseinrichtung zur Kontrolle der Aufnahmeeinstellung
Verständigung zwischen Arzt und Assistentin	Durchsprechfenster
	Sprechgitter
	Wechselsprechanlage (Hohe Verstärkung nötig! Patient hinter dem Leuchtschirm soll Arztdiktat nicht mithören)
günstig	gemeinsamer Bedienungsraum für zwei Diagnostikräume
Ausnahme	Bedienungsstand mit Schalttisch im Röntgenraum
	Assistentin arbeitet im Dunkeln (Strahlenschutz!)
	Schwache Instrumentenbeleuchtung erforderlich
	(Adaptation)

2. Durchleuchtungsraum
   Arbeitsplatz des Röntgenarztes

Übersichtliche Einrichtung, damit man sich im Dunkeln schnell und sicher zurechtfinden kann
Das der Raumgröße entsprechende Luftvolumen muß mehrmals in der Stunde umgesetzt werden
(frische Luft, Entlüftungsanlage, erwärmte Frischluft)
Genügende Größe des Durchleuchtungsraumes
Verdunklungsvorrichtung — Rotes Licht!

Ausstattung Röntgengerät
(viel Platz um das Gerät lassen)
„stummer Assistent"
(fahrbares Schränkchen mit Tischplatte für Ersatzkassetten, Ablage, Kontrastbreibecher, Distinktor, Palpierhandschuh und andere Hilfsmittel)
Schutzkanzel
Kabinen (an der Seite des Patientenzugangs zum Untersuchungsgerät, Zahl nach Kapazität der Station, Magenarbeitsplatz 3—4 Kabinen, Thoraxplatz 4—6 Kabinen)
Bettenschleuse (bettlägerige Kranke, Unfälle)
Wasserklosett (Waschgelegenheit, Spülbecken, Ablage für gebrauchte Schläuche o. ä.) — direkt vom Untersuchungsraum zugänglich!

3. Dunkelkammer
Zentrale Lage
Kassettenschleuse (Hin- und Rücklauf getrennt)
Kassettentransportband
Eingang Lichtschleuse, Labyrintheingang
Ausstattung richtige Beleuchtung
Arbeitsplatz Trennung zwischen Trockenarbeitsplatz und Naßarbeitsplatz

Merke: Dunkelkammerarbeit ist für Qualität der Röntgenaufnahmen entscheidender Faktor. Peinliche Sauberkeit in der Dunkelkammer!
Vermeide allzu häufiges Betreten der Dunkelkammer!

4. Aufnahmeraum
Größere Röntgenabteilungen haben mehrere Aufnahmeräume
Zugänglichkeit an die Geräte von zwei Seiten
(Arzt, Assistentin, Patient, Krankenbett und -trage)
Beachte Strahlenschutz (DIN 6812), wenn Schalttisch im Aufnahmeraum
Ausstattung Flachblendentisch (Bucky)
andere Aufnahmegeräte
bewegliche Kleinaufnahmegeräte
(Siemenskugel, Müller DA 10)

378 Röntgenabteilung

                  Lagerungstisch
                  Regale und Schränke
                  Lagerungshilfsmittel
Kabinen   2—3 Kabinen
                  breite Tür (Fahrbett) mit Verbindung zum Korridor
                  ist günstig
                  „ruhige Ecke"
                  (Vorbereitung und Durchführung von Injektionen,
                  Wundversorgung etc.)

5. Breiküche
meist in Nische oder neben dem Röntgenraum untergebracht
Ausstattung   Anrichte
                  Regale
                  Spülbecken
                  Mischgeräte — Breivorrat — Warmwasseranschluß

6. Nebenräume
Diktatzimmer
Filmbefundung
Demonstrationsraum
Aufenthaltszimmer
Fotolaboratorium
Urologie
Schirmbildraum
Hochspannungsraum bei Gebrauch
älterer Geräte
Verwaltungsräume—Sprechzimmer
Duschraum — Abstellräume   Sterile Arbeitsräume für Spezial-
Werkstatt   untersuchung
                                     (Arteriographie, Angiographie,
                                     Myelographie, Salpingographie,
                                     Pyelographie u. v. m.)
                                     Raum für Schichtuntersuchungen
                                              Kymographien
                                              Aufnahmen bei Schwerst-
                                              kranken,
                                              Infektionskranke!

Archiv
Das Röntgenfilm- und Röntgenberichtsarchiv muß so übersichtlich eingerichtet sein, daß zu jeder Zeit und ohne Mühe jede beliebige Röntgenaufnahme oder jeder notwendige Befund sofort zur Hand sein kann. — Ausprobieren hat schon oft geholfen!

Der Röntgenarzt

Neben bestem fachlichem Wissen und Können gehört zum modernen Röntgenarzt eine gute Kenntnis der physikalischen und biologischen Gesetzlichkeiten, soweit diese das Grenzgebiet Medizin und Physik berühren. Der Arzt hat sich ein übersichtliches Bild über den Stand der röntgenphysikalischen, biophysikalischen und besonders der strahlengenetischen Grundlagen zu erarbeiten, bevor er seine Hand an den Schalter der Röntgenapparatur legt. Selbstverständlich muß er über die DIN-Vorschriften bzw. Arbeitsschutzvorschriften des Strahlen- und Hochspannungsschutzes in medizinischen Anlagen bestens orientiert sein. Er allein trägt die hohe Verantwortung für das richtige Verhalten seines Personals und für den Schutz seiner Patienten. Öftere Belehrungen sind zweckmäßig und beugen vor.

Vor allem soll er inmitten und trotz seiner Maschinen ein guter Arzt sein, dessen Herz für seine Kranken schlägt. Er wird deshalb den leider oft anzutreffenden Betriebsjargon „die Mägen jetzt in die Kabinen" oder „die Lungen können sich anziehen" vermeiden und sich bewußt bleiben, daß jeden untersuchten Magen und jede durchleuchtete Lunge ein Mensch mit seinem ganzen Wesen, seiner Problematik, mit seinem Körper und mit seiner Seele umschließt. Private Gespräche zwischen Arzt und Assistentin haben in Gegenwart des Kranken völlig zu unterbleiben. Vielem Unangenehmen wird so der Boden entzogen.

Bei Diktaten, besonders über eine Sprechanlage vom Schirm aus, darf die ärztliche Schweigepflicht nicht verletzt werden. Dies gilt auch für die Einweisung des Kranken durch die Röntgenassistentin und für die Röntgensekretärin. *Eschbach* empfiehlt für Situationen, in denen zwecks Verständigung dem Röntgenarzt die Diagnose mitgeteilt werden muß, folgende Bezeichnungen:

„Statt Lungentuberkulose besser Kochsche Krankheit,
  statt Tuberkelbakterien besser Stäbchen,
  statt Fehlgeburt (Abort) besser AT,
  statt Syphilis, Lues, besser L,
  statt Tripper (Gonorrhoe) besser Neißersche Krankheit,
  statt Krebs (Karzinom), Sarkom und Geschwulst, besser TM,
  statt Morphium besser M,
  statt Novocain, Pantocain, besser Lokalanästhetikum."

Gegenüber der Einweisungsdiagnose anderer Kollegen soll der Röntgenarzt nicht überheblich sein und sich gebärden, als besitze er allein den delphischen Dreifuß der klinischen Diagnostik. Mit „kluger Miene" urteilen manche jungen Kollegen, die infolge eigener Unkenntnis der Röntgenmethode vollstes Vertrauen schenken, abfällig über die Vermutungsdiagnose manches Prak-

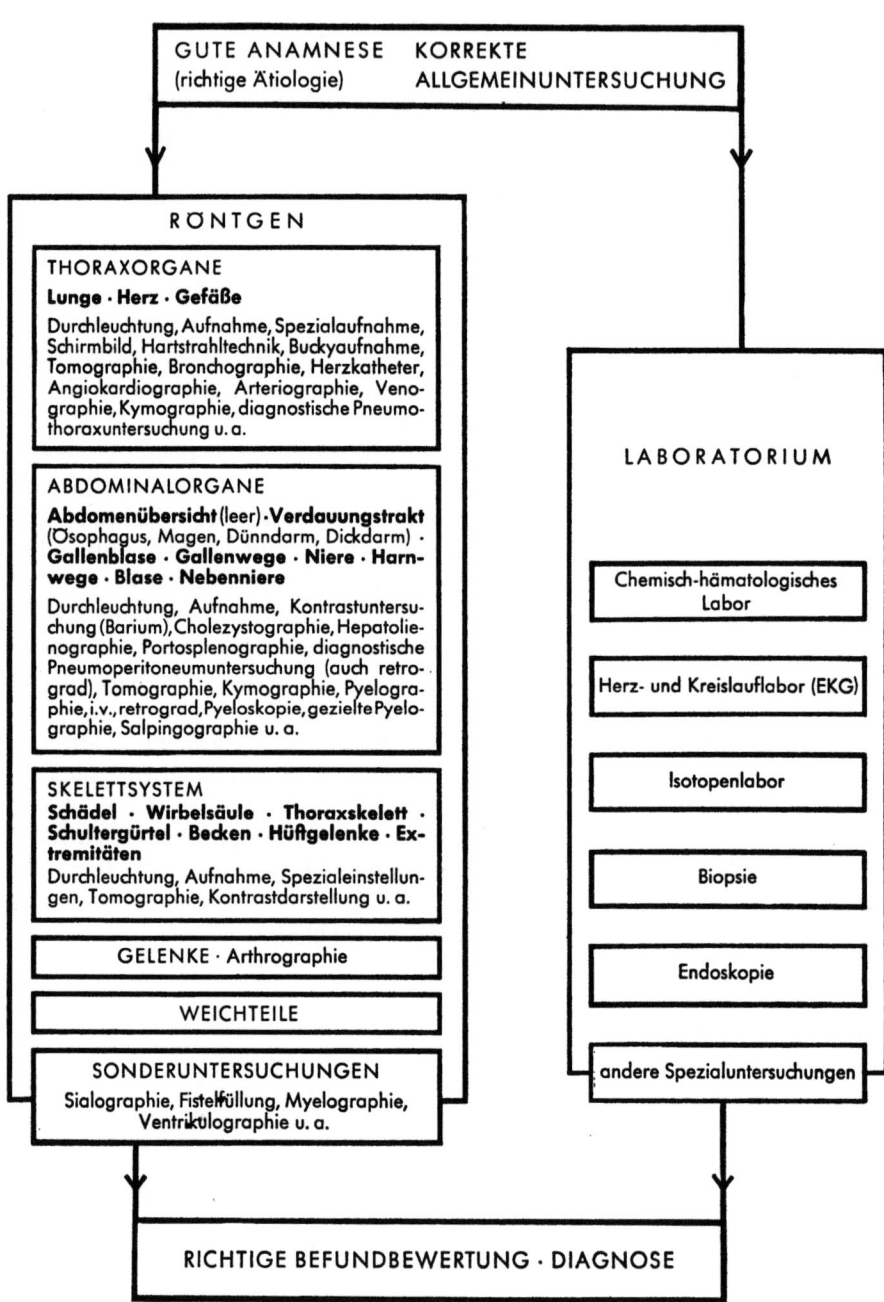

Abb. 20. Der Weg zur richtigen Diagnose mit und ohne Röntgenuntersuchung

tikers oder Klinikers, die oft weit mehr ehrlich, sicher aber mühsamer, erarbeitet worden ist. „Es wäre unbillig", sagt G. B. *Gruber,* „wollte der, welcher sich der Laboratoriums- und Klinikhilfe bedienen kann, in Verkennung der Schwierigkeiten jener Ärzte, die im beschränkten Rahmen der täglichen allgemeinen Praxis arbeiten müssen und bei der mangelnden Möglichkeit vollkommener Diagnosestellung Fehler begangen haben, hochfahrend diese als Stümper beschimpfen. Glauben Sie, wenn man den so scharf Urteilenden in den Arbeitskreis des so scharf Verurteilten vor dieselbe Aufgabe stellte, da könnte sich vielleicht ein Ergebnis einstellen, das den Verurteilten mehr ehrte als den Richter."

Wir haben uns angewöhnt, bei bestimmten Befunden das Ergebnis der Perkussion und Auskultation mittels einer auf der äußeren Thoraxwand durch Leukoplast fixierten dünnen Metallkette festzuhalten. Wie groß ist oft die Diskrepanz zu den danach gewonnenen Röntgenbildern! Die Mitarbeiter unserer Röntgenabteilung waren gehalten, nach Kenntnis des Röntgenbefundes den Patienten mit dem Stethoskop abzuhören. Der junge Arzt in der Röntgenabteilung bekommt so am besten den rechten Maßstab und das rechte Verhältnis zur Leistungsbreite seiner Methode. Bei der Arbeit am Durchleuchtungsschirm und bei der Befundbewertung ist es immer gut, sich des alten medizinischen Wanderstabes, des Zweifels, zu erinnern!

Wir verfügen über Beobachtungen, bei denen der Anatom auf dem Sektionstisch bei solchen Kranken eine chronische Pneumonie diagnostizierte, welche noch 14 Tage vor dem Tode ein normales Röntgenbild aufgewiesen hatten. Es ist bekannt, daß die Metastase in einem Wirbelkörper mindestens 1 ccm groß sein muß, um bei zentralem Sitz im Röntgenbild als Defekt in Erscheinung zu treten, und es ist nichts Neues, daß ähnlich wie bei der Osteomyelitis in solchen Fällen der klinische Befund dem positiven Röntgenogramm weit vorausläuft. Diese wenigen Andeutungen ließen sich leicht um ein Vielfaches vermehren. Das weiß jeder Arzt, der längere Zeit im Röntgenfach tätig war.

Die erstaunliche Leistungsbreite dieses Verfahrens wird durch Einhalten der Grenzen nicht geschmälert, sondern erweitert. Wir alle kennen die unvorstellbare Hilfe des Röntgenbildes bei vielen unklaren klinischen Befunden (z. B. Lokalisation von Fremdkörpern und Geschwülsten, zentrale Pneumonie, Miliartuberkulose, Pneumokoniose), wenn richtige Indikationsstellung und sachgemäße Röntgenuntersuchung gewährleistet sind. Aber sie kann leicht, wenn sie nicht innerhalb ihrer Leistungsbreite verstanden wird, zu einer gefährlichen Narkose des Doktors werden! Die Röntgendiagnose ist ein Teil der speziellen Diagnostik am kranken Menschen und die Röntgenabteilung ist kein Automat für fertige, endgültige Diagnosen. Die Röntgenbilder sind Schattenbilder, deren Deutung große Erfahrung und oft Zurückhaltung verlangt. In vielen Fällen kann der Röntgenarzt nur beschreibend urteilen und ohne Kenntnis des klinischen Befundes differentialdiagnostische Erwägungen anstellen.

Überlegungen bei negativem Röntgenbefund	
negativer Befund bei: Verdacht auf Miliartuberkulose oder miliare Aussaat (Thoraxaufnahme)	Zu berücksichtigen: Herde werden erst nach etwa 3 Wochen auf der Röntgenaufnahme erkennbar. Durchleuchtungsbefund zeigt nie miliare Veränderungen
Osteomyelitisverdacht (Knochenaufnahme)	Nach 3 Wochen werden die typischen Zeichen im allgemeinen erst sichtbar. Verändertes Bild bei Antibioticatherapie
Verdacht auf Cholelithiasis (Aufnahme des rechten Oberbauches, „Galle leer")	Nicht alle Gallensteine geben Schatten. Denke an kalkfreie Konkremente
Verdacht auf Nephro-Urolithiasis (Aufnahme des Abdomens, „Übersicht")	Es gibt bekanntlich auch hier nicht schattengebende, kalkfreie Konkremente. Überlagerungen?
Verdacht auf Wirbelmetastasen (Aufnahme der WS in 2 Ebenen)	Erst nach Erreichen einer bestimmten Raumgröße (etwa 1 ccm) sind Wirbelmetastasen sichtbar. Gute Aufnahmetechnik ist Voraussetzung (modifiziert n. Barke, Buttenberg, Pfeiffer)

Um zu einer richtigen *Diagnose* zu gelangen, genügen nicht nur gute pathologisch-anatomische und pathologisch-physiologische Kenntnisse, sondern auch ein Wissen um die Geometrie der Röntgenaufnahmen. Viele Fehlerquellen sind durch unterschiedliche Perspektive, Schärfe, Härtegrad, Einstellung oder andere Eigenschaften des Röntgenbildes gegeben. Einige von *Schinz, Baensch, Friedl* und *Uehlinger* in ihrem „Lehrbuch der Röntgendiagnostik" zusammengestellte Regeln bei der Befundung helfen Fehldiagnosen vermeiden und haben sich außerordentlich bewährt:

„1. Befundet darf nur das werden, was auf dem Bilde deutlich zu sehen ist. Verwackelte Aufnahmen, technisch schlechte Bilder, aber auch undeutliche Strukturen in einem sonst guten Bilde erlauben keine Befundung.
2. Der Befund darf sich nur auf die dargestellte Region erstrecken; dies muß vermerkt werden.
3. Frakturen lassen sich nur an Hand von Zweiseitenaufnahmen ausschließen.

4. Magen-Darm-Bilder ohne vorangehende Durchleuchtung sind diagnostisch unzulänglich, gelegentlich auch Thoraxbilder.
5. Zeigt ein Röntgenbild Abweichungen von der Norm, dann haben wir uns folgende Fragen vorzulegen:
    a) Können die Veränderungen nicht Kunstprodukte sein? (Film- und Entwicklungsfehler).
    b) Rühren die abnormen Verschattungen oder Aufhellungen vom Körpergewebe her oder von Fremdkörpern, Kleidern, Schutzvorrichtungen, Verbandsstoffen usw.?
    c) Wenn die Verschattungen oder Aufhellungen vom Körper herrühren, sind sie pathologisch oder sind sie Variationen des Normalen?"

Wir brauchen die Technik, die sich in vielen neuen Möglichkeiten dem Arzt an die Seite stellt, damit er segensreicher als bisher arbeiten kann. Der Arzt, der überwiegend in der apparativen Medizin steht, muß sich aber bewußt bleiben, daß er der Herr über seine Maschinen ist und darauf achten, daß er nicht in einer seelenlosen Routinearbeit steckenbleibt!

Der Röntgenarzt muß sehr *viel Eignung* mitbringen, um im Laufe seiner Berufszeit nicht zu stranden. Einer der Pioniere der Röntgenkunde, *G. Holzknecht*, hat zur Eignungsprüfung für den Beruf der medizinisch-technischen Assistentin in ihrem Tätigkeitsbereich auf der Röntgenstation folgende Merkmale zusammengestellt, die für den Arzt in seiner Stellung als Führender viel mehr noch Voraussetzung sind. Es sind dies: allgemeine Intelligenz, Ausdrucksfähigkeit, Erfassung des Wesentlichen, Dispositionsvermögen, Umstellfähigkeit, zuordnendes Gedächtnis, Verteilung der Aufmerksamkeit, räumliche Vorstellungsgabe, praktisch-technisches Verständnis, technische Findigkeit, Fähigkeit zu Doppelhandlungen, Reaktionsschnelligkeit, Handruhe, Unterscheidungsvermögen für Helligkeitsdifferenzen.

Diese Bedingungen müssen mit viel Liebe zum Kranken, mit Fröhlichkeit, gutem Mut und fundiertem ärztlichem Können gepaart sein: dann ist der Arzt Vorbild. Nur dann wird die technisch-apparative Diagnose- und Behandlungsstätte für den Kranken ein Hort pflegerischer Geborgenheit sein.

Wir müssen auch die Wirkung der Arbeit des Röntgenarztes nach außen bedenken! Manche nicht röntgenologisch tätigen Ärzte haben zu der Kunst des Röntgenologen und der Leistung des Verfahrens ein so großes Vertrauen, daß sie glauben, ein normaler Röntgenbefund sei mit absoluter Gesundheit gepaart. „Natürlich vermag kein Röntgenologe auf Grund seines Befundes allein zu entscheiden, ob Gesundheit oder Krankheit vorliegt", sagt *Bürger*, „aber viele weniger unterrichteten Ärzte glauben, wie uns immer wieder in der Praxis begegnet, daß tatsächlich jeder klinisch abweichende Befund sich besonders auf dem Gebiet der Lungenerkrankungen röntgenologisch feststellen lassen müsse." Eine vorsichtige Bemerkung am Schluß des Diagnosediktates (z. B. rein röntgenologisch z. Zt. kein krankhafter Befund,

bei klinischem Verdacht weitere Kontrolle erbeten) wäre in vielen Fällen eine Hilfe.
Über das Verhältnis zu den ärztlichen Kollegen gilt das an anderer Stelle Gesagte. Manche älteren Ärzte benehmen sich den jüngeren gegenüber wie Schulfüchse. Sie hocken gemütlich im Bau und durchkauen allein die Beute. In der Medizin erreicht keiner die Endstation, das sollten diese Herren bedenken! Alle arbeiten letztlich an der gemeinschaftlichen Aufgabe, und diese verlangt unablässige Hilfsbereitschaft, Universalität, Vermittlung und Toleranz. Das sind Eigenschaften, die seit altersher bei einem forschenden Menschen vorausgesetzt wurden.

Die Röntgenassistentin

Durch unbefangene Fröhlichkeit vermag die Röntgenassistentin die Gefahr der „Blutleere" mancher Institute zu verhindern. Sie bestimmt das Klima der Abteilung entscheidend. Die Fäden zu den Patienten, zum Arzt, zum Röntgenapparat und zur Verwaltung hat sie in der Hand.
Ihr Arbeitsplatz im Schaltraum muß bei aller Zweckmäßigkeit auch ihre persönliche Note tragen. Der Arbeitsplatz darf nicht in einer dunklen Ecke liegen, er muß außerhalb des Aufnahme- und Durchleuchtungsbetriebes und gut lüftbar sein. Eine ansprechende Raumgestaltung wird sich leistungsfördernd auswirken. Weiterhin sollte der Arbeitsplatz möglichst zentral liegen, so daß die verschiedenen Funktionen, wie das Einweisen der Kranken in den Röntgenraum, die Verbindung zum Arzt, zum Schalttisch, zur Breiküche oder zur Dunkelkammer, auf kürzestem Wege erfüllt werden können. Sehr günstig sind für eine Röntgenstation sogenannte Ecklösungen. Die enge Verbindung von Schaltraum, Dunkelkammer, Auskleidekabinen und Röntgenuntersuchungsraum spart Zeit und Kraft. Oft aber sind die Räume hinter- bzw. nebeneinander angeordnet, so daß der Vorschlag einer günstigen „Ecklösung" nur Wunsch bleibt.
Besonders schwierig ist, der Adaptation wegen, der häufige Gang in die Dunkelkammer, in der u. a. die belichteten Filme aus der Kassette genommen und neue eingelegt werden. Diese Arbeit muß sorgfältig und schnell ausgeführt werden. Wenn der Aufnahmebetrieb in den Nachmittagsstunden nachgelassen hat, kann die Assistentin in der Dunkelkammer, im Filmarchiv, Filmlager, in der Filmbearbeitung oder in der Befundung aufräumen und ordnen. Eine umsichtige Arbeitsteilung ist Grundbedingung für den ungestörten Ablauf des Untersuchungsbetriebes. Im Verhältnis zu den anderen Mitarbeiterinnen ist helfende und verstehende Kameradschaft selbstverständliche Pflicht. Die Assistentinnen sollen keine Kaste bilden, in der „chinesisch"

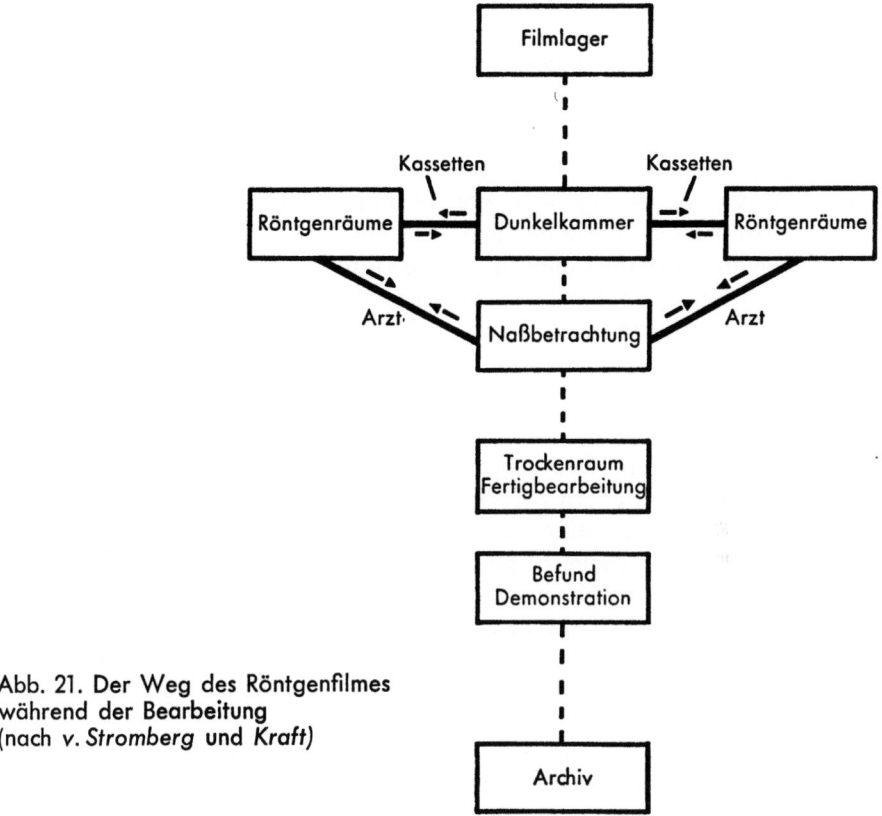

Abb. 21. Der Weg des Röntgenfilmes während der Bearbeitung (nach v. *Stromberg* und *Kraft*)

gesprochen wird, und die leitende Assistentin soll sich nicht als scharfer Zerberus aufführen! In der Mitte liegt das Wahre. Allerdings trägt auch zuviel Geduld den Schatten der Trägheit in sich und ist kein Freibrief!

Eschbach hat der medizinisch-technischen Assistentin ein schönes Röntgentaschenbuch gewidmet und schreibt: „Die Anfängerin muß sich von vornherein darüber klar sein, daß Lehrjahre keine Herrenjahre sind. Sie muß sich in einen in bewährten Gleisen laufenden Betrieb einfügen. Sie muß auch lernen, sich von älteren Kolleginnen einmal „etwas sagen zu lassen". Das geht erfahrungsgemäß anfangs nicht immer ganz leicht. Einfügung und Anpassung sind aber charakterbildend, sie führen entweder zur lebhaften Ausprägung des Gemeinschaftsgefühls oder zur Selbstausschaltung der Personen, die unfähig zur Gemeinschaftsbildung sind. Die älteren Assistentinnen sollen gegenüber ihren jüngeren Kameradinnen eine schwesterlich-kameradschaftliche Einstellung erkennen lassen. Die notwendige Anleitung in der täglichen Arbeit darf nie zu verletzenden Demütigungen führen: die Anfängerin darf nicht einfach links liegengelassen werden, denn so viel ist nie zu tun, daß man nicht die Zeit hätte, kleine Erläuterungen zu geben, und auf der anderen Seite wirkt ein allzu magisterhaft belehrender Ton immer nur befremdend ...

Über allen gegebenenfalls aufkommenden persönlichen Mißhelligkeiten steht beherrschend die Notwendigkeit einer reibungslosen Zusammenarbeit aller Arbeitsplätze. Niemand soll betonen, wie unentbehrlich er ist. Unentbehrlich allein ist die gleichmäßig gute Leistung des Instituts."

Nach getaner Arbeit ist nicht immer gut ruhen, sondern besser ist Bewegung! Die Assistentin sollte bei jedem Wetter spazierengehen, leichten Sport treiben (Gymnastik, Bewegungsspiele, Wandern, Schwimmen, Tennisspielen) und vor allem richtig Urlaub nehmen, also der wirklichen Entspannung mehr Zeit einräumen. Besonders günstig ist eine Urlaubszeit im Winter. Wer diese Erkenntnis sich zu eigen macht, wird sich nicht so leicht von der Hetze unserer Zeit verführen lassen.

Der Röntgenpatient

Die Röntgenstrahlen und ihre verschiedenen Anwendungsmöglichkeiten sind heute ein aus der modernen Medizin nicht mehr wegzudenkender Bestandteil, der über den Grad eines bescheidenen „Hilfsmittels" hinausgeht und sich in Verbindung mit chemisch-physikalischen, bio-physikalischen und medizinisch-klinischen Erkenntnissen zu einem eigenen Zweig der medizinischen Wissenschaften entwickelt hat. Es vergeht kein Tag, an dem nicht der klinisch oder praktisch tätige Arzt und das ihm zur Seite stehende Personal sich mit Röntgenuntersuchungen oder mit der Behandlung durch Röntgenstrahlen zu befassen haben, um unseren kranken Mitmenschen zu helfen. Ein stetes Fortschreiten auf diesem Gebiete der Medizin und ein immer weiter um sich greifender Ausbau der neuesten physikalischen und biologischen Erkenntnisse sind auch für den medizinischen Laien Grund genug, sich für das Röntgenverfahren zu interessieren. In Laienkreisen herrscht aber immer noch die irrige Ansicht, daß es ohne weiteres für den Arzt möglich sei, alle Organe des Körpers und einen sehr großen Teil ihrer krankhaften Veränderungen mit Hilfe der Röntgenstrahlen einwandfrei zu erkennen und sicher beurteilen zu können. Die dunkle Atmosphäre des Untersuchungsraumes, eine gewisse Scheu vor der Untersuchung, die moderne technische Anlage mit Drehmulde und vielen anderen Hilfsgeräten und vielleicht auch die leider oft noch anzutreffende unpersönliche Betreuung verstärken bei Sachunkenntnis solche Vorstellungen. Andererseits besteht bei manchen Patienten Angst und eine übertriebene Sorge über die Gefährlichkeit der Röntgenuntersuchung. Hier ist Aufklärung vonnöten!
Der Röntgenpatient erreicht entweder als ambulanter Kranker oder über die Bettenstation das Institut.
Bedeutungsvoll ist die richtige Ausfüllung des *Überweisungsscheines*. Dieser Schein soll den Arzt in der Röntgenabteilung wissen lassen, welche diagno-

stischen Untersuchungen bei dem betreffenden Patienten vom einweisenden Arzt als notwendig erachtet werden. Nicht immer stellt die kurze Angabe der klinischen Diagnose eine ausreichende Begründung der röntgendiagnostischen Maßnahme dar.

Auf dem Röntgenüberweisungsschein sollen in Stichworten die wichtigsten klinischen Angaben (Anamnese, Allgemeinbefund, Laboratoriumsuntersuchungen) und die *vorläufige Diagnose* vermerkt sein. Die Personalien des Kranken müssen sorgfältig, vollständig (bei verheirateten Frauen Geburtsname!) und in gut leserlicher Schrift, am besten in Blockschrift oder Schreibmaschinenschrift, mitgeteilt werden. Die alarmierenden Angaben „Infektionsgefahr", „Unfall", „eilige Untersuchung" usw. dürfen niemals durch Rotstift verdeutlicht werden, da infolge der roten Beleuchtung in den Diagnostik- und Dunkelkammerräumen die rote Schriftfarbe undeutlich oder überhaupt unleserlich wird. Der Ausfüllung der Spalte „Beruf" kommt oft besondere diagnostische Bedeutung zu. Bei Verdacht auf Pneumokoniose z. B. empfiehlt es sich, die Expositionszeit mitzuteilen. Wurden früher Röntgenuntersuchungen durchgeführt, dann ist ein entsprechender Vermerk auf dem Überweisungsschein erforderlich.

Alles in allem: der Überweisungsschein soll zu einer schnelleren Versorgung des Kranken und zu einer besseren Diagnostik verhelfen.

Richtlinien zur Röntgenuntersuchung

a) *Anmeldung zur Röntgenuntersuchung*

Die Anmeldung wird in jedem Krankenhaus, in jeder Poliklinik und in jeder Betriebspoliklinik, den jeweiligen innerbetrieblichen Umständen entsprechend, nach den günstigsten Gesichtspunkten gehandhabt. Trotzdem erscheint es unerläßlich, auf einige wesentliche Punkte besonders aufmerksam zu machen, bei deren strikter Beachtung eine reibungslose, genaue und schnelle Untersuchung des Patienten gewährleistet ist:

1. Die Anmeldung geschieht auf einem dazu bestimmten Vordruck und ist mit der Unterschrift des Arztes zu versehen. Wichtig ist dabei die Angabe aller Personalien des betreffenden Kranken (Druckschrift). Bei Gutachten empfiehlt es sich, das „Aktenzeichen" anzugeben.
2. Angabe der klinischen Diagnose.
3. Angabe der bisher durchgeführten notwendigen klinischen Untersuchungsergebnisse (bei Lungenuntersuchungen: Blutsenkung, Blutbild und Sputum; bei Magendarmuntersuchungen: Magensaftwerte, evtl. Stuhlbefund).
4. Angabe früher vorgenommener Röntgenuntersuchungen.
5. Beigeben schon vorhandener Röntgenfilme oder Befunde (Operationsberichte usw.) zum mitgesandten Anmeldevordruck.

6. Genaue Bezeichnung der gewünschten Untersuchung (z. B. Magen und Zwölffingerdarm) und des im Einzelfall besonders interessierenden Körperabschnittes (z. B. bei Toraxdurchleuchtung evtl. Schilddrüsenvergrößerung).
7. Eilige und dringliche Untersuchungen (z. B. akuter Darmverschluß) sind als solche zu kennzeichnen (Lebensgefahr!), damit sofortige Untersuchung durchgeführt wird.
8. Bettlägerigen Patienten sind regelmäßig Strümpfe und Hausschuhe mitzugeben.

b) *Vorbereitung des Kranken zur diagnostischen Untersuchung*
Eine besondere, rechtzeitige Vorbereitung ist nur bei Bauchuntersuchungen angezeigt.
Ausnahme: Bauchleeraufnahme im Stehen oder Sitzen bei Verdacht auf Darmverschluß (Ileus). Jegliche Vorbereitungsmaßnahmen vor der Röntgenuntersuchung, insbesondere Einläufe, sind hier verboten!
Als besondere Vorbereitungen kommen demnach in Frage:
1. Bei der *Bauchleeraufnahme*, d. h. einer Übersichtsaufnahme im Liegen, Leeraufnahme der Harn- oder Gallenwege, Aufnahme der Wirbelsäule, des Kreuzbeins und des Beckens usw.
Bei stationärer Behandlung:
Am Vortage der Untersuchung, gegen 19 Uhr, ein leichtes Abendbrot. Am Untersuchungstage soll der Patient sofort nach dem Erwachen Rechtsseitenlage einnehmen und auch möglichst während des Transportes bis zur Untersuchung beibehalten. Etwa zwei Stunden vor der Röntgenuntersuchung empfiehlt sich ein kleiner Einlauf in Rechtsseitenlage (beachte Gegensatz zu Bauchkontrastaufnahme!).
Bei ambulanten Kranken:
Prinzipiell gilt hier das gleiche. Der Kranke steht frühmorgens auf und soll sich bis zur erfolgten Untersuchung nicht mehr legen, nur setzen.
2. Bei *Bauchkontrastaufnahmen* (Pyelographie, Cholecystographie, Hepatolienographie usw.):
Etwa 2 Tage vor der Untersuchung soll eine möglichst schlackenarme, nicht blähende Kost eingenommen werden, d. h. vor allem Vermeidung von Hülsenfrüchten, Obst und Gemüse. Angeraten werden Weißbrot mit Butter, Mehlspeisen, Schleimsuppen. 36 Stunden vor der Röntgenuntersuchung empfiehlt sich eine Darmentleerung mittels Rizinusöl oder Sennesblättertees (keine salinischen Abführmittel gebrauchen). Am Abend vor der Untersuchung hoher Einlauf. Achte bei Einfüllung auf im Irrigatorschlauch befindliche Luft und vermeide sie! Weiterhin soll an diesem Abend die letzte Flüssigkeitszufuhr in beschränkter Form stattfinden; die letzte Nahrungszufuhr empfiehlt sich 12 Stunden vor der beabsichtigten röntgenologischen Untersuchung. Am Untersuchungstage darf keine Flüssigkeit gegeben werden, insbesondere kein Einlauf mehr.
3. Bei *Magendarmdurchleuchtungen:*
Vorbereitung: Nur bei sehr starker Verstopfung ist an den Vortagen der Untersuchung eine sehr milde Abführung gestattet. Am Untersuchungstage selbst soll der Kranke peinlich nüchtern bleiben, d. h. nicht essen, nicht trinken, nicht rauchen und nicht Zähne putzen!

Unter keinen Umständen darf vor dem Magenröntgen eine fraktionierte Magenaushebrung durchgeführt werden. Bei oraler Darmpassage, d. h. bei weiterer Verfolgung des Breitransportes im Darmkanal im Anschluß an die Magendarmdurchleuchtung, sind unter keinen Umständen Abführmittel zu applizieren. Ebenfalls sollen keine Einläufe vorgenommen werden.

4. Bei *Dickdarmkontrasteinlauf:*
   Vorbereitung: An den Vortagen Vermeidung von blähender Kost, gründliche Darmreinigung, jedoch keine salinischen Abführmittel, sondern möglichst Einläufe. Am Untersuchungstage selbst keine Darmreinigung mehr vornehmen, insbesondere keinen Einlauf vor der Röntgenuntersuchung. Keine vorherige Rektoskopie. Patienten möglichst im nüchternen Zustande lassen. Bei allzu großem Hunger können ein paar Scheiben trockenen Weißbrots oder Zwieback, jedoch keine Flüssigkeit, gegeben werden.

Der Weg des Patienten in der Röntgenabteilung

Das *Wartezimmer* soll den Patienten aufnehmen, ihm das Warten erleichtern und nicht erschweren. Es soll die Zeit bis zum Untersuchungsbeginn verkürzen helfen und den Kranken entspannen, nicht aufregen! Groß, hell und freundlich muß es gestaltet sein; frische Blumen oder Pflanzen werden immer als angenehm empfunden, dagegen sind Zeitungen aus hygienischen Gründen nicht auszulegen. Auch die Ausstattung mit Möbeln soll modern und zweckmäßig, aber nicht nüchtern und lieblos sein. Große Röntgeninstitute haben für ambulante, stationäre und infektiöse Kranke getrennte Warteräume. Man denke auch an jugendliche Patienten bei der Ausgestaltung des Wartezimmers! Ob das Goldfischaquarium immer das Richtige ist, darüber werden die Meinungen auseinandergehen. Wenn die Röntgenstation räumlich beengt ist, dann schützt vor vollen Wartezimmern ein Zeitplan, nach dem die Kranken zur Untersuchung gebeten werden. Wichtig ist, daß Kinder und Jugendliche nie mit Patienten zusammenkommen, bei denen die Möglichkeit einer Infektionskrankheit (Überweisungen zur Schichtuntersuchung, Tbc-Untersuchung) besteht.

Die *Bettschleuse* muß mindestens 3—4 Betten aufnehmen können. Durch Abdunklung (Rotlicht) adaptiert sich der Kranke schon gut vor, so daß er dann bei der Untersuchung nicht noch zusätzlich infolge Sehunsicherheit unruhig und erregt wird. Das Röntgenpersonal hat sich stets bewußt zu bleiben, daß auf jeder Fahrtrage ein kranker Mensch liegt! Die Krankenwärter holen nicht die Tragen ab, sondern die Patienten. Es ist von Zeit zu Zeit nötig, daß der Assistenzarzt ohne Adaptationsbrille, dafür aber mit einer hellen Lampe, sich vom Zustand der Bettenschleuse überzeugt!

Der Abruf aus dem Wartezimmer in die *Umkleidekabinen* erfolgt in vielen Instituten durch Sprechanlage. Besser als durch Lautsprecher (wegen Mißver-

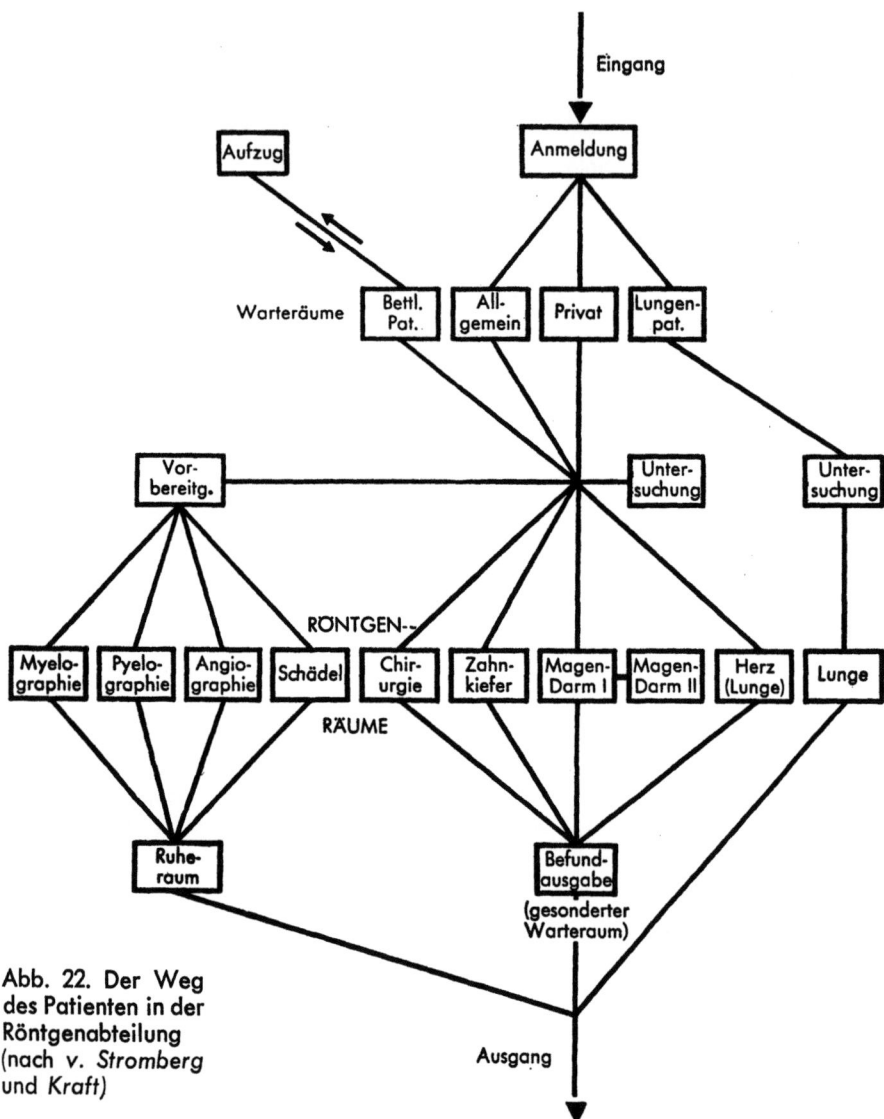

Abb. 22. Der Weg des Patienten in der Röntgenabteilung (nach v. Stromberg und Kraft)

ständnissen und Verwechslungen und last not least wegen des persönlichen Kontaktes) ist die Einweisung durch die Röntgenassistentin selbst.

Die Größe der Kabinen wird immer unterschiedlich sein. In der Regel werden 1 qm als Mindestmaß für die Grundfläche angegeben. In der Kabine sollen eine Sitzgelegenheit, mehrere Kleiderhaken und ein Spiegel angebracht sein. Bei Reihenkabinen ist es ratsam, einen lüftbaren Zwischenboden über sämtliche Kabinen zu ziehen, der günstigenfalls an eine Luftumwälzanlage angeschlossen ist.

„Je kürzer die Einzeluntersuchung und je größer die Patientenfrequenz ist, um so größer muß die Zahl der Kabinen sein" *(v. Stromberg).*
Die Türen müssen so verschließbar sein, daß die nach dem Wartesaal gerichtete Öffnung mit einem Riegelverschluß versehen ist, während die nach dem Röntgenraum weisende Tür nur vom Röntgenzimmer, d. h. nicht von der Kabine selbst, zu öffnen ist. Man kann das Kabinenschloß mit einem elektrischen Kontakt koppeln, so daß oberhalb der Kabine nach dem Durchleuchtungsraum hin und gleichzeitig an einer weiteren Kontrollstelle, etwa im Schaltraum, eine rote Zahl aufleuchtet. So wissen Arzt und Assistentin, daß der Patient sich in der Kabine auf die Untersuchung vorbereitet. Günstig ist es, einen elektrischen Türöffner für die Kabinen einzubauen, den der Arzt von seinem Untersuchungsstativ aus bedienen kann. Dies hilft Wege sparen! Es ist ferner wesentlich, daß die Kabinenbeleuchtung in dem Augenblick erlischt, in dem die dem Röntgenraum zugewendete Tür geöffnet wird. Um den Patienten den Übergang vom hellen Wartezimmer in den dunklen Röntgenraum zu erleichtern, wählt man als Kabinenbeleuchtung meist eine hellere Rot-, Grün- oder Blaulichtlampe.
Entkleidete Patienten sollen sich möglichst im Untersuchungtrakt nicht begegnen. Dies ist vor allem dann wichtig, wenn nach der Durchleuchtung in einem anderen Raum zusätzliche Röntgenaufnahmen angefertigt werden. Aber auch wegen der Erkältungsgefahr ist es nicht ratsam, Kranke über offene Korridore in andere Untersuchungszimmer zu bitten. Wie oft hört man die Klage: „Ich habe mich beim Röntgen erkältet".
Der auf Station liegende Kranke, insbesondere der Schwerkranke, empfindet eine Röntgenuntersuchung immer als große körperliche Belastung. Die notwendigen Lagerungen auf den harten Röntgentischen haben mit viel Einfühlungsvermögen, mit Geschick, mit anerkennendem und tröstendem Zuspruch zu erfolgen. Schmerzhafte Gelenke o. a. läßt man am besten den Patienten selbst, soweit es ihm möglich ist, bewegen, bis die entsprechende Lagerung für die richtige Aufnahmetechnik erreicht ist. Das macht meist weniger Schmerzen, als wenn die Röntgenassistentin die Lageänderung selbst vornimmt.
Bei bewußtlosen Kranken sollte stets der Assistenzarzt, auch im Aufnahmeraum, zugegen sein. Im übrigen darf man nicht vergessen, daß die Diagnostik im Dienste der Therapie steht und daß man auch hier wie anderswo den Mut haben muß, in bestimmten Situationen in der Agnosis zu verharren. „Wenn der erfahrene Arzt sieht", sagt *Bürger,* „daß sein Patient bereits von den Runen der Ewigkeit gezeichnet ist, wird er auf jede weitere Diagnose verzichten, bewußt in der Agnosis verharren und, gestützt auf seine überlegenen Erfahrungen, sich in Ehrfurcht der Majestät des Todes beugen".
Nach der Untersuchung sollten die auf Befund wartenden Kranken möglichst nicht mit Patienten zusammen sitzen, die neu angekommen sind. Der volle Wartesaal bedeutet, ebenfalls wie die nicht eingehaltene Reihenfolge des Patientenaufrufes zur Untersuchung, immer eine psychische Überbelastung.

Unfall- und Strahlenschutz

Zu Beginn seines Vortrages vor der Deutschen Röntgen-Gesellschaft sagte *Lorenz* schon 1957, daß der Strahlenschutz die Asepsis des Röntgenologen sei! *Strahlenschutz* in den diagnostischen Röntgenbetrieben, *Strahlenbelastung* und *Strahlengefährdung* von medizinischem Personal und Patienten sind heute infolge der Zunahme röntgendiagnostischer Maßnahmen Probleme geworden, die nicht mehr den Gedankengängen des Facharztes und Forschers vorbehalten sind, sondern die zum Rüstzeug des modernen Arztes gehören. Bedenken wir nur die steigende Zunahme der Röntgenleistungen diagnostischer Institute! Gibt es heute in der Großstadt überhaupt noch einen Menschen, der noch nicht geröntgt wurde? Wir stimmen bedeutenden Fachärzten der Radiologie zu, die fordern, daß die Kenntnis der einem Kranken zumutbaren Strahlenbelastung für den Arzt unserer Tage, der bekanntlich auch die Indikation zur Röntgenuntersuchung stellt, genau so unerläßlich ist, wie das Wissen um die Maximaldosen stark wirkender pharmazeutischer Substanzen.

Wie oft werden innerhalb weniger Tage Abdomenübersichtsaufnahmen, intravenöse Ausscheidungspyelographien, und weil diese schließlich nicht zur Darstellung des Nierensteins geführt haben, mehrere Aufnahmen nach Einlegen der Ureterenkatheter mit anschließender transvesikaler Füllung vorgenommen! Von der Strahlenbelastung machen sich nur wenige Ärzte eine rechte Vorstellung. In diesem Punkt wird fahrlässig gehandelt und viel gesündigt.

Bei *Durchleuchtungen* sind zum Schutze des Patienten folgende Hinweise zu beachten:
Man wähle den Fokus-Hautabstand niemals zu klein (laut DIN 6811, Abschn. 5,4 vorgeschriebener Mindestabstand bei Durchleuchtungseinrichtungen 35 cm, bei zahnärztlichen Apparaturen 17,5 cm). Die Filterung der Röntgenröhre (Eigenfilterung und Zusatzfilter) muß besonders bei höheren Röhrenspannungen mindestens 2 mm Al Gleichwert betragen (DIN 6811, Abschn. 5,21). Fließende Bewegung von Röntgenröhre und Drehung des Patienten während der Durchleuchtung führen zu einem ständigen Wechsel des Einstrahlungsortes und damit zu geringerer Hautbelastung. Voraussetzung dafür ist eine gut gekoppelte Verbindung zwischen Röntgenröhre und Durchleuchtungsschirm.
Man blende die Durchleuchtungsfelder immer möglichst eng aus. Hierdurch wird nicht nur eine Schonung des Patienten erreicht, sondern auch die Qualität des Durchleuchtungsbildes verbessert. Einen großen Fortschritt in der Verminderung der Strahlendosis bedeutet die Einführung der *Bildver-*

stärkerröhre. Die Bildverstärkerdurchleuchtung verstärkt die Helligkeit auf dem Schirm bis zum 1000fachen. Man könnte danach fast unadaptiert durchleuchten. Nach sorgfältiger Adaptation benötigt man etwa $1/20$ der sonst erforderlichen Dosis. Die Bilder sind zudem noch heller und schattenunterschiedlicher.

Nochmals ist zu betonen: Die größte Strahlenbelastung für den Patienten stellt die Durchleuchtung dar. Deshalb beschränke man die Durchleuchtungszeit auf das erforderliche Mindestmaß. Immer ist darauf zu achten, daß die Gonaden nicht im direkten Strahlengang liegen.

Bei *Aufnahmen* gelten etwa ähnliche Gesichtspunkte wie bei Durchleuchtungen. Abgesehen von Spezialaufnahmen ist im allgemeinen die Gefährdung des Patienten durch Aufnahmen nicht so groß wie bei Durchleuchtungen. Es werden bei Verwendung hochempfindlichen Aufnahmematerials (Folien und Filme) je Aufnahme heute etwa folgende Strahlendosen auf der Haut verabreicht:

Lunge fern 0,1 r
Magen, Galle, Niere 1,5 bis 3 r   *dagegen*   Zahnaufnahme 3 bis 5 r
Extremitäten, Schädel, Becken,   Herzkymographie 2,5 r
Wirbelsäule 1 bis 4 r   Schwangerschaft 4 bis 8 r
                                                     Stirnhöhle Kontakt bis 75 r

Schirmbildaufnahmen erfordern annähernd doppelte bis fünffache Dosen. Die dem Patienten verabreichte Dosis soll auf jedem Einfallfeld 100 r nach Möglichkeit nicht überschreiten. In Zweifelsfällen benutze man das Nomogramm zur Ermittlung der Strahlenbelastung des Kranken (Abb. 23).

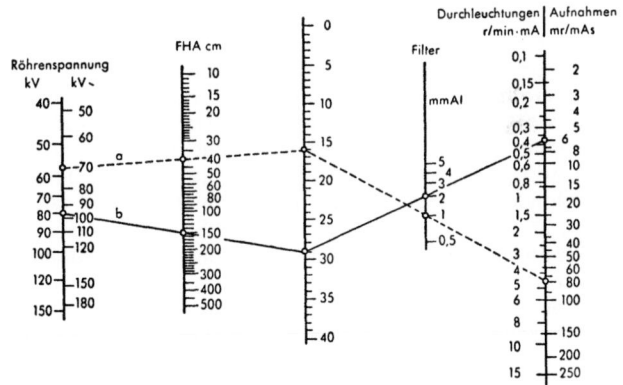

Abb. 23. Nomogramm zur Ermittlung der Strahlenbelastung des Patienten

Beispiele:
(Zitiert nach Techn. Angaben, *Siemens-Reiniger-Werke AG.*)
a) Durchleuchtung (gestrichelte Linie):
   70 kV ∿, 40 cm FHA, 1 mm Al Filter-Gleichwert, Dosisleistung 4,5 r/min

je mA; das ist z. B. bei 3 mA Röhrenstrom und 5 Min. Durchleuchtungsdauer.
4,5 x 3 x 5 = 67,5 r.
b) Aufnahme (ausgezogene Linie):
80 kV = (z. B. Drehstromapparat) 150 cm FHA, 2 mm Al Filter-Gleichwert
Dosis 6 mr/mAs; das ist z. B. bei 20 mAs
6 x 20 = 120 mr = 0,12 r.

Von weiterer Bedeutung ist der *direkte Gonadenschutz*. Bei Männern Bleikapseln zum Schutze der Testes; bei Frauen 1 mm starke Bleiplatte, der Projektionsfigur des kleinen Becken entsprechend, als Auflage; bei Kindern eine schwerelos an der Decke angebrachte Bleigummischürze, die während der Untersuchung herabgelassen werden kann und Becken und Gesäß des Kindes gegen direkte Strahlung und äußere Streustrahlung schützt *(Köttgen)*.

Die Röntgenuntersuchung muß nach gewissenhafter Prüfung der Notwendigkeit und Dringlichkeit, nicht wie leider so oft reflektorisch, vorgenommen werden. Nutzen und Gefahren für den Kranken sind individuell und verantwortungsbewußt abzuwägen. G. *Liess* führt hierzu aus:

a) *Einschränkung der potentiellen Gefahren*
„Einen orientierenden Überblick über die Strahlenbelastung der Patienten durch die einzelnen Untersuchungsarten" sind durch Zusammenstellungen über die durchschnittlichen Gonadendosen verschiedener Autoren *(Seelentag* und Mitarbeiter, *Laughlin* und *Pullman, Stanford* und *Vance, Liess* u. a.) zu bekommen. Für die Indikationsstellung zur Röntgenuntersuchung ist es wichtig, die in strahlengenetischem Aspekt stark belastenden Untersuchungsverfahren zu kennen. Es sei deshalb hier auf die besondere Strahlenbelastung durch folgende Untersuchungsarten hingewiesen:
Röntgenuntersuchungen, insbesondere aber Durchleuchtungen, bei graviden Frauen und Kleinkindern;
Röntgenuntersuchungen, insbesondere aber Durchleuchtungen, bei Personen im generationsfähigen Alter im Bereich der Abdominal- und Genitalregion.
Im wesentlichen sind das folgende Untersuchungsobjekte und -arten:
Salpingographie, Untersuchungen des Beckens, der Hüftgelenke, der proximalen Femora, der LWS, des Abdomens, der Nieren, der Blase, der Harnröhre, sowie Colondarstellungen durch Kontrasteinlauf. Die Summe dieser Untersuchungen macht ¾ der gesamten genetischen Strahlenbelastung der Bevölkerung aus.
Speziell bei diesen Objekten wird man die Indikation zur Röntgenuntersuchung davon abhängig machen müssen, ob der zu erwartende diagnostische Gewinn in einem vernünftigen Verhältnis zum Untersuchungsrisiko, der Strahlenbelastung der Gonaden steht. Das ist nur möglich durch eine richtige

b) *Einschätzung der Chancen einer Röntgenuntersuchung*
Als „diagnostischen Gewinn" darf man aber gerade bei den oben genannten Untersuchungsarten nicht nur die Erhebung irgend eines vom Normalen abweichenden Befundes im Röntgenbild, die sogenannte Röntgendiagnose werten. Im strengen Sinne ist eine solche Untersuchung mit relativ hoher Strahlenbelastung der Gonaden erst dann berechtigt, wenn sie einen Hinweis für das einzuschla-

gende therapeutische Handeln bringt. Gerade in diesem Bereich muß sich die Röntgendiagnostik ihrer eigentlichen Aufgabe bewußt werden, nicht Selbstzweck, sondern Helferin der Klinik und Wegbereiterin der Therapie zu sein. In diesem Sinne sinnvoll wird eine Röntgenuntersuchung aber erst dann, wenn sie all ihre Möglichkeiten darauf konzentrieren kann, die bei der vorausgegangenen klinischen Untersuchung offen gebliebenen Fragen zu beantworten. Wir sehen in der gezielten Indikationsstellung zur Röntgenuntersuchung und der gezielten Durchführung dieser Untersuchung die wesentlichsten Mittel zur Verringerung der Strahlenbelastung des Einzelnen und der gesamten Bevölkerung. Röntgenreihenuntersuchungen können nach dem heutigen Stand der Erfahrungen nur für die Thoraxorgane als sinnvoll anerkannt werden.

Bei der heutigen epidemiologischen Situation der Tuberkulose und zur Früherfassung des Bronchialkarzinoms sind solche Untersuchungen größerer Bevölkerungsschichten notwendig. Die Strahlenbelastung durch Schirmbildaufnahmen ist so geringgradig, daß bei jährlicher Untersuchung nur ein Wert von 9 mr innerhalb von 30 Jahren erreicht wird, das ist 0,3% der gesamten sonstigen Strahleneinwirkung auf die Gonaden. Eine Verminderung der Strahlenbelastung und der Schädigungen kann durch Einstellung der Atombombenversuche, Ausschaltung anderer unnötiger zusätzlicher Belastungen, Verbesserung des medizinischen Strahlenschutzes und Überprüfung diagnostischer (Gonaden im Fokusbündel der Primärstrahlen!) und therapeutischer Indikationen, besonders bei Kindern, erreicht werden (W. L. Liebknecht).

Die Arbeitsbedingungen für das Personal in Röntgenabteilungen sind in verschiedenen Vorschriften festgelegt und müssen den berufsgenossenschaftlichen Forderungen entsprechen. Von Wichtigkeit sind die *Unfallverhütungsvorschriften* für die Anwendung von Röntgenstrahlen in medizinischen Betrieben, in denen auf die Verhütung von Unfällen, auf die Beschaffenheit der Arbeits- und Aufenthaltsräume, auf Schutzeinrichtungen und Schutzkleidung gegen Röntgenstrahlen, auf Infektionsschutz usw. aufmerksam gemacht wird. Von besonderer Bedeutung sind die Maßnahmen zum *Strahlenschutz* des ärztlichen Personals.

Diesen Bestimmungen sind zusätzlich Empfehlungen der Internationalen Kommission für Strahlenschutz zu Grunde gelegt, nach welchen die Dosis für den Gesamtkörper des zu schützenden Personenkreises 0,3 r pro Woche (frei in Luft gemessen) nicht überschreiten soll. Für Hand und Fuß werden 1,5 r/Woche angegeben.

Höchstzulässige Dosen für Beschäftigte in Röntgenabteilungen sind (nach ICRP und ICRU):

nicht mehr als 0,3 rem* je Woche,
nicht mehr als 5   rem je Jahr,
nicht mehr als 50   rem bis zum 30. Geburtstag,
nicht mehr als 50   rem für jede Dekade über 30 Jahre.

Das bedeutet eine weitere Reduktion der Dosis von 0,3 r auf 0,1 r.

---

* Für den Bereich der diagnostischen Strahlung kann die Dosis weiter in r angegeben werden, da hier 1 r = 1 rem = 1 rad ist.

Weitere Verbesserungen des Strahlenschutzes sind durch Abschirmung, Abstandsvergrößerung oder durch günstigere Gestaltung, vor allem Begrenzung der Arbeitszeiten, zu erzielen. Zweckmäßige Raumaufteilung und sinnvollere Montagestellung der Röntgengeräte helfen auch die Strahlenbelastung und besonders die Streustrahlen zu vermindern.

Für den Hochspannungsschutz in medizinischen Röntgeneinrichtungen haben die Hochspannungsvorschriften für medizinische Röntgenanlagen Gültigkeit.

Eine wichtige Schutzmaßnahme vor Gesundheitsschädigung ist
1. die Vermeidung einer unnötigen Annäherung an die Strahlenquelle (Quadratgesetz!) und
2. die richtige Schutzkleidung auf Station. Diese soll den Körper allseitig umschließen und so hoch reichen, daß gerade noch die Schlüsselbeine und Schultern bedeckt sind. Nach unten soll sie mindestens 30 cm, besser aber 40 cm unter die Gürtellinie hinab reichen, der Arzt trägt außerdem noch Handschuhe, die einen Bleigleichwert von 0,25 mm besitzen. Schürzen, Handschuhe, die aus waschbarem, reinem Bleigummi bestehen, sind, wie auch die anderen Schutzmaßnahmen, jährlich einmal zu überprüfen. Die Bleischürzen sollen so dick bemessen sein, daß die Toleranzdosis von 0,25 r vom Träger nicht erreicht wird. Man hat verschiedene Schürzen für Untersuchungszwecke mit einem Bleigleichwert von 0,18 bei 0,25 mm. Vor den Sexualdrüsen sollte als Schutz ein Bleigewicht von 0,25 bis 0,5 mm erzielt werden.

Obwohl auch für Wandbekleidung von Diagnostikräumen metallisches Blei das beste Schutzmittel gegen die Strahlung ist, verwendet man heute mehr das gewichts- und raummäßig weniger günstige, aber wesentlich billigere Baryt (Schwerspat).

Diese wenigen Angaben mögen genügen, um den jungen Kollegen auf die Wichtigkeit der Schutzmaßnahmen für seinen Kranken erneut aufmerksam zu machen. Gewisse „Erschwernisse" im täglichen Routinebetrieb sind, durch richtige Erziehung und Aufklärung des medizinisch-technischen Personals, zu vermeiden. Wachsamkeit des Assistenzarztes in der Röntgenabteilung ist dringendes Gebot!

ARZT UND LABORATORIUM

Ein Wort zuvor

Wenn man sich die Mühe macht, den Stationsbetrieb einer Krankenstation zu studieren, kann man immer wieder erstaunt feststellen, daß das kleine Laboratorium keinesfalls als Stiefkind behandelt wird. Trotz zentralem Kliniklaboratorium arbeiten viele Stationsärzte selber in der „Laborecke" ihrer Krankenabteilungen mit einer gewissen Selbstverständlichkeit und mit ausgezeichneten Ergebnissen.
Harn, Blut, Liquor, Faeces und *Sputum* sind die häufigsten Untersuchungsmaterialien.
Aber auch seltener anfallendes Untersuchungsgut wird oft voruntersucht und, bei unklaren oder schwierigen Fragestellungen, nach Rücksendung von einem größeren diagnostischen Institut oder Kliniklabor gegenkontrolliert. Die folgenden kurzen Hinweise sollen dem Assistenzarzt die Möglichkeiten und Grenzen seiner Arbeit im Laboratorium aufzeigen.

Um das günstigste Untersuchungsmaterial zu erlangen, sind bestimmte Voraussetzungen zu beachten. Diese sind abhängig u. a. von der Auswahl und der Verwertbarkeit des Materials und für die Labordiagnostik entscheidend!
Mit Sorgfalt ist jede Probe gesondert zu beschriften, damit Verwechslungsmöglichkeiten ausgeschlossen werden. Entsprechendes Packmaterial wird von den größeren Untersuchungsinstituten der Krankenstation zur Verfügung gestellt. Die beigefügten Überweisungsscheine dienen der Angabe der gewünschten Untersuchung, wobei kurze klinische Hinweise stets als dankbar empfunden werden. Ferner müssen der Name des Kranken und die Anschrift der Krankenstation auf dem Überweisungsschein vermerkt werden.

HARN

Einer klinischen Untersuchung ist der Harn am leichtesten zugänglich. Wenn man die 24-Stunden-Menge untersuchen will, gibt man am besten dem Kranken ein entsprechend großes und vorbereitetes Gefäß mit. Um eine Harnzersetzung zu vermeiden, genügt es, ein bohnengroßes Kristall Thymol dem Urin zuzufügen. Andere konservierend wirkende Substanzen, wie Chloroform, Karbolsäure oder Sublimat, können wir nicht empfehlen, da diese Stoffe die chemische, oft auch schon die mikroskopische Analyse stören und zu Fehldiagnosen führen. Günstig für die Untersuchung ist der frischgelassene Harn (Nüchternharn), auch wenn er mit dem Katheter entnommen werden muß. Zum Bakteriennachweis und um vaginale Beimengungen zu vermeiden, sollte bei der Entnahme stets der Katheter benutzt werden.

Die Zusammensetzung des Urins ist sehr unterschiedlich und hängt von vielen physiologischen Faktoren (jeweilige Nierenleistung) und von pathologischen Veränderungen ab. Bekanntlich wird nach reichlichem Genuß von Flüssigkeiten ein schlackenarmer, dünner Harn mit einem niedrigen spezifischen Gewicht entleert, während nach einem komfortablen Festessen der Urin wesentlich schlackenreicher ist. Liegen Ödemneigung oder andere pathologische Wasserspeicherungen vor, dann ist der Harn konzentrierter als während der Ödemausschwemmung nach Gebrauch eines Diuretikums oder nach einem zu reichlichen Morgenkaffee.

In manchen Fällen ist es ratsam, den Harn in Fraktionen zu untersuchen. Bei Diabetikern oder bei Kranken mit Glykosurien wird man den Harn, vor und nach den Mahlzeiten getrennt, untersuchen müssen. Der Diabetiker produziert große Harnmengen. Der Harnzuckerwert bedingt das hohe spezifische Gewicht. Die anderen Bestandteile im Diabetikerurin sind deshalb öfter sehr verdünnt und es bedarf eines energischen Suchens, um in Verdachtsfällen eine richtige Laboratoriumsdiagnose stellen zu können. Bei Vernachlässigung solcher scheinbar selbstverständlicher Bedingungen ist die Gefahr, zu irren, groß. Selbst wenn pathologische Harnbefunde gefunden werden, sind diese Laboratoriumsergebnisse nur als Baustein der klinischen Diagnose zu verwerten. Der positive Nachweis von Eiweiß im Harn bedeutet noch keine Nierenerkrankung! Oder, um ein anderes Beispiel zu erwähnen: wie leicht irrt man bei der Harnuntersuchung auf Zucker! *Ammon* und *Zapp* haben diese Frage beantwortet (siehe Tabelle Seite 401).

Nicht immer fällt dem Arzt die Diagnose in den Schoß wie in jenem Falle einer Pyelitiserkrankung, wo die Schwester die Urinflasche mit den Worten übergibt: „Hier, Herr Doktor, das ist der Harn der alten Frau, welche seit Tagen mit hohem Fieber zu Hause lag", und deren Harn bei der Bestimmung des spezifischen Gewichtes einen auffallend niedrigen Wert zeigt. Viel häu-

Harnuntersuchung

1. Normale Harnbestandteile, die je nach Konzentration mehr oder weniger reduzieren, oder die Farbe des bei der stark alkalischen Reaktion entstandenen Phosphatniederschlages verändern und so die Reaktionen stören:

Fehling/Trommer
Brenzkatechin,
Gallenfarbstoffe,
Harnfarbstoffe,
Harnsäure,
Indikan,
Kreatinin,
Urobilin,
Urobilinogen.

Nylander
Uroerythrin, Harnfarbstoffe, insbesondere auch Urobilin, verursachen, wenn sie stark vermehrt sind, Braunfärbung des Phosphatniederschlages.
Urochrom.

2. Reduzierende Stoffe des anomalen Harns:

Fehling/Trommer
Homogentisinsäure (stark),
Pentosen.

Nylander
Homogentisinsäure,
Blutfarbstoffe,
Porphyrine,
Pentosen.

3. Stoffe, die die Zuckerreaktion beeinflussen:

Fehling/Trommer
Ammoniumcarbonat,
Eiweiß,
Kollidon (fällt bei alkalischer Reaktion aus).

Nylander
Ammoniumcarbonat,
Eiweiß (größere Mengen),
Kollidon.

4. Reduzierende Harnkonservierungsmittel:

Fehling/Trommer
Formaldehyd,
Chloroform.

Nylander
Formaldehyd.

5. Medikamente oder durch den Stoffwechsel gebildete Substanzen:

Fehling/Trommer
Acetanilid,
Benzoesäure,
Chloralhydrat,
Glucuronsäureverbindungen,
Morphium,
Phenacetin,
Saccharin,
Salicylsäure,
Salol,
Urethan,
Urotropin (Formaldehyd),
Ascorbinsäure.

Nylander
Antipyrin,
p-Aminosalicylsäure,
Benzoesäure,
Chloralhydrat,
Glucuronsäureverbindungen,
Indikan,
Chinin,
Senna,
Trional,
Urethan,
Urotropin,
Ascorbinsäure.

6. Stoffe, die die Ebene des polarisierten Lichtes drehen:

linksdrehend
Eiweiß,
Glucuronsäureverbindungen,
β-Oxybuttersäure,
Santonin.

rechtsdrehend
freie Glucuronsäure,
Morphium.

figer bedeutet das Ergebnis des spezifischen Harngewichtes kein ausreichendes Kriterium für die Nierenfunktion. Das spezifische Gewicht schwankt zwischen 1010 und 1030, extrem sogar zwischen 1002 und 1040!
Im Fieber, nach reicher Fleischkost, bei Stauungszuständen und bei Diabetes mellitus ist das spezifische Gewicht des Harns erhöht, während es bei einer Schrumpfniere oder bei Diabetes insipidus erniedrigt ist.
Bei Nierenerkrankungen sollte der Morgen- und Abendurin *getrennt* analysiert werden, und bei klinischem Verdacht auf eine orthostatische Albuminurie wird man den im Liegen und den im Stehen gewonnenen Harn vergleichend auf den Eiweißgehalt zu untersuchen haben. Harnröhren- und Blasenerkrankungen erfordern oft eine fraktionierte Untersuchung in 3 Gläsern.

Menge, Bestandteile und Normalwerte des Harns

Tagesharnmenge
Mann: 1000 bis 2000 ml in 24 Stunden
Frau: 900 bis 1800 ml in 24 Stunden
Vermehrung der Harnmenge (Polyurie)
Denke an:
> Diabetes mellitus, Diabetes insipidus, Hypertention, Abkühlung, nach seelischen Erregungen, Pyelitis, Granularatrophie, Resorption von Ergüssen, Ödemausschwemmung, epiletiformer Anfall, traumatische Hirnschädigung (Boden des 4. Ventrikel), Zufuhr von großen Mengen Harnstoff, Kochsalz, Zucker, reichlich stickstoffhaltiger Nahrung, diruetischer Medikation (Coffein, Theobromin, Digitalis, Alkohol, Purinkörper).

Verminderung der Harnmenge (Oligurie)
Denke an:
> Abnahme des Blutdruckes, gewisse Stadien akuter und chronischer Nierenerkrankungen, Fieber, stickstoffarme Nahrung, Blutverluste, starkes Schwitzen, Diarrhoen, Stauungszustände mit Ödemen, Ausbildung von Trans- und Exsudaten, Atropin-, Morphium-, Quecksilberpräparate.

Versiegen des Harns (Retention, Anurie)
Denke an:
> Harnverhaltung, Abflußbehinderung (z. B. Prostatahypertrophie), Niereninsuffizienz, Intoxikationen.

Die Normalwerte des Harns bei Durchschnittsernährung (gemischte Kost) innerhalb von 24 Stunden und einer Menge von 1500 ml sind:

Gesamtstickstoff	1,5 —	8	g
Harnstoff	5 —	30	g
Harnsäure	0,2 —	2	g
Ammoniak	0,5 —	1	g
Kochsalz	10 —	15	g
Calcium	0,01—	0,2	g
Calium	2,0 —	3,0	g
Diastase	16 —	128	Wohlgemut E
Phosphate	1,0 —	5,0	g
Oxalsäure	0,01—	0,02	g
Chloride	6,0 —	9,0	g
Hippursäure	0,1 —	1,0	g
Kreatin	0 —	0,06	g
Kreatinin	1,0 —	1,5	g
Magnesium	0,1 —	0,3	g
Natrium	4,0 —	6,0	g

17-Ketosteroide Kinder   3.—10. Jahr   1,2 — 6,0 mg/d
                         10—15 Jahre   2,3 — 12   mg/d
              Männer   17—40 Jahre   9 — 22   mg/d
              Frauen   20—40 Jahre   5 — 12   mg/d
              Alter   Absinken bis unter 5 mg/d

pH des Harns: 4,8—7,4

Farbe des Harns

Der normale Harn ist durch die Farbstoffe Urochrom, Uroerythrin, Urorosein und Urobilin gelb bis goldgelb gefärbt.

Farbänderungen

Blaßgelb, wäßrig	Diabetes, Hydronephrose, Nervosität, Nephrosklerose.
Dunkelsattgelb mit geringer rötlicher Nuance	Akute und chronische fieberhafte Krankheit, z. B. Tuberkulose, Rheuma, akute Glomerulonephritis. Weiterhin emodinhaltige Drogen, Laxantien (Cascar. sagr., Senna, Rheum, Phenolphtalein, Santonin — starke Rotfärbung durch Alkali!).
Ziegelgelbrot — fast butigrot	Fieberhafte Krankheiten, Leber- und Gallenleiden, Urate. Weiterhin: Antipyrin (blutrot), Pyramidon (rosarot), Prontosil (Rubakonsäurebildung).
Grünlichbraun	Karbolvergiftung.
Grünlichblau	Methylenblau, Indigokarmin.
Violettgrau	Istizin.
Blutig (braun, dunkelbraun bis rot, fleischfarben)	Hämaturie, Hämoglobinurie.
Weinrot	Rote Rüben, Krappwurzel, Heidelbeeren, Sulfonal. Weiterhin: Porphyrie, Urobilinurie, medikamentös: z. B. Pyramidon.
Dunkelgelb bis bierbraun (leicht schäumend)	Parenchym- oder Okklusionsikterus.

404 Laboratorium

Dunkelbraun bis schwärzlich	Alkaptonurie, Karbolvergiftung, Melanosarkom. Weiterhin: Chininähnliche Verbindungen, z. B. Thymol, Resorzin, Pyrogallol, Naphthalin, Salol und Tannin.
Milchigweiß	Chylurie.

Zur Differentialdiagnose des pathologischen Harnbefundes

Die Harnsedimente lassen sich einteilen in:
Organisierte Bestandteile (Erythrozyten, Leukozyten, Epithelzellen, Bakterien),
Zylinder = Ausgüsse von Harnkanälchen (hyaline, granulierte-, Wachs-, Epithel-, Erythrozyten-, Hämoglobin-, Leukozyten-, zylindroide Zylinder).
Amorphe und kristallisierte chemische Sedimente.
Verschiedenes (Mucus, Spermatozoen, Parasiten [*Schistosoma haematobium* oder *japonicum,* Filarien, Echinokokken], Fremdkörper [Stärkekörper von Puder, meist in Kleinkinder- oder Frauenharnen; Haare, Fäden], ölige Substanzen [Schmiermittel vom Katheterisieren]).

1. Hämaturie
a) massive Hämaturie wird beobachtet bei:

	Dreigläserprobe:
Nierentumoren	alle Gläser gleich
Zystennieren	alle Gläser gleich
Blasentumoren	3. Glas am intensivsten blutig
Blasentuberkulose	3. Glas am intensivsten blutig
Prostataleiden	3. Glas am intensivsten blutig
hämorrhagische Diathese	alle Gläser gleich

b) mittlere Hämaturie
  alle Krankheiten mit massiver Hämaturie

alle Formen von Nephritiden	alle Gläser gleich
Hydronephrosen	alle Gläser gleich
Cystitis haemorrhagica	3. Glas am intensivsten blutig

c) mikroskopische Hämaturie
  alle Krankheiten mit massiver und mittlerer Hämaturie

Nierenbecken- und Ureterstein	alle Gläser gleich
Niereninfarkte	alle Gläser gleich
Periarteriitis nodosa	alle Gläser gleich
Blasenstein	3. Glas am intensivsten blutig

d) vereinzelte Erythrozyten als normaler Befund

2. Pyurie
a) Reichlich Leukozyten im Sediment, z. T. mit schon mikroskopisch erkennbarer Eiterbeimengung im Urin:

Dreigläserprobe:

Pyonephrosen	
Abszeßdurchbruch aus den Harnwegen benachbarten Gebieten (selten)	alle drei Gläser gleich
Pyelitis	alle drei Gläser gleich
Zystitis	3. Glas am stärksten
Blasendivertikel	3. Glas am stärksten

b) mäßig bis wenig Leukozyten

Nierentuberkulose	alle drei Gläser gleich
Pyelitis	alle drei Gläser gleich
infizierte Steinnieren	alle drei Gläser gleich
Zystitiden	3. Glas am stärksten
Prostataleiden	3. Glas am stärksten
Urethritis (gonorrhoisch oder unspezifisch)	1. Glas am stärksten

„Bei jeder Pyurie muß der Urin *bakteriologisch* untersucht werden. *Abakterielle Pyurien* sind stets auf Tuberkulose verdächtig. Steriler Urin ist auch die Regel bei den verschiedenen Nephritisformen und beim ätiologisch noch ungeklärten Krankheitsbild der *abakteriellen Pyurie*, welche therapeutisch gut auf Neosalvarsan anspricht" (*Hegglin*).

3. Epithelien
Vereinzelt auch im normalen Harn vorkommend

Entzündung der Harnwege:	Urethritis	Gonorrhoe
	Zystitis	Nephritis
	Pyelitis	Fluor vaginalis

4. Harnzylinder
a) *Hyaline Zylinder:*
   bei Albuminurin
   bei Fieber, coma diabeticum
   ohne sonderliche diagnostische Bedeutung
b) *Granulierte Zylinder:*
   bei akuten Nierenerkrankungen
   bei degenerativen Vorgängen in den Tubuli
c) *Wachszylinder:*
   bei chronischen Nierenerkrankungen

d) *Epithelzylinder:*
   bei Degeneration der Epithelien der Harnkanälchen
e) *Erythrozytenzylinder:*
   bei Blutungen im Nierengewebe
   bei renaler Hämaturie
   bei hämorrhagischer Nephritis
   bei Glomerulonephritis
f) *Leukozytenzylinder:*
   bei entzündlichen Nierenerkrankungen
   bei aufsteigenden Infektionen der Niere
   bei metastatischen Eiterungen im Nierengewebe
g) *Hämoglobinzylinder:*
   bei Hämoglobinurien

5. Amorphe und kristallisierte chemische Sedimente

Sediment	Vorkommen		Bemerkungen
	alkal. Harn	saurer Harn	
Harnsäure		sauer	Meistens Kristalle, aber oft durch absorbierte Harnpigmente gelblich gefärbt. Farblose Kristalle sind in der Regel kleiner als gefärbte.
Harnsaure Salze	Ammoniumurat in alkal. Harnen	alle andern Urate in sauren Harnen	Kalzium-, Magnesium- und Kaliumurate, meist amorph, in konzentrierten, sauren Harnen, Farbe und chem. Verhalten wie Harnsäure.
Phosphate Sternförmige Kalziumphosphatkristalle	alkalisch		selten
Ammonium-Magnesiumphosphate	alkalisch		häufiger
Kalziumoxalat	siehe rechts	in der Regel in sauren Harnen, auch in neutralen und schwach alkalischen	Größe ca. wie Erythrozyten, oft sogar größer — Briefkuvertform

Sediment	Vorkommen		Bemerkungen
	alkal. Harn	saurer Harn	
Zystin		sauer	Farblose Kristalle (Unterscheidung gegenüber Harnsäurekrist., wenn gleiche Formen). Prüfung in frischem Harn, da durch Bakterien schnell abgebaut.
Tyrosin		sauer	Oft gelb gefärbt, da gleichzeitig Ikterus. Meist zusammen mit Leuzin. Bei akuter gelber Leberatrophie, auch bei Leberzirrhosen, akuter Phosphorvergiftung, Leukämien.
Leuzin		sauer	Siehe Tyrosin. Harnleuzinkrist. aus unreinem Leuzin. Reines Leuzin kristallisiert in hexagonalen Plättchen.
Bilirubin (Hämatoidin)		sauer	Färbt evtl. anwesende Harnsäurekristalle und verändert dabei ihre Form.
Indigoblau	alkalisch oder sauer		Selten. Färbt auch Krist. anderer Substanzen und scheint dann in verschiedenen Formen zu kristallisieren.
Cholesterin		sauer	Sehr selten
Hippursäure			Sehr selten
Sulfonamide			Von Harnsäurekristallen leicht zu unterscheiden durch Löslichkeit in Azeton.

6. Bakterien

Bei dem Nachweis von Bakterien im Harn handelt es sich meist um Erreger der Koligruppe, seltener werden Staphylo-, Strepto-, Pneumo-, Gonokokken, Tuberkelbakterien oder Typhusbakterien nachgewiesen.

Untersuchungsgang

a) Nativpräparat

b) Gefärbte Ausstriche (Methylenblau, Gramfärbung, Ziehl-Neelsen-Färbung Grampositive Bakterien und Kokken sind schwarz gefärbt, gramnegative (z. B. Gonokokken) rot.

Schwarz Grampositiv u. a.	Rot Gramnegativ u. a.
Bazillus Koch (Tbc) Bazillus Hansen (Lepra) Bazillus Löffler (Diphtherie) Pneumokokken Streptokokken Staphylokokken Micrococcus tetragenus	Gonokokken Meningokokken Rotz-Ruhr-Cholerabazillen Typhusbazillen Bacterium coli Influenzabazillen Rekurrensspirillen

c) Kulturverfahren
d) Tierversuch (Tuberkulose)

7. Der trübe Harn

Vor einer Probe muß der trübe Harn stets filtriert werden. Mit dem *Ultzmannschen Schema* kann man auch heute noch schnell und sicher die Trübungsursache erkennen.

Der trübe Harn wird im Reagenzglas leicht erwärmt:

Die Trübung verschwindet	Sie wird dichter	Sie bleibt unverändert, selbst nach Zusatz von Essigsäure
Die Trübung besteht aus sauren harnsauren Salzen (Sedimentum lateritium) *Uraturie*	Die Trübung besteht entweder aus kohlensauren Erden: *Karbonaturie* oder aus Erdphosphaten: *Phosphaturie*, oder aus eitrigem Katarrhalsekret: *Pyurie* Nach Zusatz von 1—2 Tropfen Essigsäure Verschwindet die Trübung mit Gasentwicklung: *Karbonaturie* Verschwindet die Trübung ohne Gasentwicklung: *Phosphaturie* Bleibt die Trübung unverändert: *Pyurie*	Die Trübung besteht aus leicht vermehrtem Schleimsekret: *Muzinurie* oder aus Spermatozoen: *Spermaturie* oder aus Bakterien: *Bakteriurie*

Modifiziertes Ultzmann-Schema
Einige Kubikzentimeter des trüben Harnes werden erhitzt.
a. Beim Erwärmen leicht löslich: Urate (außer Ammoniumurat).
b. Beim Erwärmen unlöslich, aber
   1. in Essigsäure löslich: Phosphate, Karbonate (Aufbrausen), Ammoniumurat (Harnsäure);
   2. in Essigsäure unlöslich, aber
      a) in Salzsäure löslich: Kalziumoxalat;
      b) in Salzsäure unlöslich: Harnsäure;
   3. in Kalilauge löslich: Harnsäure;
   4. in Kalilauge unlöslich: Eiter oder beim Auftreten eines rot gefärbten Niederschlages: Blutfarbstoff.

Wenn nach a) und b) keine Klärung: Fett (Klären durch Ätherzusatz), Bakterien oder pathologische Trübungsstoffe (Sedimentuntersuchung!).

8. Geruch des Harns
Ursache: Meist flüchtige Säuren. Bei Azeton riecht Harn süßlich, obstähnlich, bei Gärung nach Ammoniak oder bei starker bakterieller Zersetzung nach Schwefelwasserstoff.

Proben zur chemischen Harnanalyse (Routinetests)
Benötigte Reagenzien

Essigsäure (10%) und (3%)
Sulfosalizylsäure (10%)
Fehlingsche Lösung I:
   Kupfersulfat   3,5
   Aqua dest.   ad 50,0
Fehlingsche Lösung II:
   Kaliumnatriumtartrat   17,5
   Natriumhydroxyd   5,0
   Aqua dest.   ad 50,0
Nylanders Reagens:
   Kaliumnatriumtartrat   4,0
   Wismutsubnitrat   2,0
   8%ige Natronlauge   ad 100,0
Natriumnitroprussid (-Lösung 10%)
Natronlauge (etwa 15%) und (20%)
Eisessig (etwa 96%)
Schwefelsäure, verd.
Eisenchloridlösung (10%)
Alkohol. Jodlösung (1%)

Chloroform
Schlesingers Reagens:
   Zinkazetat   10,0
   Alkohol 96%   100,0
   (vor Gebrauch jedesmal schütteln)
Bleiazetat-Lösung (10%)
Rauchende Salzsäure (D = 1,19)
Ehrlichs Diazoreagens a = 0,5%
Natriumnitritlösung
Ehrlichs Diazoreagens b =
   Sulfanilsäure   0,5
   25% Salzsäure   5 ccm
   Aqua dest.   ad 100,0
Ammoniaklösung (etwa 25%)
Benzidin zum Blutnachweis
Wasserstoffsuperoxyd (3%)
Äther (Aethyläther)
Millons Reagens

An wichtigen Harnroutinetests im „kleinen Laboratorium" sind zu nennen:
Eiweiß
   a) Kochprobe
   b) Sulfosalizylsäureprobe
   c) Nachweis des Bence-Jonesschen Eiweißkörpers
Blut
   Benzidinprobe
Gallenfarbstoffe
   a) Rosinsche Probe
   b) Probe mit Chloroform
   c) Urobilinogenprobe
   d) Schlesinger-Probe
Zucker
   a) Fehlingsche Probe
   b) Nylandersche Probe
   c) Quantitative Zuckerbestimmung
Andere Proben
   a) Aceton-Nachweis — Legalsche Probe
   b) Azetessigsäure — Gerhardsche Probe
   c) Diazoreaktion — Ehrlich-Probe
   d) Indikan

BLUT

Obwohl in der Zusammensetzung des strömenden Blutes bekanntlich zahlreiche Schwankungen vorkommen, bietet es als Untersuchungsmaterial günstige Analysebedingungen.

55%	Plasma (Serum + Fibrinogen)		Serum
			Blutkuchen
45%	Gesamtzellen		(Zellen + Fibrinnetz)

(Hämatokrit)

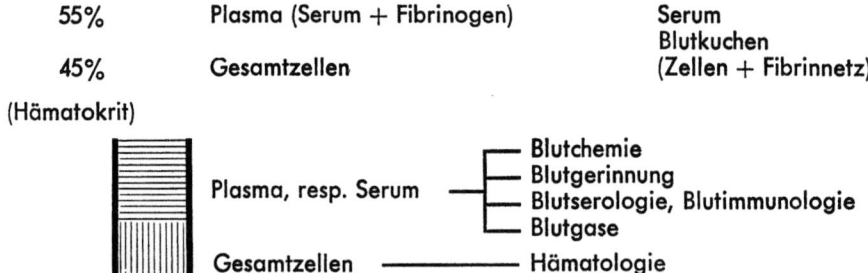

Bestandteil des Blutes (nach *Siegenthaler*)

Gewisse Schwierigkeiten bei der Blutentnahme können manchmal eintreten, besonders wenn die Venenpunktion bei adipösen Patienten vorgenommen werden muß. Für die Bluteinsendung in das Kliniklaboratorium kann grundsätzlich Vollblut ohne jeden Zusatz in einer Menge von 6—10 ccm entnommen werden. Auf Ausnahmen von dieser Anweisung wird nachdrücklich hingewiesen. Blutentnahme und -versand haben selbstverständlich unter strengen und sterilen Kautelen zu erfolgen. Bei unsachgemäßer Lagerung ist auch an die Möglichkeit einer Bakterienvermehrung während des Transports zu denken. Stärkere Erwärmung und stärkere Abkühlung sind für das Analyseergebnis immer schädlich.

Bakterien, Blutfarbstoffe und chemische Substanzen wirken sich bei Komplementbindungen störend aus und gefährden das Untersuchungsresultat. Das gleiche gilt, wenn vor der Blutentnahme eine reichliche, besonders fettreiche Mahlzeit eingenommen wurde; bei Ödemneigung oder bei Austrocknung können andere Fehlerquellen den Befund verschleiern.

Diese wenigen Bemerkungen wären leicht um ein Vielfaches fortzusetzen. Es ist alles gewonnen, wenn der Assistenzarzt für die Verhütung vieler Fehlerquellen sorgt. Der Lohn ist das einwandfreie Untersuchungsergebnis als Teil der Diagnose!

Normalwerte bei Blutuntersuchungen

Blutmenge: 75—83 ccm pro kg Körpergewicht; $1/12$—$1/13$ des Körpergewichts; bei 70 kg Körpergewicht: 5—6 Liter

Vollblut = Blutplasma + Blutzellen
(= 56% des Vollblutes, (= 44% des Vollblutes)
mit 9% Gesamteiweiß)

Blutplasma = Blutserum + Fibrinogen
(mit 7—8% Eiweiß (0,2—0,5%)

Serumeiweiß = 60—80% Albumine + 20—40% Globuline, Albumin/Globulin-Quotient: 1,5—2,5

Gefrierpunkt: —0,55 bis —0,57 Grad C

Volumina (Hämatokritmethode):

	Gesamtvolumen	Plasma
Neugeborenes:	49—60%	40—51%
Kind:	32—44%	56—68%
Mann:	39—52%	48—61%
Frau:	35—48%	52—65%

Blutungszeit: (Methode von *Duke*) = 1 bis 3 Minuten

Gerinnungszeit: (Hohlperlenkapillarmethode von *Schultz*)
   im Kapillarblut   4 bis 9 Minuten
   im Venenblut   bis 20 Minuten

Prothrombinzeit: (Methode von *Quick*) = 12 bis 13 Sekunden
Retraktionszeit: Beginn nach 60 Minuten, komplett nach 18 Stunden

	Blutplasma	Vollblut
Gefrierpunkt	—0,565°	
Spezifisches Gewicht	1027—1032	etwa 1055
Wassergehalt	89—91%	75—82%
Wasserstoffionen-konzentration	p_H 7,28—7,40	
Alkalireserve	45—60 Vol. %	

Die Blutsenkung

	Senkungsgeschwindigkeit			
	nach *Westergren*			nach *Linzenmeier*
Männer 2 bis 8 mm	12 bis 15 mm	70 mm	350 Minuten und länger
Frauen 3 bis 12 mm	20 bis 24 mm	90 mm	200 Minuten und länger
1 Std.	2 Std.	24 Std.	

Chemische Bestandteile in 100 cm³ Blut, wenn nicht anders angegeben
(1 µg = 1 γ)

Aceton	1,0 — 3,0	mg
Alkohol	3 — 4	mg
Bilirubin	100 —700	µg
Brom	1,4 — 2,7	mg
Brom im Serum	0,8 — 1,8	mg
Cadmium (je nach Methode)	neg.—(pos.) pos.	
Calcium	6	mg
Calcium im Serum	9 — 11	mg
Calcium-Jonen im Serum	4 — 5	mg
Chlor (Chlorid)	285	mg
Chlor (Chlorid) im Serum	370	mg
Chlor (als Kochsalz)	450 —510	mg
Chlor (als Kochsalz) im Serum	570 —620	mg
Cholesterin, Gesamt-	120 —180	mg
Cholesterin, Gesamt-, im Serum	150 —210	mg
davon freies	etwa 60	mg
davon Ester	etwa 90 —140	mg
Diastase	8 — 32	E
Eisen (im Hämoglobin 0,34%)	54	mg
Eisen im Serum, Männer	125	µg

Blutuntersuchung

Eisen im Serum, Frauen		105	µg
Eiweiß (Proteine) im Plasma	6,5 —	8	g
davon elekrophoretisch:			
Albumin 53,2 rel. %	3,85—	4,42	g
Globuline 46,8 rel. %	3,01—	4,36	g
α_1- Globulin 4,8 rel. %	0,34—	0,42	g
α_2- Globulin 7,7 rel. %	0,53—	0,65	g
β_{1-3}- Globulin 12,7 rel. %	0,75—	1,21	g
$\zeta=T$- Globulin 4,0 rel. %	0,29—	0,34	g
$\varphi=$ Fibrinogen 2,8 rel. %	0,19—	0,24	g
γ_{1-2}- Globulin 14,8 rel. %	0,91—	1,50	g
Fluor		110	µg
Gallensäure	0	— 1	mg
Guanidin		250	µg
Hämiglobin (Methämoglobin)		300	mg
Hämoglobin		16	g
Harnsäure im Serum	2	— 4,5	mg
Harnstoff im Serum	20	— 40	mg
Histamin im Serum	2	— 7	µg
Jod	8	— 14	µg
Kalium		200	mg
Kalium im Serum	18	— 23	mg
Kochsalz	450	—510	mg
Kochsalz im Serum	570	—620	mg
Kohlensäure im Plasma (0°, 760 mm Hg)			
frei		2,75	cm³
gebunden (Alkalireserve)	50	— 65	cm³
Kohlensäure als Bicarbonat	150	—170	mg
Kreatin und Kreatinin	5	— 7	mg
Kreatin und Kreatinin im Serum	3	— 7	mg
Kupfer		120	µg
Lecithin	175	—300	mg
Lipase (stalagmometrisch) bei 20° Celsius		0,005	E
Lipoide und Fett	500	—800	mg
Magnesium	2	— 3	mg
Milchsäure	5	— 15	mg
Natrium	160	—200	mg
Natrium im Serum	280	—350	mg
Neutralfett		360	mg
Oxalsäure im Serum	2	— 5	mg
β-Oxybuttersäure		1,4	mg
Phosphatase alkalisch im Serum, Erwachsene, nach Bodansky	1,5 —	4,0	E
Phosphorsäure			
Gesamt-P	30	— 50	mg
Gesamt-P im Serum	7	— 15	mg
Anorg.-P Kind	4	— 5,5	mg
Anorg.-P Erwachsener	2	— 5	mg
Säurelösl. P	18	— 38	mg
Säurelösl. P im Serum	2,5	— 5	mg
Lipoid-P	7	— 14	mg

Lipoid-P im Serum . . . . 3 — 7 mg
Purinbasen . . . . 20 mg
Rest-N . . . . 20 — 40 mg
    Aminosäure-N . . . . 5 — 8 mg
    Ammoniak nach Conway . . . . 4 µg
    Ammoniak nach Van Slyke . . . . 50 µg
    Ammoniak nach Folin . . . . 80 —110 µg
    Harnstoff N . . . . 10 — 25 mg
    Harnsäure . . . . 1,5 — 4 mg
    Indican . . . . 45 µg
    Kreatin . . . . 2,0 — 5,5 mg
    Kreatinin . . . . 0,8 — 2,0 mg
    Rhodan . . . . 25 — 40 µg
Schwefel anorganisch . . . . 0,9 — 2,6 mg
Thymol (je nach Methode) . . . . neg.—(pos.) pos.
Traubenzucker . . . . 80 —120 mg
Wasser . . . . 70 — 80 g
Xanthoprotein im Serum . . . . 15 — 30 E
Xanthoproteinindex im Plasma . . . . 15 — 25 E
Zitronensäure . . . . 1,7 — 2,7 mg
(1 µg = 1 γ)

Hämoglobin

a) *Hämoglobingehalt*

Entwicklungsstufe	In korrigierten „Prozenten" oder „Einheiten" nach *Sahli*	In Grammprozent
Neugeborene	100—150	16,0—24,0
Kinder	80—100	13,0—16,0
Erwachsene	85—100	14,5—16,0

100% oder Einheiten = 16,0 g in 100 g in 100 cm³ Blut (Grammprozent). Die exakte Bestimmung in Grammprozent ist der konventionellen in Hämoglobinprozent resp. Hämoglobineinheiten vorzuziehen.

b) *Färbeindex*   Berechnung:

$$\frac{\text{Hämoglobin \% (oder Einheiten)}}{20 \times \text{Erythrozyten (in Millionen pro mm}^3\text{)}}$$

Beispiel:

$$\frac{100}{20 \times 5} = 1{,}0$$

Normalwerte: 0,9—1,1

c) *Färbekoeffizient* (Hämoglobingehalt des einzelnen Erythrozyten in Mikrogramm oder Picogramm [10^{-12} g])

Berechnung:

$$\frac{\text{Grammprozent Hämoglobin} \times 10}{\text{Erythrozyten (in Millionen pro mm}^3)}$$

Beispiel:

$$\frac{16 \times 10}{5} = 32$$

Normalwerte: 28—36

d) *Sättigungsindex*

Berechnung:

$$\frac{\text{Hämoglobin \% (oder Einheiten)}}{\text{Gesamtzellvolumen \%}}$$

Beispiel:

$$\frac{100}{45} = 2{,}22$$

Normalwerte: um 2,22

e) *Hämoglobinkonzentration* (in 100 cm^3 Erythrozyten)

Berechnung:

$$\frac{\text{Grammprozent Hämoglobin} \times 100}{\text{Gesamtzellvolumen \%}}$$

Beispiel:

$$\frac{16 \times 100}{45} = 35{,}5 \text{ g}$$

Normalwerte:

Neugeborene	etwa 45 g
Kinder	34—41 g
Erwachsene	33—37 g

Die Bestimmungen des Färbekoeffizienten und der Hämoglobinkonzentration sind den Bestimmungen des Färbeindex und Sättigungsindex vorzuziehen, da sie aus Grammprozent basieren und nicht auf den konventionellen Hämoglobinprozenten resp. -einheiten.

Hämatokrit

Über das gegenseitige mengenmäßige Verhalten von Zell- und Plasmavolumen gibt der Hämatokrit Auskunft. Er beträgt normalerweise ca. 45% Erythrozyten. Die Bestimmung des Hämatokrits ermöglicht ferner die Erfassung der Hämoglobinkonzentration (HbK$_E$) sowie das Durchschnittsvolumen (DV$_E$) der einzelnen roten Blutkörperchen. Bei der therapeutischen Resonanzbestimmung verschiedenster Anämien haben diese Werte klinische Bedeutung gewonnen.

Beurteilung von Anämien auf Grund verschiedener Erythrozytenfaktoren (nach *Siegenthaler*).

$$\text{Hb } 16\text{ g \%} = 100\% \text{ HbE}$$

$$\text{HbK}_E \quad \frac{\text{Hb. in Gramm} \times 10}{\text{Ery.-Zahl in Mill.}} = 27\text{—}34 \, \gamma\gamma$$

$$\frac{\text{Hb in Gramm} \times 10}{\text{Hämatokritwert}} = 32\text{—}38\%$$

$$\text{DV}_E \quad \frac{\text{Hämatokrit} \times 10}{\text{Ery.-Zahl in Mill.}} = 84\text{—}95 \mu^3$$

Blutzellen

1. Erythrozyten: 4,5—5 Millionen in 1 cmm
   Flächendurchmesser: 7,5 µ
   Resistenzbestimmung: Hämolysebeginn bei 0,40—0,46% NaCl, vollständige Hämolyse in 0,30—0,36 NaCl
   Lebensdauer: 20—30 Tage

2. Weiße Blutzellen: 6000—9000 in 1 ccm
   Ungranulierte Formen: Lymphozyten: 20—25%
       = 1400—1700 pro 1 cmm
       Größe wie Erythrozyten
       Monozyten: 4—8%
       = 280—560 pro 1 cmm
       Größe 12—20 µ

3. Granulierte Formen: Neutrophile Leukozyten: 65—70%
       = 4500—4900 pro 1 cmm
       Größe 12—20 µ
       Eosinophile Leukozyten: 2—4%
       = 140—280 pro 1 cmm

Basophile Leukozyten (= Mastzellen): 0—2%
= 35 pro 1 cmm

4. Thrombozyten: 200 000—300 000 pro 1 cmm
Größe 2—4 μ

Normaler Knochenmarkbefund

Myelogramm (Sternalpunktat)[1], Männer und Frauen als eine Gruppe

Zelltypen			Mittel[2] %	Normalbereich[3] %
Rote Serie 19,1%	Frühe Erythroblasten 2,9%	Proerythroblasten	0,5	0,2 — 4,0
		Frühe Normoblasten	2,4	1,5 — 5,8
	Späte Erythroblasten 16,2%	Intermediäre Normoblasten	11,7	5,0 —26,4
		Späte Normoblasten	4,5	1,6 —21,5
Weiße Serie und andere 70%	Granulozyten 57,4%	Myeloblasten	1,2	0,3 — 3,1
		Promyelozyten	3,0	0,5 — 4,5
		Myelozyten	8,7	0,9 —20,3
		Metamyelozyten	11,0	5,6 —22
		Stabkernige	17,9	6,1 —36
		Segmentierte	15,6	8,7 —27
	Andere 12,6%	Lymphozyten	9,8	2,7 —24
		Monozyten	1,4	0,7 — 2,8
		Megakaryozyten	0,2	0,03— 0,4
		Plasmozyten (Plasmazyten)	0,6	0,1 — 1,5
		Reticulum-Zellen	0,6	0,03— 1,6
Nicht indentifizierbare 10,9%	Nicht identifizierbare 10,9%	Nicht klassifizierte Zellen . .	1,7	0,02— 3,3
		Desintegrierte Zellen	9,2	1,1 —20,8

An wichtigen Blutuntersuchungen im „kleinen Laboratorium" sind zu nennen:
Blutsenkung
  a) Methode nach *Westergren*
  b) Mikrobestimmung nach *Langner-Schmidt*

---
[1] Nach 21 Autoren und 750 Untersuchungen in Albritton, E. C., *Standard Values in Blood*, Dayton, 1951.
[2] Mittelwert aller Autoren-Mittelwerte.
[3] Bereich der Autoren-Mittelwerte.

Blutbild
a) Hämoglobinbestimmung
b) Blutkörperchenzählung
  1. Erythrozyten
  2. Leukozyten
  3. Thrombozyten

Herstellung eines Blutausstriches
Reinigen der Fingerbeere oder des Ohrläppchens mit Äther oder Alkohol. Einstich mit Franck'scher Nadel 1—2 mm (neues Modell mit auswechselbarer frisch sterilisierter Lanzette zur Verhütung einer Übertragung der homologen Serumhepatitis). Ersten Tropfen abwischen. Der Objektträger muß gut entfettet sein. Man nimmt einen kleinen Tropfen Blut mit der Kante eines geschliffenen Deckgläschens von der Einstichwunde ab, setzt diese Ausstrichkante auf dem Objektträger nahe der rechten Schmalseite in einem nach rechts geöffneten spitzen Winkel auf, in dem der Blutstropfen sich befindet; läßt ihn an der Kante auslaufen und zieht ihn schnell nach links hinter dem Deckgläschen her. Je spitzer der mit dem Blutströpfchen beschickte Winkel ist, um so dünner wird der Ausstrich. Das Blut sollte verbraucht sein, ehe die linke Schmalkante des Objektträgers erreicht ist. Die geschliffene Ausstrichkante des Deckgläschens sollte schmaler sein als der Objektträger, damit man zwei freie Ausstrichränder zum Mikroskopieren erhält. Man kann den Objektträger vorher leicht anwärmen, damit das Blut schnell trocknet, was auch durch Schwenken in der Luft erreicht werden kann.

Färbemethoden
May-Grünwald   Giemsa   Pappenheim

Voruntersuchungen zu Bluttransfusionen
Dem Assistenzarzt wird empfohlen, hierzu vor allem in den Kapiteln „Infektionsabteilung" und „Chirurgische Abteilung" nachzulesen.
In Kürze soll hier nur folgendes erwähnt werden:
Jeder Bluttransfusion soll der *direkte Kreuzversuch* vorausgehen: Hierzu werden vom Spender und Empfänger je 1—2 ccm Blut entnommen, zentrifugiert, das Serum abgehoben und in je ein kleines Reagenzglas gebracht. Weiter stellt man eine etwa 5%ige Blutkörperchenaufschwemmung von Spender und Empfänger her, indem man 2 Tropfen in 1 ccm physiolog. NaCl-Lösung gibt. Man fügt nur 1 Tropfen Spenderblutkörperchenaufschwemmung zu 1 Tropfen Empfängerserum — und umgekehrt. Bei Unverträglichkeit tritt Agglutination ein. Um auch Rh-Unverträglichkeit auszuschalten, muß man mit dem Ablesen mindestens 20 Minuten warten und das Reaktionsgemisch warm halten, möglichst im Brutschrank. Die Rh-Agglutination ist besonders feinkörnig. Zur Ausschaltung auch von Schäden durch blockierende Rh-Antikörper stellt man noch eine Spenderblutkörperchenaufschwemmung von 2 Tropfen Blut in AB-Serum her und fügt davon sowie vom Empfängerserum je 1 Tropfen zusammen. Bei Transfusion stets *biologische Probe:* Nach Übertragung von 5—20 ccm Blut 2 Minuten warten, evtl. nochmals Blut 30—50 ccm, 2 Minuten warten. Bei Unverträglichkeit Beklemmung, Kreuzschmerzen, Erbrechen, Stuhldrang, schlechter Puls.

Coombs-Test (Antiglobulinprobe)

Der direkte Coombs-Test ist erforderlich zur Klärung einer auf Blutgruppenunverträglichkeit beruhenden Schädigung eines Neugeborenen sowie zur Indikationsstellung für eine Austauschtransfusion. Seine Technik ist einfach: Einige Tropfen Nabelschnurblut werden mit physiologischer NaCL-Lösung aufgeschwemmt, zentrifugiert und abgegossen. Nach dreimaliger Wiederholung dieses Vorganges wird das Blutkörperchensediment mit Kochsalzlösung zu einer 2%igen Konzentration aufgeschwemmt. Auf einem Objektträger wird 1 Tropfen dieser Aufschwemmung mit 1 Tropfen Anti-Human-Globulin-Serum in Gebrauchsverdünnung gemischt und die Reaktion nach häufigem Schwenken nach 10 bis 30 Minuten abgelesen (je nach Gebrauchsanweisung).

Untersuchungen bei Verdacht auf Blutgruppenunverträglichkeit

Die Neugeborenen-Erythroblastose sowie Tot- und Fehlgeburten können — außer Lues — auf Unverträglichkeit innerhalb der ABO-Blutgruppen, des Rh-Systems oder anderer Blutgruppensysteme beruhen, was durch den Nachweis von Immun-Antikörpern im Serum der Mutter oder an den Blutkörperchen der Neugeborenen (direkter Coombs-Test) beweisbar ist. Im Albumin-Test, Ezym-Test (Trypsin-Papain) und im indirekten Coombs-Test stehen hochempfindliche Methoden zum Nachweis inkompletter Antikörper zur Verfügung. Innerhalb des ABO-Systems werden Unverträglichkeiten durch den Nachweis hoher Konglutinationstiter im Vergleich zu den Agglutinationstitern, Nachweis von Hämolysinen, Nachweis von Agglutinationshemmung (Prozone) sowie von Wärme-Antikörpern (höhere Titer bei 37° als bei 20°) wahrscheinlich gemacht. — Möglicherweise spielen Unverträglichkeiten im ABO-System auch eine Rolle bei Fehlgeburten und Schwangerschaftstoxikosen, doch ist in diesen Fällen ein ursächlicher Zusammenhang schwer zu beweisen, da es sich um anaphylaktische Vorgänge handeln dürfte, die serologisch nicht erfaßbar sind. Der Erfolg einer Antihistamin-Therapie *(Hirszfeld)* wäre ein indirekter Beweis.

Es empfiehlt sich, 5—7 ccm Vollblut (ohne Zusatz) der Eltern und des Neugeborenen einzusenden. Schon in den ersten Schwangerschaftsmonaten sind Antikörperbestimmungen bei der werdenden Mutter vorzunehmen, um Titeranstiege besser beobachten zu können. Bei nachgewiesener Blutgruppenunverträglichkeit empfiehlt es sich, den Rh-Genotyp des Ehemanns festzustellen: Die Kinder homozygoter Männer besitzen alle das unverträgliche Merkmal, bei Heterozygotie ist es nur bei der Hälfte der Kinder der Fall.

Immer wieder interessiert aber den Assistenzarzt bei hämatologischen Problemen, ob nicht in diesem oder jenem Falle durch die Beobachtung an der *lebenden* Zelle, z. B. durch das Dunkelfeldbild oder die *Phasenkontrast-Mikroskopie* ein besserer Weg gefunden werden kann, um diagnostisch voranzukommen. Wir wissen, daß der panoptisch gefärbte Blutausstrich uns lediglich die fixierte und durch alkoholische Farbmittel geschrumpfte *tote* Blutzelle zeigt, bei der man aus dem fixierten Nebeneinander kein Vor- und kein Nacheinander rekonstruieren kann. Die Phasenkontrast-Mikroskopie gestattet eine Beobachtung im Leben der Zelle. Durch den dauernden Wechsel und die Veränderungen der Form einzelner Blutzellen, durch das exakte Studium solcher Bewegungsphasen und vitaler Lebensäußerungen, etwa der Granulakinetik, eröffnet sich ein weites Feld klinischer Forschung.

Die praktisch wichtigen Anwendungsgebiete der Phasenkontrast-Mikroskopie in der klinischen Medizin sind (nach *H. Franke):*

Peripheres Blut

Knochenmarkpunktate

Blutkonserven

Vitale Fibrinbildung

Pleura-Aszites-Liquor, Kniegelenkspunktate

Organpunktate von Leber, Milz, Lungen und Drüsen

Sputum und Bronchialaspirate

Gewebetupfpräparate

Zungen-, Tonsillen-, Zahnfleisch- und Zahnwurzelabdrucke mit Styroflex

Magen- u. Duodenalsaft-Zytologie

Stuhluntersuchungen

Analabstriche bzw. Styroflex- abdrucke

Urinsedimente

Spermazytologie

Vaginal- und Zervixsekrete

Abstriche von Konjunktiva und Nasenschleimhaut

Bakt. Kulturen, bes. Di., Go. u. a.

Mykosen

Haarstrukturen

Varizellen- Pemphigus- blaseninhalt u. a.

Im Gegensatz zur gefärbten „Blutzellenleiche", auf der sich unsere mikroskopische Hämatologie aufbaut, gibt uns das Phasenkontrast-Verfahren neue und interessante Aspekte, die für die Diagnostik am Krankenbett außerordentlich wichtig sein können. Der Assistenzarzt im Stationslaboratorium sollte nach Möglichkeit diese Chancen nicht ungenutzt lassen!

LIQUOR

Spez. Gewicht 1003—1007
Liquorzucker 45— 75 mg/100 ml
Chloride 720—750 mg/100 ml

pH 7,4—7,5
Zellzahl bis 6 in 1 µl
Eiweiß 10—30 mg/100 ml

Druck (L. P. im Liegen) bis 150 mm H_2O (Kinder bis 100 mm H_2O)

STUHL

Die Untersuchungen der Faeces auf der Krankenstation werden sich meist in der makroskopischen Beobachtung erschöpfen. Im Kliniklaboratorium dagegen erfolgen die chemischen und mikroskopischen Stuhlanalysen. Die Tagesmenge für den Erwachsenen ist abhängig von der jeweiligen Kostform.

So findet man

bei gemischter Kost	60— 250 g
bei vegetabilischer Kost	360 g
bei Fleischkost	50— 65 g
nach langem Fasten	10— 20 g
bei krankhaften Vorgängen	500 —1200 g

Bei Kindern richtet sich die Tagesstuhlmenge nach dem Lebensalter (5—150 g). Die Wasserstoffionenkonzentration ist in der Regel alkalisch oder neutral und liegt beim Gesunden mit einer großen Variationsbreite bei pH 4,6—8,8. Sie ist von vielen Faktoren, vor allem von der Ernährung, von der Schnelligkeit der Darmpassage und von der Bakterienflora des Verdauungstraktes, abhängig.

Da die genaue Untersuchung des Stuhles Auskunft über den Funktionszustand des Darmes geben soll, werden die besten Ergebnisse nur bei einer stationären Beobachtung erzielt. Der Stationsarzt sollte nicht versäumen, seinen Krankenschwestern immer wieder die Bedeutung der Stuhluntersuchung als Baustein für die Diagnose verschiedenster Erkrankungen des Intestinaltraktes klarzumachen! Zur Lösung bestimmter diagnostischer Fragestellungen benötigt der Kliniker und vor allem der Arzt im Laboratorium Faeces, die nach einer genormten Kostform (Probekost nach *Schmitt*) gewonnen wurden. Wichtig ist, daß der Stuhl nicht längere Zeit unter Sauerstoffeinfluß gestanden hat.

Große Bedeutung für die Krankheitserkennung hat die Stuhlbeschau. Eine solche makroskopische Untersuchung sollte sich aber nicht nur im Besichtigen erschöpfen, sondern das Ziel haben, möglichst alle erkennbaren Bestandteile der Faeces festzustellen. Schleimfetzen, wurmverdächtige Beimengungen, Blut u. a. sind im Verdachtsfalle zu suchen. Seien wir ehrlich: wer macht sich heute noch die Mühe, auch bei berechtigtem klinischen Verdacht den Stuhl auf einer flachen Schale auszubreiten und auf Farbe, Konsistenz, Menge, Beimischungen oder nach unverdauten Speiseresten zu untersuchen. Es würde manche Röntgenuntersuchung (gerade im Zeitalter des erweiterten Strahlenschutzes) erspart, wenn sich der Stationsarzt auch auf diesem Gebiete mehr bemühte, ein besserer Schüler der vergangenen ärztlichen Generation zu werden.

Laboratorium

Zusammensetzung der Faeces:

Feste Stoffe	25%
Wasser	75%

Nahrungsüberreste	10%	
Bakterien	8%	
Salze, Muzin, Sterkobilin	7%	Trockensubstanz
Zellulose	2%	
Muskelfasern, Nahrungsmittelüberreste (besonders eiweißhaltig)	2%	
Verseifte und unverseifte Fette	6%	

Unter krankhaften Verhältnissen zeigt die Stuhlbeschau:
Unverdaute Nahrungsreste
Schleim, Blut oder Eiter
Gewebs- oder Geschwulstteile
Würmer oder ihre Teile
Feste Konkremente.

Merke: Die Farbe des Stuhles, die Konsistenz, die Menge und Zahl der Stuhlgänge und der Geruch sind diagnostisch bedeutungsvoll.

Farbe:
Normal:
Mittelbraun, bedingt durch Sterkobilin; dunklere Verfärbung bei schlackenarmer Fleischkost; hellere Stuhlfarbe bei schlackenreicher pflanzlicher Diät. Durch Oxydation des Urobilinogens zu Urobilin (Oxydation an der Luft!) dunkeln die Faeces nach. Gelbweißliche Stuhlfarbe stellt man bei Milchnahrung fest.

Grün:
Durch chlorophyllreiche Kost (Spinat) und durch Biliverdin (veränderter Stuhl des Säuglings) — nach Kalomel (100—150 mg).

Goldgelb:
Bei Säuglingen während der Stillzeit.

Schwarz:
Durch Pflanzensäfte, vor allem Heidelbeeren; Kohle; Wismut (5 g); Eisensulfid — bei Blutungen im Magen und oberen Intestinaltrakt (Ulkus, Gastritis, Karzinom, Ösophagusvarizen, Typhus, Embolien — ? —. Bei Blutungen aus dem Kolon keine schwarz- bis pechschwarze Stuhlfarbe, sondern Blutbeimengungen von Nahrungsmitteln mit hohem Hämatingehalt (Blutwurst, Schinkenwurst).

Hellgrau:
Bei unresorbierten Fetten, bei mangelndem Gallefluß (Ikterus), bei kleinen Eisengaben (65 mg). Beachte hier, daß der Stuhl an der Luft nachdunkelt.
Gelb bis dunkelgelb:
Bei amylazeenreicher Kost (Kartoffel, Brot), Eierkost, Rhabarberextrakte, Sennaextrakt, Santonin.
Rötlichbraun:
Bei Vorhandensein von Hämatoxilin (1 g).
Seltene Farbänderungen:
Nach Gabe von Mangandioxyd (120—140 mg) färbt sich der Stuhl dunkelbraun bis schwarz; Methylblau (130—140 mg) läßt dagegen — vor allem wenn der Stuhl längere Zeit der Luft ausgesetzt ist — eine bläuliche Verfärbung nachweisen.

Wurmeiernachweis:
Einmalige Stuhluntersuchung besagt nichts. Proben an verschiedenen Stellen des Faeces entnehmen und in einen mit NaCL-Lösung beschickten Erlenmeyerkolben geben! Nach 50 Minuten Wartezeit sammeln sich die Wurmeier als leichtere Teilchen an der Oberfläche der gesättigten Kochsalzlösung an, so daß nun eine mikroskopische Untersuchung leicht wird. Der Nachweis von Oxyuren erfolgt am zweckmäßigsten durch Analabstrich (Spezialpflaster) oder wird auch unter den Fingernägeln entnommen.

Blutnachweis: Benzidinprobe.

SPUTUM

Der Auswurf des Kranken muß in einem sauberen, am besten sterilisierten Gefäß aufgefangen werden. Stationäre Patienten bekommen ein abdeckbares Glas auf den Nachttisch gestellt. Das Sputum ist recht bald nach dem Aushusten der Untersuchung zuzuführen. Von vielen Seiten wird empfohlen, den Auswurf in einer Lösung 0,5%igen Karbolwassers aufzufangen. Zur genauen Untersuchung sind selbstverständlich alle desinfizierenden Lösungen, insbesondere auch Formalin, zu vermeiden. Bei Benutzung stärkerer Karbolwasserkonzentrationen entsteht immer eine Sputum-Koagulation, so daß eine exakte Untersuchung im Laboratorium nicht mehr möglich ist. Daß mit Karbolwasser versetztes Sputum zu Züchtungen unbrauchbar geworden ist, sollte eigentlich bekannt sein!
Wir bitten unsere stationären Kranken, um frisches Sputum zur Untersuchung zu gewinnen, sich erst kräftig den Mund zu spülen und dann durch Husten und Räuspern Auswurf in die bereitgestellte Schale zu entleeren. Wenn wenig Auswurf vorhanden ist, kann man das Morgensputum benutzen. Bei

Verdacht auf offene Tuberkulose ist es immer ratsam, in einem verschließbaren Gefäß ohne Wasserzusatz Sputum von mehreren Tagen zu sammeln. Neben der Antiforminanreicherung sind der Kehlkopfabstrich oder die Magensaftuntersuchung eine wertvolle diagnostische Hilfe. Um die Expektoration zu fördern, gibt man gern Jodkali oder entsprechende Präparate. Beschaffenheit, Form, Schichtung und Beimischungen des Sputum können sehr verschieden sein. Zu beachten sind folgende Möglichkeiten:

1. *Beschaffenheit und Form:*
   Rein schleimig:
   Alle Bronchitisformen, akute Infekte, aber auch chronische katarrhalische Erscheinungen.
   Rein eitrig:
   Abszeß- bzw. Empyemdurchbruch.
   Schleimig-eitrig:
   Verschiedene Bronchitisformen, insbesondere chronische Peribronchitis, und Bronchiektasen.
   Rein blutig oder blutig-schleimig:
   Bronchiektasen, Lungentuberkulose, Fremdkörperaspiration, Trauma, Aneurysma-Arrosion, Lungenabszeß, maligne und benigne Lungentumoren einschließlich Metastasen.
   Serös-dünnflüssig-schaumig-hell:
   Lungenödem, Anfallskrankheiten (bestimmte Epilepsieformen).
   Rostbraun bis gelb-rot (blutig-schleimig):
   Bronchopneumonie, Lobärpneumonie, Lungeninfarkt, Karzinom (im Gegensatz zum Lehrbuch wird in der Praxis das himbeergeleeartige Sputum des Lungenkarzinomskranken fast immer vermißt!).
   Braun-schmutzig:
   Gangrän, Abszeß, Lobärpneumonie in Lösung.
   Mit Staubteilchen (schwarz) durchsetzt:
   Bei Ruß-, Staub- und Kohlenstaubinhalationen (Großstadt!).
   Grünlich:
   Biliäre Pneumonieformen, Pigmentbildung durch Bakterien.
   Münzenförmig:
   Bronchiektasen.

2. *Schichtung:*
   Zwei Schichten:
   Lungenabszeß (oben serös, unten eitrig).
   Drei Schichten:
   Bronchiektasen, Bronchitis purulenta, Gangrän (oben Schaum, Mitte grünlich-serös-wässerige Flüssigkeit, unten eitrig).

3. *Beimischung (Mikroskop!):*
Herzfehlerzellen:
Chronische Lungenstauung (Mitralvitium), hämorrhagische Diathese, hämorrhagische Infarkte.
Dittrichsche Pfröpfe:
Fötide Bronchitis, Lungengangrän.
Elastische Fasern:
Bei zerstörenden geschwürigen Prozessen der Luftwege, Lungenabszeß.
Gewebsfetzen:
Lungengangrän.
Eosinophile, Charcot-Leydensche Kristalle, Curschmannsche Spiralen:
Asthma bronchiale.
Echinokokkusblasen und -haken:
Echinokokkus der Lunge, Pleura oder selten bei Durchbruch von Leberechinokokkus.
Mikroorganismen:
Staphylo-, Strepto-, Pneumokokken, Tuberkelbakterien, Mikrokokkus-Tetragenes, Aktinomyces-Kokken, Aspergillus-Fäden, Leptothrix-Fäden aus den Tonsillen u. v. a.

Auf weitere Untersuchungen, die erfahrungsgemäß im Zentrallaboratorium der Klinik durchgeführt werden, wird in diesem Abschnitt nicht eingegangen.

Wichtig ist die Kenntnis der notwendigen Mengen, die bei der Einsendung in das Kliniklaboratorium oder in das diagnostische Institut erforderlich sind. Nachstehende Tabelle unterrichtet über die Mindestmengen nicht nur von Blut, sondern auch von Harn, Magen- oder Darmsaft usw.

MINDESTMENGEN FÜR CHEMISCHE ANALYSEN

1. Chemische Untersuchungen:

Albumin: Globulin im Serum	5 ccm Blut
Alkali-Reserve	5—10 ccm Venenblut mit Zusatz von Oxalat oder Citrat. Gut umschütteln!
Alkohol im Blut nach Widmark	5—10 ccm Blut mit Natriumfluorid-Zusatz
Azidität	10 ccm Magensaft
Aminosäuren-Stickstoff	5 ccm Blut
Ammoniak im Blut	10 ccm Blut
Ammoniak im Harn	10 ccm Harn
Amyloid	5—10 ccm Blut, zentrifugiert
v. d. Bergh-Reaktion	5—10 ccm Blut
Bilirubin im Blut	5—10 ccm Blut
Bilirubin im Harn	20 ccm Harn
Blutmenge	10—15 ccm Blut
Blutzucker	3 ccm Blut mit Natriumfluorid-Zusatz

426 Laboratorium

Cadmiumsulfat-Reaktion	5 ccm Blut
Calcium	10 ccm Blut
Cholesterin	10 ccm Blut
Diastase im Harn	15 ccm Harn
Diastase im Serum	5—10 ccm Blut
Diazo-Reaktion	15 ccm Harn
Eisen	10—15 ccm haemoglobinfreies Serum in eisenfreien Gefäßen
Elektrophorese	5 ccm blutfreies Serum
Eiweiß im Blut	5 ccm Blut
Eiweiß im Harn	10 ccm Harn
Fibrinogen	10 ccm Citratblut, 1 ccm 3,6%ige Natriumcitratlösung + 9 ccm Blut
Gallensäuren im Harn	10 ccm Harn
Gamma-Globuline	5 ccm Blut
Gesamteiweiß im Serum	5 ccm Blut
Globulinfraktion im Serum	5 ccm Blut
Großsche Probe	5 ccm Blut
Günzburgsche Reaktion	3 ccm Magensaft
Harn, spezifisches Gewicht	20 ccm Harn
Harnsäure	5—10 ccm Harn
Harnstoff	5 ccm Blut
Harnzucker	30 ccm Harn
Indikan im Harn	10 ccm Harn
Indikan im Serum	20—25 ccm Blut
Kalium	5—10 ccm Blut
Kephalin-Reaktion	5 ccm Blut
Ketonkörper	30 ccm Mischharn
17-Ketosteroide	50—100 ccm Sammelharn von 1 bis 3 Tagen, mit Zusatz von 1—5 ccm konz. Salzsäure pro 100 ccm
17-Ketosteroide, Alpha- und Beta-Fraktionen	Gesamtharnmenge von 2—3 Tagen mit Zusatz von ca. 1% konz. Salzsäure oder Toluol
Kochsalz im Blut	10 ccm Blut
Kohlenoxyd im Blut	10 ccm Vollblut
Kreatin, Kreatin im Blut	10 ccm Blut
Kreatin, Kreatin im Harn	10 ccm Harn
Kupfer	5—10 ccm Blut oder Serum in Fe-Cu-freien Gefäßen
Lipase im Blut	5—10 ccm Blut
Lipase im Duodenalsaft	10 ccm Duodenalsaft
Mageninhalt, mikroskopisch	10 ccm Magensaft
Magensaft	10 ccm Magensaft
Magnesium im Blut	5—10 ccm Blut
Mancke-Sommer-Reaktion	5 ccm Blut
Milchsäure im Magensaft	10 ccm Magensaft
Natrium im Serum	5—10 ccm Blut
Pentdyopent	20 ccm Harn
Pepsin, Pesinogen	10 ccm Magensaft

Phosphatasen	10 ccm Blut
Phosphor	5—10 ccm Blut mit Natriumfluorid-Zusatz
Porphyrin	50 ccm Harn
Rest-Stickstoff	10 ccm Blut
Rosasche Reaktion	20 ccm Harn
Salzsäure	10 ccm Magensaft
Sediment im Harn	10 ccm Harn
Serum-Eiweiß	5 ccm Blut
Takata-Ara-Reaktion	5—10 ccm Blut
Thymol-Trübungsreaktion	5—10 ccm Blut
Urobilin	10 ccm Harn
Urobilinogen	10 ccm Harn
Weltmannsches Koagulationsband	5—10 ccm Blut
Xantoprotein-Reaktion	5—10 ccm Blut

Beachte:
Für die Bestimmung von Alkohol, Phosphorsäure, Blutzucker: Blut mit Natriumfluoridzusatz.
Kohlenoxyd-Bestimmung: Vollblut ohne jeden Zusatz.
Fibrinogen-Bestimmung: Citratblut (1 ccm 3,6%ige Natriumcitratlösung + 9 ccm Blut).
Alkali-Reserve: Citratblut. Zusatz von Na-Citrat in Substanz (ca. 50 mg).

2. Hämatologische, bakteriologische und serologische Untersuchungen:

Agglutination bei Infektionskrankheiten	3—5 ccm Blut
Anti-Streptolysin-Reaktion	2 ccm Blut
Bangsche Krankheit	3—5 ccm Blut
Blutfaktoren M, N, Rh	3—5 ccm Blut
Blutgruppen	3—5 ccm Blut
Blutsenkung	1,6 ccm Blut plus 0,4 ccm Na-Citrat
Botulinus-Toxin-Nachweis im Blutserum (Blutabnahme vor Verabreichung von Heilserum!)	3—5 ccm Blut
Brucellosen	3—5 ccm Blut
Cardiolipin-Reaktion	5 ccm Blut
Citochol-Reaktion	5 ccm Blut
Diphtherie-Antitoxin-Bestimmung im Menschenblut (Römer) zur Bestimmung des Erfolges einer Di-Schutzimpfung	5 ccm Blut
Echinokokken-Nachweis durch Komplementbindung	5 ccm Blut
Exsudate	5 ccm
Fleckfieber-Nachweis	3—5 ccm Blut
Flockungs-Reaktion auf Syphilis	3 ccm Blut
Gonokokken-Nachweis durch Komplementbindung	3—5 ccm Blut
Gruber-Widal-Reaktion	5 ccm Blut
Kahn-Reaktion	5 ccm Blut
Kahn-Quantitativer Test	5 ccm Blut
Komplementbindungs-Reaktion	
auf Echinokokken	5 ccm Blut
Gonokokken	5 ccm Blut
Lues	5 ccm Blut

428 Laboratorium

Luesdiagnose	5 ccm Blut oder 1,5—2 ccm Serum
Lysis-Agglutinations-Reaktion zur Leptospiren-Diagnose	3—5 ccm Blut
M- und N-Blutfaktoren	3—5 ccm Blut
Maltafieber	3—5 ccm Blut
Meinicke-Reaktion	5 ccm Blut
Paul-Bunnell-Reaktion	5 ccm Blut
Prothrombin-Bestimmung	4 ccm Blut + 1 ccm Natrium-Citrat-Lösung (je nach Methode)
Rhesus-Faktor	3—5 ccm Blut
Ruhr-Nachweis durch Agglutination	3—5 ccm Blut
Sepsis	2—3 ccm Blut
Vi-Agglutinine	5 ccm Blut
Wassermannsche Reaktion	5 ccm Blut
Weil-Felix-Reaktion	
Widal-Reaktion einschließlich Kultur auf Typhus- oder Bang-Bakterien	3—5 ccm Blut 5 ccm Blut
Gesamt-Widal für Typhus, Paratyphus, Enteritis, Ruhr, Fleckfieber, Bang	5 ccm Blut

3. Liquoruntersuchungen:

Gesamteiweiß	1 ccm Liquor
Albumin : Globulin	3 ccm Liquor
Goldsol-Reaktion	0,5 ccm Liquor
Kochsalz	3 ccm Liquor
Mastix-Reaktion	1,5 ccm Liquor
Nonne-Apelt-Reaktion	1,5 ccm Liquor
Pandy-Reaktion	1,5 ccm Liquor
Luesnachweis	5 ccm Liquor
Serologische und chemische Reaktionen	10 ccm Liquor
Tryptophan-Reaktion	1 ccm Liquor
Zucker	1 ccm Liquor

4. Hormonbestimmungen, Schwangerschaftsdiagnose:

Aschheim-Zondek-Reaktion	mindestens 50 ccm Frühharn
Blasenmole, Spezialtitration	mindestens 50 ccm Harn
Chorionepitheliom, Spezialtitration	mindestens 50 ccm Harn
Froschtest nach Galli-Mainini	mindestens 50 ccm Frühharn
Hormonbestimmung	200 ccm Früh- oder Tagessammelharn
Pregnandiol	250 ccm Sammelharn mit Zusatz von 1—2 ccm Toluol

NORMALWERTE EINIGER WICHTIGER FUNKTIONSPRÜFUNGEN

Mitgeteilt werden:

Äther-Decholinzeit	in Ruhe 6—13 Sek. nach Belastung 4—8 Sek.
Ätherumlaufzeit	4—8 Sek. (nach Belastung Verkürzung)
Alkalireserve	50—65 Vol. %
Antithrombin II	18—22 Sek.
Antithrombin III	85—115%

Normalwerte bei Funktionsprüfungen 429

Atem-Anhaltevermögen	nach Inspiration 30—60 Sek.
	nach Exspiration 20—30 Sek.
— Äquivalent	2,0—3,5
— Grenzwert	70 000—120 000 ml
— Minutenvolumen	8000—12 000 ml
— Reserve: AMV : AGW	mindestens $1/7$
— Stoßtest	mindestens 70% der VK
— Volumen	500—800 ml
— Zeitquotient	1,0 : 1,2 (1,5)
Azorubin-S-Probe	höchstens bis zu 12% Farbstoffausscheidung
Bilirubinbelastung	Erhöhung des Bilirubinspiegels nach 4 Stunden höchstens noch 15% des Gesamtanstieges
Blauausscheidung bei der Cystoskopie	nach 5—10 Min.
Blut	Normalwerte im Serum
Blutdruck	Anzahl der Lebensjahre plus 100
Blutungszeit (Duke)	2—3 Min.
Blutzuckerspiegel (nüchtern)	70—120 mg%
Bromsulphalein-Probe	45 Minuten nach der Injektion nicht mehr als 5% derjenigen Farbstoffmenge im Blut, als in der Dreiminutenprobe vorhanden war
Brustumfangsdifferenz in- und exspiratorisch	mindestens bei Männern 4—6 cm bei Frauen 2—4 cm
Chronaxie	bis max. 0,77 ms
Clearance	
Maximale tubuläre Sekretion (PAH)	60—80 mg/Min.
Maximale tubuläre Rückresorption (Glukose)	300—400 mg/Min.
Nierenplasmagesamtdurchströmung (PAH-Clearance)	500—700 ml/Min.
Filtrationsfraktion	20%
Endogene Kreatininclearance	120—140 ml/Min.
Endogene Harnstoffclearance	50—70 ml/Min.
Inulinclearance	120—140 ml/Min.
Inulinprobe nach *Hamm*	nach 2 Std. Ausscheidung von mindestens 3 g Inulin
CO_2-Spannung der Alveolarluft	35—45 mmHg
Decholinumlaufzeit	10—16 Sek.
Dextrosebelastung	Blutzuckeranstieg nach 1 Stunde nicht über 150—180 mg%; im Harn keine Zuckerausscheidung
Diastase im Blutserum	32 WE bzw. 80—120 E nach *Smith* und *Roe*
— im Pankreassaft	256—2048 WE bzw. bis 300 000 E
— nach Ätherreflex im Duodenalsaft	bis 8192 WE
— Urin	16—64 WE bzw. bis 400 E

Erythrozytendurchmesser	7,1—7,9µ
— Gesamtvolumen	Männer 40—48%
	Frauen 36—42%
— Einzelvolumen	80—90µ³
— Volumenindex	0,85—1,15
Fo (reduzierter Harnfarbwert)	0,5—1,5
Fluoreszeinzeit	12—16 Sek. (Aufleuchten an den Lippen)
Formolgel-Reaktion	Serum flüssig, unverändert
Fuchsin-S-Probe	erkennbare Farbausscheidung im Urin erst nach 30—60 Min.
Galaktosebelastung	Zuckerausscheidung bis 3 g in 12 Stunden
Gefrierpunkterniedrigung im Harn	$\Delta = -1{,}0°$ bis $-3{,}0°$ C
Gerinnungszeit des Blutes	a) *Milian* 6—8 Min.
	b) *Lee-White* 4—8 Min.
Gesamt-Hydroxykortikoide im Harn	3—12 mg in 24 Std.
Gewicht, spez. des Harns	einzelne Harnportionen 1003—1040
	24-Std.-Gesamtmenge 1015—1030
Grossche Probe	2,0—2,5 ml *Hayemsche* Lösung bedingen Trübung des Serums ohne Flockung
Grundumsatz (Ruhe-Nüchternwert)	bis +15%
	bis —5%
Hämatokrit	bei Männern 40—48%
	bei Frauen 36—42%
Hämoglobingehalt des Blutes	beim Mann 14,5 bis 17,0 g%
	bei der Frau 13,5 bis 15,5 g%
HB_E	30—34 γγ
Hauttemperatur	mindestens 27—29° C
Heparintoleranzzeit	beg. Gerinnung 1 Min. — 1 Min. 30"
	kompl. Gerinnung 3'30"—5'30"
Hippursäure-Probe	in 4 Stunden Mindestausscheidung von 3 g
Kälte-Druck-Test	RR-Erhöhung bis max. 25 mm Hg
*Kauffmann*scher Diureseversuch	Harnportionen in der Hochlagerungsperiode überschreiten die der Flachlagerungsperiode nicht
Ketosteroide im Harn	Frauen 5—15 mg } pro die
	Männer 10—20 mg }
Kongorotprobe	Farbstoffschwund 15—35% in 60 Minuten
Lävulosebelastung	Ausscheidung bis 0,6 g
Lipase im Blutserum	200—500 E nach *Tuba* und *Hoare*
Liquordruck	im Liegen 80—180 mm H_2O
— Eiweiß nach *Kafka*	Gesamteiweiß 18—26 mg%
	Globuline 2,5—9 mg%
	Albumine 15—25 mg%
	Eiweißquotient = 0,2—0,45
— Kochsalzgehalt	720—750 mg%
— Zellzahl	subokzipital $4/3$—$6/3$
	lumbal 0—$10/3$
— Zucker	40—80 mg%

Lobelin-Test	Lobelin-Apnoe nach 10 Sek.
Magensaft	
Freie HCl	20—40 ml ⎫ n/10 Salzsäure
Gesamtazidität	40—60 ml ⎭
Mechanische Resistenz der Erythrozyten	8—12 (—15)%
Osmotische Resistenz der Erythrozyten	Minimumresistenz 0,42—0,46% NaCl
	Maximumresistenz 0,30—0,46% NaCl
Phenolrotausscheidung der Nieren	31—49% der zugeführten Menge in 15 Minuten
Pholedrin-Test	s. Veritoltest
Phosphatase, alkalische	10—15 KAE bzw. 1—2 Mmol nach RAABE
— saure	3—4 GE bzw. bis 0,4 Mmol
Preßdruckversuch	Während des Pressens Absinken des systol. RR um 5—10 mm Hg; postpressorisch deutlicher Druckanstieg
Prontosilprobe	etwa 50% Farbstoffausscheidung
Prostigmintest	keine Beeinflussung des Diastasespiegels im Serum nach Prostigmininjektion
Prothrombinzeit siehe unter Thromboplastinzeit	
Quaddelprobe	Bestehenbleiben der Quaddel über eine Zeit von 40—85 Min.
Quadratflächenzuwachs des Thorax	mindestens 60 cm²
Refluxzeit	1—2 Sek.
Regitin-Test	Starker RR-Abfall um mindestens 35 mm Hg systolisch und 25 mm Hg diastolisch nach Injektion
Rekalzifizierungszeit (n. Howell)	60—120 Sek.
Reservevolumen, exspirat.	800—1500 ml
— inspirat.	1500—2000 ml
Residualkapazität, funktionelle	1800—3000 ml
Residualvolumen	1000—1500 ml
Rest-N	20—35 mg%
Säure-Basenbelastung	PH ⟨6,0→⟩ 8,0
Schellong I	Gleichbleiben der Werte in Ruhelage und im Stehen Pulsfrequenzanstieg um 10 bis max. 40 Schläge. RR-Senkung systolisch um max. 15 mm HG
Schellong II	Nach Belastung Blutdruckanstieg um 30—80 mm Hg, Pulsfrequenzanstieg um 20—30 Schläge (nicht über 100) pro Minute
Schellong III	Verkürzung des QRS-Komplexes um mindestens 2 ms nach Belastung
Staub-Traugottsche Traubenzucker-Doppelbelastung	nach 2maliger Belastung mit Dextrose (50 g) bleibt der 2. Blutzuckergipfel wesentlich hinter dem 1. zurück oder fehlt ganz
Takata-Ara	Grenzkonzentration der Flockung über 100 mg% Sublimat

432 Laboratorium

Testazid-Probe	bis 160 mg p-Oxyphenylbrenztrauben-säureausscheidung im Urin
Thorn-Test	Eosinophilenabfall 4 Stunden nach ACTH-Injektion um 50—60%
Thromboplastinzeit	12—14 Sek.
Thrombozytenagglutinationszeit (n. Jürgens und Naumann)	3—4 Min.
Theyreoidale J^{131}-Aufnahme	35% der zugeführten Menge
Totalkapazität der Lungen	3800—5800 ml
Trypaflavinzeit	16—18 Sek. (Nagelfalzkapillaren)
Valsalva	Verkleinerung des Herzens nach 20 Sek. langem Pressen um 13%
Venendruck	40—80—120 mm Wasser
Veritoltest	RR-Erhöhung und Pulsverlangsamung nach Veritolinjektion
Vitalkapazität	3500—5000 ml
Volhardscher Wasserversuch	Ausscheidung der gesamten Trinkmenge in den ersten 4 Stunden bei überschießender 24-Stunden-Diurese max. Verdünnung 1001—1003 max. Konzentration 1025—1030
Wasserbelastungstest nach Robinson, Power und Kepler	irgendeine Stundenmenge während des Tages ist größer als die Nachtmenge
Weltmannsches Koagulationsband	Eiweißflockung im VI.—VII. Röhrchen
Wiedererwärmungszeit (mittlere akrale)	10—20 Min.
Xanthoproteinreaktion	20—35 E im Serum

(Modifiziert nach A. Gitter u. L. Heilmeyer)

Aus der täglichen Arbeit am Labortisch der Krankenstation lernt der Assistenzarzt vor allem zwei Dinge verstehen und beherzigen, die für seine klinische Ausbildung bedeutungsvoll sind: einmal übt er sich in den Routinetests des Laboratoriums und vermag dadurch später nicht nur die Kontrolle, sondern vor allem auch die wissenschaftlichen Impulse für die Forschung im Kliniklabor zu geben, zum andern erwirbt er das rechte Verständnis für die Grenzen der Laboratoriumsleistungen.

Er wird erfahren, ob es wirklich so viel „Neues unter der Sonne" gibt und daß trotz aller Mühen die Quellen des Labors allein nicht immer zu einer richtigen Diagnose führen. Vor allem aber wird ihm klar, daß eine Diagnose nicht erreicht wird, wenn man nur eine Addition der Befundzettel des Laboratoriums vornimmt, nachdem der Kranke gleichsam durch die „diagnostische Mühle eines modernen Kliniklaboratoriums gedreht" worden ist. „Jede schicksalsentscheidende Diagnose", sagt Bürger, „die allein auf Laboratoriumsbefunde aufgebaut ist, sollte die Tatsache berücksichtigen, daß viele 'gesicherte' Analysendaten durchaus noch nicht das schmückende Beiwort 'gesichert' verdienen."

Die eigene unermüdliche Übung, die daraus wachsende Erfahrung, die richtige Einschätzung und sinnvolle Bewertung des Laboratoriumbefundes sind wichtige Bausteine zur klinischen Diagnose, mehr aber nicht! Die Älteren von uns haben es im Alltag am Krankenbett erfahren müssen, wie leicht, trotz vieler Laborbefunde und mancher anderer Mühen um den Kranken, das diagnostische Kalkül sich in falscher Richtung bewegen kann. Möge der Stationsarzt bei seiner Tätigkeit in der Laborecke daraus lernen, damit ihm Enttäuschungen erspart bleiben!

**DER ARZT UND DIE ENTSCHEIDENDE STUNDE
SEINES KRANKEN**

Über die letzten Dinge zu sprechen und dabei dem jungen ärztlichen Kollegen gute Ratschläge zu geben, ist eine problematische Angelegenheit.
Dein Berufsleben, wenn Du es ernst nimmst, wird Dir beweisen, daß Du nicht daran vorbeikommst, selbst die Last, die ganze Last dieser Verantwortung zu tragen.
Versuche aber bei allem, was Du sagst und was Du tust, das Gebot der Nächstenliebe zu beachten:
„WAS DU SAGST SEI WAHR, ABER WÄGE DIE WAHRHEIT."

Die unheilvolle Hast und das krankhafte Jagen unserer Tage, die steigende Nervosität, die Angst und Unruhe unseres modernen Jahrhunderts, die auch den beruflichen Alltag immer mehr bedrohen, geben vielen Menschen eine Narkose, die betäubt und vergessen macht. Der Kranke und sein Arzt stehen mitten in dieser Welt und an besonders exponierter Stelle. Haben die Maschinen die Heilkunde entseelt und ist es überhaupt noch nötig, den Arzt, den Menschen, als Kontakt zu haben? Ist es nicht rückschrittlich und damit in einem Buch unserer Tage überhaupt abwegig, solche Fragen aufzuwerfen? Fragen wir uns einmal, bevor wir urteilen, selbst. Fragen wir uns aber ehrlich!
Der Kranke in seiner Not und Ratlosigkeit findet keinen Trost, indem er von Laboratorium zu Laboratorium gebracht wird und in der Anonymität technischer Untersuchungen untertaucht. Zweifellos sind diese Maßnahmen wichtig, oft lebensrettend, und wir brauchen sie täglich und können sie nicht missen, aber eine nur technisierte und spezialisierte Diagnostik birgt die Gefahr einer zunehmenden Entfremdung zwischen Arzt und Patient in sich. Erst muß der persönliche Kontakt hergestellt sein, erst muß der Patient wissen und überzeugt sein: dieser, Dein Arzt, hilft tragen! —, dann erst kommt die erforderliche diagnostische „Mühle". Der Patient spürt genau, ob der Arzt einmal für ihn Zeit haben und sich neben sein Krankenbett setzen wird, um seine Nöte und Sorgen anzuhören. Wie oft ist das Erzählenlassen Therapie, und wie dankbar ist der Patient für solche fünf Minuten Zeitaufwand. Eine etwas längere Aussprache in der Anamneseerhebung mag für den Augenblick manchmal zeitraubend erscheinen, der Erfahrene weiß aber, daß sich dies im Verlaufe des Krankheitsgeschehens und der Behandlung als fördernd erweist.
Mehr als in früheren Zeiten gehört zur Anamnese heute das Erfassen der gesamten Persönlichkeit des Patienten.

438 Die entscheidende Stunde des Kranken

Der Arzt muß in einem ersten Gespräch bereits zu erfahren suchen, wie er mit dem Patieten reden und wieviel an Wahrheit er ihn wissen lassen kann.

Es mag bei jüngeren Lesern die Frage entstehen, ob denn dies unbedingt alleinige Aufgabe des Arztes sei, sich ein Bild von der Psyche des Kranken zu machen, oder ob nicht viel besser hier eine Arbeitsteilung vorgenommen werden sollte. Wo das möglch ist, sollte man sich diesem Weg nicht verschließen. Nach *Klaesi* ist jedoch der Arzt „ein Wissenschaftler, ein Krieger, ein Erbarmer, ein Erzieher, ein Priester und ein Künstler". Seine Aufgabe umschließt demnach alle Bereiche menschlichen Seins. Das Wort *Klaesis* gewinnt aber erst seine volle Klarheit und seinen ganzen Ernst am Bett des vom Tode Gezeichneten. Der Arzt der Antike ist aus Angst, daß man seiner Wissenschaft kein Vertrauen mehr entgegenbringe, vom Bett des Schwerkranken geflohen; der Arzt unserer Tage bleibt um des Vertrauens willen bis zuletzt. Wir sprechen — vielleicht unbewußt — oftmals von solchen, die wir aufgegeben haben. Für einen rechten Arzt sollte es überhaupt keine Aufgegebenen geben. Sein Dienst hat über die bloße somatische Hilfe hinauszugreifen. Der Kampf, den der bewußt Sterbende auszufechten hat, ist nicht zuerst ein körperliches, sondern ein geistiges Ringen. Demzufolge erwarten viele der so gezeichneten Patienten auch nicht nur die alles vergessenmachende Morphiumspritze mit dem vielleicht aus aufrichtiger Barmherzigkeit ins Krankenzimmer gerufenen: „Es wird schon alles wieder gut", sondern wahrhaftigen Beistand. Vertrauend gibt sich der Kranke in die Hand des Arztes, mit dem festen Glauben, daß bei ihm *jede Möglichkeit der Hilfe* gegeben ist. Das kann ein Irrglaube sein, und es wäre billig, wollten wir nicht offen und ehrlich unsere Grenzen eingestehen. Aber der Versuch geistiger Bewältigung des Leides sollte unbedingt unternommen werden!

Dort, wo die Hilfe des Wissenschaftlers versagt, da sollte der Arzt als Mensch und als stärkeres Ich das schwache Du des kranken Mitmenschen in mitfühlender Hingabe bis ans Ende geleiten. Auch der Theologe sollte hier — nicht erst während der letzten Atemzüge eines Kranken — zur Hilfe beigezogen werden. Wo der Arzt, „des Menschen Diener", mit seiner Kunst am Ende ist, weiß der Diener Gottes noch immer eine kleine Strecke weiter, jene kleine Strecke vom Achselzucken der Wissenschaft bis zur Pforte der Ewigkeit, eine Strecke, die mit Trost zu lindern es älterer Quellen bedarf, als Wissenschaft sie je zur Verfügung haben wird, schreibt einmal der Dichterarzt Peter Bamm.

In welchem Maße der Arzt imstande sein wird, den Kranken auf die wahre Natur seines Leidens hin anzusprechen, wird nicht unwesentlich davon ab-

hängen, wie er selbst dem Leid und dem Tod gegenübersteht. Finden sich nun bei erkrankten Mitmenschen erschwerende Momente? Wir haben bereits von der gut gemeinten Morphiumspritze gesprochen, die es unmöglich machen kann, mit dem Patienten offen zu sprechen.
Verhältnismäßig einfach liegen die Dinge dort, wo die Schmerzen ein derart unerträgliches Maß angenommen haben, daß die ganze Person von ihnen in Bann gehalten wird. In diesen Fällen ist immer *die erste Aufgabe, den Schmerz zu stillen.*
Anders ist es dort, wo der Schmerz nicht derartig dominiert. Hier wäre es verfehlt, dem Kranken durch Opiate zu einem „sanften Tode" zu verhelfen, weil man damit allen Problemen echter Bewältigung zu leicht aus dem Wege ginge.
Bei einer nicht geringen Anzahl von Patienten wird der ärztlichen Bewältigungsbereitschaft für das Letzte ein Riegel vorgeschoben werden, weil diese infolge ihrer Krankheit für die Worte des Helfers nicht mehr empfänglich sind. Das ist wohl bei jeder Form der Bewußtlosigkeit der Fall.
Einer gewissen Trübung des Bewußtseins, die nicht immer nur durch schmerzstillende Mittel verursacht ist, wird man häufig begegnen. Selbst bei tieferer Bewußtseinstrübung sollte man es nicht unterlassen, dem Schwerkranken ein treffendes tröstendes Wort zu sagen. Wir haben erlebt, daß Kranke, von denen die besorgten Angehörigen sagten: „Er spricht schon gar nicht mehr, er kennt uns auch nicht mehr", ihre Lippen wieder bewegten und versuchten, das Gesagte immer wieder nachzusprechen, nachdem wir unbeirrt einige tröstende Worte gesagt hatten. Bei manchen Krankheiten scheint die Natur eine Auseinandersetzung mit dem tatsächlichen Zustand sich selbst vorzubehalten. Die einem solchen Zustand vollkommen zuwiderstehende Euphorie läßt den Todkranken bis zuletzt jeden Gedanken an eine sinnvolle Vorbereitung auf das Ende verbannen und trotz zunehmenden Verfalls nicht an seiner Rettung zweifeln. Oft kann man diese Stimmung, vielleicht sogar dieses Geschenk, bei Multiple-Sklerose-Kranken, bei schwer Tuberkulose-Kranken und manchmal auch bei Krebskranken finden. Wie schwer es sein kann, mit solchen Patienten ins Gespräch „über die letzten Dinge" zu kommen, mag folgendes Beispiel veranschaulichen:

Ein fünfundfünfzigjähriger Patient wird, nachdem er nach überstandener Billroth-II-Operation nach Hause entlassen worden ist, ein halbes Jahr später mit ausgedehnten Metastasen erneut ins Krankenhaus eingewiesen. Der Patient wurde zusehends schwächer und hätte merken können, daß es auf das Ende zugeht. Selbst der blutige Auswurf versetzte ihn nicht in Unruhe. Wenige Stunden vor seinem Tode versuchten wir, noch einmal mit ihm über das Letzte zu sprechen. Strahlend hielt er uns die kraftlosen Hände entgegen und sagte: „Ich werde wieder gesund — ich habe zum ersten Male nach langer Zeit wieder eine Nacht (natürlich nicht ohne Schlafmittel) durchgeschlafen." Wenige Stunden darauf ist er gestorben.

Dieses Beispiel, es lassen sich leicht andere finden, scheint manchen recht zu geben, die die These vertreten, es läge im Sinne der Natur selbst, das Sterben zu verschleiern. Daher kommen sie zu dem Schluß, daß es eine menschliche Grausamkeit wäre, wollte man den Tod auf lange Sicht voraussagen. Wenn man noch dazu die Angst des Menschen in Rechnung zieht, die er vor dem Tode hat und die Versuche kennt, den Gedanken des Todes ganz aus dem Bewußtsein zu tilgen, mag es auf den ersten Augenblick richtig erscheinen, den Sterbenden bei seinem Traum vom Leben zu lassen.

Erich Stern berichtet, wie ein junger Mensch, der im Krieg den Tod im Auge hatte, einer Mutter, die ihren Sohn verlor, versicherte: Jeden könnte der Tod treffen, aber er selbst dachte nicht daran und auch ihr Sohn habe nicht daran gedacht. So müßte auch sie sich trösten. Die Realität ist zu bitter, als daß man gern an sie dächte. Allein die erschwerenden Momente, die hier nur angedeutet werden konnten, sollten uns nicht den Mut nehmen, stets aufs Neue den Versuch zu machen, wo auch immer die Wahrheit ertragen werden kann, diese mit viel Takt und Feingefühl zu sagen, es sei denn, das Gebot der Nächstenliebe fordert anderes von uns! Machen wir es uns nie zu leicht!

Horst Fichtner hat die ärztliche Berufsliteratur unseres Jahrhunderts hinsichtlich der Stellung zur *Wahrheitsfrage* durchgesehen und dabei festgestellt, daß sich vor allem in dem älteren Schrifttum die auch heute noch vertretene Meinung findet, *die Wahrheit müsse bei einer Krankheit zum Tode verschwiegen werden.*

In neuerer Zeit erst wird es von zahlreichen Forschern auf Grund der Wiederentdeckung neuer Lebenswerte für besser erachtet, die Wahrheit zu sagen. Tatsächlich kann man eine echte Sterbehilfe auch nur dort einsetzen, wo der Patient über den *möglichen* Verlauf seiner Krankheit nicht im Unwissenden gelassen ist. Wir wollen die Stimmen derer, die aus tiefem Mitgefühl und aus einer reichen Erfahrung heraus dem Patienten die wahre Natur seines Leidens verschweigen wollen, *nicht* überhören. Zahlreiche Beispiele von Menschen, die dem Tode bewußt und tapfer ins Auge gesehen und sich dankbar auf das Ende gerüstet haben, hindern uns jedoch, uns auf die vollständige „Verschleierung der Wahrheit" festzulegen. Der Arzt steht mitten in der Verantwortung.

Die Untersuchungen *L. R. Müllers* über die Seelenverfassung Sterbender haben ergeben, daß sich mancher Kranke den Tod geradezu herbeiwünscht. Diese Erfahrung konnte er besonders bei Infektionskrankheiten machen. Nach seinen Untersuchungen fällt es solchen Erkrankten mitunter leichter, in Erkenntnis der Schwere ihrer Krankheit von den Angehörigen Abschied zu nehmen, als Gesunden. Alle sonst so großen Sorgen um Familie und Verwandte treten dabei in den Hintergrund. Am Sterbebett alter Menschen kann man hören, wie sie ohne Furcht sagen, sie wollten doch nun gern vom Leben Abschied nehmen.

Eine an Adam-Stokesschen Anfällen leidende ältere Schwester ließ nach mir rufen mit der Bitte, ich sollte sie für das Ende vorbereiten. Nach unserem Gespräch war sie innerlich ruhig geworden und hoffte auf die Erlösung. Kurze Zeit später konnte sie als gebessert aus der Klinik entlassen werden. Als sie nach Hause ging, gab sie mir fröhlich ihre Hand und versicherte mir, daß sie dankbar wäre für die Stunden der Besinnung im Angesicht des Todes.

Es ist dem Patienten keine Hilfe, wenn man den Tod zu bagatellisieren versucht und damit rechnet, daß *Hoche* recht behält und die meisten Menschen ohne Bewußtsein sterben. Was wissen wir denn, was sich in den letzten Minuten eines Lebens, bevor der Vorhang für immer fällt, alles noch ereignet. Die spärliche Erfahrung lehrt uns, daß das Gehör des Sterbenden meist bis zuletzt intakt ist. Ein erschütterndes Beispiel hierfür weiß A. *Niedermeyer* zu berichten.

Ein kleiner Junge ist scheinbar vor der Morgenvisite gestorben. Der Stationsarzt betrit das Zimmer und spricht: „Da ist unser kleiner Franzel gestorben." Nachmittags richtet sich der Bub noch einmal auf und sagt: „Jetzt weiß ich wirklich nicht, bin ich gestorben oder lebe ich noch?" Erst am Abend starb er definitiv.

Wohl stimmt es, daß gewisse Regungen im Gesicht des Sterbenden nicht unbedingt auf einen „Todeskampf" zurückzuführen sind, zu dem es nach *K. Kolle* ohnehin nur bei sehr wenigen kommt. Aber gegen ein gedankenloses Einschlummern spricht andererseits die Erfahrung derer, die plötzlich in Todesnähe geraten und noch einmal gerettet worden sind.

Ein junger Akademiker, der während des Krieges unter den Trümmern einer Schule begraben und als einziger von acht Soldaten, die im Augenblick des Bombenabwurfes mit ihm zusammen waren, gerettet worden ist, berichtete mir, daß in diesen qualvollen Sekunden noch einmal sein ganzes Leben an ihm vorüberzog. Er fügte hinzu, daß es unbeschreiblich schrecklich war, aber daß er, wenn er den Tod erleiden müßte, ihn doch nur wieder so wach wie damals „erleben" wollte.

Man kann diese Erfahrungen nicht verallgemeinern, obwohl auch *Pfister* in seiner Arbeit über „Schockgedanken und Schockphantasien in höchster Todesnot" ähnliches zu berichten weiß. Auf jeden Fall aber sollten wir den Sterbenden ernster nehmen, als es oft geschieht, und ihm das Letzte in echter Weise erleichtern, indem wir wieder zu trösten lernen.

In diesem Zusammenhang erhebt sich die Frage, ob man den Schwerkranken überhaupt auf die letzten Dinge hin ansprechen darf. Grundsätzlich richtig ist dabei wohl die von *H. Malten* vertretene Meinung, man solle den modernen Menschen nicht immer nur als einen solchen ansehen, der dem Tod gegenüber in hilflose Angst gerät. Es kommt darauf an, *wie der Arzt selbst zum*

Sterben steht. „Wer seine eigene Einstellung mit Hilfe von Narkotika in den Kranken hineinprojiziert, wird auch keine Charakterstärke finden." *Hoche* glaubt, daß das Schlimmste am Tod die Todesangst sei. Sie ist jedoch keineswegs ein unüberwindliches Phänomen. Sie wird wesentlich davon abhängen, woran einer sein Herz gehängt hat. Es ist also auch eine wesentliche Aufgabe des Arztes, der dem Patienten das Sterben leicht machen will, ihn zunächst hinzuführen zur richtigen Einstellung zum Absoluten. Daß man dem Patienten tatsächlich die Angst vor dem Sterben nicht mit dem bloßen Verschweigen der Diagnose nehmen kann, mag folgendes Beispiel zeigen.

In die Innere Abteilung des Krankenhauses wird ein 35 Jahre alter Mann mit einem kleinen ulcus duodeni eingeliefert. Nach kurzer Zeit der Behandlung behauptet der Patient, er hätte Krebs wie seine Mutter und der Arzt würde ihm nur die Diagnose genauso verschweigen, wie er sie seiner Mutter verschwiegen habe. Der Kranke wurde von Tag zu Tag unruhiger und ist dann schließlich, gegen den Willen des Arztes, völlig ungebessert nach Hause gegangen. Wenige Tage später kam weinend seine Frau und klagte uns ihren Kummer, den sie nun mit dem Mann habe.

Daran mag deutlich werden, daß es nicht immer der Weg der Liebe und Barmherzigkeit ist, wenn man den Patienten im Unwissenden über seinen Zustand läßt oder ihn gar mit einer falschen Diagnose belügt. Hinzu kommt noch, daß viele gebildete Patienten dazu neigen, für sich selbst immer an die schlimmste Krankheit zu denken. Wenn dazu einer noch erlebt hat, wie man einen Angehörigen nicht „getröstet", sondern mit einer falschen Diagnose „vertröstet" hat, dann wird er im Falle einer eigenen Erkrankung nie mehr Vertrauen zum Arzt haben können.

Wenn nun, obwohl man weiß, wie ungeheuer wichtig das Vertrauen zum Arzt ist, dennoch die Meinung vertreten wird, man solle bei unheilbaren Krankheiten oder bei Krankheiten zum Tode „grundsätzlich nicht vom Sterben reden", dann ist dieser Gedanke getragen von dem Wissen um die große therapeutische Kraft der Hoffnung. A. *Jores* kommt in seiner Untersuchung über den Tod in psychologischer Sicht zu dem Ergebnis, daß der Tod eines Menschen eintritt, wenn er in den Zustand tiefer Hoffnungslosigkeit verfällt. Fragen wir uns aber auch, worauf denn der kranke Mensch hofft. Nicht wenige alte Menschen hoffen sogar darauf, bald durch den Tod erlöst zu werden. Darüber darf auch die Unruhe und Angst der letzten Augenblicke, wie man sie manchmal bei denen findet, die kurz vorher noch dem Tode gefaßt entgegengesehen haben, nicht täuschen! *Ein Weg ins Unbekannte macht immer Angst.*

Schwieriger liegen die Dinge bei jüngeren Menschen, deren Hoffnung naturgemäß nicht auf den alles ausgleichenden Tod gerichtet ist. Wenn man ihnen unbedacht und unvorbereitet die Diagnose einer unheilbaren Krankheit sagt,

kann das auf sie wie ein Todesurteil wirken, dem sie womöglich durch einen Suicid zu entgehen suchen. Zu dieser Kurzschlußreaktion wird es immer dort kommen, wo der Mensch keine rechte Einstellung zum Leben hat. Alle Menschen leben zum Tode hin — nascentes morimur.
Bei dem einen kommt der Tod später, bei dem anderen früher. In Wahrheit tragen wir schon als Lebende immer das Sterben in uns. Schließlich ist auch das Sterben eine Aufgabe, nur wird sie leider in unserer Zeit zu wenig gesehen, weil wir gewöhnt sind, in der Anonymität des Krankenhauses das Leben zu beenden. Dennoch kann man immer wieder erleben, wie Menschen auch den letzten Schritt ihres Lebens ganz bewußt vollziehen und geradezu Vorbilder im Sterben werden. Wer es erlebt hat, wie etwa ein Mann der Wirtschaft auf dem Sterbebett die Probleme, die mit seinem Tode eintreten, in heroischer Weise erledigt hat oder wie ein Familienvater noch letzte Sicherungen für seine Familie traf, wer etwas von überwundener Todesangst gespürt hat, der möchte, nur in der Liebe zum kranken Bruder, auch diesem dazu verhelfen, nicht blind abzuscheiden. „Wie wertvoll kann es bei vielen Kranken sein, wenn der unheilvolle Zirkel von Unruhe und Erregung durchbrochen wird" (Siebeck).
Richtige Einstellung zum Leben und eine über den Tod hinausgreifende Hoffnung im Angesicht des Absoluten — so möchten wir den bekannten Spruch abwandeln — *läßt nicht zu Schanden werden.* Schließlich ist das Sterben des Menschen „kein Verenden, sondern ein Vollenden" (Niedermeyer).

Die Tatsache, daß es erfahrungsgemäß nicht viele waren, die bisher in unseren Krankenhäusern wissend gestorben sind, sollte uns nicht daran hindern, ständig neu den Versuch zu machen, wahr zu bleiben. Daß man den Angehörigen Auskunft über das tatsächliche Leiden gibt, kann nur eine Notlösung sein. Außerdem kennen wir alle Beispiele, wo Angehörige schließlich auf das Ungeschickteste dem Schwerkranken wiedererzählt haben, was der Arzt ihnen unter dem Siegel der Verschwiegenheit anvertraute. Der Arzt selbst muß sich durch die Barrikaden eines falschen Glaubens an Spritzen und Apparate *den Weg wieder zum Herzen des Patienten* bahnen.
Dabei wird allerdings noch ein Problem entstehen. Kann denn der Arzt mit Sicherheit den Tod voraussagen? So sagt *Kolle*, daß die Wahrheit am Krankenbett gar nicht eindeutig bestimmbar sei. Man sollte deshalb sehr vorsichtig mit irgendwelchen Prognosen sein. Doch kann man dem Patienten sagen, daß man alle ärztliche Kunst und alle Mittel ins Feld führen werde, um ihn wieder gesund zu machen, aber daß auch der Arzt bei jedem Menschen sich früher oder später vor der Majestät des Todes beugen müsse. Vor allem hüte man sich vor einem allzu langen Aufschub des Gespräches mit dem Kranken über seinen Zustand. Wer trotz besserem Wissen schon mehrfach

leichtfertig gesagt hat: „Es wird schon alles wieder gut — in ein paar Wochen sind Sie wieder ganz gesund", kann schwerlich einem Kranken in und für die letzten Stunden eine Hilfe leisten. So möchte man den in neuerer Zeit viel zitierten Satz: „Was der Arzt am Krankenbett sagt, sei wahr", im Blick auf das Ganze fast einem Axiom gleichachten.

Es muß unser Ziel sein, den Kranken nicht im Unwissenden über seinen Zustand zu lassen, doch sollte man ihm dabei nie in liebloser Weise die vermeintliche Wahrheit ins Gesicht schleudern, ohne vorher geprüft zu haben, wie sie der Kranke wohl aufnimmt. Bei den „Schwachen" wird man auch die Wahrheit sagen müssen, aber *nicht die ganze Wahrheit!* Wo es schwerfällt, die rechten Worte zu finden, kann man sie schließlich auch spüren lassen, indem man still die Hände des Kranken nimmt und ein wenig bei ihm bleibt.

Auf jeden Fall muß die Wahrheit, die man sagt, in das Gefühl der Geborgenheit, das zu vermitteln man suchen muß, eingebettet sein.

„Das Ende unseres Weges ist der Tod, der doch in jede Stunde unseres Lebens hereinleuchtet. Media in vita in morte sumus. Nur vom Sinn des Todes aus kann Leben und Gesundheit richtig verstanden werden — der Sinn des Todes aber ist das neue Leben, das uns verheißen ist: Media in morte in vita sumus." *(R. Siebeck)*

AUSKLANG

Sinn und Ziel der in den einzelnen Abschnitten gegebenen Hinweise war, den jungen Assistenzarzt gleichsam an die Hand zu nehmen, wenn er sich nach bestandenem Staatsexamen auf den Weg zum verantwortungsvollen Dienst am kranken Mitmenschen begibt.
Vieles wurde nicht gesagt; manches wird „zwischen den Zeilen" stehen, anderes mag sich wiederholen oder in Auffassung und Wiedergabe unterschiedlich bleiben.
Beim Lesen und Durchblättern stellt man fest, daß das Buch kein Lehrbuch ist, denn es vermittelt nicht in einer bestimmten Ordnung und im Streben nach Vollständigkeit das Wissen eines Gebietes. Es wurde das Recht der Auswahl genutzt, wobei die Absicht der jeweiligen Belehrung die Art unserer Auswahl bestimmte. Das möge Anregung sein, dem schematischen Denken der Lernjahre ein vertieftes Denken anzuschließen. So wurde bewußt auf Schrifttumshinweise verzichtet. Gute Lehr- und Handbücher sollten nicht nur zum Bestand der Krankenhausbibliothek gehören, sondern fleißig benutzt werden! Sie helfen in den Jahren des Einwachsens besser als die Flut der Zeitschriftenartikel, die oft unbekanntes Brackwasser mit sich führen. Nur über eine feste Brücke führt ein sicherer Weg, gerade in der Medizin, wo das theoretische Wissen so unmittelbar in die Auseinandersetzung zwischen Leben und Tod einzugreifen vermag.

Der ärztliche Beruf ist in seiner Wertung von Wissen, Erfahrung, Liebe zum Nächsten, Geduld, aber auch von Gunst und Ungunst, vom veränderlichen Maßstab der Menschen, von *Glück* und *Unglück*, von politischen und wirtschaftlichen Verhältnissen abhängig. Entscheidend für die Aktiva des Arztes sind nicht die Höhe der Honorare, die Zahl der Kassenscheine, auch nicht das stille Zwiegespräch, die mühevolle Befunderhebung, die Freude des Helfendürfens, sondern die tägliche innerliche Bilanz!

REGISTER

Wichtige Diagnosen und Befunde sowie Krankheiten und Notfälle, die den Assistenzarzt zu sofortigem Handeln verpflichten

Abszeß 218
Abszeß, subphrenischer 124
Adam-Stokesscher Anfall 78, 136
Adenomyosis 255
Adipositas 107
Agranulozytose 78
Alkalose 78
Alkalose, metabolische 107
Alkoholvergiftung 147
Allergie-Schock 79
Amenorrhoe 255, 266
Amöbenruhr 92, 321
Anämie 79
Anämie, aplastische 80
Anämie, hämolytische 79
Anämie, perniziöse 80
Aneurysma 80, 90
Aneurysma, arteriovenöses 107
Angina 81
Angina abdominalis 89
Angina pectoris 81
Angina tonsillaris 81
Anthrax 114
Anurie 81, 96, 223
Anurie, mechanische 82
Anus praeternaturalis 221
Apoplexie 144
Appendizitis 82, 88
Arrhenoblastom 261
Arteriitis 145
Arteriosklerose 90, 93, 96
Arzneimittelexanthem 94
Asphyxie 121
Asthma bronchiale 82, 107
Asthma cardiale 83
Asthma, chronisches 107
Aszites 253
Atelektase 83, 107
Atherome 218
Atropinvergiftung 148, 155
Aussatz 296
Azetonurie 84
Azidose 84

Bakterienruhr 92, 321
Bangsche Krankheit 93
Bauchspeicheldrüse, chirurgische Maßnahmen 222
Beckenvenenthrombose 289
Bergkrankheit 153
Beulenpest 154
Bewußtseinstrübung b. Fieber 154
Bewußtseinstrübung b. Hirnanämie 153
Bewußtseinstrübung b. Migräne 155
Bewußtseinstrübung b. Poliomyelitis 157
Bewußtseinstrübung b. Vergiftungen 155
Bewußtseinsverlust, Übersicht 133
Bewußtseinsverlust b. Intoxikation 145
Bilirubinämie 101
Blasenerkrankung 222
Bleikolik 104
Blitzschlag 152
Blutstillung, akute 84
Blutung, gynäkologische 235, 254
Blutung, innere 154
Blutungen, intestinale 88
Blutungen post partum 287
Botulismus 149, 332
Brenner-Tumoren 261
Bronchialkarzinom 85
Bronchitis 97, 107
Bronchopneumonie 107
Bronchostenose 86, 107
Bronchotetanie 86
Brucellose 323

Caisson-Krankheit 153
Carcinoma, siehe auch Karzinom
Carcinoma uteri 257
Carotis-Sinus-Syndrom 136
Cheyne-Stokessche Atmung 86
Cholangitis 87
Cholelithiasis 87
Cholera 93, 154, 296, 322
Cholera asiatica 93
Cholezystitis, akute 88
Coma, siehe auch Koma

Coma basedowicum 141
Coma diabeticum 137
Coma hepaticum 140
Coma hypochloraemicum 140
Coma hypoglycaemicum 139
Coma uraemicum 139
Commotio 143
Compressio 143
Contusio 143
Cor pulmonale 107
Coxsackie-Virusinfektionen 326
Crush-Syndrom 82

Darmblutung 88, 221
Darmbrand 92
Darmkolik 120
Darmmilzbrand 296
Darmparese 221
Darmprolaps 221
Darmtetanie 104
Darmtuberkulose 296
Dekapsulation 223
Dekubitus 224
Dermoide, gynäkologischer Bereich 261
Diabetes 96, 166
Diathese, hämorrhagische 93, 97, 114
Diphtherie 88, 320
Douglas-Abszeß 222, 251
Douglas-Punktion 251
Drüsenpest 154
Ductus Botalli, offener 107
Durchblutungsstörungen, periphere 224
Durst, postoperativ 224
Dysmenorrhoe 238, 255
Dysurie 96

Eisenmangel-Anämie 80
Eklampsie 140, 285
Ektropium 257
Embolie, 89, 224, 289, 290
Embolie, arterielle 89, 90
Embolie der Extremitäten 89
Empyem der Pleura 90
Encephalitis, siehe auch Enzephalitis
Encephalitis epidemica 91, 325
Endarteriitis obliterans 107
Endokarditis 90, 91, 154
Endometritis 257, 258
Endometriuminfektion 288
Endophlebitis hepatica interna 91

Enteritis 321
Enteritis nekroticans 92
Enterospasmen 104
Entspannungskollaps 136
Entzündungen 218, 219, 220, 223
Entzündungen, Extremitäten 223
Enzephalitis, siehe auch Encephalitis
Enzephalitis 154
Enzephalitis, akute hämorrhagische 144
Enzephalomalazie 145
Enzephalorrhagie 145
Epilepsie 134
Epistaxis 93
Erbrechen 225
Erbrechen, habituelles 107
Erbrechen, azetonämisches 84
Erbsenpflückerkrankheit 327
Erfrierung 93
Erkrankungen mit Magensäure-
  überschuß 161
Erkrankungen mit Säure- und Ferment-
  mangel des Magens 162
Erosion, gynäkologische 257, 258
Erosionsblutung der Portio 280
Ertrinken 93
Erythema exsudativum 94
Erythema nodosum 94
Erythema subitum 94
Erythroblastom 115
Erythroblastose 100
Erythroblastose, chron. 115
Erythroblastosis foetalis 79
Eumenorrhoe 255
Euphorie 133
Extremitäten, chirurgische Maßnahmen
  223

Fazialisparese 117
Feldfieber 327
Fettsucht 164
Fibroadenome, gynäkologische 261
Fibrome, gynäkologische 261
Fistelbildungen 225
Fleckfieber 93, 94, 154, 329
Flimmerskotome 114
Flugzeugkrankheit 153
Fluor 235, 258
Fluor, korporealer 259
Fluor, vaginaler 258
Fluor, vestibularer 258

Fluor, zervikaler 259
Follikelpersistenz 257
Furunkel 218

Galleerkrankungen 161
Gallenblase, chirurgische Maßnahmen 222
Gallenkolik 87
Gastroenteritis acuta paratyphosa 92
Gefäßerkrankungen 163
Gefäßfunktionsstörungen 136
Gehirnentzündung, übertragbare 296
Gelbfieber 327
Gelenkinfektionen 224
Genickstarre, übertragbare 296
Genitaltumoren 259
Geschwülste 218, 219, 220, 223
Gichtanfall, akuter 95
Glaukom, akutes, entzündliches 95
Glomerulonephritis 81, 93, 95, 96
Glomerulonephritis, akute 81, 95
Glomerulosklerose 96
Glottisödem 219
Glykosurie 116
Granulosazelltumoren 261
Grippe 97, 296
Grundumsatzbestimmung 167
Guglielmosche Erkrankung 115

Hämatemesis 97
Hämatothorax 220
Hämoglobinurie 98
Hämophilie 98
Hämoptoe 97
Hämorrhagien verschiedener Ätiologie 79
Harnverhaltung 223
Harnverhaltung, postoperative 225
Harnwege, chirurgische Maßnahmen 222
Hautemphysem 220
Hautmilzbrand 296
Hauttuberkulose 94, 296
Hepatitis 102
Hepatitis epidemica 296, 326
Hepatose 102
Hernia incarcerata 98, 99
Hernia inguinalis 99
Herpes zoster 99
Herzerkrankungen 158

Herzfehler, angeborener 136
Herzinfarkt 106, 116
Herzinsuffizienz, energetisch-dynamische 136
Herzinsuffizienz, hämodynamische 136
Herzklappenfehler 136
Hitzschlag 99, 137
Höhenkrankheit 153
Hundefieber, Stuttgarter 327
Hypermenorrhoe 255
Hyperplasie, glandulär-zystische 257, 258
Hyperventilations-System 100
Hypochlorurie 79
Hypoglykämie b. Sportlern 153
Hypokalzämie 141
Hypomenorrhoe 255
Hyponaträmie, absolute 122
Hyponaträmie, relative 100
Hypoplasia uteri 255
Hysterie 134

Ikterus 100, 102, 128, 327
Ikterus gravis familiaris 100
Ikterus haemolyticus 102
Ikterus, homologer 327
Ikterus, mechanischer 102
Ikterus neonatorum 100
Ikterus parenchymatosus 102
Ikterus, Serum- 327
Ileus 103, 104, 107, 221
Ileus, funktioneller 104
Ileus, mechanischer 103, 104, 221
Ileus, paralytischer 107
Ileus, spastischer 103
Insolation 123, 137
Intoxikationen 127, 150
Invagination 104
Invagination, Intussuszeption der Kinder 105
Invagination d. Dünndarmes b. Erwachsenen 105
Invaginationstumor 105
Ischämie 104

Kälteagglutinin-Krankheit 90
Karotis-Sinus-Syndrom 78
Karzinom, siehe auch Carcinoma
Karzinom, Bronchial- 85

Karzinom, gynäkologisches 244, 257, 259, 260, 280
Karzinose 107
Keratoconjunctivitis epidemica 332
Keuchhusten 296
Kindbettfieber 330
Kinderlähmung, übertragbare 296
Kinetose 154
Kohlendioxyd, CO_2 147
Kokainintoxikation, akute 155
Kollaps, paralytischer 136
Kollapsformen 136
Kollumkarzinom 244, 259
Kolpotomie 251
Koma, siehe auch Coma
Koma 133, 142, 143, 144, 157
Koma, prämortales 157
Kopfschmerzen 106, 156
Koronarsklerose 81
Korpus-Polypen 257
Krämpfe, epileptische 135
Krämpfe, hysterische 135
Kryoglobulinämie 90
Kyphoskoliose 107

Lambliasis 88
Laryngitis 97
Lebensmittelvergiftung, bakt. 296
Lebererkrankungen 158
Lepra 94, 332
Leuchtgasvergiftung (Kohlenmonoxyd) 147
Leukämien 93, 114, 115
Listeriose 284, 320
Lobärpneumonie, akute 119
Lues 94, 284, 330
Lungenembolie 106, 108
Lungenemphysem 107
Lungenfibrose 107
Lungeninfarkt 106
Lungenmilzbrand 296
Lungenödem 108
Lungentuberkulose 109, 154, 296
Lymphoblastenleukämie, akute 115
Lymphogranuloma inguinale 328
Lymphosarkom 115
Lyssa 91, 111

Magenvolvulus 111
Makroglobulinämie 115

Malaria 111, 112, 154, 324
Marchiafava-Anämie 98
Masern 94, 112, 296
Mastdarmgonorrhoe 243
Mastoiditis 117
Menarche 235
Meningitis 112, 113, 117, 154, 325, 326
Meningitis, aseptische 326
Meningitis cerebrospinalis epidemica 325
Meningitis epidemica 113
Meningitis tuberculosa 113
Meningitis, otogene 117
Methylalkoholvergiftung 148
Migräne 114, 156
Milzbrand 114, 322
Mononukleosis infectiosa 331
Monozytenleukämie, chron. 115
Morbus Addison 152
Morbus Bechterew 107
Morbus Boeck 107
Morbus Osler-Rendu-Weber 93
Morbus Waldenström 115
Morbus Weil 154, 296, 327
Morphinvergiftung 107, 148
Muskeldystrophie, progressive 107
Myasthenie 107
Myeloblastenleukämie 114, 115
Myeloblastom 115
Myelom, multiples 115
Myokardinfarkt 108, 115, 117, 120
Myokarditis 90, 136
Myome 255, 272
Myom, submuköses 257, 258, 280
Myometritis 256
Myositis 125

Nabelschnurvorfall 279
Nahrungsmittelvergiftung 151
Narkolepsie 136
Nephritis 140
Nephrose 140
Nephrosklerose 96
Netzhauterkrankung 96
Neuromuskuläre Erkrankungen 107
Nieren, chirurgische Maßnahmen 222
Nierenerkrankungen 158
Nierenkolik 116
Nierentuberkulose 296
Nitrovergiftung 149

Obturationsileus 103, 105
Oligomenorrhoe 255
Oligurie 223
Ornithose 328
Osteomyelitis 223
Otitis media 117
Ovarialfunktion 237
Ovarialinsuffizienz, generative 238
Ovarialinsuffizienz, primäre 256
Ovarialinsuffizienz, sekundäre 256
Ovarialinsuffizienz, vegetative 238
Ovarialtumor 260, 272
Ovarialzyste 88
Ovulationsblutung 257

Pankreasapoplexie 117
Pankreasnekrose 117
Pankreatitis 88
Pankreatitis, akute 117, 120
Panmyelopathie 80
Papageienkrankheit 296, 328
Paratyphus 94, 118, 154, 296, 320
Parotitis acuta 118
Parotitis, postoperative 220
Perflation 251
Pericarditis 107
Peritonitis 224
Peritonitis, akute 118
Peritonitis parietalis 104
Peritonitis, postoperative 222
Peritonsillarabszeß 119
Pertussis 93, 325
Pest 296, 323
Pharyngitis 97
Phlegmone 219
Pilzvergiftung 149
Placenta praevia 270, 281
Plasmazellenleukämie 115
Pleuraerguß 107
Pleuraverschwartung 107
Pleuritis exsudativa 119
Pneumokokken-Meningitis 113
Pneumonie 119, 154
Pneumonokoniose 107
Pneumothorax 220
Pocken 94, 296, 329
Podagra 95
Polioencephalitis superior haemorrhagica (Wernicke) 144

Poliomyelitis 107, 154, 326
Poliomyelitis acuta 120
Polyarthritis 154
Polymenorrhoe 255
Polypen, gynäkologische 257, 258, 280
Polyzythämie 90, 93
Porphyrie, abdominelle 120
Postprimärtuberkulose 109
Präkoma b. Lebererkrankungen 155
Präkoma b. Sprue 152
Präkoma b. Urämie 155
Pseudohämatemesis 97
Pseudohämoptoe 97
Pseudomuzinkystome 260
Psittakose 296, 328
Psychosen, fieberhafte 154
Pulmonalsklerose 107
Pyelonephritis 96
Pyometra 258

Q-Fieber 329
Quinkesches Ödem d. Zunge 121

Rachendiphtherie 296
Regelblutungen, Übersicht 254 ff.
Retothelsarkom 115
Retroflexio uteri 250
Retropharyngealabszeß 121
Rhinitis 97
Rindeninfarkte 81
Röteln 94
Rotz 296, 323
Rubeolae 121
Rückfallfieber 328
Ruhr 296
Ruhr, epid. bazilläre 154

Säuglingstoxikose 121
Salpingitis 289
Salzmangel-Syndrom 122
Sarkome 223
Sarkome, gynäkologischer Bereich 261
Schädeltraumen 143, 218
Scharlach 94, 122, 296, 331
Schlafkrankheit, afrikanische 154
Schlafmittelvergiftung 107, 146
Schlangenbiß 123
Schock, anaphylaktischer 78
Schrumpfnieren 140
Schutzimpfungen 302

Schwangerschaft, extrauterine 272
Schwangerschaftsdauer 272
Schwangerschaftszeichen 265
Schwefelwasserstoff (Kloakengas) 148
Schweinehüterkrankheit 327
Scopolaminintoxikation 155
Sepsis 154
Serosareizung 104
Serumkrankheit 78, 316
Sichelzell-Anämie 80
Singultus 123
Somnolenz 133
Sopor 133
Sopor b. Petit mal 152
Spannungskollaps 136
Sphärozytose 80
Spontanpneumothorax 124
Stammzellenleukämie, akute 115
Staphylokokken-Meningitis 113
Starkstrom, Bewußtseinsverlust 152
Stimmritzenverschluß 93
Störungen, hypophysäre 152
Störungen, thyreogene 152
Streptokokken-Meningitis 113
Stupor 133
Sudecksche Knochendystrophie 224
Sulfonamidblock 82
Synkope 133
Systolenausfall, partieller 78
Teratome, gynäkologischer Bereich 261

Tetanie 141, 322
Tetaniesyndrom 79
Thalassämie 80
Thecazelltumoren 261
Thoraxorgane, Entzündungen 220
Thoraxwand, Verletzungen 220
Thrombangiitis obliterans 90
Thrombophilie 90
Trombophlebitis 124
Thrombophlebitis, akute 89
Thrombose 89, 117, 289
Thrombose, arterielle 90, 107
Todeszeichen 129, 157
Tollwut 326

Tonsillitis 97
Torpor 133
Toxoplasmose 284, 324
Trachealstenose 107
Tracheitis 97
Trachom 332
Trichinose 125, 332
Tubarabort 272
Tubarruptur 272
Tuberkulose 107, 331
Tularämie 154, 323
Tumore, maligne gynäkologische 258
Typhus 94, 296, 306, 307
Typhus abdominalis 93, 125, 154, 320

Ulkus 120
Ulkuskrankheit 88
Ulkusperforation 125
Urämie 93, 140
Urämie, extrarenale 122
Urämie, hypochlorämische 122
Urobilinogenurie 101
Urogenitaltuberkulose 126
Uterusruptur 278
Urticaria 94

Vaginitis 257, 258
Varizellen 94, 126
Ventrikelseptumdefekt 107
Verbrennungen 127, 225
Vergiftungen 127, 150
Virusenteritis 92
Virusgrippe 97, 154, 324
Volvulus 104
Vorhofflimmern 90
Vorhofseptumdefekt 107

Wandthrombosen 90
Wehenschwäche 275
Weilsche Krankheit 296, 327
Weilscher Ikterus 128

Zervikalpolyp 250, 257
Zusatzblutungen, gynäkologische 256
Zystadenome, papilläre 260
Zysten, gynäkologischer Bereich 261

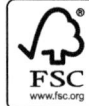

MIX
Papier aus verantwortungsvollen Quellen
Paper from responsible sources
FSC® C105338

If you have any concerns about our products,
you can contact us on
ProductSafety@springernature.com

In case Publisher is established outside the EU,
the EU authorized representative is:
**Springer Nature Customer Service Center GmbH
Europaplatz 3, 69115 Heidelberg, Germany**

Printed by Libri Plureos GmbH
in Hamburg, Germany